Matthias Wischner
Fortschritt oder Sackgasse?

„Meine These ist, grob gesagt, diese: Je erfolgreicher die Universalisierung, desto nötiger die Pluralisierung. Einheit muß durch Vielheit kompensiert werden und wird durch diese kompensiert ..."
Odo Marquard

edition forschung

Herausgegeben von der Karl und Veronica Carstens-Stiftung

Fortschritt oder Sackgasse?

Die Konzeption der Homöopathie in Samuel Hahnemanns Spätwerk (1824-1842)

Matthias Wischner

KVC Verlag Essen

Karl und Veronica Carstens-Stiftung
im Stifterverband für die Deutsche Wissenschaft
Am Deimelsberg 36
45276 Essen
Tel.: 0201/56305-0
Fax: 0201/56305-30
e-mail: m.fruehwald@carstens-stiftung.de

Wischner, Matthias
Fortschritt oder Sackgasse?
Die Konzeption der Homöopathie in Samuel Hahnemanns Spätwerk
(1824-1842)

edition forschung
Herausgegeben von der Karl und Veronica Carstens-Stiftung

ISBN 3-933351-10-3

© KVC Verlag – Karl und Veronica Carstens-Stiftung, Essen 2000

Alle Rechte, insbesondere die der Übersetzung in andere Sprachen, vorbehalten. Kein Teil dieses Buches darf ohne schriftliche Genehmigung des Verlages in irgendeiner Form – durch Photokopie, Mikroverfilmung oder irgendein anderes Verfahren – reproduziert oder in eine von Maschinen, insbesondere Datenverarbeitungsmaschinen, verwendbare Sprache übertragen oder übersetzt werden.

Umschlaggestaltung: Stefan Dolfen/Sabine Bungert, Essen
Druck: Druckerei Wehlmann GmbH, Essen

Inhaltsverzeichnis

Vorwort IX

I. Einleitung 1

1. Homöopathie 1
2. Forschungsstand, Quellenlage, Themabeschreibung 3
3. Grundlagen medizinischer Konzepte 7
4. Hahnemanns Leben und Werk und die Medizin
   seiner Zeit 10
4.1 Hahnemanns Leben und Werk 10
4.1.1 Die Zeit in Köthen (1821–1835) 14
4.1.2 Die Zeit in Paris (1835–1843) 19
4.1.3 Das Werk Hahnemanns in der Köthener und Pariser Zeit ... 21
4.2 Die Medizin zu Hahnemanns Lebenszeit 29
4.2.1 Theorie 31
4.2.2 Praxis 38
4.2.3 Hahnemann als Kind seiner Zeit 43

5. Überblick: Hahnemanns Frühwerk zur Homöopathie
   (1790–1824) 45

II. Systematische Analyse von Hahnemanns Homöopathie-Konzept 57

1. **Die Lehre vom Menschen** 57
1.1 Das Menschenbild 58
1.2 Die Stellung des Menschen im Kosmos 69
1.3 Der Sinn des Lebens 73
1.4 Zusammenfassung 73

2. **Die Lehre von der Krankheit** 75
2.1 Übersicht: Akute und chronische Miasmen 75
2.1.1 Gemeinsamkeiten im Verlauf der drei
   chronischen Miasmen 82

2.1.2	Die Syphilis	84
2.1.3	Die Psora	86
2.1.4	Die Sykosis	95
2.1.5	Komplikation der drei chronischen Miasmen	98
2.1.6	Kurze Diskussion	99
2.2	Krankheitsvorstellung	100
2.3	Krankheitsformen und ihre Ursachen	104
2.3.1	Krankheitsklassifikation	104
	A) Akute Krankheiten	106
	B) Chronische Krankheiten	108
	C) Natürliche und unnatürliche Krankheiten	108
	D) Festständige und unfestständige Krankheiten	111
	E) Sonderformen	115
2.3.2	Krankheitsursachen	117
	A) Die innere, nächste Ursache der Allöopathie	119
	B) Erregungsursachen	122
	C) Entstehungs- bzw. Grundursachen	124
	D) Krankheitsunterhaltende Einflüsse	126
2.4	Prävention	127
2.5	Die Krankheitssymptome	128
2.5.1	Ursprung der Symptome und Schauplatz der Krankheit	128
2.5.2	Die Naturheilkraft	133
2.5.3	Die Bedeutung der Symptome und ihre Beziehung zur Krankheit	135
2.5.4	Exkurs: Die Bedeutung der Krankheit für den Einzelnen und die Allgemeinheit	139
2.6	Verlauf der Krankheit und Prognose	141
2.7	Die Erforschung der Krankheit	142
2.8	Zusammenfassung	145
3.	**Die Lehre von der Behandlung**	148
3.1	Grundlagen	148
3.1.1	Das Ziel der Behandlung	148
3.1.2	Die Art der Behandlung	150
3.1.3	Grundsatz, Leitfaden, Prinzip der Behandlung	153
3.1.4	Begründung des homöopathischen Heilgesetzes	158
3.1.5	Zusammenfassung	166

3.2	Ausführung der Behandlung	167
3.2.1	Pharmazie	167
	A) Herkunft der Arznei	167
	B) Herstellung der Arznei	172
	C) Aufbewahrung und Haltbarkeit der Arznei	200
	D) Erforschung der Arznei	201
3.2.2	Pharmakologie	209
	A) Indikation	209
	B) Konkrete Arzneimittelfindung	219
	C) Zeitpunkt der Einnahme	224
	D) Anzahl der Medikamente	225
	E) Arzneimittelgabe, Wahl der Potenz und Modifikation	231
	F) Arzneimittelapplikation	240
	G) Wirkungsdauer der Arznei	251
	H) Reaktion auf das Medikament	254
	I) Wiederholung der Arznei und die zweite Gabe	257
	K) Heilungsverlauf	263
	L) Behandlungszeit	263
	M) Erklärung der Arzneiwirkung	264
	N) Exkurs: Der Einfluß der Cholera auf die Entwicklung der Behandlung	268
3.2.3	Diätetik	270
3.2.4	Hilfsmittel	275
3.2.5	Zusammenfassung	285
4.	**Aspekte der Interaktion**	**289**
4.1	Bedeutung der Heilkunde	289
4.1.1	Bedeutung des eigenen Konzeptes	290
4.1.2	Grenzen des eigenen Konzeptes	292
4.2	Die Position des Arztes und sein Verhältnis zum Patienten	295
4.2.1	Anforderungen an den Arzt und Arztrolle	295
4.2.2	Arzt-Patient-Verhältnis	296
4.2.3	Die Honorarfrage	298
4.3	Wissenschaftliches Selbstverständnis	299
4.3.1	Wege der Erkenntnis	299
4.3.2	Zusammenfassung und Kritik	306
4.3.3	Ein „Weisheitsspruch": So einfach wie möglich!	309
4.4	Die Beziehung zu Gegnern und Anhängern	311

4.4.1	Die Allöopathie	311
4.4.2	Der Streit mit den Leipziger Halb-Homöopathen	317
4.4.3	Anhänger	323
4.4.4	Ausbildung	326
4.4.5	Die Isopathie	327
4.5	Zusammenfassung	330

III. Hahnemanns Homöopathie-Konzept in seiner Entwicklung von Organon 3 bis Organon 6 ... 333

1.	Von Organon 3 zu Organon 4	333
2.	Von Organon 4 zu Organon 5	335
3.	Von Organon 5 zu Organon 6	336
4.	Zusammenfassung	340

IV. Zusammenfassung und Diskussion ... 342

Quellen und Literatur ... 347

Abkürzungen ... 347

Danksagung ... 366

Vorwort

Während der Fertigstellung der vorliegenden Arbeit erinnerte ich mich daran, daß das erste medizinische Lehrbuch, das ich mir kaufte, Hahnemanns Organon war. Ich ging noch zur Schule, war kurz zuvor durch meine Tante, Frau Doris Zorn-Bloch, Mülheim an der Ruhr, mit der Homöopathie in Berührung gekommen und hatte dies und jenes an Sekundärliteratur gelesen. Die eigentliche Begeisterung aber kam erst mit dem Organon. Ich war fasziniert und überzeugt. Nicht zuletzt deswegen studierte ich schließlich Medizin mit dem Ziel, mich anschließend ganz der Homöopathie zu widmen. Im Laufe des Studiums änderte sich jedoch meine Einstellung: Ich lernte einerseits die Vorteile der „Schulmedizin" schätzen und begann andererseits, Hahnemanns Homöopathie-Konzept mehr und mehr zu hinterfragen, ohne meine ursprüngliche Hinneigung jedoch gänzlich zu verlieren. Ich hoffe, daß dieser für mich nicht immer leichte Weg meiner Sichtweise einen Ausgangspunkt vermitteln konnte, der jenseits von nachbetender Naivität und vorverurteilender Borniertheit liegt.

Die Arbeit wurde als Dissertation im Fachbereich Medizin der Johannes Gutenberg-Universität Mainz angefertigt. Das Promotionsverfahren wurde am 15.6.1999 abgeschlossen.

I. Einleitung
1. Homöopathie

Homöopathie ist heutzutage in aller Munde. Immer wieder ist dabei von *der* Homöopathie die Rede, immer wieder heißt es: „*Die* Homöopathie lehrt dieses und jenes, *die* Homöopathie handelt nach diesen und jenen Prinzipien". Beschäftigt man sich jedoch eingehender mit dieser Heilmethode, wird bald offenkundig, daß es *die* Homöopathie nicht gibt. Stattdessen konkurriert eine Vielzahl unterschiedlicher Schulen mit sich teilweise widersprechenden Ansätzen um das Primat, die wahre und einzig richtige Form der Homöopathie zu repräsentieren. Allen Richtungen gemeinsam ist die Berufung auf den Begründer der Homöopathie, auf Samuel Hahnemann (1755–1843) – kaum ein Aufsatz, kaum ein Fortgeschrittenen-Seminar und sicherlich keine Einführung in die Homöopathie ohne Erwähnung seines Namens. Es bleibt aber meistens nicht bei der bloßen Erwähnung. In der Regel wird noch die eine oder andere Sentenz aus seinen Werken zur Untermauerung der eigenen Thesen zitiert. Besondere Wertschätzung genießt hierbei Hahnemanns Spätwerk und daraus insbesondere die sechste und letzte Ausgabe seines Organons, die „Bibel der Homöopathie".[1] Oft scheint die Devise zu lauten, die eigene Meinung mit derjenigen Hahnemanns möglichst zur Deckung zu bringen und anderen Schulen nachzuweisen, daß ihre Ansichten nicht mit denen des Stifters übereinstimmen. Beinahe gewinnt man den Eindruck, daß innerhomöopathische Diskussionen eher den Charakter einer Bibelexegese anzunehmen pflegen[2] als den ei-

---

Vorbemerkung: Zu den Abkürzungen vgl. das Verzeichnis zu Beginn der Literatur- und Quellenangaben. Zitiert wird nach folgenden Regeln: Die Angabe Organon § 77/62/66/66 z.B. bedeutet, daß die entsprechende Stelle in Organon 3 in § 77, in Organon 4 in § 62 und in Organon 5 und 6 in § 66 zu finden sind. Die letzte Angabe betrifft immer die sechste Organonauflage, die vorletzte die fünfte usw. In der Regel werden vier Organonauflagen angegeben, so daß die erste Nennung die dritte Auflage betrifft. Nur ausnahmsweise werden alle sechs Auflagen angegeben. Folglich entspricht dann die erste Nennung der ersten Auflage und die letzte Nennung der sechsten. Zitiert wird stets, wenn nicht anders angegeben, nach der letztmöglichen Auflage. Auf kleinere inhaltliche und orthographische Änderungen wird, wenn sie wichtig sind, im Einzelfall hingewiesen, ansonsten aber werden sie stillschweigend übergangen.
Mit Zitaten aus dem ersten Band der „Chronischen Krankheiten" wird ähnlich verfahren: CK 1, S. 7/5 z.B. bedeutet, daß die zitierte Stelle in CK 1¹ auf S. 7 und in CK 1² auf S. 5 zu finden ist. Zitiert wird auch hier nach der letztmöglichen Auflage.
Alle Hervorhebungen, soweit nicht anders angegeben, im Original.

[1] Vgl. S. 24.
[2] Vgl. z.B. Vithoulkas 1995 und Dam 1996.

ner kritisch-wissenschaftlichen Auseinandersetzung. Es gilt in der Homöopathie heute noch Vergleichbares, was 1674 Nicole Malebranche (1638–1715) der Scholastik vorwarf: „Wer irgendeine Wahrheit erkennt, muß heute noch zeigen, daß schon Aristoteles sie gesehen hat; und wenn Aristoteles ihr entgegensteht, wird die Entdeckung falsch sein."[1] In diesem Sinne könnte eine Depotenzierung von Hahnemanns Autorität für die Homöopathie durchaus erfrischend sein.

Manch einer mag diese Einschätzung als überzogen empfinden. Er wird aber zustimmen, daß die Ausübung der Homöopathie noch heute ausschließlich in Relation zu Hahnemann möglich ist. Dieser ist dabei nicht ganz unschuldig am herrschenden Zustand. Wegen seiner wechselnden theoretischen Vorstellungen ist es möglich geworden, irgendwo in seinem Werk eine Stelle zu finden, die die eigene Meinung bestätigt und sozusagen absegnet.[2] Bedingt durch Hahnemanns nicht immer konsequentes Vorgehen, was Streichungen und Einfügungen betrifft, können sogar anhand eines einzigen Buches sich widersprechende Meinungen verfochten werden. Gerade vor diesem Hintergrund ist es um so verwunderlicher, daß es bislang keine genaue und umfassende Analyse der Entwicklung von Hahnemanns Homöopathie-Konzept gibt.

Die vorliegende Arbeit möchte ein Versuch sein, diese Lücke zu schließen. Dieser Versuch wird von zwei Hoffnungen mitgetragen. Die eine Hoffnung ist, daß die vorliegende Analyse Hahnemanns Spätwerk in Einzelaspekten erhellen und damit die Auseinandersetzung von Mißverständnissen und offensichtlichen Irrtümern befreien kann. Die andere Hoffnung ist, daß sich die Untersuchung nicht als kontraproduktiv erweist – trotz der Fixierung auf Hahnemann und der Hinzufügung eines weiteren zu den ohnehin schon unzähligen Auslegungsversuchen seiner Lehre. Beide Hoffnungen sind nur schwer zu rechtfertigen. Vielleicht finden sie ihre Begründung am ehesten darin, daß der Verfasser die Homöopathie noch nicht in größerem Rahmen praktiziert und somit kaum in die Bedrängnis kommt, das eigene therapeutische Handeln anhand der „Urquellen" legitimieren zu müssen. Obwohl es eigentlich selbstverständlich ist, soll hier dennoch ausdrücklich betont werden, daß diese Situation weder absolute Objektivität noch hermeneutische Endgültigkeit garantieren kann.

---

[1] N. Malebranche: Von der Erforschung der Wahrheit, 1674, IV 3, §3. Zitiert nach Höffe 1994, S. 93; dort ohne Ort. Vgl. auch Dinges, Schüppel 1996, S. 11 und Nachtmann 1986, S. 65.

[2] Vgl. Nachtmann 1986, S. 83. Daß Hahnemanns Aussagen dabei oftmals aus dem Zusammenhang gerissen und dadurch in ihrem Inhalt verzerrt werden, sei hier außer acht gelassen.

2. Forschungsstand, Quellenlage, Themabeschreibung

Diese Arbeit ist freilich nicht der erste Versuch, die Entwicklung von Hahnemanns Lehre nachzuvollziehen. Alle bisherigen Bemühungen berücksichtigen jedoch nur Teilbereiche, die dann unabhängig voneinander abgehandelt und bewertet werden. Hierbei stehen Aspekte, die die Arzneimittelherstellung und -applikation betreffen, eindeutig im Vordergrund. Dagegen fristen andere Bereiche, z.B. Hahnemanns Menschenbild oder sein Verhältnis zur Ursache, ein eher stiefmütterliches Dasein. Es sollen hier nicht alle Arbeiten angeführt werden, die den einen oder anderen Entwicklungsstrang zum Inhalt haben. Exemplarisch sei auf die Arbeiten von Baur/Schweitzer, Haehl und Dudgeon hingewiesen. Baur/Schweitzer geben eine grobe Übersicht über die Entwicklung der sechs verschiedenen Organonauflagen,[1] Haehl befaßt sich ausführlich mit den Veränderungen zwischen Organon 5 und Organon 6.[2] Die bisher umfangreichste Arbeit zum Thema hat Dudgeon vorgelegt, der anläßlich einer Übersetzung des Organons ins Englische in einem ausführlichen Kommentar zur fünften Ausgabe auch auf die Entwicklung von Hahnemanns Gedanken und auf die Umstände für das Zustandekommen neuer Paragraphen hinweist.[3] Dudgeon berücksichtigt einen größeren Zeitraum und beschränkt sich im wesentlichen auf das Organon. Dazu hat er eine Tabelle erstellt, die von Hahnemanns „Heilkunde der Erfahrung" bis zur fünften Auflage des Organons eine Synopse der einzelnen Paragraphen (bzw. Seiten bei der „Heilkunde der Erfahrung") ermöglicht.[4] Boericke ergänzt schließlich diese Tabelle um die sechste Auflage.[5]

Eine Orientierung an der Abfolge der Paragraphen erscheint jedoch nicht sinnvoll, da Hahnemann bestimmte Aspekte nur unzusammenhängend und über das ganze Werk verstreut abhandelt. Deswegen soll in der vorliegenden Arbeit der Versuch unternommen werden, anhand von Hahnemanns gesam-

---

[1] Baur, Schweitzer 1979, S. 13–23.
[2] Haehl 1922 I, S. 96–98, Organon 6a, S. XXV–XVII. Vgl. auch P. Schmidt 1993.
[3] Dieser Kommentar wurde von Sarkar noch um Angaben zur sechsten Auflage ergänzt. Sarkar 1987, S. 551–647.
[4] Dudgeons Tabelle stellt lediglich die Paragraphennummern nebeneinander. Weil sich aber auch wichtige Passagen innerhalb der einzelnen Paragraphen im Laufe der Zeit verändert haben, kann eine solche Konkordanz nur zur ersten und groben Übersicht dienen. Eine vollständige Synopse aller sechs Organonauflagen, die auch einen inhaltlichen Vergleich ermöglicht, wurde von Bernhard Luft und dem Verfasser erarbeitet; sie befindet sich zur Zeit im Druck.
[5] Dudgeon 1994, S. 179–183.

tem Spätwerk die Entwicklung seiner Lehre von 1824–1842 nachzuvollziehen. Zu diesem Spätwerk zählen, abgesehen von kleineren Veröffentlichungen, insbesondere folgende Hauptwerke: Organon 3–6, CK, RAL. Auf Briefe oder andere von Hahnemann nicht zur Veröffentlichung vorgesehene Quellen wird nur eingegangen, wenn sie zur Ergänzung oder Erhellung des Gesagten beitragen können. Aus diesem Grund finden auch Hahnemanns Krankenjournale wenig Beachtung, da sie nicht das Ergebnis, die Lehre, repräsentieren, sondern „nur" einen Einblick gestatten in die praktische Forschung, in die Werkstatt, in der die Lehre geschmiedet wird. Daß von dieser Werkstatt entscheidende Impulse für Hahnemanns Homöopathie-Konzeption ausgehen, liegt auf der Hand. Die Edition der Krankenjournale ist aber noch unvollständig, so daß die vorliegende Arbeit lediglich ein Baustein sein kann, der zusammen mit den bereits transkribierten und den später erscheinenden Journalen eine genauere Analyse von Werk und Entwicklung zuläßt. Dann könnte z.B. auch die Frage nach den Einflüssen der Praxis auf die Lehre einer Klärung zugeführt werden.

Das Jahr 1824 und die damals erschienene dritte Organonauflage bilden aus folgenden Gründen den Ausgangspunkt der hier vorgelegten Analyse:

1. Organon 3 kann als Wendepunkt in Hahnemanns Konzept betrachtet werden. Einerseits wirft die Lehre von Ursprung und Behandlung der chronischen Krankheiten bereits hier ihre Schatten voraus, anderseits aber zählt diese Auflage in Hahnemanns Werk insgesamt noch zu einer früheren Periode, die erst 1828 (CK 1[1]) in eine neue Phase übergeht. Einer Analyse, die nach 1824 ansetzte, fehlte damit ein wichtiger Ausgangspunkt, so daß entscheidende Entwicklungen unberücksichtigt blieben.
2. Eine Analyse des gesamten Werkes ist sicherlich wünschenswert, würde aber den gegebenen Rahmen sprengen.[1] Zudem birgt eine Gesamtanalyse die Gefahr, einzelne Entwicklungslinien aus dem Auge zu verlieren. Dann kann es passieren, daß frühe und späte Aussagen Hahnemanns ungerechtfertigt als zusammengehörig nebeneinander gestellt werden, obwohl sie

---

[1] Eine Dissertation über die Entwicklung des Homöopathie-Konzeptes im Frühwerk Hahnemanns wurde in Mainz an Herrn Bernhard Luft vergeben. Der im folgenden gegebene Hinweis „siehe Luft" bezieht sich auf ebenjene Arbeit. Da deren Ergebnisse aber noch nicht vorliegen, ist es in unserer Untersuchung nur möglich, das Spätwerk für sich zu analysieren, ohne die vom Frühwerk herkommenden Entwicklungslinien im einzelnen nachzeichnen zu können. Einen groben Überblick über das Frühwerk gibt Kapitel I.5 am Ende dieser Einleitung.

sich im ursprünglichen Kontext widersprechen.[1] Die Beschränkung auf einen kürzeren Zeitraum soll dieser Gefahr begegnen und eine um so genauere Analyse des Spätwerkes ermöglichen.

Im Mittelpunkt des Interesses steht die Entwicklung von Hahnemanns Homöopathie-Konzept. Die Jahre 1824–1842 weisen eine ganze Reihe von Neuerungen auf, wovon hier bereits die Psora-Theorie, die Neigung zu höheren Potenzen und die Auseinandersetzung mit Gegnern und Anhängern angesprochen sei. Für Hahnemann selbst ist diese Entwicklung ein linearer Aufstieg von Wahrheit zu Wahrheit, an dessen Ende die vollkommene Heilkunst wartet.[2] In der homöopathischen Literatur wird die Entwicklung dagegen uneinheitlich beurteilt: Ritter z.b. spricht von einer „Sackgasse"[3] und bezichtigt Hahnemann des Dogmatismus und der Starrheit.[4] Haehl weist dagegen gerade diesen Vorwurf entschieden zurück,[5] und Rabe etwa spricht im Zusammenhang mit der Psora-Theorie vom „Schlußstein zu dem von Hahnemann errichteten Tempel der Heilkunst."[6] Die vorliegende Arbeit strebt jedoch nicht an, die Aussagen der verschiedenen Kritiker zu bewerten und sozusagen gegeneinander aufzuwiegen, zumal ihre Urteile meist nur auf Teilaspekte bezogen sind. Vielmehr soll zunächst die Entwicklung von Hahnemanns Konzept im Vordergrund stehen. Wenn anschließend dennoch versucht wird, eine Antwort auf die Frage: „Fortschritt oder Sackgasse?" zu finden, dann sei bereits hier auf die Vorbehalte hingewiesen, die einer solchen Beantwortung zugrunde liegen müssen. Die Entwicklung eines medizinischen Konzeptes über beinahe zwei Jahrzehnte ist sicherlich zu komplex, als daß sie treffend mit nur einem Wort beschrieben werden könnte. Der Sinn einer Benutzung dieser Begriffe kann, wenn überhaupt, nur darin liegen, eine grobe Richtung in Einzelaspekten aufzuzeigen, ohne damit ein generelles, letztgültiges Urteil fällen zu wollen.

Es sei vorweggenommen, daß Hahnemanns Einschätzung einer linearen Entwicklung vom Guten zum immer Besseren hier nicht geteilt wird. Sein

---

[1] Coulter 1994 entgeht dieser Gefahr nicht immer. Er stützt seine Analyse vorwiegend auf Zitate, die einerseits dem Frühwerk und andererseits Organon 6 entnommen sind. Die dazwischen liegende, jahrzehntelange Entwicklung bleibt aber weitgehend unberücksichtigt. Dadurch werden bestimmte Aspekte, wie z.B. die Frage nach der Ursache, nur unzureichend beantwortet.
[2] Vgl. z.B. Organon § 305/278/–/–, –/72/80/80.
[3] Ritter 1986, S. 52.
[4] Ebd. S. 87.
[5] Haehl 1922 I, S. 197.
[6] Rabe 1974, S. 157.

Optimismus erscheint zu vordergründig und zu plakativ, als daß ihm zugestimmt werden könnte. Bei näherem Hinsehen zeigt sich nämlich, daß Hahnemanns Entwicklung viel eher zirkulär als linear ist. Immer wieder verwirft er alte Lösungen und macht sich auf die Suche nach neuen, besseren. Dabei übernimmt er teilweise sogar ehemals als falsch verworfene Aspekte in modifizierter oder unmodifizierter Form. Auch fällt auf, daß es gerade im therapeutischen Bereich immer wieder die gleichen Fragen sind, die Hahnemann neu zu beantworten sucht (z.b. die Frage der Wiederholung, der Gabengröße, der Applikationsform). Damit sind die letzten Aussagen Hahnemanns nur seine letzten Lösungsvorschläge, keineswegs aber sind sie die bestmöglichen und endgültigen Lösungen an sich.

Was geht all das den heutigen Homöopathen überhaupt an? Was kann er für ein Interesse an Hahnemanns letzten und den zuvor verworfenen Lösungsvorschlägen haben und welche Kenntnis kann er daraus ziehen? Die von Hahnemann ungelösten, d.h. immer wieder aufs neue gelösten Fragen gehen den heutigen Homöopathen insofern etwas an, als es sich hierbei um Fragen handelt, zu deren Beantwortung auch er aufgefordert ist. Hahnemann hat seine ungelösten Probleme sozusagen späteren Generationen mit auf den Weg gegeben. Seine Probleme sind unsere Probleme. Eine ausschließliche Heranziehung von Organon 6 wird zu ihrer Lösung nicht ausreichen. Aber auch und vielleicht gerade diejenigen Fragen, die Hahnemann als endgültig beantwortet betrachtet, können unser Interesse wecken. Erfahrungsgemäß sind es besonders die nicht hinterfragten und als selbsverständlich für wahr gehaltenen Antworten, die die größten Überraschungen bergen.

Verschiedene Schwierigkeiten bei der Bearbeitung des Themas wurden bereits angesprochen. Eine besteht darin, daß Hahnemann nicht immer konsequent alte Gedankenstränge aus neueren Auflagen tilgt, obwohl sie nicht den aktuellen Entwicklungsstand widerspiegeln. In solchen Fällen wurden die von Hahnemann neuhinzugefügten Passagen in der Regel höher bewertet als die belassenen. Die Hauptschwierigkeit aber ist sicherlich der Umstand, daß Hahnemann bestimmte Punkte nur unzusammenhängend und oft im Nebensatz abhandelt. Eine Entwicklung solcher Aspekte kann nur aus Angaben, die über das ganze Werk verstreut sind, rekonstruiert werden. Um die Darstellung übersichtlicher zu gestalten, wird auch deswegen auf einen umfassenderen Rahmen zurückgegriffen, der für die meisten medizinischen Konzepte herangezogen werden kann. In diesen Rahmen soll Hahnemanns Konzeption der Homöopathie eingefügt und dadurch einer Analyse zugänglich gemacht werden. Dazu ist es nötig, einige grundsätzliche Bemerkungen zu medizinischen Konzepten im allgemeinen, ihrem Aufbau und Inhalt voranzustellen.

3. Grundlagen medizinischer Konzepte

Die hier vorgestellten Grundlagen orientieren sich im wesentlichen an der Darstellung von Karl Eduard Rothschuh.[1] Diese wird erweitert und an dem vorgegebenen Thema ausgerichtet. Rothschuh definiert ein medizinisches Konzept als alle

> Denkbemühungen, das Erfahrungsgut im Umgang mit dem Kranken in eine Struktur allgemeiner Grundsätze und daraus ableitbarer Folgerungen einzubetten [...] – conceptus im Sinne von zusammenfassender Idee.[2]

Alle medizinischen Konzepte geben ausgesprochene oder unausgesprochene Antworten auf ganz bestimmte Fragen. Diese Antworten zusammengenommen bilden die eigentliche Lehre des Konzeptes. Diese Lehre kann aufgeteilt werden in drei Bereiche, die stichpunktartig vorgestellt werden sollen:

1. Die Lehre vom Menschen:
- Menschenbild:
  Was bedingt Wesen, Einheit, Natur und Schicksal des Menschen?
  Geist/Seele/Körper/Organismus/Lebenskraft etc.
- Stellung im Kosmos:
  Welche Abhängigkeiten? (Natürliche Umwelt, Übernatur, Gestirne, Geister etc.)
  Verhältnis zu Gott und Natur
- Lebenssinn und -zweck
- Gesundheit (Definition; was ermöglicht und erhält sie?)

2. Die Lehre von der Krankheit:
- Vorstellung (Krankheit ist: Störung der Lebenskraft, Strafe, Ungleichgewicht der Säfte etc.)
- Ursache (Infektion, Heredität, Sünde etc.)
- Klassifikation der Krankheiten
- Von wo geht die Krankheit aus, wie und wo kommt es zu den Symptomen?
- Bedeutung und Wertigkeit der Symptome
- Wie erklären sich die Krankheitsbilder, ihre Ähnlichkeiten und Unähnlichkeiten? (Verschiedene äußere Ursachen, jeweilige Körperverfassung, Temperament, Witterung etc.)

---

[1] Rothschuh 1978, S. XIII–XV und 1–9.
[2] Ebd. S. XIII.

- Verlauf der Krankheit und Prognose
- Bedeutung der Krankheit für den Betroffenen
- Verhütung der Krankheit
- Erforschung der Krankheit
  im allgemeinen und besonderen (Anamnese/Diagnose)

3. **Die Lehre von der Behandlung:**
   das eigentliche Kernstück eines jeden medizinischen Konzeptes:
- Ziel (Heilung, Palliation, besserer Umgang mit der Krankheit etc.)
- Art (medikamentös, operativ, sprachlich, physikalisch, magisch etc.)
- Grundsatz, Leitfaden, Prinzip (similia similibus, contraria contrariis, Substitution etc.)
- Ausführung
  Pharmazie (Herkunft, Herstellung, Aufbewahrung, Erforschung der Arznei)
  Pharmakologie (Indikation, Arzneimittelfindung, Darreichung, Reaktion auf das Medikament, Wiederholung, Erklärung der Wirkung etc.)
- Diätetik
- Hilfsmittel

Darüber hinaus gibt es einen vierten Bereich, in dem wesentliche Fragen geklärt werden. Rothschuh erwähnt diesen Punkt nicht explizit, besonders für eine Außenseitertherapie wie die Homöopathie ist er aber von einiger Bedeutung, weswegen er nicht übergangen werden soll:

4. **Aspekte der Interaktion:**
- Bedeutung der Heilkunde
- Grenzen des eigenen Konzeptes
- Arztberuf und -aufgabe; aktive versus passive Rolle, Arzt-Patient-Verhältnis
- Verhältnis zu anderen Konzepten (Ablehnung, Akzeptanz, Übernahme etc.)
- Verhältnis der Anhänger untereinander und zu den Schülern (Gleichberechtigung/Lehrer-Schüler-Verhältnis etc.)
- Ausbildung
- Wissenschaftliches Selbstverständnis

Diese Auflistung ist erstens unvollständig und wird zweitens im folgenden nicht konsequent eingehalten. Sie soll nicht das Inhaltsverzeichnis ersetzen, sondern lediglich einen Teil der Fragen vor Augen führen, die ein medizinisches Konzept beantwortet. Es soll eine Ahnung vermittelt werden, welche Bereiche zur Sprache kommen können, wobei noch einmal darauf hingewiesen wird, daß der aufgezeigte Rahmen bereits an Hahnemanns Konzept ausgerichtet ist. Ein chirurgisches oder psychoanalytisches Konzept bedürfte von vornherein in Unterpunkten einer anderen Struktur. Dennoch orientiert sich die vorliegende Arbeit im ersten Teil an diesen „Leitsprossen".[1] Dieser systematischen Analyse folgt im zweiten, kürzeren Teil eine chronologische. Aufbauend auf dem ersten Teil soll hier die Entwicklung von Organon 3–6 aufgezeigt werden.

Zum Verständnis eines medizinischen Konzeptes sind außerdem oftmals Kenntnisse über den Lebensweg des Begründers und über das Umfeld, in dem das Konzept entsteht, entscheidend. Diese Gesichtspunkte sollen im nächsten Kapitel zur Sprache kommen.

---

[1] Rothschuh 1978, S. 6.

4. Hahnemanns Leben und Werk und die Medizin seiner Zeit

4.1 Hahnemanns Leben und Werk

Hahnemanns Leben und Werk sollen in zwei Abschnitten dargestellt werden: zunächst tabellarisch[1] und auszugsweise von der Geburt bis zum Umzug von Leipzig nach Köthen im Jahr 1821 und anschließend ausführlicher die Zeit von 1821 bis zu seinem Tod 1843 in Paris. Dabei wird zuerst sein Leben und danach sein Werk beschrieben. Im Anschluß an Leben und Werk Hahnemanns folgt eine Skizze der Medizin seiner Zeit, aufgeteilt in Theorie und Praxis. Zuerst die tabellarische Übersicht:

Jahr	Leben	Werk
1755	Geburt am 10. April in Meißen als drittes von fünf Kindern, dort auch Jugendzeit	
1770	Kaufmannslehre auf Wunsch des Vaters; Abbruch; Famulus im Hause des Magisters Müller und Besuch der Fürstenschule St. Afra ab 29. Nov. (bis Ostern 1775)	
1775–1777	Medizinstudium in Leipzig	
1777	In Wien bei Dr. von Quarin	
1777–1779	In Herrmannstadt bei Baron von Bruckenthal; Eintritt in die Freimaurerloge (16.10.1777)[2]	Erste Übersetzungen
1779	Sommersemester in Erlangen; dort am 10. August Promotion	

---

[1] Einzelheiten: siehe bei Luft sowie in den großen Biographien von Haehl 1922, Tischner 1932–1939 und 1959. Zum Werk: vgl. Schmidt 1989. Zu den Familienangaben: vgl. Genneper 1990. Zur Köthener und Pariser Zeit: vgl. insbesondere Handley 1995.

[2] Der Einfluß auf Hahnemanns Lehre ist jedoch bislang als gering anzusehen. Vgl. Genneper 1988 und Hoede 1968.

Jahr	Leben	Werk
1780	Erste Niederlassung in Hettstedt	
1781	Dessau, Gommern	Chemische Arbeiten
1782	Heirat mit Henriette Küchler (*1764) am 1. Dezember	
1783	Geburt der ersten Tochter Henriette (†1856)	
1784	Geburt Carolina Henriette († vor 1830) Dresden	Überwiegend wissenschaftliche Arbeiten, medizinische Praxis tritt in den Hintergrund
1786	Geburt Friedrich (verschollen) Lockwitz	
1788	Geburt Wilhelmine (†1818)	
1789	Leipzig, Geburt Amalie (†1857)	
1790	Stötteritz (Vorort von Leipzig)	Übersetzung von: „William Cullens Abhandlung über die Materia medika"; Selbstversuch mit Chinarinde
1792	Gotha Georgenthal	Öffentlicher Angriff auf die Leibärzte von Kaiser Leopold II. Behandlung von Friedrich Arnold Klockenbring (1742–1795)
1793	Molschleben	„Apothekerlexikon" (1793–1799 in 4 Bänden)
1794	Geburt Ernst (†1794) Göttingen, Pyrmont	
1795	Braunschweig, Wolfenbüttel Geburt Friederike (†1855), (Zwillinge, eine Totgeburt)	

Jahr	Leben	Werk
1796	Königslutter	Mehr Praxistätigkeit, „Versuch über ein neues Prinzip zur Auffindung der Heilkräfte der Arzneisubstanzen, nebst einigen Blicken auf die bisherigen"; Streit um das Recht auf Selbstdispensieren
1799	Altona	
1800	Hamburg Mölln	Behandlung von Johann Karl Wezel (1747–1819)
1801	Machern Eilenburg	Beginn der homöopathischen Praxis. „Monita über die drey gangbaren Kurarten" „Ueber die Kraft kleiner Gaben der Arzneien überhaupt und der Belladonna insbesondre"
1803	Geburt Eleonore Wittenberg	
1804	Dessau	
1805	Torgau Geburt Charlotte (†1863)	„Fragmenta de viribus medicamentorum positivis..." „Aeskulap auf der Wagschale" „Heilkunde der Erfahrung"[1]
1806	Geburt Louise († 1878)	

---

[1] Diese Arbeit erschien jedoch erst zur Ostermesse 1806. Vgl. Schmidt 1989, S. 13.

Jahr	Leben	Werk
1807		„Fingerzeige auf den homöopathischen Gebrauch der Arzneien in der bisherigen Praxis"
1810		Organon 1
1811	Leipzig	RAL 1[1]
1812		Habilitation und Vorlesungen bis 1821, Arzneimittelprüfungen mit Studenten.
1813		„Geist der neuen Heillehre"
1816		RAL 2[1] „Belehrung über die venerische Krankheit und ihre gewöhnlich unrechte Behandlung"
1817		RAL 3[1]
1818		RAL 4[1]
1819		Organon 2
1820		Behandlung von Fürst Schwarzenberg (1771–1820). Verbot des Selbstdispensierens am 30. Nov.

4.1.1 Die Zeit in Köthen (1821–1835): „Noch habe ich keine von den 1000 Nachtigallen nahe vor dem Thore gehört!"[1]

Gegen Ende des Jahres 1820 verweigerte man Hahnemann in Leipzig das Selbstdispensierrecht. Eine derartige Einschränkung seiner Praxis in dieser wichtigen Angelegenheit[2] konnte nicht hingenommen werden. Am 21. März 1821 wandte er sich an Herzog Ferdinand von Anhalt-Köthen mit der Bitte, sich in Köthen niederlassen zu dürfen.[3] Es wurde ihm sowohl dies als auch das Selbstdispensieren gestattet, so daß Hahnemann im Juni desselben Jahres „mit 11 Wagen Geräthe und 600 Thalern Unkosten"[4] in seinem 66. Lebensjahr[5] nach Köthen zog.

Köthen war in diesen Jahren ein kleines sächsisches Städtchen mit einer Hauptstraße, einem Labyrinth enger Gassen, einigen abgelegenen Häusern und dem herzoglichen Schloß. Landschaftlich wenig reizvoll lag Köthen jedoch verkehrstechnisch günstig zwischen Leipzig, Magdeburg (je 50 km entfernt) und Dessau (20 km entfernt). Hier wohnten rund 6000 Einwohner, die dem eigenartigen Fremden gegenüber zunächst mißtrauisch und zurückhaltend waren, ja zu Beginn will es sogar scheinen, als setzten sich die Anfeindungen, denen Hahnemann in Leipzig ausgesetzt war, hier fort.[6] Mit der Zeit aber gewöhnten sich die Köthener an den merkwürdigen Doktor. Das mochte einerseits mit Hahnemanns Ernennung zum Hofrat (1822) zusammenhängen, andererseits aber spielten sicherlich auch die vielen Fremden eine Rolle, die bei ihm Rat und Hilfe suchten und während ihres Aufenthaltes für die Stadt eine neue und unerwartete Einnahmequelle bedeuteten. Wurde er zunächst noch als „böser Hexenmeister"[7] bezeichnet, so nannte man ihn später nur noch schlicht den „Einsiedler"[8] – eine durchaus treffende Beschreibung. Denn im Gegensatz zu Leipzig, wo er Vorlesungen hielt und in regem Kontakt mit seinen Schülern stand, und erst recht im Gegensatz zu seinem späteren Leben in Paris (s.u.) lebte Hahnemann in Köthen in einer Art gesellschaftlicher und wissenschaftlicher Isolation. Er verließ sein kleines Haus in der Wallstr. 270 nur noch selten, und selbst der obligatorische tägliche Spaziergang fand im nur wenige Quad-

---

[1]Stahl 1997, S. 57, Brief vom 13.05.1832.
[2]Vgl. Kapitel II.3.2.1.
[3]Haehl 1922 II, S. 130.
[4]Haehl 1922 I, S. 128.
[5]Ein Alter, das seine Herausforderung eher im anstehenden Ruhestand findet als im Beginn einer vieljährigen Schaffensphase.
[6]Handley 1995, S. 11.
[7]Handley 1995, S. 11.
[8]Handley 1995, S. 11.

ratmeter großen Garten statt. Der ganze Tag jahraus, jahrein war der Praxis und der Weiterentwicklung der Lehre gewidmet. Eine Ausnahme im gleichförmigen Alltag bildete lediglich der 29. August 1829, Hahnemanns 50. Doktorjubiläum, zu dessen Anlaß ein großes Fest mit vielen Anhängern von nah und fern gefeiert wurde. Nach diesem Tag und nach Henriettes Tod ein knappes Jahr später (31.05.1830) nahm das „Einsiedlertum" mehr und mehr zu. Rima Handley berichtet, seit Herbst 1833 habe Hahnemann sein Haus über ein Jahr nicht mehr verlassen.[1]

Der fehlende gesellschaftliche Umgang mit den Köthener Bürgern ist vielleicht durch die große Praxis Hahnemanns aufgewogen worden. Fünf Jahre brauchte Hahnemann, um wieder eine so große und bekannte Praxis aufzubauen, wie er sie in seinem letzten Leipziger Jahr geführt hatte.[2] Dank eines festen Gehaltes von Herzog Ferdinand kam er aber auch in dieser Konsolidierungsphase nicht in finanzielle Schwierigkeiten, so daß er seine ganze Zeit der Homöopathie widmen konnte. Mit welcher Regelmäßigkeit er dies tat, davon gibt der Köthener Seminardirektor Franz Albrecht ein anschauliches Beispiel:

> Hahnemann's Tagesordnung war eine streng geregelte. Der große Gelehrte stand im Sommer um 6 Uhr, im Winter um 7 Uhr des Morgens auf, trank einige Tassen Kuhmilch (warm), zündete seine Pfeife an und ging in seinem Gärtchen spazieren. Hierauf besorgte er entweder sogleich seine Patienten, oder er schrieb Briefe an seine auswärtigen Freunde. So weit es die Jahreszeit vergönnte, aß er gegen 10 Uhr Vormittags etwas Obst. Um 12 Uhr ging er zum Mittagstische, aß gewöhnlich sehr kräftige Rindfleischbrühsuppe, sehr mürben Rinder-, Schöpsen- oder Wildpretbraten jeder Art, gebratene Lerchen, Hühner, Tauben und dergleichen. Am wenigsten liebte er Kalbs- und Schweinebraten; das Compot, das ihm munden sollte, mußte sehr süß sein. Außer grünen Bohnen, Blumenkohl und Spinat mochte er von keinen Gemüsen wissen; statt des Brodes bediente er sich gern des Kuchens. Bei Tische trank er etwas guten Wein, wenn er Gäste hatte; sein tägliches Getränk war gezuckerte Gose. Nach Tische schlief er eine Stunde auf dem Sopha, besorgte dann wieder seine Kranken bis 7 Uhr, um welche Zeit er zu Abend aß, im Winter warme Milch, im Sommer Gosenkaltschale. Nach dem Abendessen ging er im Sommer und Winter eine Weile im Garten spazieren. Sein Begleiter auf diesen Spaziergängen war eine Zeit lang gewöhnlich ein kleiner Lieblingshund, der auch bei Tische neben ihm seinen Platz behauptete. Nachdem er ein Stündchen im Familienzimmer zugebracht, ging er in sein Arbeitscabinet, wo er bis 11, 12 und 1 Uhr an seinen Büchern schrieb, oder Anderes ausarbeitete.[3]

---

[1] Handley 1995, S. 14.
[2] Nachtmann 1987, S. 108.
[3] Albrecht 1875, S. 87. Vgl. auch Haehl 1922 II, S. 151.

Viele seiner Patienten kamen, wie oben bereits angedeutet, von weit her – Hahnemann war längst über die engen Grenzen seiner Heimat hinaus bekannt. So hatte er durchschnittlich 7–10 Patienten pro Tag[1] zu betreuen, hinzu kam noch die umfangreiche und gewissenhaft geführte briefliche Behandlung (allein aus den Jahren 1830–1835 sind ungefähr 4000 Briefe erhalten[2]). Neben dieser allein schon zeitraubenden Praxis führte Hahnemann unermüdlich seine Forschungen fort. Er arbeitete und grübelte vorwiegend alleine; im Austausch mit seinen Schülern war er, was neue Entdeckungen anging, über Jahre hinweg äußerst zurückhaltend.[3] Und außer „Stapfs Archiv",[4] das 1822 gegründet worden war und von Tischner unter der Rubrik „Vorherrschaft der Jünger"[5] geführt wurde, las Hahnemann keine weiteren wissenschaftlichen Zeitschriften mehr.[6] In diesem Sinne ist es berechtigt, neben einer gesellschaftlichen auch von einer wissenschaftlichen Isolation zu sprechen.

Es ist also nicht verwunderlich, daß gerade in diesem Lebensabschnitt auch die verbittertsten Kämpfe innerhalb der Homöopathie geführt wurden. Im Laufe der Jahre hatten sich natürlich nicht nur die Ärzte der Homöopathie zugewendet, die bedingungslos alles annahmen, was Hahnemann lehrte, sondern auch solche, die in bestimmten Punkten, z.B. in Fragen der Gabengröße, durchaus anderer Meinung waren. Ein wesentlicher Punkt war, daß diese Ärzte nicht in jedem Fall auf eine allöopathische Behandlung verzichten wollten. Hahnemann verachtete sie und griff sie scharf an, es kam zum offenen Streit und schließlich zu einer Aufsplitterung der homöopathischen Ärzteschaft in „reine Hahnemannianer" und „freie Homöopathen" bzw. „naturwissenschaftlich-kritische" Homöopathen.

---

[1] Nachtmann 1987, S. 108. Auch Fischbach Sabel 1990/II, S. 35, gibt durchschnittlich 8 (1–15) Patienten pro Tag an, die Hahnemann brieflich oder persönlich konsultierten.
[2] Meyer 1984, S. 72. Das ergibt ca. 2 Briefe pro Tag, bei einer, für Hahnemann durchaus üblichen, 7-Tagewoche.
[3] „[...] diese höchst ernste Aufgabe beschäftigte mich seit den Jahren 1816, 1817 bei Tag und Nacht [...]. Doch ließ ich von allen diesen unsäglichen Bemühungen nichts vor der Welt, nichts vor meinen Schülern verlauten [...], weil es unschicklich, ja schädlich ist, von unreifen Dingen zu reden oder zu schreiben. Erst seit einem Jahre [1827, M.W.] habe ich zweien meiner [...] Schülern das Hauptsächlichste davon zu ihrem und ihrer Kranken Wohle mitgetheilt". CK 1^1, S. 7–8.
[4] „Archiv für die homöopathische Heilkunst", hrsg. von einem Vereine Deutscher Ärzte [Johann Ernst Stapf u.a.].
[5] Tischner 1932–1939, S. 411.
[6] Haehl 1922 I, S. 135.

Dieser Streit zieht sich wie ein roter Faden durch die Geschichte der Homöopathie und ist an anderer Stelle ausführlich abgehandelt worden.[1] An dieser Stelle sollen nur einige Meilensteine dieser Auseinandersetzung angeführt werden:

1829	Gründung: „Verein zur Beförderung und Ausbildung homöopathischer Heilkunst", 1830 umbenannt in „Verein für homöopathische Heilkunst", ab 1832 dann „Homöopathischer Zentralverein".[2]
1832	Gründung: „Allgemeine Homöopathische Zeitung",[3] Publikationsorgan überwiegend der „freien Homöopathen".
1833	Gründung des Krankenhauses in Leipzig und Schließung nach vielerlei Querelen 1842.[4]
1834	Gründung: „Hygea. Zeitschrift für Heilkunst",[5] Publikationsorgan ausschließlich der „freien Homöopathen".

Hahnemann betrachtete diese Ereignisse mit (aus heutiger Sicht zuweilen nachvollziehbarem) Argwohn. Er fürchtete um die Reinheit seiner Lehre und sein mühsam erarbeitetes Lebenswerk. Daß und wie sich dieser Streit auf seine Hauptwerke auswirken sollte, wird in Kapitel II. 4.4.2 näher beschrieben.

Noch ein weiteres wichtiges Ereignis fällt in die Köthener Zeit: 1831 wird Deutschland beherrscht von der ersten Cholera-Epidemie. Obwohl sie Köthen verschont, beschäftigt sie Hahnemann sehr, wovon eine Vielzahl von Schriften, meist in Tageszeitungen veröffentlicht, zeugt.[6] Die homöopathische Behandlung ist den verschiedenen allöopathischen Verfahren aus unterschiedlichen Gründen überlegen,[7] so daß sich das Interesse an der Homöopathie und ihr guter Ruf noch vergrößerten. Die Arbeit in der Praxis wird für Hahnemann dadurch natürlich nicht weniger.

---

[1] Tischner 1932–1939, bes. Teil III.
[2] Eppenich 1995, S. 37. Vgl. auch Tischner 1939d.
[3] „Allgemeine Homöopathische Zeitung", hrsg. von G[ustav] W[ilhelm] Gross; F[ranz] Hartmann; F[riedrich] Rummel. Vgl. auch Tischner 1955b.
[4] Eppenich 1995, S. 38–43.
[5] „Hygea. Zeitschrift für Heilkunst", hrsg. unter der Redaction von [Wilhelm] Kramer; [Wilhelm Joseph Anton] Werber; [Wilhelm] Arnold; [Ludwig] Griesselich. Ab 1836 Red. von Ludwig Griesselich.
[6] Vgl. Schmidt 1989, S. 87.
[7] Vgl. Scheible 1992, S. 63–66 und Scheible 1996, S. 241.

Woran arbeitete Hahnemann neben seiner Praxis? Welche Werke veröffentlichte er? Auf diese Fragen soll weiter unten eingegangen werden. Aber bereits hier sei angedeutet: Dieses zurückgezogene und streng geregelte Leben, das mitunter an dasjenige von Immanuel Kant in Königsberg erinnert, trug reichhaltige Früchte!
Aber damit nicht genug! Am 7. Oktober 1834 traf eine junge Frau aus der Weltstadt Paris im kleinen Köthen ein. Die 34-jährige Mélanie d'Hervilly[1] erbat am nächsten Tag Hahnemanns ärztliche Hilfe. Nun überstürzten sich die Ereignisse. Der 79-jährige machte ihr schon drei Tage später einen Heiratsantrag, den Mélanie erfreut annahm.[2] Unter den (durchaus nachvollziehbaren) kritischen Blicken der Töchter wurde am 18. Januar 1835 Hochzeit gefeiert. Nur 5 Monate später, am 7. Juni, also auf den Tag genau 14 Jahre nach Hahnemanns Ankunft in Köthen, reiste das ungleiche Paar nach Paris ab. Über die Gründe der eiligen Abreise ist viel spekuliert worden. Hahnemann selbst stellt seine Motive im Nachhinein folgendermaßen dar:

> Die vorurtheilsfreiere Denkart und das Talent der Franzosen, neue Wahrheiten leichter aufzufassen und bei sich Eingang finden zu lassen, machten es mir sehr wahrscheinlich, dass diese heilsame Kunst in Frankreich schnellere Fortschritte als anderswo machen werde und dass nur noch eine leitende Hand fehle, um Frankreich vollends das Uebergewicht auch in der besten Heilkunst über andre Länder zu geben.
> Diese Betrachtung bestimmte mich zu dem Entschlusse, nach Paris zu gehen.[3]

Während Richard Haehl zufolge Mélanie ihren Gatten vorsätzlich, unter falschen Versprechungen und gegen dessen eigentlichen Willen nach Paris gelockt und damit vom Rest der Familie entfremdet habe,[4] habe sie – nach Rima Handley – Hahnemann aus seiner langjährigen Köthener „Gefangenschaft"[5] befreit. Auch mochten der Reiz, den Lebensabend in einer Stadt wie Paris zu verbringen, und die Aussicht, den Grabenkämpfen innerhalb der deutschen Homöopathie zu entfliehen, ihr übriges beigetragen haben.

Nichts verdeutlicht Hahnemanns Isolation in Köthen besser als die lapidare Nachricht von seiner Abreise in der AHZ vom 13. Juli 1835 –

---

[1] Im folgenden kurz, aus Gründen der Einfachheit, Mélanie genannt – ohne sie damit in irgendeiner Weise diskreditieren zu wollen.
[2] Handley 1995, S. 15.
[3] Gypser 1987, S. 66. Gypser datiert das bis dahin unveröffentlichte Manuskript auf 1836/37 (ebd. S. 71).
[4] Haehl 1922 I, S. 247.
[5] Handley 1995, S. 26.

wohlgemerkt gut versteckt unter der Rubrik „Correspondenznachrichten und Miscellen": „Herr Hofrath Dr. S. **Hahnemann** ist den 14. Juni nach Paris abgereist."[1]

4.1.2 Die Zeit in Paris (1835–1843): „Da leben wir in der reinsten, freiesten Luft [...], als ein Paar zärtliche Täubchen"[2]

Bereits im August 1835 nahm Hahnemann die Praxistätigkeit, unterstützt von seiner zweiten Ehefrau, die zu seiner großen Freude eine kongeniale Mitarbeiterin geworden war, erneut auf. Sein Wunsch, sich in Paris „auszuruhen und fast keine Kranken zu besorgen",[3] um statt dessen den französischen Homöopathen seine „leitende Hand" zu reichen (s. S. 18), wich schon bald der Tatkraft und dem Ehrgeiz, der Welt von Paris aus zu zeigen, was die Homöopathie leisten kann.[4] Nach zunächst nur geringem Interesse in der Öffentlichkeit gewann die Homöopathie zunehmende Beliebtheit in den oberen Kreisen.[5] Denn diese konnten sich einen Arzt leisten und kannten daher die allöopathischen Verfahren zur Genüge, auch wenn „die alten, grausamen Methoden in Paris nicht so massiv angewandt [wurden,] wie sonst in ganz Europa".[6] Die Homöopathie galt als *ein* alternatives Verfahren unter mehreren möglichen – warum also sollte man es nicht einmal ausprobieren, besonders da der exzentrische Gründer dieser Schule mit seiner jungen Frau in unmittelbarer Nähe praktizierte?

Am 18.09.1836 kann Hahnemann seinem Freund Bönninghausen schreiben: „ich sitze tief in der Praxis der hiesigen Standespersonen mit dem besten Erfolge und kann mich vor dem Andrange kaum retten".[7] Aber nicht nur die oberen Pariser Kreise bevölkerten bald die Praxis der Eheleute Hahnemann. Aus fast allen Ländern Europas, sogar aus Übersee[8] kamen

---

[1] AHZ 7 (1835) S. 16. Miszellen: kleine Aufsätze verschiedenen Inhalts, Vermischtes.
[2] Stahl 1997, S. 120, Brief vom 07.01.1836.
[3] Stahl 1997, S. 118, Brief vom 22.05.1835.
[4] Hahnemann in einem Brief vom 05.01.1838: „Da es aber sehr der Mühe werth war, die Hauptstadt Frankreichs zur Anerkennung unsrer Kunst um zu stimmen da sie den Ton angiebt fast für die ganze übrige Welt, wenn man China und Japan ausnimmt, so bestrebte ich mich, dieß schwere Werk zu beginnen, was, wie ich fand, nicht durch Schriften zu erreichen war – da hier unendlich viel geschrieben wird. Also keine wörtliche Anpreisung unsrer Kunst! Nein! geheilt mußte werden." (Stahl 1997, S. 129f.)
[5] Handley 1995, S. 109.
[6] Handley 1995, S. 112.
[7] Stahl 1997, S. 123.
[8] Handley 1995, S. 120–122.

Hilfesuchende nach Paris. Schließlich zählten Menschen aus allen Ständen und den unterschiedlichsten Lebensbereichen, unter ihnen viele Künstler und Prominente, zu den Patienten. Es gelangen viele glückliche Heilungen, und Hahnemann genoß hohes Ansehen in der Öffentlichkeit. Alles das fiel ihm aber keineswegs in den Schoß. Er arbeitete, bereits über 80-jährig, die meisten Stunden des Tages: vormittags gemeinsame Sprechstunde mit Mélanie, nachmittags dann getrennte Praxis. Mahlzeit um 17 Uhr und Hausbesuche von 20–22 Uhr, u.U. auch später[1] – eine Tätigkeit, die er erst in Paris regelmäßig aufnahm und bis dahin in den meisten Fällen kategorisch abgelehnt hatte (siehe Kapitel II.4.2).

Wie sehr glich dieses Leben, was die Arbeit angeht, seinem Leben in Köthen. Und wie anders war es doch: Statt sich in den freien Stunden des Tages im Haus zurückzuziehen, wurde er jetzt – solange es die Praxis zuließ – von Mélanie in das Pariser Leben eingeführt. Gemeinsame Opern-, Theater- und Konzertbesuche, glänzende Gesellschaften und abwechslungsreiche Unterhaltungen standen auf der Tagesordnung. Hahnemann genießt dieses Leben, und er ist glücklich, vielleicht glücklicher als jemals zuvor.[2] Natürlich lebt er noch immer seine stets beibehaltene, maßvolle Lebensweise, jedoch „ohne übertriebene Strenge"[3] und ohne den vielfältigen Verlockungen der Stadt in jedem Falle widerstehen zu können: „An schönen Sommerabenden ging er zu Fuß vom Arc de Triomphe nach Hause und kehrte unterwegs bei Tortoni ein, um ein Eis zu essen."[4]

Hahnemann veröffentlichte in dieser gelösten Atmosphäre noch die letzten drei Bände der zweiten Auflage der „Chronischen Krankheiten" und bereitete die letzte Ausgabe des Organons vor, die jedoch erst posthum erscheinen konnte (s.u.). Die Pariser Zeit bedeutet also sowohl die Abrundung des Werkes als auch die Abrundung eines ereignis- und facettenreichen Lebens.

Am frühen Morgen des 2. Juli 1843 starb Hahnemann nach zehnwöchiger Krankheit an den Folgen eines Bronchialkatarrhes.

---

[1] „Bloß die Bettlägerigen besuche ich in meinem Wagen Abends nach Tische bis zu Mitternacht auch wohl später, mit meiner geliebten Melanie, die es selbst in uns′rer Kunst zu einer selt′nen Vollkommenheit gebracht hat." Stahl 1997, S. 138, Brief vom 27.05.1841.
[2] Handley 1995, S. 166.
[3] G.J.B.E.W. Legouvé: Soixante Ans de Souvenirs. Paris [um 1890], Bd. III, S. 228f. Zitiert nach Handley 1995, S. 166.
[4] Ebd.

4.1.3 Das Werk Hahnemanns in der Köthener und Pariser Zeit

Was hat Hahnemann in Köthen und in Paris veröffentlicht? Welche Bausteine hat er seinem Homöopathie-Gebäude hinzugefügt? Folgende vier Punkte sollen das Werk näher beleuchten:

1. Eine allgemeine Einführung in das Werk und dessen Bedeutung.
2. Hahnemanns Arbeitsweise.
3. Die Hauptwerke im einzelnen (mit tabellarischer Übersicht).
4. Die Geschichte von Organon 6.

1. Allgemeine Einführung

Im Gegensatz zum Frühwerk, in dem Hahnemann überwiegend Arbeiten veröffentlichte, die die Homöopathie noch nicht zum Inhalt hatten, publizierte er in dem zu besprechenden Zeitraum (1824–1842/43) ausschließlich Schriften zu seiner eigentlichen Lehre. Diese Werke können in drei Hauptteile gegliedert werden: das „Organon", die „Chronischen Krankheiten" und die „Reine Arzneimittellehre". Die „Reine Arzneimittellehre" ist eine Sammlung derjenigen Symptome, die bei der Arzneimittelprüfung am Gesunden aufgetreten sind. Sie besteht aus sechs Bänden, in denen jeweils nach Substanz geordnet die einzelnen Symptome untereinander aufgelistet sind. Von den ersten beiden Bänden sind je drei Ausgaben erschienen, von den restlichen je zwei. Die einzelnen Bände enthalten kleinere oder größere Vorworte, die einige Hinweise auf Hahnemanns Homöopathie-Konzept liefern. Ansonsten ist die „Reine Arzneimittellehre" aber von nur geringem theoretischen Interesse, sie ist ganz und gar auf die konkrete Mittelwahl in der täglichen homöopathischen Praxis ausgerichtet. Die Bände der „Reinen Arzneimittellehre" waren nicht die erste Arzneimittellehre Hahnemanns. Schon 1805 veröffentlichte er Ergebnisse, damals noch auf Latein, in den „Fragmenta de viribus medicamentorum positivis sive in sano corpore humano" (FVMP).

Auch die „Chronischen Krankheiten", Hahnemanns Spätwerk, sind hauptsächlich eine Arzneimittellehre, in denen die Prüfungsergebnisse der „antipsorischen" Arzneien[1] enthalten sind. Ihre vier bzw. fünf Bände sind in zwei Auflagen erschienen. Den Prüfungsberichten ist im ersten Band eine Einführung in die Behandlung der chronischen Krankheiten vorangestellt (Hahnemann besorgte in Köthen viele chronisch Kranke und hatte ausreichend Gelegenheit, seine Lehre diesbezüglich auszuarbeiten). Be-

---
[1] Siehe hierzu Kapitel II.3.2.2 A)

sonders dieser erste Teil ist für das Verständnis außerordentlich wichtig, weshalb auf ihn in den entsprechenden Kapiteln ausführlich eingegangen wird.

Das unbestrittene Hauptwerk Hahnemanns aber ist das Organon.[1] In ihm lehrt er die theoretischen Voraus- und praktischen Umsetzungen der Grundlagen der Homöopathie detailliert. Jede neue Auflage wird von Grund auf überarbeitet und an den fortgeschrittenen Erkenntnisstand angepaßt. Das Organon gliedert sich in Vorwort, Einleitung und Hauptteil. In Vorwort und Einleitung führt Hahnemann schrittweise zum Hauptteil hin. Er stellt die gängige ärztliche Praxis seiner Zeit vor und zählt Hinweise auf, die in den Werken früherer Ärzte und den Erfahrungen der Hausmittelpraxis bereits auf die Homöopathie gedeutet haben. Im Hauptteil wird die Homöopathie ausführlich in zwei Teilen gelehrt, einem theoretischen zu Beginn[2] und einem praktischen im Anschluß.[3] Er ist unterteilt in einzelne Paragraphen. Dies ist einerseits eine damals durchaus gängige Praxis; unzählige Lehrbücher aus dem 18. und der ersten Hälfte des 19. Jahrhunderts besitzen diese Gliederungsform, wobei „Paragraph" eher im Sinne von „Abschnitt, Absatz" verstanden wurde und weniger als „Gesetzespunkt, Verordnung". Andererseits aber

> „[verführt] die Einteilung in kurze Paragraphen [...] leicht dazu, die Gedanken mehr in behauptender Form hintereinander zu setzen, als einen Gedanken aus dem andern herzuleiten",[4]

so daß, durch die Form und Hahnemanns Argumentationsstil bedingt, das Organon „etwas Unduldsames, Starr-Einseitiges, oft mehr Behauptendes als Beweisendes bekommen"[5] hat. Dieser Einschätzung Tischners kann auch heute noch zugestimmt werden. Es muß aber gleichermaßen hervorgehoben werden, daß das Organon nicht annähernd die Weitschweifigkeit vieler anderer damaliger Lehrbücher besitzt – so schwer es auch für den heutigen Leser mit all seinen Bandwurmsätzen, von denen einige über 100 Wörter haben, zu lesen ist. Schon hier zeigt sich Hahnemanns Pragmatismus.

Welche Bedeutung maß Hahnemann seinem Organon bei? Und welche Bedeutung gewann es bei Zeitgenossen und Nachkommenden?

---

[1] Zur Titelfrage vgl. Luft.
[2] Organon § (1–37/1–81/1–81/1–66/1–70/1–70).
[3] Organon § (38–271/82–320/82–320/67–292/71–294/71–291).
[4] Tischner 1932–1939, S. 241.
[5] Ebd.

Für Hahnemann stellte das Organon die unverzichtbare Grundlage der homöopathischen Praxis dar. Derjenige, der die Homöopathie lernen wollte, mußte die jeweils letzte Ausgabe des Organons studieren und in der Praxis benutzen. Besorgt fragt er Bönninghausen 1830: „Sie bedienen sich doch der **vierten** Ausgabe des Organons?"[1] Jeder Satz im Organon ist für ihn ein „apodiktische[r] [...] Lehrsatz",[2] den Hahnemann der Welt mitteilt. Es nimmt also nicht wunder, daß das Organon nicht nur von den Homöopathen gelesen werden mußte, sondern auch von seinen Patienten.[3] Wir wissen, daß Hahnemann

> den chronisch Kranken nicht eher in die Cur nahm, als bis er sich das Organon angeschafft und es sorgfältig durchgelesen hatte.[4]
> Da man das Publikum über unsere Angelegenheit nicht genug belehren kann,[5]

empfiehlt er später zusätzlich ein Buch von Bönninghausen,[6] von dem er sich verspricht, was allein

> durch trockne, streng wissenschaftliche Bücher, wie das Organon ist, nicht geschehen kann.[7]
> Alle meine vornehmen chronischen Kranken müssen das Organon, Bönninghausens Homöopathik gelesen haben, sonst gebe ich mich mit ihrer Cur nicht ab.[8]

Welche Bedeutung gewann das Organon in den Augen seiner Zeitgenossen? Erwartungsgemäß gab es die unterschiedlichsten Reaktionen. Von totaler Ablehnung bis hin zu religiöser Verehrung lassen sich Beispiele finden. Hier seien nur einige angeführt, um die erwähnte Spannbreite zu verdeutlichen: Johann Christian August Heinroth (1773–1843), ein Leipziger

---

[1] Stahl 1997, S. 40, Brief vom 29.10.1830. Vgl. Habacher 1980, S. 391.
[2] Stahl 1997, S. 89, Brief vom 16.10.1833.
[3] Vgl. auch Fischbach Sabel 1990/II, S. 181.
[4] Stahl 1997, S. 45, Brief vom 16.03.1831.
[5] Stahl 1997, S. 92, Brief vom 25.11.1833.
[6] Clemens von Bönninghausen: Die Homöopathie. Ein Lesebuch für das gebildete, nicht-ärztliche Publikum. Münster 1834.
[7] Stahl 1997, S. 92, Brief vom 25.11.1833.
[8] Hahnemann in einem Brief an Dr. Erhardt, zitiert nach Haehl 1922 II, S. 153. Haehl gibt als Datum den 29. August 1829 an. Dieses Datum erscheint unwahrscheinlich, da Bönninghausens Buch erst 1834 veröffentlicht wurde. Bönninghausen hatte sich überhaupt erst 1828 der Homöopathie zugewendet. Seine wichtigen Werke erschienen alle erst in den 30er Jahren des 19. Jahrhunderts (vgl. Bönninghausen 1984, S. 23–26 und Kottwitz 1985).

Professor, bezeichnet das im Organon Gelehrte schlicht als „Wahngewebe"[1] und seine Gegenschrift folgerichtig als „Anti-Organon".[2] Friedrich Ludwig Schrön (1804–1854), der zu den „freien" Homöopathen zählt, urteilt:

> Als glücklicher Finder der Wahrheit, auf der sein Gebäude ruht, ist Hahnemann unsterblich, nicht durch sein Organon, denn es trägt den Keim zu seinem Vergehen klar in sich – es ist Menschenwerk, Menschensatzung.[3]

Mélanie spricht 1865 von „unserem heiligen Organon"[4] und vergleicht es mit dem „h[eiligen] Evangelium [und] den übrigen h[eiligen] Schriften".[5] Schon damals hatte sich eine Lesart etabliert, die sich, besonders in Hinsicht auf die sechste Auflage des Organons, bis in unsere Tage hinein durchgesetzt hat. Man war dazu übergegangen, das Organon als „Bibel der Homöopathie" zu bezeichnen.[6] Haehl spricht 1922 zwar noch vom „Katechismus der Homöopathie",[7] im allgemeinen ist heute aber nur noch von der „Bibel" die Rede, sowohl bei Anhängern[8] als auch bei Gegnern.[9] Angemessener erscheint jedoch die Bezeichnung „Manifest der Homöopathie" zu sein, da sie einerseits auf das Grundsätzlich-Programmatische des Organons hinweist, andererseits religiös-fanatische Anklänge zwar impliziert, aber nicht in den Vordergrund stellt.

2. Die Arbeitsweise

Ehe auf Einzelheiten bezüglich der Veröffentlichungen eingegangen wird, zuerst noch ein Blick auf Hahnemanns Arbeitsweise. Vergegenwärtigt man sich, wie wenig Zeit Hahnemann hatte, um seine Bücher vorzubereiten, erstaunt die Fülle derselben um so mehr. Wie sehr ihm die Ruhe und die

---

[1] Heinroth 1825, S. 5.
[2] Heinroth 1825.
[3] Zitiert nach Tischner 1932–1939, S. 487.
[4] Mélanie in einem Brief vom 21.04.1865 an den Redakteur der AHZ, zitiert nach Haehl 1922 II, S. 91.
[5] Ebd.
[6] Vgl. Bolle et al 1865, S. 113.
[7] Haehl 1922 I, S. 98.
[8] Die „6. Auflage 'Organon' [...], die bis zum heutigen Tag als die Bibel der reinen Lehre gilt." (Otto Eichelberger: Vorwort: Zur Neuauflage des Werkes von Richard Haehl „Hahnemann". In: Haehl 1922 I, unpaginiert.
[9] „Für deren [der Homöopathie] gläubige Anhänger existiert eine Art Bibel der reinen Lehre: Samuel Hahnemanns 'Organon'" (Köbberling 1997, S. 33).

„Zeit am Stück" fehlten, zeigen folgende Zitate aus seinem Briefwechsel mit Bönninghausen eindrücklich:

> Sobald ich mit der von Arnold gewünschten 5ten Ausgabe des Organons fertig seyn werde (*Gott wird wissen, wo die Zeit dazu herkommen soll!*) will er seine zweite Ausgabe der chron. Krankheiten.[1]

Anläßlich eines Vorwortes zu einem Repertorium von Bönninghausen[2] klagt er:

> *Nur in abgebrochenen Viertelstunden* konnte ich Ihrem Wunsche zufolge die kleine Vorrede schreiben.[3]

Und während der Vorbereitung zur letzten Organon-Auflage:

> Ich bereite die letzte Ausgabe des Organons, wozu ich *nur etliche Stunden, Donnerstags und Sonntags* anwenden kann, indem die übrige Zeit der Woche bloß zu Heilungen angewendet wird.[4]

Diese ständig unterbrochene Arbeitsweise mag auch für die unzähligen Wiederholungen in immer anderem Wortlaut an den verschiedenen Stellen seines Werkes verantwortlich sein. Gleichzeitig legt sie es nahe, bei der Beurteilung bestimmter Einzelheiten, z.B. bezüglich Interpunktion und Orthographie, vorsichtig zu sein.

3. Die Hauptwerke im einzelnen

1810 erscheint die erste Auflage des Organons, damals noch unter dem Titel „Organon der rationellen Heilkunde".[5] 1819 erscheint die zweite Auflage,[6] von nun an unter dem Titel „Organon der Heilkunst". Fünf Jahre später (1824) veröffentlicht Hahnemann die dritte Auflage,[7] der Ausgangspunkt der vorliegenden Arbeit, und weitere fünf Jahre später (1829) die vierte.[8] Dazwischen sind 1828 die ersten drei Bände der ersten Auflage der

---

[1]Stahl 1997, S. 80, Brief vom 09.03.1833 (Hervorhebung vom Verfasser).
[2]Hahnemann 1832a.
[3]Stahl 1997, S. 57, Brief vom 13.05.1832 (Hervorhebung vom Verfasser).
[4]Stahl 1997, S. 137, Brief vom 27.05.1841 (Hervorhebung vom Verfasser).
[5]Organon 1.
[6]Organon 2.
[7]Organon 3.
[8]Organon 4.

„Chronischen Krankheiten" erschienen[1] sowie fünf weitere Bände der „Reinen Arzneimittellehre".[2] Es folgen noch zwei Bände der „Reinen Arzneimittellehre"[3] und der letzte Teil der ersten Auflage der „Chronischen Krankheiten"[4] sowie 1833 die einflußreiche fünfte Auflage des Organons.[5] Organon 5 wurde so außerordentlich bedeutend, weil es lange Zeit die einzig verfügbare Ausgabe war, die es gab. Z. B. beruht die Lehre James Tyler Kents, die noch heute viele Homöopathen beinflußt, auf dieser Ausgabe. In Hahnemanns Köthener Zeit erschienen noch die ersten beiden Bände der zweiten Auflage der „Chronischen Krankheiten",[6] die restlichen drei Bände[7] bis 1839 in Paris.

1840 ist die fünfte Organon-Ausgabe ausverkauft. Im Herbst desselben Jahres beginnt Hahnemann die Neubearbeitung der sechsten Ausgabe, indem er in einem Exemplar der fünften handschriftliche Einfügungen, Streichungen, Bemerkungen und Abänderungen vornimmt. Ende Februar 1842, nach 18monatiger Arbeit, sind die Vorbereitungen abgeschlossen, und er schreibt an seinen Verleger Schaub in Düsseldorf:

> Soeben habe ich, nach 18 monatlicher Arbeit, die sechste Edition meines Organons vollendet, welches nun die möglichst vollkommene geworden ist. Sie wird nach dem bisherigen Drucke des Organon 20 bis 22 Bogen betragen, jetzt aber nach liberalerem Drucke, wie ich wünsche, wenigstens 24. Das weißeste Papier und die neuesten Lettern wünsche ich zu ihrer Ausstattung, da sie wahrscheinlich meine letzte sein wird.
> Ist es Ihnen gefällig, eine solche schöne Herausgabe zu übernehmen, so bestimmen Sie selbst das Honorar entweder überhaupt oder nach Bogenzahl, wie sie wollen – **nur daß wir Ehre damit einlegen**.[8]

Hahnemann durfte die Veröffentlichung nicht mehr erleben. Die Herausgabe sowohl der deutschen als auch einer geplanten französischen Ausgabe verzögerte sich bis nach seinem Tode (s.u.). Für die Köthener Zeit ergibt das folgende tabellarische Übersicht der Hauptwerke:

---

[1] CK 1^1–3^1.
[2] RAL 2^2–6^2.
[3] RAL 1^3 und 2^3.
[4] CK 4^1.
[5] Organon 5.
[6] CK 1^2 und 2^2.
[7] CK 3^2–5^2.
[8] Organon 6a, S. XI.

1821	RAL 6^1
1822	RAL 1^2
1824	Organon 3 RAL 2^2
1825	RAL $3^2, 4^2$
1826	RAL 5^2
1827	RAL 6^2
1828	CK 1^1–3^1
1829	Organon 4
1830	RAL 1^3 CK 4^1
1833	Organon 5 RAL 2^3
1835	CK $1^2, 2^2$

Aus dieser Übersicht, die nur die Hauptwerke berücksichtigt, wird erneut deutlich: Köthen war eng (in des Wortes weitester Bedeutung), aber Köthen war auch fruchtbar. Es scheint, als habe Hahnemann die Einsamkeit und Zurückgezogenheit in Köthen, die täglichen Spaziergänge im kleinen Garten, dieses Sich-Drehen-in-den-eigenen-Gedanken gebraucht, um sein Konzept auszubauen. Hier, ohne die Möglichkeit, Vorlesungen an der Universität zu halten, und abgeschlossen von der restlichen akademischen Welt, verfaßte er die Mehrheit seiner grundlegenden Schriften, die nun als einziges Zeugnis seiner Lehre noch mehr Bedeutung besaßen.

Die Werke in der Pariser Zeit:

1837	CK 3^2
1838	CK 4^2
1839	CK 5^2
1842	(Organon 6)

4. Geschichte der sechsten Auflage des Organons

Wie bereits erwähnt, starb Hahnemann noch vor der Veröffentlichung der letzten Ausgabe seines Organons. Erst 78 Jahre später, 1921, konnte Richard Haehl es zum ersten Mal veröffentlichen.[1] Bis dahin erlebt das Manuskript eine wechselvolle Geschichte, die hier kurz wiedergegeben werden soll.

Nach Hahnemanns Tod ging es zunächst in Mélanies Besitz über. Sie hütete den Nachlaß ihres Gatten mit Argusaugen und befürchtete, eine Veröffentlichung der Werke zur Unzeit könne dem Ansehen Hahnemanns schaden.[2]

1856 war Mélanie fünf Tage lang zu Gast bei v. Bönninghausen in Münster. Clemens v. Bönninghausens Sohn Carl sollte ihre Adoptivtochter Sophie heiraten,[3] und außerdem wollte der Vater mit Mélanie über das Manuskript reden. Sie versprach ihm die Herausgabe auch, hielt ihr Versprechen aber nicht ein.[4] Im selben Jahr scheiterten auch Verhandlungen mit dem „Homoeopathic College of Pennsylvania".[5]

1865 erschien eine sechste Ausgabe des Organons, herausgegeben von Arthur Lutze.[6] Diese Ausgabe ist letztendlich ein Abdruck der fünften Auflage mit einem neuen Paragraphen, dem sogenannten Doppelmittelparagraphen. Auf ihn wird im Kapitel „Anzahl der Medikamente" noch einmal zurückgekommen. Zur selben Zeit erschien eine Ankündigung von Hahnemanns Enkel, Leopold Süß-Hahnemann, die sechste, von ihm herausgegebene Auflage befinde sich im Druck.[7] Mélanie erklärte beide Ausgaben für illegal und betonte, sie sei die einzige, die das Originalmanuskript besitze. Noch im selben Jahr scheiterten Verhandlungen mit der Berliner Verlagsbuchhandlung Reichhardt und Zander.[8] Ebenfalls 1865 bemühte sich Constantin Hering um die Herausgabe, aber auch er vergeblich.[9]

1870/71, während des deutsch-französischen Krieges, verließen Mélanie, ihre Adoptivtochter Sophie und deren Ehemann Carl Paris, um sich in Darup (Westfalen) auf dem Gut der Familie v. Bönninghausen in Sicher-

---

[1] Organon 6a.
[2] Handley 1995, S. 202.
[3] Die Hochzeit wurde schließlich im Juli 1857 gefeiert. Vgl. Handley 1995, S. 203–207.
[4] Organon 6a, S. XIV.
[5] Handley 1995, S. 218.
[6] Hahnemann 1865.
[7] AHZ 70 (1865) S. 112. Dort findet sich unter der Rubrik „Bibliographie" das Erscheinen der Lutze-Ausgabe vermerkt und darunter ein Hinweis darauf, daß sich die Süß-Hahnemann Ausgabe „u[nter] der Presse befindet". Die nächste Nr. der AHZ, Nr. 15, beginnt auf S. 113 mit einem Protest einiger homöopathischer Ärzte gegen die Lutze-Ausgabe. Vgl. Bolle u. a. 1865.
[8] Organon 6a, S. XVII.
[9] Organon 6a, S. XIX.

heit zu bringen. Auf diesem Weg gelangte auch der literarische Nachlaß Hahnemanns dorthin. Drei weitere Versuche von englischen und amerikanischen Homöopathen, die sechste Ausgabe zu kaufen, scheiterten an den hohen Geldforderungen Mélanies.[1] 1878 starb Mélanie, und der „Schatz von Darup"[2] ging in den Familienbesitz der Familie von Bönninghausen über. 1879 ließ Sophie von Bönninghausen eine Abschrift des Manuskriptes erstellen, doch auch jetzt kam es nicht zu einer Veröffentlichung, und auch jetzt spielte das Geld die entscheidende Rolle.[3]

Erst Richard Haehl gelang es, mit finanzieller Unterstützung von William Boericke und James W. Ward, nach 25-jährigen Bemühungen, den Nachlaß Hahnemanns im Frühjahr 1920 endlich zu erwerben. 1921 erscheint zum ersten Mal der Abdruck einer Abschrift vom Manuskript.[4] 1986 gibt Kurt Hochstetter eine stilistisch überarbeitete Auflage heraus.[5] 1992 wird eine textkritische Edition von Josef M. Schmidt herausgegeben, die anhand des Originalmanuskriptes, das sich derzeit in San Francisco befindet, erarbeitet wurde. 1996 folgt eine ebenfalls von Josef M. Schmidt bearbeitete „Standardausgabe", die auf der textkritischen Ausgabe beruht, aber auf Sonderzeichen und Anmerkungen des Herausgebers verzichtet.[6]

Weltweit ist das Organon zwischenzeitlich in über 15 verschiedene Sprachen übersetzt worden und in über 100 verschiedenen Ausgaben erhältlich.[7] Das ist in der Medizingeschichte für ein Buch aus dem 19. Jahrhundert ein erstaunlicher Umstand! Warum dieser Umstand so bemerkenswert ist, wird man verstehen, wenn man sich die Situation der damaligen Medizin vergegenwärtigt. Dazu soll der folgende Abschnitt dienen.

4.2 Die Medizin zu Hahnemanns Lebenszeit

Hahnemann lebte in einer bewegten Zeit. Es soll hier gar nicht erst der Versuch gestartet werden, diese Zeit in ihrer ganzen Vielschichtigkeit und Fülle darzustellen. Ein solcher Versuch ist von vornherein zum Scheitern verurteilt. Ein paar Namen und Ereignisse sollen aber trotzdem nicht fehlen:[8]

---

[1] Organon 6a, S. XXIII.
[2] Organon 6, S. XI.
[3] Organon 6, S. XI.
[4] Organon 6a.
[5] Organon 6b.
[6] Organon 6c.
[7] Vgl. Baur/Schweitzer 1979.
[8] Vgl. auch Appell 1996.

Der 7-jährige Krieg (1756–1763) fiel in die Zeit von Hahnemanns Kindheit, die Französische Revolution (1789) in die ersten Praxisjahre, die Befreiungskriege gegen Napoleon (1813–1815) und der Beginn der „Reaktion" in seine Leipziger Zeit. Die Gründung der verschiedenen Zollvereine (1828/1833) sowie der „Vormärz" gehören in Hahnemanns Alter. Hahnemann war aber wohl ein unpolitischer Mensch, jedenfalls sind von ihm kaum Stellungnahmen zur Politik überliefert, so daß direkte Einflüsse auf sein Werk eher als gering anzusehen sind.

Philosophisch bestimmen Jean-Jacques Rousseau (1712–1778), Immanuel Kant (1724–1804), Johann Gottlieb Fichte (1762–1814), Georg Wilhelm Friedrich Hegel (1770–1831) und Friedrich Wilhelm Joseph Schelling (1775–1854) die Zeit, um nur die einflußreichsten zu nennen.

In der Literatur geben Johann Wolfgang Goethe (1749–1832) und Friedrich v. Schiller (1759–1805) den Ton an, daneben u.a. Jean Paul (1763–1825), Friedrich Hölderlin (1770–1843), Novalis (1772–1801), Ludwig Tieck (1773–1853) und Ernst Theodor Amadeus Hoffmann (1776–1822).

Musikalisch erlebt Hahnemann die Ausläufer des Barock, die Wiener Klassik und später die Musik der Romantik.

Ein ähnlich buntes und vielschichtiges Bild bietet auch die Medizin zu Hahnemanns Zeiten. Auf sie soll näher eingegangen werden, weil es für ein tieferes Verständnis von Hahnemanns Homöopathie-Konzept unerläßlich ist, das Umfeld, in dem er seine Stimme erhoben hat, wenigstens ansatzweise zu kennen. Auch diese Darstellung erhebt keinen Anspruch auf Vollständigkeit,[1] ihr Ziel ist es lediglich, einen Eindruck zu vermitteln, unter welchen Rahmenbedingungen die Homöopathie das Licht der Welt erblickte. Dazu werden zwei Punkte ausgeführt:

1. Die Theorie der damaligen Medizin und die Vielzahl unterschiedlicher Systeme.
2. Die Praxis in der damaligen Zeit, die Schwierigkeiten, mit denen die Ärzte zu kämpfen hatten, und der Einfluß der Systeme auf die Praxis.

---

[1] Eine „Überblicksdarstellung" der Medizin des 18. Jahrhunderts und der ersten Hälfte des 19. Jahrhunderts steht ohnehin noch aus. (Vgl. Sander 1990, S. 226). Hier sei zumindest auf das „noch heute maßgebliche Handbuch *Geschichte der Medizin* von *Paul Diepgen* (Bd. 2.1, 2. Aufl. Berlin 1959)" hingewiesen. Sander 1990, ebd.

4.2.1 Theorie

So fraglich es ist, ob es heute überhaupt *die* „Schulmedizin"[1] gibt, so sicher ist es, daß es zu Hahnemanns Zeit weder *die* noch irgendeine andere allgemein akzeptierte „Schulmedizin" gab. Die alte Medizin, basierend auf der Humoralpathologie, war noch nicht von der sich neu entfaltenden naturwissenschaftlichen Medizin abgelöst worden. Dieses „Konzeptvakuum" versuchten nun verschiedene und sich untereinander immerzu widersprechende Systeme auszufüllen. Weder vorher noch nachher gab es jemals eine solche Vielzahl von konkurrierenden Bemühungen, das ständig wachsende Detailwissen „mit einem Rundumschlag unter einen Hut zu bringen". Es war die Zeit der

> zahllosen Strömungen, die damals in der Medizin ihre Stimme erheben konnten, nachdem die für zwei Jahrtausende fast kanonische Säftepathologie weitgehend ausgehöhlt schien. Es gab damals Anhänger der Naturphilosophie, des Brownianismus, des tierischen Magnetismus, der Iatrochemie, Stahlianer, Naturhistoriker, Physiatriker, Hydropathen, Galvanisten, kurz die medizinischen Schriften präsentierten einen vielstimmigen Chor von höchst widersprüchlichen Theorien und sich gegenseitig ausschließenden therapeutischen Anweisungen. So bestand damals für junge lernende Ärzte eine wahrhaft verzweifelte Situation. Sicher ausgemacht war gar nichts.[2]

Friedrich August Benjamin Puchelt (1784–1856) schreibt 1826:

> Wirft man einen Blick auf den gegenwärtigen Zustand der Medicin, so wird man finden, daß die manigfaltigsten Bearbeitungsweisen derselben ihre Verehrer und die mehresten Systeme ihre Anhänger ... haben [...], und alle berufen sich auf die Erfahrung und nennen sich rationell.[3]

Natürlich nahmen viel Ärzte wahr, daß „sich die Medizin [...] damals in einem geradezu desolaten Zustand wegen der vielen gleichzeitig vertretenen konkurrierenden Konzepte"[4] befand. Johann Lukas Schoenlein

---

[1] Der Begriff ist unscharf. Hier soll er in folgendem Sinne gebraucht werden: „Von der überwiegenden Zahl der Ärzte akzeptierte theoretische und praktische Grundlagen derjenigen Medizin, die an der Universität gelehrt wird."
[2] Rothschuh 1978, S. 336.
[3] F.A.B. Puchelt: Umriss der allgemeinen Gesundheits- Krankheits- und Heilungslehre (= Das System der Medicin im Umrisse dargestellt von Friedrich August Benjamin Puchelt. 1. Theil). Heidelberg 1826, S. 41. Zitiert nach Hess 1993a, S. 216.
[4] Rothschuh 1978, S. 342.

(1793–1864) z.B. spricht vom „Chaos in der praktischen Medizin"[1] und Christoph Girtanner (1760–1800) gar von

> der dicken ägyptischen Finsterniß der Unwissenheit, in welcher die Ärzte herumtappen, [in der] auch nicht der mindeste Strahl des Lichtes vorhanden [ist], vermöge welches sie sich orientieren könnten.[2]

Interessanterweise aber gab es auch Stimmen, die dieser, für uns heute undenkbaren – und mit der heutigen Medizin nicht zu vergleichenden – Situation durchaus positive Seiten abgewinnen konnten:

> Wird einst ein neuer Galen auferstehen, der das Manigfaltige sammelt, das Widersprechende ausgleicht, das Viele vereinigt? Und wenn dies geschähe, wird er anerkannt werden? und [!] wenn er anerkannt würde, wird sich dann die freie, selbstständige Forschung verlieren, wie nach Galen? Und wenn dies der Fall sein sollte, so muß man den *gegenwärtigen Zustand der Freiheit und individuellen Selbstständigkeit und Selbstthätigkeit* im Gebiete der Wissenschaft preisen.[3]

Aus dem breiten Spektrum der angebotenen medizinischen Konzepte sollen exemplarisch drei herausgegriffen werden: zunächst die Konzepte von John Brown (1735–1788) und von François Joseph Victor Broussais (1772–1838). Ersteres, weil es ein schönes Beispiel für ein damals außerordentlich populäres Konzept ist, letzteres, weil es einige Brownsche Gedanken übernimmt und weil sich Hahnemann im Organon namentlich mit Broussais auseinandersetzt. Anschließend soll auf die „romantisch-naturphilosophische" Medizin näher eingegangen werden; zum einen, weil sich Hahnemann auch mit dieser in seinem Werk auseinandersetzt, zum anderen, weil einige Autoren ihn fälschlicherweise in die Nähe dieser Bewegung stellen.

Der Brownianismus

Der schottische Arzt John Brown, ein Schüler William Cullens, betrat mit seinem System die medizinische Bühne in den 80er Jahren des 18. Jahrhunderts. Wie so viele Systeme war es mehr „ein Konglomerat [...] ver-

---

[1] Johann Lukas Schoenlein: Unveröffentlichtes Vorlesungsmanuskript über den „Keichhusten". Hg. Günter Klemmt [= Abhandlungen zur Geschichte der Medizin und der Naturwissenschaften. Hg. Rolf Winau und Heinz Müller Dietz. H. 53]. Husum 1986, S. 31. Zitiert nach Hess 1993a, S. 248.
[2] Christoph Girtanner: Ausführliche Darstellung des Brownschen Systems. Göttingen 1797–1798, S. 608f. Zitiert nach Tischner 1932–1939, S. 211.
[3] Puchelt a.a.O. (Hervorhebung vom Verfasser), zitiert nach Hess 1993a, S. 216f.

gleichbarer Konzeptfragmente"[1] als eine ausschließlich eigenständige Leistung. Browns Vorstellungen waren denkbar einfach und wurden vielleicht gerade darum von vielen Ärzten so begeistert aufgenommen. Das Leben war für ihn ein „durch innere oder äußere Reize erregte[r] und so aufrechterhalten[er] Zustand".[2] Der Grad der Erregung sollte proportional sein zur Stärke des Reizes. Bei starkem Reiz nimmt die verbleibende Erregbarkeit ab et vice versa. Brown hat dies noch weiter differenziert, hier soll nur erwähnt werden, daß sowohl das Leben als auch Krankheit und Gesundheit durch diese Reizbarkeit des Organismus bedingt werden. Er unterschied zwei große Klassen von Krankheiten: sthenische Krankheiten und asthenische.

Die sthenischen Krankheiten entstehen infolge von Reizüberflutung mit daraus resultierender Abnahme der Erregbarkeit (= indirekte Schwäche). Hier sollte der Arzt dämpfende und schwächende Mittel einsetzen, also z.b. „äußere Kälte, kalte Getränke, Aderlaß, Brechen, sparsame Ernährung, Pflanzennahrung, Fasten, Abführen, Glaubersalz, Gemütsruhe"[3] usw.

Die asthenischen Krankheiten sind Folge eines Reizmangels mit daraus resultierender Zunahme der Erregbarkeit (= direkte Schwäche). Hier sollte der Arzt anregende und stärkende Mittel einsetzen, z.b. „Opium [!], Elektrizität, Äther [!], Weingeist, Wein, Bier,[4] Moschus, Chinarinde, Kampfer, kräftige Nahrung, Braten, häufige Mahlzeiten, Gewürze"[5] usw. Brown verfeinerte sein System zwar noch,[6] in der Praxis aber blieb das Hauptziel der therapeutischen Bestrebungen, ein Reizgleichgewicht und damit ein Gleichgewicht der Erregbarkeit nach dem Prinzip *contraria contrariis* herzustellen. Dieses einfache und relativ mechanistisch anmutende System wurde zwar von vielen Ärzten begeistert aufgegriffen, aber auch kritische Stimmen fehlten nicht. Erwartungsgemäß lehnte auch Hahnemann Browns System im Jahre 1801 ab.[7]

---

[1] Eckart 1990, S. 178.
[2] Ebd.
[3] Rothschuh 1978, S. 349.
[4] Eckart zufolge war Brown dem Alkohol selbst nicht ganz abgeneigt (Eckart 1990, S. 178). Diese therapeutische Maßnahme mag ein Grund für die Beliebtheit dieses Systems bei Ärzten und Patienten gewesen sein, zugleich war sie aber auch ein Hauptkritikpunkt.
[5] Rothschuh 1978, S. 349.
[6] Vgl. Rothschuh 1978, S. 350.
[7] Samuel Hahnemann: Fragmentarische Bemerkungen zu Browns Elements of medicine. In: KMS I, S.25–38.

Das Konzept von Broussais

Das zweite medizinische Konzept, dasjenige von François Joseph Victor Broussais, einem Pariser Arzt, soll hier zunächst vorgestellt werden, bevor auf Hahnemanns Kritik weiter unten näher eingegangen wird. Broussais Gedanken wuchsen auf dem Boden des Brownianismus.[1] Im Gegensatz zu Brown ging er aber nicht davon aus, daß bei einer Krankheit stets der *ganze* Organismus erkrankt. Für Broussais ist Krankheit immer ein örtliches Phänomen. „Toutes les maladies sont locales"![2] Sein zweiter wichtiger Gedanke ist „die Verursachung der örtlichen Krankheitsanfänge durch eine direkte oder übertragene *Reizung*, eine Irritation".[3] Diese Reizung hat eine Entzündung, eine Inflammation zur Folge. Der dritte Hauptgedanke ist die Übertragung dieses Reizzustandes über das Nervensystem auf andere Körperteile (Sympathie). Die Irritation geht also von einem bestimmten Ort aus und pflanzt sich dann fort, meist zum Gastrointestinaltrakt. Es entsteht die „*gastro-entérite*. Sie ist für Broussais das häufigste Leiden überhaupt".[4] Als Folge diese Grundleidens resultieren dann die unterschiedlichsten Krankheiten, u.a. alle Fieber, Hepatitiden, Ödeme, Dyspepsien und Hypochondrie.[5] Weil für Broussais alle Krankheiten sthenische Krankheiten sind (das ohnehin simple Konzept von Brown wird hier also noch einmal vereinfacht), fordert er als Therapie eine Schwächung mittels Aderlaß (aus den großen Gefäßen) oder Blutegeln (aus dem Kapillarsystem). Statt Opium und Wein wie bei Brown dominiert hier das Blutlassen. Dieses einfache Therapieprinzip nahmen viele Ärzte dankbar auf: „Es ist selten so unbarmherzig zur Ader gelassen worden wie damals in Paris. Das Blut floß am Krankenbett in Strömen."[6] Die importierte Zahl der Blutegel stieg ungeheuer,[7] die Gesundheit der Patienten weniger. Auch dieses System fand seine Kritiker, so daß es, als Hahnemann in Paris lebte, seinen Höhepunkt bereits überschritten hatte.

---

[1] Vgl. Eckart 1990, S. 63, 64.
[2] Fr.J.V. Broussais: Traité de Physiologie appliquée à la Pathologie, 2 Tomes. Paris 1822, S. I/61. Zitiert nach Rothschuh 1978, S. 353.
[3] Rothschuh 1978, S. 353.
[4] Fr.J.V. Broussais: Examen des doctrines médicales et des systèmes de nosologie. 2 Tomes. Paris 1821, § 130 ff. Zitiert nach Rothschuh 1978, S. 354.
[5] Hahnemann hatte – was seine Theorie von den chronischen Miasmen angeht – durchaus vergleichbare Gedanken (s. Kapitel II.2.1.).
[6] Rothschuh 1978, S. 354, 355.
[7] Haehl 1922 II, S. 427 und Eckart/Gradmann 1995, S. 77.

Die romantisch-naturphilosophische Medizin

Während das Konzept von Broussais in Deutschland nur mäßig rezipiert wurde, fand das Konzept von Brown mehr Aufmerksamkeit. Einige seiner Annahmen finden sich auch in der von ca. 1797–1830 überwiegend vom süddeutschen Raum sich ausbreitenden Bewegung, die man als romantisch-naturphilosophische Medizin bezeichnen kann.[1] Merkmal dieser Strömung ist der Versuch, mit Mitteln des spekulativen Verstandes Ordnung in die Fülle neuer Erkenntnisse aus den einzelnen Wissenschaften zu bringen. Man ging davon aus, daß der Verstand fähig sei, einen umfassenden Entwurf der Natur und des menschlichen Lebens zu konstruieren, in den sich alle begegnenden Erscheinungen problemlos einordnen und somit erklären lassen. Auf diesem Wege glaubte man, eine zunehmende Spezialisierung der Einzelwissenschaften aufhalten und die Einheit der Natur wahren zu können.

Wie der Name nahelegt, bestand diese Richtung aus zwei, nicht immer exakt voneinander zu trennenden Hauptlinien, einer „romantischen" und einer „naturphilosophischen". Die romantische Medizin zeichnete sich durch eine größere Nähe zur Romantik im engeren Sinn und ihren Künstlern aus. Im Mittelpunkt des Interesses stand die menschliche Natur, besonders ihre Nacht- und Schattenseiten, also z.b. der Traum, die Nachbarschaft von Krankheit und Sünde oder das Leben der Seele. Beeinflußt waren davon z.B. Joseph von Görres (1776–1848), Justinus Kerner (1786–1862) und Carl Gustav Carus (1789–1869).

Die naturphilosophische Richtung wurde maßgeblich geprägt durch Friedrich Wilhelm Joseph Schelling (1775–1854), der zwar selber kein Arzt war, der sich aber stark für medizinische Themen interessierte und bewußt auf die Medizin wirken wollte. Er postulierte in seiner Naturlehre eine Wesensidentität von Natur und Geist sowie eine Analogie zwischen Makro- und Mikrokosmos. Vom Ursprung allen Seins, dem Absoluten, entwickelt sich für Schelling die Natur zur Vollkommenheit. Dabei werden verschiedene Stufen durchlaufen, so daß sich die Natur letztlich als eine Art dreidimensionales System darstellt. Auf unterster Stufe befindet sich die vegetative Dimension der Pflanzenwelt, die Wachstum, Ernährung und Reproduktion präsentiert. Danach folgt die mittlere Stufe, die animalische Dimension der Tierwelt. Schlüsselwort dieser Ebene ist die Irritabilität (Reizantwort). Zuletzt folgt die sensitive Dimension, der alle Tätigkeiten der Nerven, der Sinne und der Seele angehören. Der Mensch alleine vereinigt schließlich Reproduktion, Irritabilität und Sensitivität in seiner Natur.

---

[1] Rothschuh 1978, S. 385–416.

Wirksame Kräfte für die Manifestation der genannten Erscheinungen sind Polaritäten und Gegensätze. Darauf aufbauend ist Krankheit für Schelling eine Verschiebung der Dimensionen von Erregbarkeit und Erregung bzw. von Sensitivität und Irritabilität.

Schellings Gedanken wirkten auf viele Ärzte befruchtend, z.b. auf Ignaz Vital Troxler (1780–1860), Philipp Franz von Walther (1782–1849), August Eduard Kessler (1784–1806) und Dietrich Georg Kieser (1779–1862). Letzterer veröffentlichte 1817/19 in Halle sein „System der Medizin" in zwei Bänden. Für Kieser ist das Leben ein harmonisches Oszillieren zwischen zwei Polen, das heißt zwischen einem positiven und einem negativen Prinzip. Unterschiedliche Ursachen können eine Disharmonie dieses Gleichgewichtes bewirken. Dadurch kommt es zu einer Stärkung oder Schwächung des einen oder anderen Pols. Therapeutisch versucht Kieser zunächst, die schädlichen Ursachen fernzuhalten, darüber hinaus bemüht er sich um eine direkte Beeinflussung der beiden Pole durch Arzneien. Zu diesen zählen besonders einzelne Elemente, z.B. Sauerstoff, Kohlenstoff, Stickstoff und Wasserstoff. Aufgrund spekulativer Überlegungen werden diese Elemente den verschiedenen Krankheiten zugeordnet.

Hahnemann lehnte diese medizinische Strömung rigoros ab, besonders weil hier nicht die Therapie, sondern die Erklärung der Natur im Vordergrund stand. Außerdem verwarf er die epistemologische Methode der naturphilosophischen Ärzte. Spekulative Theorien, die nicht empirisch, sondern durch einen uneingeschränkt angewendeten Analogismus gewonnen wurden, widersprachen seinem auf Induktion aufbauenden wissenschaftlichen Selbstverständnis.[1] Auch die romantische Geisteshaltung mit der Vorliebe für die Welt des Glaubens, für Mythos, Sage und Gedicht, waren seinem der Aufklärung verpflichteten Denken überwiegend fremd.

Zeugnis seiner Ablehnung gibt Hahnemann bereits 1808,[2] zehn Jahre später dann auch im Hauptwerk in der RAL.[3] Vermutlich als Reaktion auf Kiesers „System der Medizin" ergänzt er außerdem ab Organon 2 den ersten Paragraphen um eine Anmerkung, in der er erneut die Praxisferne der naturphilosophischen Richtung verurteilt und die Therapie als das letztlich

---

[1] Zwar benutzt auch Hahnemann die Analogie zum Erkenntnisgewinn, aber nur in beschränktem Maße. Vgl. das Kapitel „Wissenschaftliches Selbstverständnis" (II.4.4.3).
[2] KMS I, S. 59–78 („Ueber den Werth der speculativen Arzneisysteme, besonders im Gegenhalt der mit ihnen gepaarten, gewöhnlichen Praxis").
[3] RAL 4^1, 3–17, RAL 4^2, S. 3–20; dort geht Hahnemann auch auf Grundzüge von Schellings Philosophie ein, jedoch ohne ihn explizit zu nennen.

Entscheidende in den Mittelpunkt eines medizinischen Konzeptes stellt, denn schließlich sei das Heilen die eigentliche Aufgabe des Arztes, nicht das Erklären:

> Nicht aber (womit so viele Aerzte bisher Kräfte und Zeit ruhmsüchtig verschwendeten) das Zusammenspinnen leerer Einfälle und Hypothesen über das innere Wesen des Lebensvorgangs und der Krankheitsentstehungen im unsichtbaren Innern zu sogenannten Systemen, oder die unzähligen Erklärungsversuche über die Erscheinungen in Krankheiten und die, ihnen stets verborgen gebliebne, nächste Ursache derselben u.s.w. in unverständliche Worte und einen Schwulst abstracter Redensarten gehüllt, welche gelehrt klingen sollen, um den Unwissenden in Erstaunen zu setzten – während die kranke Welt vergebens nach Hülfe seufzte. Solcher gelehrter Schwärmereien (man nennt es **theoretische Arzneikunst** und hat sogar eigne Professuren dazu) haben wir nun gerade genug, und es wird hohe Zeit, daß, was sich Arzt nennt, endlich einmal aufhöre, die armen Menschen mit Geschwätze zu täuschen, und dagegen nun **anfange**, zu **handeln**, das ist, wirklich zu helfen und zu heilen.[1]

Hahnemanns Ablehnung ist nur bei oberflächlicher Lektüre mißzuverstehen. Allenfalls bestimmte Gemeinsamkeiten, wie z.b. ein dynamistisches Weltbild, die Beschäftigung mit dem Mesmerismus oder die Annahme einer unbegrenzten Teilbarkeit der Materie, könnten eine Zuordnung zur romantisch-naturphilosophischen Medizin nahelegen. Diese Gemeinsamkeiten teilte Hahnemann aber auch mit vielen seiner Zeitgenossen, die dieser Strömung nicht angehörten, darunter Christoph Wilhelm Hufeland (1762–1836). Insofern ist es weder richtig, daß Hahnemann direkt von der romantisch-naturphilosophischen Medizin beeinflußt wurde, noch daß er ihr angehörte, wie es u.a. Leibbrand (1937) und Lange (1947) behaupten.[2]

Die skizzierten Konzepte und Strömungen waren nur drei Stimmen aus dem „vielstimmigen Chor",[3] wobei noch einmal zu betonen ist, daß dieser Chor keineswegs harmonisch klang, sondern vielmehr jede Stimme versuchte, sich mehr Gehör zu verschaffen als die anderen.

---

[1] Organon § -/1/1/1/1/1.
[2] Vgl. v.a. Henne 1973b. Vgl. auch Tischner 1932–1939, S. 276f., 385–390; Tischner 1956d; Pietsch 1990 und – allgemein – Wiesing 1995.
[3] Rothschuh 1978, S. 336.

4.2.2 Praxis

Die drei dargestellten Systeme waren zunächst einmal theoretische „Kopfgeburten", gewannen aber dann, gerade durch ihre Einfachheit, einen gewissen Einfluß auf die Praxis. Aber Broussais lehrte weit weg in Paris, das Brownsche System war auf die Dauer vielleicht doch zu einfach, und die naturphilosophisch-romantische Medizin zu hypothetisch, als daß ihre Lehren dem gewöhnlichen Arzt genügend therapeutische Erfolge – und damit ein ausreichendes Einkommen – gesichert hätten.

Wie also sah es in der Praxis von Hahnemanns direkten Konkurrenten, den Ärzten in der Stadt und in den kleinen Gemeinden auf dem Lande aus? Welchen Einfluß übten die verschiedenen Konzepte hier aus? Bevor diese Frage beantwortet werden kann, soll zunächst beschrieben werden, wie man sich eine solche Praxis überhaupt vorzustellen hat. Welche Konkurrenz hatte der Arzt, welches Klientel? Wie sahen seine Diagnose- und schließlich Behandlungsmöglichkeiten aus?[1]

Zu Beginn der ärztlichen Laufbahn stand auch damals die Ausbildung an der Universität. Das Hauptaugenmerk lag auf der Theorie. Der Student sollte lernen, eine gegebene Krankheit anhand ihrer Symptome in Familien, Arten und Gattungen in eines der vielen existierenden Klassifikationssysteme einzuordnen. Auf die Lehre der praktischen Behandlung hingegen wurde – mit Ausnahme einer akademischen Armensprechstunde – kaum Wert gelegt, und demzufolge blieb auch die Ausbildung am Krankenbett marginal.[2] Ohnehin besaßen die Universitätskliniken zu jener Zeit durchschnittlich nur 10–20 Betten und waren eher ein „Versorgungsheim für alte, unterstützungs- oder pflegebedürftige Menschen".[3] Auch die Chirurgie besaß noch eine nur untergeordnete Stellung im Studium.[4] Dafür standen Fächer wie Mineralogie, Zoologie, Botanik, Chemie sowie Logik und Philosophie auf dem Lehrplan. Die Vorlesungen wurden in Latein gehalten. Die Aufgabe der Universität bestand also nicht so sehr in der Vorbereitung auf die konkrete Praxis, sondern vielmehr in der Einführung des Studenten in den „gebildeten und gelehrten Stand". Mit seiner Entlassung sollte der

---

[1] Die Darstellung folgt im wesentlichen den Arbeiten von Huerkamp 1985, Jütte 1996a, Stolberg 1993 und Wiesemann 1996. Auch hier stellt sich das Problem, daß eine Übersichtsdarstellung noch aussteht.
[2] Huerkamp 1985, S. 30.
[3] Jütte 1996a, S. 15.
[4] „Erst das 18. Jahrhundert erlebte, im Gefolge der wissenschaftlichen Grundlegung der Anatomie, die allmähliche Umwandlung der Chirurgie aus einem Handwerk in eine experimentelle Wissenschaft." Huerkamp 1985, S. 31. Die fehlenden Narkosemöglichkeiten werden ihr übriges getan haben.

junge Arzt standesgemäß aufgestiegen sein, um in der ständischen Hierarchie seine Stellung in etwa auf gleicher Höhe mit den Theologen einzunehmen, also nach dem Adel und den Juristen und vor den Kaufleuten und übrigen Bürgern.

Mit seiner Entlassung in die Praxis begann aber auch das Dilemma des jungen Arztes. Einerseits war er mit der Behandlung der Krankheiten hoffnungslos überfordert, weil weder die genossene Ausbildung[1] noch die therapeutischen Möglichkeiten ihm sichere und erfolgversprechende Richtlinien boten. Andererseits aber mußte er für den notwendigen Broterwerb sorgen. Die Folge war häufig ein Teufelskreis: Zwar kamen auf einen Arzt mehrere hundert, meist sogar mehrere tausend potentielle Patienten,[2] aber in der täglichen Praxis schlug sich dieses Verhältnis nicht nieder. Zum einen lag die Praxis meist in der Stadt, also räumlich zu weit von der menschenreichen Landbevölkerung entfernt, zum anderen besaßen die meisten Menschen nur wenig Vertrauen in die Kunst des Arztes und suchten zunächst woanders Hilfe, die dementsprechend reichlich angeboten wurde (s.u.). Das führte zu einer durchschnittlichen Behandlungszahl von weniger als drei Patienten pro Tag.[3] Diese wenigen Patienten mußten für die nötigen Einkünfte des Arztes sorgen. Das hatte erstens zur Folge, daß viele Ärzte ihr Einkommen durch Nebentätigkeiten aufzubessern versuchten, zweitens stiegen die Kosten für eine Konsultation natürlich an. Diese hohen Kosten waren aber nur von der begüterten Schicht, also Adeligen, wohlhabenden Bürgern usw., zu tragen. Dadurch engte sich das potentielle Klientel stark ein. Hinzu kam der Umstand, daß der Arzt, weil es die gesellschaftliche Stellung seiner Patienten so verlangte, Wert auf gute Kleidung und gepflegte Sitten legen mußte. Das kostete Geld und erhöhte die Rechnung, wodurch er für die Ärmeren und Armen noch unerschwingli-

---

[1] Wie wenig gesicherte Kenntnisse die Ärzte mit auf den Weg bekamen, wird deutlich, wenn man sich vor Augen führt, daß heute jeder einigermaßen interessierte Laie, zumindest was physiologisches und anatomisches Wissen betrifft, aus den Medien besser informiert ist als jeder der damaligen Professoren. Was für uns heute beinahe zur Allgemeinbildung gehört, war damal größtenteils unbekannt. Das sollte aber keineswegs zu einer überheblichen Betrachtung führen. Schließlich ist unser heutiger Kenntnisstand durch die unzähligen Vorarbeiten erst ermöglicht worden. Und auch stupider Fortschrittsoptimismus ist fehl am Platz. Im damaligen Medizinbetrieb war es dem Arzt zumindest noch möglich, Zeit und Ohr zur Verfügung zu stellen.
[2] Vgl. Huerkamp 1985, S. 29, Jütte 1996a, S. 18 und Stolberg 1993, S. 6.
[3] Vgl. Stolberg 1993, S. 10–12, (ein bis zwei Patienten pro Tag). Martin 1838, S. 8, beruft sich auf seine große Erfahrung mit 1276 Fällen in einem Jahr (1837), was durchschnittlich drei bis vier Patienten pro Tag ergibt.

cher wurde. Auch deswegen wurde er von diesen nur selten zu Rate gezogen. Mit dem Beginn der Behandlung eines wohlhabenden Kranken geriet der Arzt somit in eine wirtschaftliche und gesellschaftliche Abhängigkeit. Man hat dieses Verhältnis treffend als „Patronage-System"[1] bezeichnet. Erschwert wurde dieses System durch die laxe Zahlungsmoral einiger Patienten. Die auch von Hahnemann propagierte Vorausbezahlung[2] war deswegen nicht unüblich.

Die einerseits weit auseinanderliegenden Wohnsitze, die schlechten Wegverhältnisse und die andererseits gesellschaftlich höher stehenden Patienten machen es verständlich, daß ein Großteil des Tages dem Aufsuchen derselben galt – „Man ging nicht zum Arzt, man schickte nach ihm."[3] Eine Praxis im Hause, wie sie Hahnemann führte, war die Ausnahme.

Wie bereits erwähnt, schickte aber nur ein Bruchteil der Bevölkerung nach dem Arzt. Was war mit den anderen? Was taten sie im Krankheitsfalle?

Für sie stand der Arzt erst an letzter Stelle auf einer Liste mit mehreren Möglichkeiten. Wurde man krank, wartete man zunächst einmal ab. Die subjektive Leidensschwelle schien (notgedrungen?) um einiges höher zu liegen als heute. Ging die Krankheit nicht von alleine vorüber, probierte man zunächst alte Hausmittel aus. Half auch das nicht, wandte man sich an einen Laienbehandler. Erst wenn auch dieser nichts ausrichten konnte, bat man den Wundarzt („Chirurg", Barbier, Bader) um Hilfe; die handwerklich ausgebildeten und approbierten Chirurgen waren viel zahlreicher als die studierten Ärzte, waren auch in den Dörfern vertreten und trugen – neben den Laienheilern – zum großen Teil die medizinische Versorgung, obwohl sie eigentlich nur chirurgische Krankheiten behandeln durften. Zu den Laienbehandlern zählten Schäfer, Hirten, Hufschmiede, Geistliche, Volksschullehrer, auch „weise Frauen", „Kräuterweiblein" und Hebammen. Die Laienbehandler benutzten meist Kräuter, Tees, selbst hergestellte Salben o.ä., daneben aber auch „Besprechungen" und andere magische Praktiken. Was die medizinische Theorie anbelangt, waren sie meist noch in den Vorstellungen der mittelalterlichen Humoralpathologie verwurzelt.

Sie waren aber erfolgreich und wurden ebenso von den oberen wie von den unteren Schichten konsultiert. So mußte ein zusätzlich hinzugezo-

---

[1] Vgl. Lachmund 1992, S. 238, der auf einen Artikel von N.D. Jewson (Medical Knowledge and the Patronage System in the 18th Century England. A Sociological Analysis. Sociology 8 [1974] S. 369–385) verweist. Vgl. auch Huerkamp 1985, S. 28.
[2] Haehl 1922 II, S. 414.
[3] Stolberg 1993, S. 4.

gener Arzt oft erkennen, daß die von ihm vorgeschlagene Therapie entweder gar nicht oder doch nur zum Teil eingehalten wurde. Genausooft hatte er gegen einen zweiten oder noch mehr Ärzte in ein und demselben Fall zu bestehen. Daß diese Praxis nicht zum friedlichen Miteinander der Ärzte beitrug, liegt auf der Hand. Auch daß die Ärzte in diesem Umfeld häufig nicht am Erfolg gemessen werden wollten, ist verständlich. Oft wurden sie erst hinzugezogen, wenn von den Laienbehandlern das Machbare schon geleistet war, so daß das nicht Machbare den Ärzten überlassen blieb.

Innerhalb dieser schlechten Rahmenbedingungen bemühte sich der Arzt nun, gegen die in den meisten Fällen akuten Krankheiten vorzugehen. Dazu mußte er sich zuerst ein Bild von der Krankheit verschaffen. Es ist gut, sich zu vergegenwärtigen, was damals als Werkzeug zur Erforschung der Krankheiten *nicht* zur Verfügung stand. Natürlich gab es weder Röntgen- noch EKG- noch Sonographiegerät noch eine Labordiagnostik im modernen Sinne. Man betrachtete Blut und Urin noch mit dem bloßen Auge. Auch Augenspiegel, Otoskop und Reflexhammer sowie Fieberthermometer und Blutdruckmessgerät waren noch unbekannt. Sogar die Perkussion[1] und das Stethoskop[2] hatten noch keinen Einzug in die tägliche Praxis gehalten. Nur der Puls wurde bereits mittels einer Uhr mit Sekundenzeiger gemessen.[3]

Unter diesen Voraussetzungen beschränkte sich die Diagnose auf das ausführliche Gespräch mit dem Kranken. Hahnemann war keineswegs der einzige, der eine genaue Anamnese forderte. In Zeiten, wo die Untersuchung fast nur aus Anhörung und Beobachtung bestehen konnte, war diese Forderung eine Notwendigkeit.[4] Andererseits beschränkten die möglichen therapeutischen Konsequenzen, die aus einer ausführlichen Anamnese zu ziehen waren, die Ausführlichkeit derselben von alleine.

Damit sind wir bei der eingangs gestellten Frage angelangt, welchen Einfluß die theoretischen Systeme auf die Praxis ausübten. So verwirrend

---

[1] 1761 vorgestellt von Johann Leopold Auenbrugger (1722–1809).
[2] 1816 erfunden von Théophile-René-Hyacinthe Laennec (1781–1826).
[3] Jütte 1996a, S. 21.
[4] Vgl. z.B. Samuel Gottlieb Vogel: Kranken-Examen. Oder: allgemeine philosophisch medicinische Untersuchungen zur Erforschung der Krankheiten des menschlichen Körpers. Stendal 1796. Vogel führt auf 209 Seiten seine Vorstellung einer gewissenhaften Untersuchung, d.h. Befragung, aus, was in vielem an Hahnemanns Angaben im Organon erinnert.
Die Frage, ob die fehlenden Werkzeuge zu dieser Form von Anamnese geführt haben oder ob es nicht vielmehr so war, daß nämlich eine besondere Auffassung von Krankheit zu dieser Form der Krankenuntersuchung führte und damit zu einer nur zögerlichen Annahme der genannten Instrumente, muß hier unbeantwortet bleiben.

die Fülle der unterschiedlichsten theoretischen Konzepte gewesen ist, so einfach sah es in der Therapie aus. In der Regel blieb der gewöhnliche Arzt von den literarischen Fehden unberührt:

> Viele der großen, gedruckten Entwürfe der Zeit haben den 'kleinen' Praktiker häufig entweder gar nicht erreicht oder sind von ihm nicht korrekt verstanden, geschweige denn konsequent umgesetzt worden. Ketzerische *Modeströmungen* der Medizin wie etwa der Brownianismus oder der Mesmerismus waren kurzlebige Strohfeuer und wurden von den Ärzten häufig nicht einmal aus den Originalschriften, sondern nur auf Umwegen rezipiert.[1]

Größer darf da schon der Einfluß der Patienten, von denen die Ärzte, wie gesagt, in mancherlei Hinsicht abhängig waren, auf die konkrete Praxis gedacht werden. Ihren unmittelbaren Forderungen mußte mehr Folge geleistet werden als den theoretischen Systemen in den Büchern.

Die meisten Ärzte verließen sich therapeutisch auf die „drei Cardinalmittel der Heilkunst: Aderlaß, Opium, Brechmittel".[2] Die Praxis bestand also hauptsächlich aus dem Verordnen von Aderlässen,[3] Brech- und Abführmitteln, ohne schlüssige Indikation und mit oftmals langwierigen Folgeerscheinungen. Viele Ärzte, z.B. Hufeland, wägten den Gebrauch dieser „heroischen" Mittel zwar geschickt ab und hatten, dank ihrer großen Erfahrung, bei dieser feinen Gratwanderung auch Erfolge zu verzeichnen. Andere Ärzte aber wendeten sie geradezu exzessiv an. Als nur ein Beispiel sei ein Arzt zitiert, der sich brüstete: „Ich habe manchen Kranken kuriert, der *über fünf Tausend* Visceralklistiere genommen, bevor er den Infarktus völlig losgeworden."[4] Das verdeutlicht einerseits die herrschende Hilflosigkeit und kann andererseits als eine Art letztes Aufbäumen dieser wenige Jahre später ganz in den Hintergrund tretenden therapeutischen Maßnahmen interpretiert werden.[5]

---

[1] Eckart 1990, S. 186.
[2] Hufeland 1836, S. XX (Inhaltsverzeichnis). Vgl. auch: „Es giebt drei Mittel in der Heilkunst, welche als Magnaten und Anführer des übrigen Streitheers hervorragen. Sie sind: das [sic] **Aderlaß**, das **Brechmittel**, und das **Opium.**[...] Sie greifen unmittelbar ins Leben selbst ein, und sind die drei entscheidendsten und schnellwirkendsten Mittel in dem ganzen Arzneimittelvorrath, – die **wahren *Heroica***". Ebd., S. 805.
[3] Wohlgemerkt auch ohne den theoretischen Überbau von Broussais' System im Hinterkopf zu haben.
[4] G.W.C. Müller in: Joh. Kämpf: Für Ärzte und Kranke bestimmte Abhandlung von einer neuen Methode, die hartnäckigsten Krankheiten etc. Zwote verm. und verb. Aufl. Leipzig 1786, S. 86. Zitiert nach Ameke 1884, S. 43.
[5] Wiesemann 1996, S. 32.

4.2.3 Hahnemann als Kind seiner Zeit

Es scheint banal zu sein, darauf hinzuweisen, daß dieses Umfeld für das Verständnis von Hahnemanns Werk beachtet werden muß, da er in vielen Dingen ein Kind seiner Zeit war. Weil diese Gegebenheiten aber von manchen unhistorisch denkenden Homöopathen übersehen werden, seien hier einige Punkte angeführt, die Hahnemanns Herkunft aus dem 18./19. Jahrhundert belegen sollen.[1]

Zur Stilfrage: Der Aufbau des Organons in Paragraphenform entspricht, wie oben (S. 22) bereits erwähnt, dem Stil seiner Zeit, ebenso die langen und verschachtelten Sätze. Bis zur Gedankenfolge und Wortwahl hin finden sich Parallelen zu Büchern anderer Autoren.[2] Auch der Ton seiner Werke ist ganz zeitgemäß. Er teilt mit den anderen „das sittliche Pathos jener Jahre"[3] und den „geradezu [...] missionarische[n] Eifer".[4] Sogar in der Schärfe seiner Kritik geht er in der Regel nicht über das allgemein tolerierte Maß hinaus. Jedoch muß auch gesagt werden, daß man zwar durchaus persönlich beleidigend schreiben durfte, ohne gleich ins wissenschaftliche Abseits zu geraten, aber keineswegs dazu gezwungen war. Zahllose Veröffentlichungen sind in einer weitaus gemäßigteren Sprache verfaßt.

Zum Inhalt: Auch inhaltlich bewegt sich Hahnemann in den wissenschaftlichen Geleisen seiner Zeit, was Originalität in bestimmten Antworten nicht ausschließt! Eine Vielzahl seiner grundlegenden Annahmen lassen sich bei seinen Zeitgenossen finden. Im einzelnen wird in den entsprechenden Kapiteln kurz darauf hingewiesen. Hier sei aber bereits an Hahnemanns Glaube an die unendliche Teilbarkeit der Materie[5] und seine

---

[1] Auf weitere Einzelheiten wird in den entsprechenden Kapiteln eingegangen.
[2] Vgl. z.B. David Hieronymus Gaub: Anfangsgründe der medicinischen Krankheitslehre. Aufs neue aus d. Lat. übers., mit Anm. u. Zusätzen des Verfassers u. einem Reg. versehen von Christian Gottfried Gruner. 3., verb. u. verm. Aufl. Berlin 1797. In diesem seinerzeit weitverbreitetem Buch heißt es:
„§. 28. Die Pflicht des Arztes beim Kranken ist Heilen.
§. 29. Heilung des Kranken ist Verwandlung der gegenwärtigen Krankheit in die vorige Gesundheit.
§. 30. Krankheitslehre muß [...] den Unterschied zwischen Krankheit und Gesundheit lehren."
Vgl. Organon 1–6, jeweils § 1–3. Es soll betont werden, daß eine Untersuchung über die Einflüsse anderer Autoren auf Hahnemann bisher nur in Bruchstücken vorhanden ist (z.B. Baur 1984) und eine ausführlichere Darstellung wünschenswert wäre.
[3] Rothschuh 1978, S. 309.
[4] Mann 1966, S. 70.
[5] Organon § 305/278/280/–. In Organon 6 tritt diese Auffassung jedoch hinter Hahnemanns dynamistischen Vorstellungen an Bedeutung zurück (vgl. § –/–/–/11).

Annahme von einem „Hitz-Stoff"[1] erinnert, beides Gedanken, die er zur Erklärung der Wirkung seiner dynamisierten Arzneien heranzog. Heute betrachten wir natürlich manches als Irrtum, was für Hahnemann nicht zu hinterfragende Wahrheit war. Dennoch, oder gerade deswegen, ist es um so erstaunlicher, daß sich sein Konzept, die Homöopathie, nicht nur damals eine Stimme im „vielstimmigen Chor"[2] zu verschaffen wußte, sondern diese Stimme auch bis heute ihr Mitspracherecht behielt.

Bevor wir uns Hahnemanns Homöopathie-Konzept im Spätwerk zuwenden, soll ein Überblick über das Frühwerk den Einstieg in den Hauptteil der vorliegenden Untersuchung abrunden.

---

[1] CK 1 S. -/58. Weiterhin CK 1 S. 214/154 und RAL 6^2, S. IX.

Die 1697 von Georg Ernst Stahl (1659–1734) formulierte Phlogistontheorie, nach der beim Verbrennungsvorgang ein ursprünglich im Stoff enthaltener Hitzstoff entweicht, gilt ab ca. 1790 als einheitlich aufgegeben (Jürgen Mittelstraß [Hg.]: Enzyklopädie: Philosophie und Wissenschaftstheorie. Bd. 3, Stuttgart, Weimar 1995. S. 227). Sollten die Experimente von Antoine Laurent de Lavoisier (1743–1794), in denen dieser die Verbrennung als Sauerstoffaufnahme erkannte, gerade an Hahnemann, dem Arzt und Chemiker, bis zuletzt vorbeigegangen sein? Immerhin bezeichnet Hahnemann 1801 die Chemie als seine „Lieblingswissenschaft" (Henne 1973a, S. 1327).

[2] Rothschuh 1978, S. 336.

5. Überblick: Hahnemanns Frühwerk zur Homöopathie (1790–1824)

Im folgenden soll die Entwicklung des Homöopathie-Konzeptes in Hahnemanns Frühwerk skizziert werden. Weil eine genaue Analyse zur Zeit noch nicht vorliegt, können die hier dargestellten Entwicklungslinien nur einen groben Überblick über die Veränderungen in den ersten Jahrzehnten vermitteln.[1] Hahnemanns Veröffentlichungen zur Homöopathie beginnen nicht erst mit der ersten Organonauflage, sondern bereits früher mit kleineren Aufsätzen, von denen die wesentlichen hier berücksichtigt werden sollen.

1796: „Versuch über ein neues Prinzip zur Auffindung der Heilkräfte der Arzneisubstanzen, nebst einigen Blicken auf die bisherigen"[2]

Nachdem Hahnemann 1790 seinen berühmten und hier als bekannt vorausgesetzten Selbstversuch mit Chinarinde in einer Anmerkung zu der von ihm übersetzten Materia Medica von William Cullen (1710–1790) veröffentlicht hatte,[3] publizierte er 1796 einen Aufsatz in Hufelands Journal, in dem er erstmals zusammenhängend auf grundlegende Prinzipien seines neuen Konzeptes eingeht. Er geht darin von zwei entscheidenden Fragen aus:

> Der wahre Arzt, den [!] die Vervollkommnung seiner Kunst am Herzen liegt, kann keine andern Nachrichten von Arzneien brauchen, als:
> Erstens: **welche reine Wirkung bringt eine jede vor sich in dem menschlichen Körper hervor?**
> Zweitens: **was lehren die Beobachtungen ihrer Wirkung in dieser oder jener, einfachen oder verwickelten Krankheit?**[4]

Die erste Frage beantwortet implizit die Frage nach der Erforschung der Arzneikräfte im allgemeinen. Hahnemann gibt hier erstmals dezidiert die Antwort, daß Arzneien am besten am gesunden menschlichen Körper geprüft werden sollen, um ihre reinen – bis dahin meistens unbekannten –

---

[1] Zu Einzelheiten sei auf die in Arbeit befindliche Dissertation von Herrn Bernhard Luft, Mainz, verwiesen. Ihm möchte ich für seine wichtigen Hinweise zum Frühwerk herzlich danken. Vgl. auch die Anmerkung zum Forschungsstand auf S. 4.
[2] Hahnemann 1796, im folgenden zitiert nach KMS I, S. 135–198.
[3] Abgedruckt in Schmidt 1989, S. 61.
[4] KMS I, S. 152.

Wirkungen erfahren zu können. Andere Methoden lehnt er in der Regel ab. Hierzu zählt er die Chemie, vor allem aber die Signaturenlehre, die Heranziehung der botanischen Verwandtschaften und die Tierversuche.[1]

Die zweite Grundfrage beantwortet Hahnemann mit dem Hinweis auf die Ähnlichkeit, die zwischen den im Gesunden hervorgerufenen Arzneiwirkungen und den Krankheitssymptomen besteht:

> **Man ahme der Natur nach**, welche zuweilen eine chronische Krankheit durch eine andre hinzukommende heilt, **und wende in der zu heilenden** (vorzüglich chronischen) **Krankheit dasjenige Arzneimittel an, welches eine andre, möglichst ähnliche, künstliche Krankheit zu erregen im Stande ist**, und jene wird geheilet werden; *Similia similibus*.[2]

Der Ton des Aufsatzes ist insgesamt besonnen und nüchtern-abwägend. Hahnemann stellt einen ersten Versuch vor und ist sich der Vorläufigkeit seiner Bemühungen bewußt. Von der Verstiegenheit späterer Veröffentlichungen ist noch nichts zu merken.

Zur Lehre vom Menschen: Das Bild vom Menschen ist noch körperorientierter, sozusagen maschineller, als das spätere. Zwar erwähnt Hahnemann eine Lebenskraft, deren wahrscheinliches Hauptorgan der Magen sei,[3] sie ist aber noch relativ unbedeutend und erscheint sogar als von der Muskelfaser getrennt vorhandene Kraft.[4] Auch an der einer Erstwirkung der Arznei entgegengesetzten Nachwirkung ist die Lebenskraft noch nicht beteiligt; die Gegenwirkung gehört noch zur Arznei selbst.[5]

Zur Lehre von der Krankheit: Auch hier zeigt sich eine größere Nähe zur zeitgenössischen Medizin. Hahnemann nennt eine Vielzahl von Krankheiten aus den damals üblichen Nosologien, ohne auf individuelle Schattierungen einzugehen. Er erwähnt allerdings schon, daß es nur für die wenigsten dieser Krankheiten spezifische Heilmittel geben werde, und distanziert sich damit von der Vorstellung, der Krankheitsname biete Hinweise auf die Behandlung. Hahnemann unterteilt die Krankheiten in akute und (mehrheitlich!) chronische.[6] Ansonsten spielt die Krankheitslehre aber eine nur untergeordnete Rolle.

---

[1] Hahnemann beschreibt allerdings einen von ihm durchgeführten Versuch mit einer Eidechse, der zum Tode des Tiers führt. KMS I, S. 187.
[2] KMS I, S. 154.
[3] KMS I, S. 173, 187.
[4] KMS I, S. 186f.
[5] KMS I, S. 155.
[6] KMS I, S. 151.

Zur Lehre von der Behandlung: Wie gesehen erklärt Hahnemann die Arzneimittelprüfung am Gesunden zum pharmakologischen Goldstandard. Außerdem schlägt er erstmals die Ähnlichkeitsregel als Heilprinzip vor. Bemerkenswerterweise ist er in der Beurteilung derselben aber zurückhaltend. Neben similia similibus gibt Hahnemann noch weitere Therapieprinzipien an, zum einen die Behebung der Grundursache („diese königliche Straße"[1]), zum anderen die Benutzung von Palliativen, die er besonders in akuten Krankheiten für vorteilhaft hält.[2] In chronischen Krankheiten hingegen empfiehlt er den homöopathischen Weg.[3] Wenn Hahnemann Hinweise sowohl auf den homöopathischen als auch auf den palliativen Gebrauch einer Arznei gibt,[4] wird deutlich, daß 1796 das für ihn Entscheidende die Arzneimittelprüfung am Gesunden ist, worauf bereits der Titel des Aufsatzes hinweist. Die praktische Umsetzung der so gewonnenen Kenntnisse hängt bis dahin in der Regel von der Krankheitsform ab. Von einer Verallgemeinerung der homöopathischen Heilregel auf alle Krankheiten ist noch keine Rede.

Alle anderen Aspekte der Arzneianwendung sind noch relativ unausgearbeitet. Hahnemann legt die Einzelmittelgabe nahe; die Dosis hängt von der Arznei ab, meist ist sie noch im Granbereich.

Aspekte der Interaktion: Hahnemann vergleicht hypothetische Mutmaßungen mit der reinen Erfahrung. Jene lehnt er ab, dieser traut er eine „der Zuverlässigkeit sich nähernden Wahrscheinlichkeit"[5] zu.

1801: „Monita über die drey gangbaren Kurarten"[6]

In diesem Aufsatz rechnet Hahnemann mit der medizinischen Praxis seines Umfeldes ab. Der Ton ist schärfer, manchmal geistreich, manchmal sarkastisch. Eine zunehmende Polarisierung zwischen Hahnemann und der übrigen Medizin deutet sich an.

Zur Lehre von der Krankheit: Diese nimmt an Bedeutung etwas zu. Hahnemann unterteilt die Krankheiten in feststehende und nicht feststehende. Während die feststehenden Krankheiten genau eine Ursache haben (z.B. die Ansteckung mit einem der „ziemlich gleichbleibenden Miasmen –

---

[1] KMS I, S. 149.
[2] KMS I, S. 149.
[3] KMS I, S. 156. Vgl. auch die oben zitierte Stelle zur Ähnlichkeitsregel, in der Hahnemann zweimal „chronisch" betont.
[4] KMS I, S. 181f.
[5] KMS I, S. 144.
[6] Hahnemann 1801, im folgenden zitiert nach KMS I, S. 91–125.

Lustseuche, Krätze"[1]) und daher immer ähnlich verlaufen, haben die nicht festständigen Krankheiten mehrere Ursachen und verlaufen deswegen immer anders. Jede dieser zahlenmäßig überwiegenden Krankheiten ist „**für ein eignes Individuum**"[2] anzusehen. In diesem Zusammenhang beschäftigt sich Hahnemann auch vermehrt mit den Krankheitsursachen. Er trennt die selteneren merkbaren, materiellen (z.B. Splitter oder Gallensteine) von den häufigeren immateriellen, dynamischen Ursachen.[3] In der Regel ist eine solche Ursache nicht zu erkennen. Auch Miasmen, die Hahnemann zu den dynamischen Ursachen zählt, bleiben in ihrem Wesen unerkennbar.[4] Darüber hinaus lehnt Hahnemann die Suche nach einer inneren Ursache, ein damals üblicher Begriff, ab.[5] Außer den materiellen Ursachen, deren Behandlung durch Entfernung derselben auf der Hand liegt, haben alle anderen Ursachen keinerlei Bedeutung für die Praxis. Aus der Ursache läßt sich keine Therapie ableiten.

Zur Lehre von der Behandlung: Wie gesehen lehnt Hahnemann die Ursache als Indikation in der Regel ab. Ebensowenig läßt er eine Behandlung nach Krankheitsnamen oder einzelnen Symptomen gelten. Die Ähnlichkeitsregel erwähnt er nur am Rande,[6] ebenso wie den Nutzen der Palliative in akuten, bedrohlichen Krankheiten.[7]

Aspekte der Interaktion: Hierzu zählt natürlich das Hauptanliegen dieses Aufsatzes, den Ärzten einen Zerrspiegel ihres Handelns vorzuhalten, wozu auch eine erneute Abrechnung mit dem Brownianismus gehört.[8] Einer der Hauptvorwürfe ist ein gewisser Aktionismus, den Hahnemann Anhängern dieses Konzeptes vorwirft, und der für ihn von einer falschen Einschätzung der körpereigenen Selbsthilfe herrührt:

> Nach ihm [John Brown] darf man den Kräften der Natur nichts zutrauen, man darf mit den Mitteln nie ruhn, immer muß entweder stimulirt oder geschwächt werden. Welche Naturlästerung, welche gefährliche Insinuation für den gewöhnlichen, nur allzu geschäftigen Halbarzt! Welcher Stolz, als Herrn der Natur, wird ihm hier eingeflößt![9]

---

[1] KMS I, S. 95.
[2] KMS I, S. 95.
[3] KMS I, S. 103.
[4] KMS I, S. 105.
[5] KMS I, S. 107.
[6] KMS I, S. 120.
[7] KMS I, S. 119.
[8] KMS I, S. 117–125.
[9] KMS I, S. 119.

Interessanterweise rügt Hahnemann in diesem Zusammenhang auch die richtig eingeschätzte Neigung von „Sektengründern" zur Vereinfachung:

> Es giebt keine Thorheit, die nicht schon ein Sophist behauptet hätte, und von jeher war die Simplifikationsmanie das Hauptsteckenpferd der Systembauer vom ersten Range. So ließ der eine das Weltall in seinen Theoremen blos aus Feuer, der Andre blos aus Wasser hervorgehen; – so ließ ein Dritter alle lebende [!] Wesen aus einem Eie herausschlüpfen; – so gängelte **Descartes** das Universum in seinen selbst erdachten Wirbeln; – so zwängte die Alchemie jene unendliche Mannichfaltigkeit der chemischen Stoffe in den Triangel Sal, Sulphur, Mercurius ein. Was kümmerte sie die Menge der Metalle? Ihnen war es Stolz, die Zahl der Metelle [!] diktatorisch auf sieben festsetzen zu können, und auch diese brachten sie auf einen einzigen Grundstoff, ihren Metallsamen, lügenhaft und dreist zurück. Was war es anders, als stolze Vereinfachungswuth, daß man ehedem den kleinen Erdball zum Zwecke und Mittelpunkte aller Schöpfung dekretirte und der 30,000 Sonnen im Urraume kaum als Lampen zu seiner Beleuchtung erwähnte?[1]

Die Analyse des Spätwerkes wird zeigen, daß Hahnemann selber einer „Simplifikationsmanie" und „stolze[n] Vereinfachungswuth" nicht immer entgehen wird.

1805: „Heilkunde der Erfahrung"[2]

Dieser längere, erst 1806 erschienene Aufsatz,[3] ist inhaltlich und formal ein unmittelbarer Vorläufer für die 1810 erscheinende erste Auflage des Organons. Hahnemann macht erstmals zusammenhängend und ausführlich zu allen Bereichen konkrete Angaben, besonders aber zur Therapie. Das Konzept wird also weiter ausgebaut, die vorhandenen Grundpfeiler werden gestützt, noch bestehende Lücken werden gefüllt.

Zur Lehre vom Menschen: Gleich zu Beginn des Aufsatzes schildert Hahnemann seine Vorstellung von der Stellung des Menschen im Kosmos. Der Mensch wird charakterisiert als Mängelwesen, das – im Gegensatz zum Tier – ursprünglich schutzlos den Widrigkeiten der Natur ausgesetzt ist. Dank seines vom Schöpfer gegebenen Geistes kann sich der Mensch aber über seine Umgebung erheben. Der Schöpfer beweist durch die Gabe des Verstandes seine Güte, die durch das von Krankheiten hervorgerufene

---

[1] KMS I, S. 118.
[2] Hahnemann 1805, im folgenden zitiert nach KMS II, S. 1–51.
[3] Schmidt 1989, S. 13.

Leiden in Frage gestellt werden konnte. Mittels seines Geistes aber ist es dem Menschen möglich, Krankheiten zu bekämpfen und zu besiegen.[1]

Hahnemann betont mehrfach die „Einheit des Lebens aller Organe und ihre Uebereinstimmung zu einem gemeinsamen Zwecke"[2] – der Grund, warum Krankheiten nicht bloß örtlich sein können. Darüber hinaus erwähnt er öfters eine „Energie der Vitalität"[3] bzw. eine „vitale Veranstaltung";[4] später wird er für ähnliche Sachverhalte wieder den Terminus „Lebenskraft" benutzen. Lebenskraftähnliche Vorstellungen werden also wichtiger, auch wenn sie noch nicht so bedeutend sind wie im Spätwerk. Z.B. werden Erst- und Nachwirkung bei Arzneigabe noch nicht mit einer Lebenskraft interpretiert.

Zur Lehre von der Krankheit: Hahnemann weist zunächst der Selbsthilfe der Natur einen geringeren Einfluß zu als noch 1801.[5] Im weiteren präzisiert er die Unterscheidung von festständigen und nicht festständigen Krankheiten. Wichtig ist die These, daß immer nur *eine* Krankheit den Menschen beherrscht, selbst zwei gleichzeitig eintreffende Krankheitsreize vermischen sich in der Folge zu einer Wirkung.[6]

Zur Lehre von der Behandlung: Das homöopathische Heilgesetz wird ausführlicher begründet, u.a. mit Hinweisen aus der Literatur und „Ahnungen" anderer Autoren.[7] Die Bedeutung der Palliative wird eingeschränkt, auch bei akuten Krankheiten sind sie jetzt nur noch ausnahmsweise indiziert.[8] Zur konkreten Arzneimittelwahl dienen weiterhin die Symptome des Krankheitsfalles; erstmalig wird aber auch die Kenntnis der Entstehungsursache als unter Umständen wichtiger Faktor in der Therapie genannt:

---

[1] KMS II, S. 1–5. Hahnemanns Bild vom Menschen als Mängelwesen erinnert an die Anthropologie seines Zeitgenossen Johann Gottfried Herder (1744–1803). Masi-Elizalde (1993) sieht hier hingegen eine – für seine weitere Einschätzung folgenreiche – Parallele zu Thomas von Aquin (1224/1225–1274). Es ist jedoch unwahrscheinlich, daß Hahnemann von Thomas direkt beeinflußt wurde. Thomas war damals beinahe unbekannt, nicht einmal Kant oder Hegel hatten Notiz von ihm genommen (Heinzmann 1994, S. 218). Auch eine engere, nicht bewußte Geistesverwandtschaft zwischen einem (protestantischen) Mitstreiter der Aufklärung und einem Hochscholastiker ist unwahrscheinlich.
[2] KMS II, S. 19; vgl. S. 16.
[3] KMS II, S. 50.
[4] KMS II, S. 40.
[5] KMS II, S. 3.
[6] Z.B. KMS II, S. 17.
[7] KMS II, S. 32f.
[8] KMS II, S. 27–31.

Zur Begründung der Heilung gehört ein treues Bild der Krankheit in ihren Zeichen, und nächstdem, wo sie aufzufinden ist, die Kenntniß ihrer Veranlassung und Entstehungsursache, um, nächst der Heilung durch Arzneien, auch diese hinweg räumen zu können – durch verbesserte Einrichtung der Lebensordnung – zur Verhütung eines Rückfalls.[1]

Die Gabe der Arznei soll möglichst klein sein,[2] sie wirkt – wenn nicht chemisch – dynamisch, durch die Vitalität auf den Organismus „reflectirt".[3] Die Wiederholung bleibt abhängig von der Wirkungsdauer der Arznei, eine zu häufige Gabe schadet.[4]

Neu sind Angaben zu Schwierigkeiten in der Behandlung und ihrer Überwindung, nähere Angaben zur Diätetik und die Erwähnung verschiedener Hilfsmittel, darunter Mesmerismus, Magnetismus und Elektrizität.[5]

Aspekte der Interaktion: Der Ton in dieser bis dahin ausführlichsten Stellungnahme zur Homöopathie ist insgesamt moderat und selbstbewußt, auch wenn eine zunehmende Tendenz zum Apodiktischen besteht.

1807: „Fingerzeige auf den homöopathischen Gebrauch der Arzneien in der bisherigen Praxis"[6]

In diesem Aufsatz sind zwei Dinge von besonderer Bedeutung: Zum einen erwähnt Hahnemann im Titel erstmals den Begriff „homöopathisch",[7] zum anderen führt er hier eine Reihe von Beispielen aus der Literatur an, die verdeutlichen sollen, daß in geheilten Krankheitsfällen stets eine Ähnlichkeit zwischen den Symptomen der Krankheit und den Symptomen der Arzneiwirkung am Gesunden bestand. Diese Beispiele finden, in jeweils modifizierter Form, auch in den ersten vier Organonauflagen Erwähnung, jedoch erst ab der zweiten mit genaueren Quellenangaben. In ungekannter Deutlichkeit bezeichnet Hahnemann die homöopathische Therapie als den „rationellsten und vollkommensten aller Heilwege".[8]

Damit sind die wesentlichen Schriften zur Grundlegung des Organons genannt. Insbesondere die letzten beiden Aufsätze fließen, mitunter sogar wörtlich, in das Hauptwerk ein.

---

[1]KMS II, S. 11.
[2]KMS II, S. 39.
[3]KMS II, S. 39.
[4]KMS II, S. 46.
[5]KMS II, S. 42.
[6]Hahnemann 1807.
[7]Vgl. auch Hahnemann 1807, S. 8.
[8]Hahnemann 1807, S. 43.

1810: Organon 1

Hier faßt Hahnemann seine bisherigen Publikationen zusammen und erweitert seine Lehre aufgrund seiner Erfahrungen der dazwischenliegenden Jahre. Jeder Bereich wird erneut überarbeitet, ergänzt und präzisiert, jedoch ohne daß wesentliche Veränderungen zum bisher Gesagten ins Auge springen.

Zur Lehre vom Menschen: Die Charakterisierung des Menschen als Mängelwesen fällt weg, dafür wird die Einheitlichkeit des Organismus stärker betont.[1]

Zur Lehre von der Krankheit: Hahnemann lehrt noch immer, daß jeweils nur *eine* Krankheit im Menschen bestehen könne.[2] Gleichzeitig nimmt aber die Krankheitslehre einen größeren Raum ein, insbesondere die Krankheiten mit einem Lokalsymptom rücken in den Blickpunkt,[3] außerdem die Heilungen natürlicher Krankheiten durch andere in der Natur vorkommende Krankheiten,[4] wozu z.B. die Krätze zählt. Ausführlich äußert sich Hahnemann auch zur Syphilis, deren Vorstellung im wesentlichen schon der späteren entspricht, nur daß die Feigwarzenkrankheit noch als Folge der Syphilis angesehen wird und nicht als eigenständige Krankheit.[5]

Zur Lehre von der Behandlung: Auch die Therapievorschriften und ihre Begründung werden immer genauer. Dazu zählen z.B. Paragraphen zur Erforschung akuter Epidemien,[6] Angaben zur Herstellung und Haltbarmachung der Arzneien[7] sowie die Bestimmung der kleinstmöglichen Gabe als „niedrigsten Bruchtheile eines Grans".[8]

Auffällig ist, daß Hahnemann bei der Prüfung der Arzneien diese eventuell erst nach Wochen wiederholen läßt, oder sogar eine andere Arznei gibt.[9] Bei der Indikation zur Arzneimittelwahl betont er erstmals die Geist- und Gemütssymptome.[10]

---

[1] Organon § 21 und 42/–/–/–/–/–.
[2] Organon § 20–22/–/–/–/–/–.
[3] Organon § 175/215/215/–/–/–.
[4] Organon § 34–36/45/45/45/50/50.
[5] Organon § 174/214/214/–/–/–.
[6] Organon § 79–81/106–108/106–108a/93–95/100–10/100–102.
[7] Hier empfiehlt Hahnemann z.B., das Gemisch von Arznei und Weingeist umzuschütteln, um so die Wirkung der Auflösung durch die intensivere Vermischung zu verstärken (§ 250f.). Von der späteren Potenzierung ist Hahnemann allerdings noch weit entfernt.
[8] Organon § 247/–/–/–/–/–.
[9] Organon § 107/–/–/–/–/–.
[10] Organon § 187/230/230/208/211/211.

Mit Organon 1 hat Hahnemann einen ersten Höhepunkt seines Schaffens erreicht, er hat seine Lehre ausführlich vorgestellt und zu begründen versucht. Die Aufnahme des neuen Konzeptes in der Fachwelt aber war enttäuschend. Ebenso wie die Vor-Organonschriften blieb auch die erste Auflage des Hauptwerkes weitgehend unbeachtet, was natürlich auch auf die Vielzahl der damals vorgestellten Heilslehren zurückzuführen ist. Es gab nur eine einzige ausführlichere Stellungnahme von August Friedrich Hecker (1763–1811), der die Homöopathie in scharfem Ton angriff.[1] Trotz – oder gerade wegen – der geringen Aufmerksamkeit, die Hahnemann vergönnt war, gilt aber für die weitere Entwicklung seiner Lehre, daß sie von nun an sowohl von seiner eigenen Fortführung abhängt als auch von außen mitgeprägt wird. Als dritter Einfluß macht sich im Spätwerk die mehr oder weniger treue Anhängerschaft Hahnemanns bemerkbar.

1816: „Belehrung über die venerische Krankheit und ihre gewöhnlich unrechte Behandlung"[2]

Dieser Aufsatz enthält bereits wesentliche Elemente der späteren Miasmentheorie. Besonders wichtig erscheint die Postulierung einer Analogie zwischen der Syphilis und „andern miasmatischen Ausschlagskrankheiten"[3] bezüglich ihres Verlaufes. Zwar erwähnt Hahnemann die Krätze ausführlich,[4] sie spielt aber noch keine so dominante Rolle wie im Spätwerk. Die Sykosis wird nicht genannt.

1819: Organon 2

Neun Jahre nach Erscheinen der ersten Auflage veröffentlicht Hahnemann die zweite. In diesen neun Jahren hat er beständig versucht, seine Lehre zu vervollkommnen. Zu seinen Bemühungen zählt auch die intensive Beschäftigung mit der Natur der chronischen Krankheiten, die Erkrankungsform, die Hahnemann bereits 1796 als die häufigste ansieht und zu deren Behandlung er ursprünglich das homöopathische Prinzip vorschlug. Auch insofern ist es kein Wunder, daß die zweite Auflage sich inhaltlich und formal deutlich von der ersten unterscheidet. Angefangen beim Titel („Organon der Heilkunst" statt „Organon der rationellen Heilkunde"), über das

---

[1]Hahnemann veröffentlicht daraufhin eine ebenso scharfe Erwiderung unter dem Namen seines Sohnes Friedrich. Vgl. Leschinsky-Merl 1988, S. 14.
[2]Hahnemann 1816, im folgenden zitiert nach KMS II, S. 160–175.
[3]KMS II, S. 162.
[4]KMS II, S. 164f.

Geleitwort („Aude sapere" statt eines Zitates von Christian Fürchtegott Gellert), das hinzugefügte Inhaltsverzeichnis und die Zusammenfassung am Ende des allgemein-theoretischen Paragraphenteils,[1] bis hin zu zahlreichen neuen Begründungen, Beispielen und Verdeutlichungen zu beinahe jedem Bereich.[2] Die Veränderungen sind so zahlreich, daß nur einige von ihnen in diesem Überblick vorgestellt werden können.

Zur Lehre von der Krankheit: Die wesentliche Neuerung ist vor allem die Aufgabe der Theorie, daß zu einem gegebenen Zeitpunkt immer nur genau eine Krankheit im Menschen herrschen könne. Ab Organon 2 können zwei Krankheiten ausdrücklich nebeneinander im Organismus existieren.[3] Krankheit wird nun definiert als eine **„geistige Verstimmungen unsers geistigen Lebens in Gefühlen und Thätigkeiten"**;[4] weiterhin werden Verlauf und Besonderheiten einzelner Krankheitsformen präzisiert. Besonders die Aussagen zu den später als chronisch-miasmatisch bezeichneten Krankheiten mehren sich, die Feigwarzenkrankheit z.B. wird endgültig als von der Syphilis unabhängig betrachtet,[5] auch wenn sie noch nicht so ausführlich behandelt wird wie in Organon 3.[6]

Zur Lehre von der Behandlung: Auch hier fällt zunächst Hahnemanns Neigung auf, die einzelnen Pfeiler seines Konzeptes genauer zu begründen. Erstmals gibt er eine Einteilung in drei mögliche medikamentöse Anwendungen, die homöopathische, die allopathische und die palliative.[7] In der Anamnese betont er die Erkundigung nach einer Ansteckung mit Krätze oder Syphilis, relativiert diese Kenntnis hinsichtlich der praktischen Relevanz aber sofort.[8] Zur genauen Gabengröße verweist Hahnemann auf die mittlerweile erschienenen Bände der RAL, fügt jedoch hinzu, daß die darin angegebenen Gaben noch eher zu groß sind.[9] In § 272 erwähnt er erstmals die Gabe von Zwischenarzneien.

---

[1] Organon § –/81/81/66/70/70.
[2] Hierzu zählen auch die bereits oben erwähnten Quellenangaben zu den Beispielen aus der Literatur.
[3] Organon § –/35/35/35/40/40.
[4] Organon § –/53/53/S. 14/18/27; zitiert nach Organon 3.
[5] Organon § –/228/–/–/–.
[6] Organon § –/–/220/–/–/–.
[7] Organon § –/16/16/17/22/22.
[8] Organon § –/228/228/–/–/–.
[9] Organon § –/305/305/278/–/–.

1824: Organon 3

Hatte Hahnemann sein Organon von der ersten zur zweiten Auflage noch radikal überarbeitet, so läßt er es von der zweiten zur dritten Auflage nahezu unverändert. Keine zwei Ausgaben gleichen sich so sehr wie diese beiden. Es werden nur vereinzelt neue Erkenntnisse eingearbeitet, selten eine Anmerkung eingeordnet und nur vier neue Paragraphen hinzugefügt. Dazu zählen auch die beiden letzten Paragraphen dieser Auflage, die sich mit dem Mesmerismus auseinandersetzen. Zwar hatte Hahnemann diesen schon in früheren Veröffentlichungen erwähnt, aber noch nicht derart ausführlich und lobend.

Die Mehrheit der Neuerungen bezieht sich wiederum auf Erforschung,[1] Verlauf[2] und Behandlung chronischer Krankheiten. In einer Anmerkung zu § 156 deutet er die Herausgabe der CK an, und in einer Anmerkung zu § 220 spricht er sogar schon vom „innern Gebrauche [] der besten antipsorischen Mittel" – also noch vor Veröffentlichung der „Chronischen Krankheiten"! Die Sykosis wird zunehmend schärfer gezeichnet und behauptet ihren Platz nun neben Krätze und Syphilis.[3] Daneben gibt es einige kleinere Änderungen in der Zubereitung der Arzneien (§ 310,312) und einen ersten Hinweis auf innerhomöopathische Auseinandersetzungen (§ 275).

Damit sind wichtige Entwicklungen in Hahnemanns Frühwerk grob skizziert. Zusammenfassend zeigt sich folgender Weg: Im Mittelpunkt von Hahnemanns Interesse steht zu Beginn die Entwicklung einer sicheren Methode zur Erforschung von Arzneikräften. Sind die genauen Wirkungen der Arzneien durch die Prüfung am Gesunden bekannt, gewinnt die Frage nach medikamentösen Therapieprinzipien an Gewicht. Die Beantwortung dieser Frage macht Hahnemann anfangs noch abhängig von der Natur der Krankheit. Eine gut gekannte Arznei kann deswegen sowohl palliativ (vor allem in akuten Krankheiten) als auch homöopathisch (vor allem in chronischen Krankheiten) eingesetzt werden. Erst später wird das homöopathische Prinzip auch auf die Behandlungen akuter Krankheiten ausgedehnt. Insbesondere aber die chronischen Krankheiten, die Hahnemann bereits 1796 als häufigste Form kennzeichnet, beschäftigen ihn in den folgenden Jahren unablässig. Zwar feilt er beständig an allen Seiten seines Konzeptes, ein besonderes Augenmerk aber liegt auf Entstehung, Verlauf und Behandlung

---

[1] Organon § –/–/108b/96/103/103.
[2] Organon § –/–/167b/155/161/161.
[3] Organon § –/–/220/–/–/–. Vgl. auch §–/228/228/–/–/–.

ansteckend-chronischer Krankheiten. Ihre Bedeutung nimmt immer mehr zu, so daß zwischen der zweiten und dritten Organonauflage sogar die Mehrheit der Veränderungen auf Hahnemanns Erforschung dieser schwer zu heilenden Krankheiten zurückzuführen ist.

Mit dieser Zusammenfassung haben wir das Rüstzeug für die Analyse des Spätwerkes beisammen. Viele der angesprochenen Forschungsfelder Hahnemanns werden uns auch dort begegnen, ohne daß im einzelnen darauf eingegangen werden soll. Es muß vielmehr betont werden, daß eine genauere Analyse des Frühwerkes die im folgenden vorgestellten Entwicklungslinien in einem anderen Licht erscheinen lassen kann.

II. Systematische Analyse von Hahnemanns Homöopathie-Konzept

1. Die Lehre vom Menschen

Wir sind so gerne in der freien Natur, weil diese keine Meinung über uns hat.
Friedrich Nietzsche

Jeder medizinischen Praxis liegt eine ausgesprochene oder unausgesprochene Theorie zugrunde. Für die Humanmedizin bedeutet dies auch, daß jede therapeutische Anwendung durch ein irgendwie geartetes Menschenbild immer schon mitbestimmt und beeinflußt wird. Menschenbilder als solche sind wissenschaftlich nicht zu beweisen, sie sind weder richtig noch falsch, bestenfalls sind sie angemessen.[1]

Ein ärztliches Menschenbild besteht aus Annahmen bzw. Aussagen zum Aufbau des Menschen, zum Verhältnis der möglichen Komponenten untereinander (Stichwort: Körper-Seele-Geist), zu dem, was Gesundheit ist, und zu dem, was Sinn und Zweck menschlichen Lebens ausmacht. Die entsprechenden Vorstellungen sind immer schon in ein Weltbild eingebettet, das auf Annahmen oder Aussagen beruht, die dem Menschen seine Stellung im Kosmos zuweisen und seine Beziehung zu Gott und Natur bestimmen. Ein solches Weltbild ist in der Medizin meistens noch weniger Gegenstand des wissenschaftlichen Interesses und der theoretischen Diskussion als das Menschenbild. Dennoch konstituieren diese beiden vorwissenschaftlichen und vortherapeutischen Konzeptbausteine sowohl die Forschung als auch die tägliche Praxis und damit auch die Therapie.

Auch Hahnemanns Homöopathie-Konzept liegt ein Welt- und Menschenbild zugrunde, das die Therapie und ihre Entwicklung beeinflußt. Schon zur Festlegung der Homöopathie als Arzneitherapie bedarf es einer bestimmten vorwissenschaftlichen Haltung.[2] Wie sollte denn die konkrete Arzneimittelwahl sich von diesen Voraussetzungen gänzlich befreien können? Die Vorstellung, Homöopathie sei „eine weltanschaulich-theoretisch voraussetzungslose wissenschaftliche Arzneitherapie",[3] gilt für Hahne-

---

[1] Vgl. Wiesing 1996, besonders S. 160–162.
[2] Vgl. Kapitel „Art der Behandlung".
[3] Eppenich 1991, S. 227. Vgl. auch: „Am Anfang der Homöopathie stand kein theoretisch beeinflußtes Konzept, sondern allein die ärztliche Beobachtung. Insofern ist die Homöopathie eine reine, *ärztliche Erfahrungswissenschaft* ohne unmittelbare weltanschauliche Voraussetzungen."
(Peter Barthel, Franz Bonsch, Konstantin Keller: Begriff und Position der Homöo-

manns Homöopathie-Konzept nicht. Es ist überhaupt fraglich, ob es nicht sinnvoller wäre, einem solchen Ideal, dessen Erreichbarkeit schlechterdings zweifelhaft ist, abzuschwören und stattdessen eine Verdeutlichung von Hintergrundströmungen zur Diskussion zu bringen.[1]

Schmidt 1990 hat die philosophischen Vorstellungen Hahnemanns für den Zeitraum bis 1810 herauspräpariert. In diesem Kapitel kann es nicht darum gehen, diese Arbeit fortzusetzen. Hahnemann hat seine Grundvorstellungen im Laufe der Zeit nicht wesentlich geändert, so daß auf die Arbeiten von Schmidt[2] und die Ausführungen von Luft verwiesen sei. Wenn in diesem Kapitel die angesprochenen Probleme dennoch grob skizziert werden, dann deshalb, weil bestimmte Aspekte besonders in den letzten drei Organonauflagen an Bedeutung gewinnen. Um es aber gleich vorwegzunehmen: Die hinzugefügten Passagen liefern keine völlig neuen Ansichten, vielmehr dienen sie als differenziertere Erklärungsmuster.

1.1 Das Menschenbild

Der Mensch besteht für Hahnemann aus Körper-, Geist- und Gemüts-Organen sowie einer Seele. Die Körper-Organe sind „gröber"[3] als die „geistigen, von keinem Zergliederungs-Messer je erreichten oder erreichbaren Geistes- und Gemüths-Organe".[4] Doch definiert Hahnemann nicht genau, was er unter den Geist- und Gemüts-Organen und ihrer Beziehung untereinander versteht. Sicher ist, daß sie für ihn unsichtbar und durch keine noch so feine Anatomie zu erreichen sind, andererseits jedoch muß ihnen etwas Substantielles anhaften, denn fast

> alle sogenannten Geistes- und Gemüths-Krankheiten sind nichts anderes als Körper-Krankheiten, bei denen das, jeder eigenthümliche Symptom der Geistes- und Gemüths-Verstimmung, sich unter Verminderung der Körper-Symptome (schneller oder langsamer) erhöht und sich endlich bis zur auffallendsten Einseitigkeit, fast wie ein Local-Uebel in die unsichtbar feinen Geistes- oder Gemüths-Organe versetzt.[5]

---

pathie. In: DZvHÄ 1997, S. 18.) Die Antwort, wie sich eine theoriefreie Beobachtungssprache konstruieren ließe, bleiben die Autoren schuldig.

[1] An dieser Stelle muß natürlich der Versuch erwähnt werden, das Menschenbild Heideggers vom Mensch als Dasein für die Homöopathie nutzbar zu machen. Vgl. dazu Eppenich 1991, Klunker 1993, S. 11, Klunker 1994 und (allgemein) Boss 1975.

[2] Vgl. auch Schmidt 1992a.

[3] Organon § 235/213/216/216.

[4] Organon § 235/213/216/216.

[5] Organon § 234/212/215/215.

Beide Teilbereiche, Körper und Geist, stehen untereinander in Beziehung, es ist sowohl eine Wirkung vom Körper auf den Geist als auch umgekehrt möglich.[1] In der Hierarchie stehen die Geist- und Gemüts-Organe über den Körper-Organen und regieren diese, jedoch sind auch jene noch einer höheren Instanz, der Seele, unterworfen: Hahnemann spricht von den „Geistes- und Gemüths-Organe[n] (die der bloß geistigen Seele zum *Medium* dienen, den gröbern Körper zu regieren)".[2] An anderer Stelle hebt der Wille den Arm mit „dynamische[r] Kraft".[3]

Zur Seele äußert sich Hahnemann nicht genauer, und auch der Körper und seine Funktion als Werkzeug werden nicht näher charakterisiert. Der vernünftige Geist hingegen – als Funktion der Geistes-Organe oder als Seelenkomponente, eine Differenzierung, auf die Hahnemann nicht genauer eingeht – wird von ihm ausführlicher dargestellt. Geist ist für ihn „jene größte Gabe Gottes, nachdenklicher Verstand und ungebundene Ueberlegungskraft".[4] Durchgängig erscheint das Motiv vom Geist als Mittler zwischen den Welten, der dem Menschen von seinem Schöpfer gegeben wurde, um eine Annäherung zwischen beiden möglich zu machen. Ab Organon 5 benutzt dann dieser „vernünftige Geist"[5] den gesunden Körper als „Werkzeug",[6] so daß die Grenzen zwischen Seele, Geist und Geistes-Organen zugunsten des Geistes verschoben werden, der nun eine seelenäquivalente Funktion übernimmt.

Alle bisher erwähnten Komponenten sind für Hahnemann eine Einheit, ein Organismus: „innig hängen alle Theile des Organisms zusammen und bilden ein untheilbares Ganze in Gefühlen und Thätigkeit."[7] An jedem noch so äußerlichen Leiden ist immer der ganze Organismus mitbeteiligt, alle Teile stehen untereinader in Kontakt und formen die „Einheit des Lebens".[8]

Was aber hält diese Teile zusammen? Gibt es ein verbindendes Prinzip oder einen zentralen Steuermechanismus, der physiologische Beobachtungen allgemeingültig erklären kann? Diese Fragen beschäftigten in Zeiten aufblühenden anatomischen und physiologischen Wissens natürlich

---

[1] Organon § 240/221/224/224.
[2] RAL 3², S. 327. In RAL 3¹, S. 246 noch ohne Hervorhebung.
[3] Organon § –/–/–/11.
[4] Organon S. –/29/34/37.
[5] Organon § –/–/9/9.
[6] Organon § –/–/9/9.
[7] Organon § 198/186/189/189.
[8] Organon § 37/37/42/42.

nicht nur Hahnemann, so daß sich seine Antworten von denen anderer Autoren oft nur geringfügig unterscheiden.[1]

Hahnemann nimmt diesem Problem gegenüber eine ambivalente und nicht immer klar definierte Haltung ein. Einerseits leugnet er die Möglichkeit einer Erkenntnis der inneren Vorgänge im Organismus:

> So wenig wir Sterbliche den Vorgang im Haushalte des gesunden Lebens einsehen, so gewiß er uns, den Geschöpfen, eben so verborgen bleiben muß, als er dem Auge des allsehenden Schöpfers und Erhalters seiner Geschöpfe offen da liegt, so wenig können wir auch den Vorgang im Innern beim gestörten Leben, bei Krankheiten, einsehen.[2]

Andererseits postuliert Hahnemann eine Lebenskraft, die den Organismus belebt und mit diesem zusammen das „lebende[] Ganze"[3] bildet. Die Annahme besonderer Lebenskräfte war seit Mitte des 18. Jahrhunderts weit verbreitet.[4] Von Hahnemann wird die Lebenskraft als ein den Organismus ergänzender Faktor gedacht, der seinen Teil zum Ganzen beiträgt. Keiner der beiden Partner darf fehlen:

> Wohl ist der Organism materielles Werkzeug zum Leben, aber ohne Belebung von der instinktartig fühlenden und ordnenden Dynamis so wenig denkbar, als Lebenskraft ohne Organism; folglich machen beide eine Einheit aus, obgleich wir in Gedanken diese Einheit in der leichteren Begreiflichkeit wegen zwei Begriffe spalten.[5]

Auch in die inneren Vorgänge der Lebenskraft hat der Mensch keinen Einblick,[6] denn den

> Vorgang des Lebens im Innern des Menschen können wir nicht mit unsern Sinnen erreichen, nicht wesentlich erkennen, und es ist uns nur zuweilen vergönnt, muthmasslich zurück auf die Art zu schließen, wie es wohl möge zugegangen und zu Stande gekommen seyn.[7]

Wenn die Lebenskraft zur Erklärung physiologischer und pathologischer Phänomene herangezogen wird, geschieht dies unter dem Vorbehalt, daß sie zur Interpretation von mit den fünf Sinnen wahrnehmbaren Ereignissen

---

[1] Vgl. Gottlieb 1953, S. 252 und Baur 1984.
[2] Organon § 63/S. 26/31/35/.
[3] Organon § –/–/13/13.
[4] Vgl. Rothschuh 1978, S. 303.
[5] Organon § –/–/15/15.
[6] Organon § –/–/11/11 und der jeweilige Folgeparagraph.
[7] CK 4^2, S. V.

dient, sie selbst aber nicht sinnlich wahrnehmbar ist. Diese Art von Erklärung überschreitet für Hahnemann nicht die Erfahrung, sondern legt sie nur aus und macht sie plausibel.

Hahnemann verläßt die Ebene der bloßen Interpretation aber oft genug und benutzt die Lebenskraft statt dessen zur Rechtfertigung einer nachfolgenden therapeutischen Handlung, worauf in den entsprechenden Kapiteln verwiesen wird. Lebenskraft ist demnach ein physiologischer Terminus, der zur Erklärung dient und selbst der Erklärung bedarf. Das ist ein offenbar wackliges Fundament für eine der Hauptsäulen im Menschenbild Hahnemanns. Um etwas Licht ins Dunkel zu bringen, soll der Begriff genauer analysiert werden in Hinsicht auf die Verknüpfung mit dem Organismus (Konnex), die zu erfüllenden Aufgaben und die zur Verfügung stehenden Eigenschaften.

Hahnemann fällt die Beantwortung dieser Fragen keineswegs leicht. Schon die vielfältigen Synonyme, mit denen er die Lebenskraft belegt, verdeutlichen die Schwierigkeiten, diese Vorstellung konkret und präzise zu formulieren. Es ist z.B. die Rede von „Lebens -Erhaltungskraft",[1] „Lebens-Erhaltungs-Trieb",[2] „der eignen Kraftthätigkeit (Energie) des lebenden Organisms"[3] bzw. „von der eignen Kraftthätigkeit (Autocratie) des lebenden Organisms",[4] „Autocratie",[5] „Lebens-Energie",[6] „Lebensprincip",[7] wobei der letztgenannte Begriff häufig in Organon 6 anstelle der vormaligen Lebenskraft verwendet wird,[8] und schließlich „Dynamis".[9]

Die Tendenz geht, auch schon vor Hahnemanns Pariser Zeit, zu den Begriffen des französischen Vitalismus („Principe de Vie", „Principe Vital"[10]). In Organon 6 gewinnt der Begriff „Dynamis" an Beliebtheit, analog zu sonstigen dynamistischen Erklärungen, z.B. bezüglich Arzneimittelwirkung und Krankheitsentstehung. Es zeigt sich also ein ständiger Wandel in Hahnemanns Physiologie, jedoch ohne eindeutig angebbare Richtung und Tendenz.

---

[1] Organon § 25/–/–/– und S. –/26/31/36.
[2] Organon § 266/262/262/262.
[3] Organon § 163/150/156/–.
[4] Organon § –/–/–/156.
[5] Organon § –/–/9/9 und –/–/–/156.
[6] Organon S. –/29/34/37.
[7] Organon S. –/15/19/27. Das „Lebensprincip" ersetzt ab Organon 4 das „Leben" (Organon § 54/–/–/–).
[8] Organon 5 und 6, jeweils § 11, 12, 17, 29, 69, 72.
[9] Organon 5 und 6, jeweils § 9, 12, 15, 16 und Organon 6 § 13, 29, 117.
[10] Rothschuh 1978, S. 325 und 327.

Bei diesem Begriffswirrwarr, der auf eine Platzhalterfunktion hinweist, ist eine genaue Analyse von Konnex, Aufgaben und Eigenschaften der im folgenden stets Lebenskraft genannten Vorstellung nur unter Vorbehalt möglich.

Die Lebenskraft ist immaterieller, geistiger, bzw. geistartiger Natur[1] und ohne Organismus „nicht denkbar".[2] Ihr „Grund-Bestand (Fonds)"[3] ist zunächst „angeborn",[4] „[u]nglaublich groß"[5] und „allgegenwärtig"[6] bzw. „gleich gegenwärtig in allen Theilen des Organisms, in der sensibeln wie in der irritabeln Faser".[7] Diese Allgegenwärtigkeit kann sich ungleichmäßig verteilen, so daß in einigen Organen zuviel und in anderen zuwenig Lebenskraft vorkommt. Dieses Ungleichgewicht kann ein Mesmerisierer durch Umverteilung, Entzug oder Ergänzung harmonisieren.[8]

Der direkteste Konnex ist für Hahnemann das Blut. Das Blut ist der „Lebenssaft",[9] den man gemäß göttlicher Weisung nicht vergießen darf: „'Du sollst kein Blut vergießen, denn das Leben ist im Blute'".[10] Dem Münchener Arzt Johann Joseph Roth gegenüber äußert sich Hahnemann 1836 noch konkreter: „wir dürfen kein Blut vergießen, den Kranken nicht schwächen, denn im Blute liegt die Lebenskraft."[11]

Das Nervensystem schließlich bildet für Hahnemann die Verbindung zwischen der Außenwelt des Menschen und der Lebenskraft im Inneren. Z.B. wird die Wirkung der Arzneien „percipirt durch den, im Organism allgegenwärtigen Fühlsinn der Nerven."[12] Diese unscheinbare Bemerkung

---

[1] Z.B. Organon § 54/S. 14/18/27, § 58/S. 18/22/29, § 59/S. 19/23/30 und § –/–/16/16.
[2] Organon § –/–/15/15.
[3] CK 4², S. VIII.
[4] Organon S. –/40/46/44.
[5] CK 4², S. VIII.
[6] Organon § 54/S. 14/18/27.
[7] Organon S. –/40f./46/44. Mit der Erwähnung von sensibler und irritabler Faser übernimmt Hahnemann die Terminologie von Albrecht von Haller (1708–1777). Überhaupt scheint dieser ihn maßgeblich beeinflußt zu haben, worauf es mehrere Hinweise in Hahnemanns Frühwerk, einige aber auch im Spätwerk gibt (s.u.). Der „verehrungswürdige" und „große, unsterbliche *Albrecht von Haller*" wird von Hahnemann sogar zweimal anerkennend im Organon erwähnt (Organon § 113,123/101,111/ 109,118/109,118).
[8] Organon § 319/291/293/288 und der jeweilige Folgeparagraph.
[9] Organon § –/–/–/60.
[10] Organon § –/–/–/60.
[11] Haehl 1922 II, S. 503.
[12] Organon § –/–/16/16 und –/–/–/272.

ist deswegen so wichtig, weil sie einer vollkommen zeitgemäßen Vorstellung entspricht, die Hahnemann bereits in Organon 3 näher ausführt:

> Die Wirkung der Arzneien in flüssiger Gestalt auf den lebenden menschlichen Körper geschieht auf eine so eindringliche Art, verbreitet sich vom Punkte der mit Nerven begabten, empfindlichen Faser aus, worauf die Arznei zuerst angebracht wird, mit einer so unbegreiflichen Schnelligkeit und Allgemeinheit durch alle Theile des lebenden Körpers, daß man diese Wirkung der Arznei eine geistigartige (eine dynamische, virtuelle) nennen muß.[1]
>
> Jeder Theil unsers Körpers, der nur Tastsinn besitzt, ist auch fähig, die Einwirkung der Arzneien aufzunehmen, und die Kraft derselben auf alle übrigen Theile fortzupflanzen.[2]

Die Vorstellung von einem Nervensystem als „Übermittlungsorgan von Lebenskräften"[3] im Zuge der Hallerschen Neuraltheorie war durchaus gängig. Das Nervensystem steht hierin mit allen Teilen des Körpers in Kontakt und gleicht einer Art Internet, in dem periphere Einflüsse sofort an alle Organe weitergeleitet werden, weswegen von jeder äußeren Einwirkung – also auch von Krankheitsreizen – immer der ganze Organismus betroffen ist.[4] Das Nervensystem ist somit Garant der Einheitlichkeit des Organismus und Schaltstelle zwischen innen (Lebenskraft) und außen (Umwelt).

Aufgabe der Lebenskraft ist, wie der Name schon sagt, die Belebung des Organismus:

> Der materielle Organism, ohne Lebenskraft gedacht, ist keiner Empfindung, keiner Thätigkeit, keiner Selbsterhaltung fähig; nur das immaterielle, den materiellen Organism im gesunden und kranken Zustande belebende Wesen (das Lebensprincip, die Lebenskraft) verleiht ihm alle Empfindung und bewirkt seine Lebensverrichtungen.[5]

---

[1] Organon § 313/286/288/–.
[2] Organon § 314/287/289/–.
[3] Brunn 1964, S. 140.
[4] Vgl. dazu auch CK 1^1, S. 59, wo Hahnemann schildert, wie ein Krankheitsreiz, hier die eingeimpfte Menschen- bzw. Kuhpocke, „mit dem offen liegenden Nerven in Berührung kommt, welcher die Krankheit dann unwiederruflich dem ganzen Nervensysteme im gleichen Augenblicke dynamisch mittheilt." In CK 1^2, S. 43, wird dieser Reiz dann „unwiederruflich der Lebenskraft (dem ganzen Nervensysteme)" mitgeteilt. Es bleibt offen, ob es hier zu einer Gleichsetzung zwischen Nervensystem und Lebenskraft kommt, jedenfalls behält das Nervensystem seine Vermittlerrolle.
[5] Organon § –/–/10/10. Vgl. auch § 6/–/–/– und –/24/–/–.

Darüber hinaus dient die Lebenskraft zwar der „Erhaltung der Gesundheit",[1] nicht aber der Bekämpfung von Krankheiten:

> Nein! jene dem Menschen angeborne, das Leben auf die vollkommenste Weise **während dessen Gesundheit** zu führen bestimmte, herrliche Kraft, gleich gegenwärtig in allen Theilen des Organisms, in der sensibeln wie in der irritabeln Faser und unermüdete Triebfeder aller normalen, natürlichen Körper-Verrichtungen, ward gar nicht dazu erschaffen, um sich in Krankheiten selbst zu helfen, nicht, um eine nachahmungswürdige Heilkunst auszuüben.[2]

Gesundheit ist für Hahnemann „das theuerste Gut im Erdenleben"[3] und „das größte der irdischen Güter, Wohlseyn Leibes und der Seele".[4] Er versteht darunter die „Harmonie des Lebens"[5] bzw. das „harmonische Lebensspiel",[6] also ein „Gleichgewicht"[7] aller Funktionen des Organismus. Besonders deutlich ist der vielzitierte § 9 formuliert:

> Im gesunden Zustande des Menschen waltet die geistartige, als Dynamis den materiellen Körper (Organism) belebende Lebenskraft (Autokratie) unumschränkt und hält alle seine Theile in bewundernswürdig harmonischem Lebensgange in Gefühlen und Thätigkeiten, so daß unser inwohnende, vernünftige Geist sich dieses lebendigen, gesunden Werkzeugs frei zu dem höhern Zwecke unsers Daseyns bedienen kann.[8]

Statt als Werkzeug bezeichnet Hahnemann den Körper auch als „Vehikel"[9] der Lebenskraft. Hierarchisch ist die Lebenskraft damit einerseits dem Geist untergeordnet, weil sie nur eine Vorarbeit leistet, andererseits aber auch übergeordnet, weil menschlicher, konkret in die Welt eingreifender Geist ohne belebten Organismus nicht denkbar ist.

Diese Sonderstellung, vergleichbar mit dem heutigen Amt eines Staatssekretärs, der dem Minister offiziell untergeordnet ist, das Ministerium aber de facto führt,[10] erklärt sich zum Teil durch die Attribute, mit de-

---

[1] Organon § –/68/72/72.
[2] Organon S. –/40/46/44. Nur die Restwirkung von Arzneien „nach vollendeter Heil-Anwendung" (Organon § 46/46/51/51) kann von der Lebenskraft besiegt werden.
[3] Organon S. III/–/–/–.
[4] Organon § 125/113/120/120.
[5] Organon § 63/S. 28/32/35.
[6] Organon § –/–/16/16.
[7] Organon § 25/–/–/–.
[8] Organon § –/–/9/9.
[9] Gypser 1987, S. 70.
[10] Hahnemann selbst vermeidet die im Zusammenhang mit einer Organismus-Beschreibung traditionelle Staatsmetaphorik.

nen Hahnemann die Lebenskraft belegt. Sie liefern außerdem die Grundlage für wesentliche Aspekte seines Homöopathie-Konzeptes, ohne die dieses nicht verständlich ist.

Die zentralen Eigenschaften können grob in zwei Kategorien aufgeteilt werden: Gesetzmäßigkeit und Instinkt. Zur Gesätzmäßigkeit: Die Äußerungen der Lebenskraft beruhen nicht auf Zufall oder Beliebigkeit, sondern auf „einem unverbrüchlichen Natur-Gesetze".[1] Dieses Naturgesetz kann mit den Begriffen Erst- und Nachwirkung beschrieben werden:

> Jede auf das Leben einwirkende Potenz, jede Arznei, stimmt die Lebenskraft mehr oder weniger um, und erregt eine gewisse Befindens-Veränderung im Menschen auf längere oder kürzere Zeit. Man benennt sie mit dem Namen: **Erstwirkung**.[2]

Das Wesen der Lebenskraft besteht darin, dieser aufgezwungenen Einwirkung entgegenzuwirken:

> Dieser Einwirkung bestrebt sich unsre Lebenskraft ihre Energie entgegen zu setzen. Diese Rückwirkung gehört unserer Lebens-Erhaltungs-Kraft an und ist eine automatische Thätigkeit derselben, **Nachwirkung** oder **Gegenwirkung** genannt,[3]

wobei die Lebenskraft „stets das Gegentheil von der Einwirkung [...], wo es ein Gegentheil solcher Einwirkungen giebt",[4] hervorbringt, also z.B. Schwäche nach stärkenden Reizen, Müdigkeit infolge wachmachenden Kaffees oder Überempfindlichkeit nach betäubendem Opium. Gerade diese Reaktion auf äußere Einflüsse macht für Hahnemann den Unterschied zwischen belebter und toter Materie aus, die alle Einwirkungen passiv hinnehmen muß. Die Lebenskraft ist also eine Art imaginäres organisches „Gummiband", das aufgrund genau festgelegter Gesetze reagiert und durch deren Nutzbarmachung vom Menschen beliebig manipuliert werden kann.

Die Bedeutung der Gegenwirkung eines lebenden Organismus kann für Hahnemanns Homöopathie-Konzept gar nicht hoch genug veranschlagt werden. Letztendlich wäre Similia-similibus als homöopathischer Urgedanke ohne diese Reaktion gar nicht denkbar.

Zum Instinkt: Die Lebenskraft reagiert auf äußere Einflüsse zwar naturgesetzlich, aber keineswegs verständig. Sie reagiert, weil sie reagieren muß,

---

[1] CK 1, S. –/136. Vgl. CK 1, S. –/19.
[2] Organon § 74/59/63/63.
[3] Organon § 74/59/63/63.
[4] CK 1, S. –/136. Wo es einen solchen entgegengesetzten Zustand nicht gibt, bemüht sich die Lebenskraft, „ihre Norm" wieder einzusetzen (Organon § –/60/64/64).

d.h. sie reagiert „instinktartig",[1] „verstandlos",[2] „animalisch",[3] „roh",[4] „automatisch"[5] und ohne Erinnerungsvermögen.[6] Dennoch zeigt sich ihr Instinkt für Hahnemann u.U. immer noch weiser als der Verstand der allöopathischen Ärzte.[7]

Zusammenfassend geurteilt ist die Lebenskraft eine instinktartige, bestimmten Naturgesetzen unterworfene Kraft, die den Menschen belebt und im gesunden Zustand einen reibungslosen physiologischen Ablauf garantiert. Sie ist im Organismus allgegenwärtig, jedoch besonders an Blut und Nervensystem gebunden. Durch dieses steht sie mit der Umwelt in Kontakt, auf deren Einwirkungen sie mit einer gegenteiligen Nachwirkung antwortet. Ohne diese Gegenwirkung keine Simile-Regel und ohne Simile-Regel keine Homöopathie.

Der Begriff der Lebenskraft läßt sich in Hahnemanns Werk schon in den vor Organon 1 erschienenen Arbeiten nachweisen.[8] Er gehört also zu den unveränderten Grundannahmen in Hahnemanns Menschenbild. Das Entscheidende ist dabei die Festlegung auf einen solchen „hyperphysischen" Argumentationsbaustein, der anatomische, physiologische und pathologische Phänomene, wenn auch unter Vorbehalt, erklären soll, weil dadurch andere Forschungsrichtungen übergangen werden, die sich für Detailkenntnisse aus diesen Bereichen interessieren. Wo *ein* Terminus für *fast alles* herhalten kann, werden Details und ihre Erforschung unwichtig.

Hahnemann steht damit durchaus in der Tradition seiner Zeit. Die Rede von einer Lebenskraft war ebenso geläufig und verständlich wie die heutige vom Immunsystem oder hormonellen Regelkreisen. Die Annahme lebendiger Kräfte garantiert einerseits eine Sichtweise, die im Menschen mehr sieht als nur seinen Körper und vielen Phänomenen damit gerechter wird als die reduktionistische Gleichsetzung von Mensch und Materie. Durch die Ausschließlichkeit, mit der die Lebenskraft zur Erklärung physiologischer Phänomene herangezogen wird, übergeht Hahnemann aber

---

[1] Organon S. –/V,VI/–/–, –/39/44/43 und –/41/46/44.
[2] Organon S. –/V,VI/–/–, –/34/38/39 und § –/17/22/22.
[3] Organon § –/148/–/–.
[4] Organon S. –/29/34/37.
[5] Organon § –/68/72/72.
[6] Das „instinktartige, keiner Überlegung und keiner Rückerinnerung fähige Lebensprincip". Organon § –/–/34 (im Original fett und kursiv hervorgehoben).
[7] Organon S. –/–/52/48 und CK 1, S. –/19.
[8] Z.B. Hahnemann 1796, bzw. KMS I, S. 136.

andererseits eine weitere, sich allmählich entfaltende Entwicklung, die einen enormen Kenntniszuwachs in Physiologie, Anatomie und Pathologie nach sich zog, auf deren Ergebnisse und praktische Konsequenzen heute kein Homöopath ernsthaft verzichten wollte.[1] Für Hahnemann sind diese Fächer jedoch lediglich „Hülfswissenschaften der Medicin",[2] deren Verdienste er zwar keineswegs verkennen möchte, deren therapeutische Einflußmöglichkeiten er aber strikt in Abrede stellt. Die theoretischen Grundlagenfächer dürfen nicht die Basis für die nachfolgende Praxis bilden, sondern die Praxis muß völlig unabhängig von diesen aus sich selbst heraus entstehen. Wenn die Lebenskraft im Laufe der Jahre immer öfter von Hahnemann zur Erklärung bestimmter Phänomene herangezogen und im Zuge dessen immer genauer charakterisiert wird, ist also nur eine für ihn zweitrangige Entwicklungslinie betroffen.

Die zunehmende Häufigkeit hinsichtlich der Kennzeichnung der Lebenskraft läßt sich aus den Quellenangaben zum oben Gesagten entnehmen. Es fällt ein sprunghafter Anstieg in Organon 4 auf, der sich bis Organon 6 mit verminderter Steigung durchzieht und oftmals nur an einzelnen Satzbausteinen nachvollziehbar ist. Heißt es in Organon 3 z.B. noch allgemein „der Organismus", wird dies ab Organon 4 ersetzt durch „die Lebenskraft" bzw. in Organon 5 durch „die instinktartige, automatische Lebenskraft".[3]

Warum der Einschnitt gerade Organon 4 betrifft, wird deutlich, wenn man sich folgende Gründe vor Augen führt:

Ein Jahr zuvor war erstmals die Psoralehre in CK 1[1] veröffentlicht worden.[4] In Organon 3 ist Krankheit die Ausnahme und Gesundheit die Regel, denn es

> wirken täglich und stündlich mehre Krankheitserregungs-Ursachen auf uns ein, aber sie vermögen unser Gleichgewicht nicht aufzuheben und die Gesunden nicht krank zu machen; *die Thätigkeit der Lebenerhaltungs-Kraft in uns pflegt den meisten zu widerstehen; der Mensch bleibt in der Regel gesund.*[5]

---

[1]Erwähnt sei z.B. die Möglichkeit der Insulinsubstitution. Eine Positionsbestimmung zwischen einem heutzutage angemessenen homöopathischen Menschenbild und diesen Kenntnissen steht noch aus. Die Rede von einer Lebenskraft wirkt derzeitig dahingegen eher anachronistisch.
[2]Organon S. –/–/2/18.
[3]Organon § 155/142/148/–. Vgl. auch § 74/59/63/63 und 79/64/68/68, wobei hier die Änderung erst ab Organon 5 eingearbeitet wird.
[4]Zu Einzelheiten siehe Kapitel II.2.1.
[5]Organon § 25/–/–/– (Hervorhebung vom Verfasser). Vgl. auch § 26/–/–/–.

Mit Einführung der Psoralehre ist Gesundheit die Ausnahme und Krankheit die Regel.[1] Dieser radikale Wandel, auf den weiter unten zurückgekommen wird, muß erklärt werden. Erst hält die Lebenskraft den Menschen normalerweise gesund, vier Jahre später weiß sie dann der Psora nichts mehr entgegenzusetzen. Hahnemann selbst geht auf diesen Widerspruch nicht explizit ein, es scheint vielmehr, als versuche er dieses Problem zu umgehen, indem er besonders in Vorrede und Einleitung ab Organon 4 eine genauere Charakterisierung gibt, die einen solchen Wandel plausibel machen könnte.

Ein zweiter Grund dafür, daß ab Organon 4 die Lebenskraft mehr Gewicht erhält und näher bestimmt wird, ist die Auseinandersetzung mit dem Begriff der Naturheilkraft. Andere Ärzte hatten Hahnemann vorgeworfen, die Naturheilkraft zu leugnen, ausschließlich auf Arzneien und ärztliches Können zu bauen und sich damit selbstherrlich über die Gesetze der Natur zu stellen.[2] Sie selbst verließen sich allerdings oftmals uneingeschränkt auf diesen therapeutischen Deus ex machina und bemühten sich um eine Nutzbarmachung in der täglichen Praxis. Hahnemann lehnte die daraus resultierenden therapeutischen Konsequenzen rigoros ab. Um nicht in unbegründeten Kritizismus zu verfallen, versuchte er seine Meinung anhand dezidierterer physiologischer und pathologischer Ausführungen zu verdeutlichen.

Beide Gründe gehen ineinander über, denn ob Krankheit Regel oder Ausnahme ist, hängt entscheidend von der Einschätzung der Naturheilkraft und ihren prophylaktischen Qualitäten ab.

Ein dritter Grund liegt schließlich in Hahnemanns Verhältnis zu den naturwissenschaftlich-kritischen Homöopathen, die vielen Ärzten moderner und aufgeschlossener erschienen als der Begründer der Homöopathie. Um seine Vormachtstellung fürchtend, mußte Hahnemann auch ihnen gegenüber seine Vorstellungen verteidigen. Weil die Auseinandersetzung mit den naturwissenschaftlich-kritischen Homöopathen aber erst ab der fünften Auflage im Organon geführt wird, spielt dieser Punkt im Vergleich mit den ersten beiden eine nur untergeordnete Rolle.

Damit ist das Bild eines gesunden Organismus aus Hahnemanns Sicht in groben Zügen skizziert. Die nächste Frage, die es zu klären gilt, ist die

---

[1] CK 1, S. 66f./48f.
[2] Vgl. Kapitel II.2.5.2. sowie Tischner 1932–1939, S. 254–266, Haehl 1922 I, S. 310–318, Brunn 1964, S.150.

nach der Stellung des Menschen im Kosmos und seiner Beziehung zu Gott und Natur.

1.2 Die Stellung des Menschen im Kosmos

Der Mensch nimmt in Hahnemanns Weltbild eine Stellung ein zwischen Gott und Natur. Der Mensch kann sich unter Nutzung seines Geistes seinem Schöpfer annähern (s.o. S. 59). Ebenso wie das Menschenbild bleibt auch Hahnemanns Gottesbild zeit seines Lebens weitgehend unverändert. Haehl und Tischner bezeichnen es als überwiegend dem Deismus zugehörig.[1] Hahnemanns mehrmalige lobende Erwähnung von Hermann Samuel Reimarus, einem einflußreichen Vertreter deistischer Positionen in Deutschland, legt diese Einordnung nahe.[2] Dennoch sollte man mit der Zuordnung zu *einer* bestimmten religiösen Strömung vorsichtig sein, zumal die Grenze zwischen aufklärerischen und deistischen Gedanken nicht immer klar zu ziehen ist.[3]

Gott ist für Hahnemann der „allsehende[] Urheber",[4] dem die inneren Vorgänge im Gegensatz zum Menschen offen darliegen.[5] Der Mensch muß sich immer an die für ihn wahrnehmbaren Äußerungen halten und ist dafür

---

[1]Haehl 1922 I, S. 275 und Tischner 1932–1939, S. 153, 174. Ausführlicher bei Tischner 1940c und 1955.

[2]Haehl 1922 II, S. 401f., zitiert aus drei Briefen, die Hahnemann 1827/28 schreibt. Ungefähr zeitgleich (1826) erwähnt Hahnemann auch Konfuzius lobend (Haehl 1922 II, S. 401). Eine direkte Beeinflussung durch Konfuzius, die sich in Hahnemanns Werk oder Menschenbild niedergeschlagen hätte, ist aber nicht auszumachen.

[3]Der Hamburger Professor für orientalische Sprachen Reimarus (1694–1768) fordert eine hermeneutische Text- und damit auch Bibelkritik. Ausgehend von dieser versucht er anhand aufgezeigter Widersprüche innerhalb der Bibel die Unmöglichkeit eines göttlichen Ursprungs derselben nachzuweisen. Er verwirft damit jede Offenbarungsreligion, also auch das Christentum, als vernunftwidrig. Wunder und Offenbarung sind für Gott unwürdige Annahmen, denn Gott muß seine Zwecke und Ziele rational durchschaubar erreichen. Für Reimarus führt das jedoch nicht zum Atheismus, sondern zum Deismus. Hinter den historischen Formen der Religion verbirgt sich die *natürliche Religion*, deren moralische Forderungen und sonstige Grundlagen allein durch die Vernunft zu erkennen sind. Es schimmert jene mechanistische Seinsauffassung mit der Lehre vom Kausalzusammenhang und der absoluten Notwendigkeit aller Naturgeschehnisse durch, die auch für Hahnemann mitunter kennzeichnend ist.

[4]RAL 3^1, S. VIII und RAL 3^2, S. 8.

[5]Organon § 63/–/–/–.

auf die Beobachtung angewiesen.[1] Diese Benachteiligung kollidiert nur vordergründig mit der „unendlichen Güte des allweisen Lebenserhalters".[2] Seiner unendlichen Güte gemäß gewährt er dem Menschen nämlich gerade soviel Einsicht, wie dieser zur Heilung von Krankheiten nötig hat:

> Nur so konnte Gott, der Erhalter der Menschen, seine Weisheit und Güte bei Heilung der sie hienieden befallenden Krankheiten an den Tag legen, daß er dem Heilkünstler offen darthat, was derselbe bei Krankheiten hinweg zu nehmen habe, um sie zu vernichten und so die Gesundheit herzustellen. Was müßten wir aber von seiner Weisheit und Güte denken, wenn er das an Krankheiten zu Heilende [...] in ein mystisches Dunkel gehüllt, im Innern verschlossen und es so dem Menschen unmöglich gemacht hätte, das Uebel deutlich zu erkennen, folglich unmöglich, es zu heilen?[3]

Gottes Wirken ist also zweckgerichtet, teleologisch. Immer ist eine Absicht zu erkennen, die sich der Mensch zunutze machen kann, und selbst in scheinbar unverständlichen und Gottes Güte zuwiderlaufenden Ereignissen sieht Hahnemann einen Sinn:

> Mußte vielleicht, nach der Fügung Gottes, jenes System Broussais's, **das Leben der heilbaren Kranken medicinisch zu vernichten,** vorausgehen, um der Welt die Augen zu öffnen für die einzig wahre Heilkunst, die Homöopathie, worin alle heilbaren Kranken Genesung und Wiederbelebung finden, wenn diese schwerste aller Künste, von einem unermüdeten, scharfsinnigen Arzte, rein und gewissenhaft ausgeübt wird?[4]

Eine Ausnahme bildet lediglich der Bandwurm, von dem es 1824 noch heißt: „dieses wunderbar gebildete Geschöpf Gottes, [...] ward geschaffen, in dem Darmunrathe, der für uns nichts Brauchbares mehr enthält, sein Leben zu leben, und zu finden, was er zu seiner Nahrung braucht."[5] Mit Einführung der Psoratheorie ändert sich diese Einschätzung. Das Attribut des Gottesgeschöpflichen fällt weg, stattdessen ist der Bandwurm nun Folge

---

[1] „Was aber durch kein Zeichen sein verborgnes, angebliches Daseyn zu verstehen giebt, existiert nicht für uns Menschen, die wir auf Erkenntnis der Dinge einzig durch Beobachtung vom Schöpfer angewiesen sind". CK 1, S. –/57. Vgl. das Kapitel „Wissenschaftliches Selbstverständnis" (II. 4.3.).
[2] Organon § –/–/14/14. Vgl. Organon S. XI/–/–/– und 45/96/–/– („die allgütige Fürsehung").
[3] Organon § –/–/17/17.
[4] Organon § –/–/–/60.
[5] Organon § 62/–/–/–.

einer zugrundeliegenden Psora,[1] was eine Blickänderung von teleologisch-miteinander zu kausal-gegeneinander andeutet, ohne daß diese in letzter Konsequenz ausformuliert wird.

Bemerkenswerterweise erhält Hahnemanns Gottesbild in der Auseinandersetzung mit anderen Meinungen und besonders mit der Allöopathie eine besondere Schattierung. Wenn dann vom „Donnerworte des ältesten unsrer Gesetzgeber"[2] und der „fürchterliche[n] Stimme des unbestechlichen Richters im Gewissen"[3] die Rede ist, argumentiert Hahnemann mit einer höheren göttlichen Autorität, um auf die Verantwortung des Menschen gegenüber Gott und seinem endzeitlichen Gericht hinzuweisen.[4]

Die Natur teilt Hahnemann auf in „groß" und „individuell-organisch", darüber hinaus gibt es noch eine scheinbar tote Materie. Die „große Natur selbst, d.i. die Stimme der Allweisheit des großen Agens im unendlichen Naturganzen",[5] ist „allgütig"[6] und „weise"[7]. Auch das gottähnliche Attribut der Zweckgerichtetheit steht ihr zu, denn sie zeigt, „wie sie [die große Natur, M.W.] selbst heilen kann, und wie sie will, daß von Menschen geheilet werden solle."[8] Diese große Natur, die von Gott nicht immer scharf zu trennen ist, grenzt Hahnemann ab gegen die „individuelle Natur des organischen Menschen",[9] die er mit der Lebenskraft gleichsetzt und die somit keine Vorbildfunktion besitzt.

In der Hierarchie Gott, die große Natur und die individuelle Natur auf Lebenskraft-Ebene folgt zuletzt die Materie in ihrem „rohen Zustande todt scheinender Substanz".[10] Die Betonung liegt auf scheinen, denn „unter den gehörigen Umständen und Bedingungen",[11] wozu auch Schütteln und Reiben zählen, zeigen sich die „in der Natur **schlummernden (latenten) Kräf-**

---

[1] Organon S. –/21/25/31.
[2] Organon § –/–/–/60.
[3] RAL 4¹, S. 11 und RAL 4², S. 13.
[4] In Kapitel II.4.4. wird auf die Auseinandersetzung mit Gegnern und abtrünnigen Anhängern näher eingegangen. Hahnemann führt die Diskussion in einem vielleicht alttestamentlich zu nennenden Stil, bei dem man sich nicht immer des Eindruckes erwehren kann, daß er hier nicht Ähnliches mit Ähnlichem behandelt, sondern Gleiches mit Gleichem vergilt.
[5] Organon S. –/III/–/–.
[6] RAL 4¹, S. 9 und RAL 4², S. 11.
[7] CK 1, S. 203/145.
[8] Organon § 38/38/43/43, zitiert nach Organon 3.
[9] Organon S. –/III/–/–.
[10] CK 1, S. 213/154.
[11] CK 1, S. –/57f.

te",[1] die bei der Herstellung der Arznei eine große Rolle spielen werden. Die Formulierung dieser Vorstellung nimmt mit der sich entwickelnden Potenzierung entspechend zu.

Die Materie birgt also bestimmte Kräfte in sich, deren Verhältnis zur Lebenskraft nicht näher charakterisiert wird, jedoch benutzt Hahnemann diesen Begriff ausschließlich im Zusammenhang mit dem menschlichen Organismus. Dennoch ist die Annahme lebenskraftäquivalenter Entitäten in der ganzen Natur bei Hahnemann nicht von der Hand zu weisen, denn zumindest noch 1821 postuliert er: „Alles in der Natur lebt und ist Kraft; wir müssen es nur zum Leben zu bringen und seine Kraft zu entwickeln wissen."[2]

Welche Position nimmt der Mensch im Kosmos ein? Aus dem bisher Gesagten leuchtet erneut die Mittlerstellung zwischen Gott und der großen Natur einerseits und der Lebenskraft und rohen Materie andererseits hervor. Dank seiner Vernunft kann sich der Mensch die Gesetze der Natur zunutze machen,[3] um die von Gott als Möglichkeit gegebene unfehlbare Heilkunst zu verwirklichen. Keinen Zweifel läßt Hahnemann daran, daß die Homöopathie die Lösung dieses metaphysischen Rätsels ist und er das auserwählte Werkzeug, sie zu entdecken und zu vervollkommnen:

> Es war hohe Zeit, daß der weise und gütige Schöpfer und Erhalter der Menschen diesen Gräueln Einhalt that, Stillstand diesen Torturen gebot und eine Heilkunst an den Tag brachte, die [...] nach dem einzig naturgemäßen Heilgesetze: *similia similibus curentur*, unbeschwert, bald und dauerhaft zur Heilung und Gesundheit bringt; es war hohe Zeit, daß er die Homöopathie finden ließ.[4]

---

[1] CK 1, S. –/57. Vgl. auch: „Die Materie hält bloß noch der Pöbel für todte Stoffe, da sie doch dahin gebracht werden können, große, erstaunenswürdige Kräfte aus ihrem Innern zu entwickeln" (RAL 6^2, S. VIII) und: „Schon die blos physischen Kräfte der sogenannten materiellen Körper zeigen bei ihrer vollen Entwickelung durch Bemühung des Menschen, wie wenig das, was wir todte Materie nennen, todt sei und wie sie vielmehr aus lauter Kraft bestehe, die blos der Aufmachung, Entbindung und Freimachung bedürfe, um sich selbst im kleinsten Gewichte unermeßlich thätig zu zeigen" (RAL 6^1, S. XV).

[2] RAL 6^1, S. XVI. Fräntzki 1976 lehnt ein vitalistisches Welt- und Menschenbild bei Hahnemann kategorisch ab, weil nicht die Kraft an sich im Vordergrund von Hahnemanns Interessen stehe, sondern ihre Äußerungen. Warum er sich damit aber vom Vitalismus grundsätzlich lossagt, verschweigt Fräntzki. Überhaupt scheint hier eine unzulässige Vermischung von Hahnemanns wissenschaftlichem Selbstverständnis und anderen Teilen seines Weltbildes vorzuliegen.

[3] Organon § 46/46/51/51.

[4] Organon S. –/–/61/54.

Und schließlich bezüglich des Problems der chronischen Krankheiten:

> Den Grund also auszufinden, warum alle die von der Homöopathie gekannten Arzneien keine wahre Heilung in gedachten [chronischen, M.W.] Krankheiten bringen [...], diese höchst ernste Aufgabe beschäftigte mich seit den Jahren 1816, 1817 bei Tag und Nacht und, siehe! *der Geber alles Guten ließ mich [...] das erhabene Rätsel zum Wohle der Menschheit lösen.*[1]

Hier klingt das Motiv von „dem höhern Zwecke unsers Daseyns"[2] an.

1.3 Der Sinn des Lebens

Hahnemanns Lebensmaxime lautet, „selbst möglichst gut zu werden und umher besser zu machen, was nur in meinen Kräften" steht.[3] Auf die Heilkunde bezogen heißt das, alle Gaben Gottes, also auch hochtoxische Substanzen wie z.B. Arsen, „bloß zum Wohlthun"[4] anzuwenden, weil die Gesundheit der höchste Zweck des homöopathischen Heilkünstlers ist.[5]

Sieht man von der allgemeinen Aufforderung: Erkenne Dich selbst („$\gamma\nu\tilde{\omega}\theta\iota\ \sigma\epsilon\alpha\upsilon\tau\acute{o}\nu$")[6] – die Inschrift am Apollon-Tempel in Delphi und Prinzip sokratischer Philosophie – und Hahnemanns Grabinschrift „Non inutilis vixi"[7] ab, äußert sich Hahnemann darüber hinaus zu einem allgemeinverbindlichen Lebenssinn oder bestimmten Handlungsmaximen nicht.

1.4 Zusammenfassung

Der Mensch besteht für Hahnemann aus Körper-, Geist- und Gemüts-Organen, die einen einheitlichen Organismus bilden. Belebt werden diese Komponenten von einer Lebenskraft, deren Aufgabe es ist, den Organis-

---

[1] CK 1, S. 7/6 (Hervorhebung vom Verfasser). Vgl. auch Haehl 1922 II, S. 402, wo Hahnemann Stapf gegenüber diesbezüglich von einer Offenbarung spricht. Der Glaube an eine Offenbarung steht nicht im Widerspruch zu Reimarus (s.o. S. 69), weil dieser unterscheidet „zwischen dem Glauben an eine Offenbarung, derer man selbst gewürdigt worden ist, und dem Glauben an die Versicherung anderer, ihrerseits eine solche Offenbarung empfangen zu haben." (Gestrich 1981, S. 403)
[2] Organon § –/–/9/9.
[3] CK 1, Vorwort.
[4] RAL 2^1, S. 58, RAL 2^2, S. 68, RAL 2^3, S. 41 und CK 5^2, S. 489.
[5] Organon § –/–/246/–.
[6] Organon § 148/135/141/141.
[7] Haehl 1922 I, S. 2, „Ich habe nicht umsonst gelebt".

mus in Gesundheit harmonisch zu führen. Kennzeichen des Lebens ist die Fähigkeit, auf einen Reiz zu reagieren. Dazu ruft die Lebenskraft einen dem einwirkenden Reiz (Erstwirkung) genau entgegengesetzten Zustand (Nachwirkung) hervor, wenn es einen solchen gibt.

Die Lebenskraft ist im Organismus allgegenwärtig, besonders aber an das Blut gebunden und steht durch das Nervensystem mit der Außenwelt in Verbindung. Das Nervensystem überträgt einen peripheren Reiz ohne Zeitverzögerung auf den gesamten Organismus und garantiert somit die Einheit.

Der gesunde Mensch, dessen Körper und Geist harmonisch funktionieren, steht hierarchisch zwischen Gott und Natur. Gott ist der gütige Schöpfer, der in seiner Zweckgerichtetheit dem Menschen einen vernünftigen Geist geschenkt hat, mit dessen Hilfe dieser lernen kann, besser zu heilen, als die große Natur es vermag. Von dieser kann der Mensch zwar Hinweise erhalten, wie vorzugehen sei, der Vorzug der vernünftigen und rationalen Entscheidung aber gebührt ihm. Im Gegensatz zur großen Natur ist die individuelle Natur des Menschen, d.i. die Lebenskraft, nicht vorbildhaft. Unter dieser steht nur noch die rohe Materie, die aber unentwickelte und latent gebundene Kräfte beherbergt, die vom Menschen gezielt, z.B. durch Reiben oder Schütteln, freigesetzt werden können.

Diese Vorstellungen Hahnemanns sind nicht neu, sie gewinnen aber ab Organon 4 im Zuge der Auseinandersetzung mit dem allöopathischen Konzept der Naturheilkraft und infolge der Psoralehre sprunghaft an Gewicht. Tendenziell ist ein verstärktes Festhalten an alten Erklärungsmustern zu erkennen, wozu vorrangig die Lebenskraft als physiologisches Patentrezept zählt. Ein Menschenbild, das von einer Lebenskraft ausgeht, verzichtet in der Regel auf physiologische und anatomische Einzelforschung, so daß Hahnemann die Vielzahl der damals neuen Entdeckungen zumindest hinsichtlich ihrer möglichen praktischen Relevanz unterschätzen mußte.

2. Die Lehre von der Krankheit

> *„Nichts ist praktischer als eine gute Theorie"*
>
> Karl Eduard Rothschuh

Die Lehre von der Krankheit gibt Antworten auf die Fragen, was Krankheit überhaupt ist (Krankheitsvorstellung: Krankheit ist ...), welchen Sinn sie für den einzelnen und die Allgemeinheit hat, welche Ursachen ihr zugrunde liegen, welche Bedeutung ihre Symptome besitzen und wie diese entstehen. Außerdem richten sich Erforschung und Klassifikation nach der jeweiligen Krankheitslehre. Um die Lehre im einzelnen nachvollziehbar darzustellen, müssen die genannten Punkte noch weiter untergliedert werden. Dadurch entsteht ein unüberschaubarer Wust an Einzelheiten, der speziell durch Hahnemanns Lehre von den chronischen Krankheiten nur allzu leicht den Wald vor lauter Bäumen nicht mehr sehen läßt. Deswegen soll zunächst eine Schneise geschlagen werden, die sich, unter Mißachtung der weiter unten wieder aufgenommenen Systematik, quer durch alle Bereiche seiner Krankheitslehre zieht und ebendiese Theorie der chronischen Krankheiten abhandelt. Die Darstellung geht vom Allgemeinen (was versteht Hahnemann unter einem Miasma?) über bestimmte Gemeinsamkeiten (wie entsteht eine chronisch-miasmatische Krankheit und wie verläuft sie?) zum Besonderen (was versteht Hahnemann unter Psora, Syphilis und Sykosis?).

2.1 Übersicht: Akute und chronische Miasmen

Zu Hahnemanns Zeiten – also in der vorbakteriologischen Ära – versteht man unter einem Miasma einen Ansteckungsstoff, der aus der Außenwelt in den Menschen eindringt und ihn krank macht. Als Prototyp gilt die Malaria, die aus der Ausdünstung feuchter Sümpfe entsteht, nicht aber durch Ansteckung von Mensch zu Mensch bzw. Tier zu Mensch. Aufenthaltsorte der Miasmen sind die Erdkruste und die unterste Schicht der Atmosphäre.

Einen Ansteckungsstoff, der ausschließlich von Mensch zu Mensch übertragen wird, nennt man Contagium, das im Gegensatz zum Miasma eher materieller Art ist. Prototyp der contagiösen Krankheit ist die Geschlechtskrankheit Syphilis. Die meisten übrigen ansteckenden Krankheiten hält man für miasmatisch-contagiös, d.h. für solche, die sowohl durch Umwelteinflüsse als auch durch direkten Kontakt von Mensch zu Mensch übertragen werden können. Andere Krankheiten sind zunächst, am Ort ihrer Entstehung, miasmatischer Natur und werden erst mit der Verbreitung in ferne Länder contagiös, z.B. die Cholera.

Miasma ist also die damalige Erklärungshypothese für die Beobachtung, daß manche Krankheiten ansteckend sind und bei allen Erkrankten fast gleich verlaufen (Scharlach, Masern, Cholera, Pocken etc.).[1] Mit Einführung der Bakteriologie und ihren angemesseneren und weitreichenderen Erklärungsversuchen verschwand der Begriff des Miasmas aus der Medizin. Nur in der Homöopathie spielt er noch immer eine, von Schule zu Schule unterschiedliche, Rolle. Mit Hahnemanns ursprünglicher Konzeption teilen die heutigen „Miasmatologen" nur noch die Begriffe, nicht aber den Inhalt.[2]

Mit der folgenden Definition wenden wir uns dem Miasmenbegriff Hahnemanns zu: „Ein Miasma ist ein von der Außenwelt her den Menschen krankmachender Ansteckungsstoff, der relativ gleichverlaufende (feststeckige) Krankheiten zur Folge hat". Hahnemann benutzt den Begriff ganz im Sinne seiner Zeit, jedoch ohne streng zwischen Miasma und Contagium zu unterscheiden. Nicht die Vorstellung von Miasmen überhaupt ist bei ihm also besonders, sondern die eigentümliche Richtung, die er zur Erklärung der chronischen Krankheiten einschlägt. Im Gegensatz zu den anderen Ärzten ist für ihn auch die Syphilis eine miasmatische Krankheit. Damit umgeht er zum einen die für ihn sicherlich sophistisch anmutende Unterscheidung zwischen Miasma und Contagium, zum anderen betont er den immateriellen Charakter der Ansteckung.[3]

Hahnemann unterscheidet akute von chronischen Miasmen. Akut miasmatische Krankheiten gehen von selbst vorüber, chronisch-miasmatische heilen hingegen nie von alleine, sondern nur durch ärztliche Kunst.[4] Eine Spontanheilung chronischer Krankheiten kennt Hahnemann nicht! Anfänglich standen bei ihm die akuten Krankheiten und damit die akuten Miasmen im Vordergrund: Scharlach, Mumps, Keuchhusten usw., also die typischen Kinderkrankheiten, daneben die Menschenpocken, die levantische Pest, das Gelbfieber und die typhösen Krankheiten. Mit der Behandlung dieser akuten „in sich abgeschlossenen Krankheiten"[5] war Hahnemann im

---

[1] Die gleichartig verlaufenden Krankheiten nennt Hahnemann feststeckige bzw. feststehende Krankheiten. Bei ihnen duldet er auch einen Namen (s. S. 78).
[2] Vgl. Weißhuhn 1996.
[3] Bei den akuten Krankheiten nennt er aber epidemische, die im weiteren Verlauf „ansteckend (**contagiös**) zu werden pflegen." (Organon § –/69/73/73).
[4] CK 1, S. 58/45f.
[5] CK 1, S. 6/5.

großen und ganzen zunächst zufrieden. Auch die Behandlung der Syphilis mittels einer spezifischen Arznei (Quecksilber) verlief in seinen Augen erfolgreich. Die ungeheure Anzahl chronischer Krankheiten aber blieb ungeheilt. Zwar konnte auch hier die Homöopathie einige Hilfe leisten, aber in der Regel kam das ursprüngliche Leiden nach einer gewissen Zeit, mitunter sogar schlimmer als früher, zurück. Diese

> Rückkehr und öftere Rückkehr der Uebel ließ am Ende auch die bestgewählten, bis dahin bekannten, homöopathischen Arzneien in der geeignetsten Gabe, je öfterer sie wiederholt wurden, desto weniger hülfreich; sie blieben zuletzt kaum schwache Erleichterungsmittel. [...] Das chronische Siechthum ließ sich durch alles dieß im Grunde nur wenig in seinem Fortgange vom homöopathischen Arzte aufhalten und verschlimmerte sich dennoch von Jahre zu Jahre.[1]

Hahnemann kommt zwangsläufig zu einer pessimistischen Einschätzung der bisherigen Behandlung: „Ihr Anfang war erfreulich, die Fortsetzung minder günstig, der Ausgang hoffnungslos."[2] Es spricht für Hahnemanns Forschergeist, daß er sich nicht mit dem bisher Erreichten zufrieden gibt, sondern nach einer Lösung dieses Problems sucht:

> Den Grund also auszufinden, warum alle die von der Homöopathie gekannten Arzneien keine wahre Heilung in gedachten Krankheiten bringen und eine, wo möglich richtigere und richtige Einsicht in die wahre Beschaffenheit jener Tausende von ungeheilt bleibenden – bei der unumstößlichen Wahrheit des homöopathischen Heilgesetzes, dennoch ungeheilt bleibenden – chronischen Krankheiten gewinnen konnten, diese höchst ernste Aufgabe beschäftigte mich seit den Jahren 1816, 1817 bei Tag und Nacht.[3]

Zur Lösung vergegenwärtige man sich drei Punkte:

---

[1] CK 1, S. 5f./4. Die Klage über eine nicht ausreichende Zahl von möglichen Heilmitteln widerspricht der bereits in Organon 1 aufgestellten Behauptung, der Fall, daß keine Arznei den Krankheitssymptomen in Ähnlichkeit entspreche, sei „**sehr selten**". (Organon § 137/172/172/160/166/166, hervorgehoben ab Organon 2)
[2] CK 1, S. 6/4.
[3] CK 1, S. 7/6. Vgl.: „Vielleicht verstattet es noch mein Alter, die speciellere Behandlung der chronischen Leiden, wozu ich *die letzten fünf Jahre* meines Lebens mit gutem Erfolge verwendet habe, der Welt mitzutheilen – ein nicht kleines Werk." (Organon § 156/–/–/–, Hervorhebung vom Verfasser) Die Beschäftigung beginnt also um 1816, die Behandlung möglicherweise um 1819. Die große Zäsur liegt damit zwischen der ersten und zweiten Organonauflage! (Vgl. Luft)

1. Die Theorie der feststehenden Krankheiten
2. Die Anamnese akuter Epidemien
3. Hahnemanns Verständnis der Syphilis

1. Die Theorie der feststehenden Krankheiten[1]

Hahnemann unterscheidet feststehende von nicht-feststehenden Krankheiten. Nicht-feststehende Krankheiten haben die unterschiedlichsten Ursachen, verlaufen jedesmal anders und kommen nur einmal auf der Welt so vor, wie sie sich gerade jetzt im jeweiligen Kranken zeigen. Ihnen einen Namen zu geben, ist sinnlos, weil sie vollkommen individuelle Prozesse darstellen. Nicht-feststehende Krankheiten benötigen eine individuelle Behandlung, die von Fall zu Fall variiert.

Feststehende Krankheiten werden dagegen von einer und immer derselben Ursache hervorgerufen. Sie produzieren, sozusagen vorprogrammiert, in jedem Menschen gleiche und für die jeweilige Krankheit charakteristische Symptome. Aufgrund ihres gleichförmigen und einfach zu erkennenden Verlaufes steht ihnen ein Name zu.[2] Die feststehenden Krankheiten erfordern eine feststehende, gleichartige Behandlung, z.B. Belladonna gegen Scharlach oder Arnika gegen Quetschungen.[3]

2. Die Anamnese akuter Epidemien

Akuten Epidemien können feststehende oder nicht-feststehende Ursachen zugrunde liegen.[4] Bei ihrer Erforschung spielt das zunächst keine Rolle. Wichtig ist aber, daß alle Epidemien *eine*, jeweils verschiedene, Ursache haben, die zur *gleichen* Krankheit bei *allen* Betroffenen führt. Um eine Arzneimittelwahl für die herrschende Krankheit treffen zu können, müssen zuerst ihre Symptome eruiert werden. Dabei darf jedoch nicht davon ausgegangen werden, daß jeder Kranke *alle* vorkommenden Symptome der Epidemie aufweist, vielmehr liefern erst *viele* Kranke ein umfassendes Bild der Gesamtkrankheit.[5] Das Bild der Gesamtkrankheit bestimmt schließlich die Arzneimittelwahl, notabene nicht der Einzelfall!

---

[1] S. S. 111.
[2] Organon § 41/41/46/46.
[3] Aus dieser Betrachtungsweise sind die heutigen „Bewährten Indikationen" hervorgegangen.
[4] Organon § 106/93/100/100.
[5] Zum Vergleich sei an jene Großbildleinwände erinnert, die aus vielen einzelnen Fernsehgeräten bestehen. Jedes Fernsehgerät trägt nur einen Teil zum Gesamtbild bei.

Alle an der dermaligen Seuche Erkrankten haben zwar eine aus einer und derselben Quelle geflossene und daher **gleiche** Krankheit; aber der ganze Umfang einer solchen epidemischen Krankheit und die Gesammtheit ihrer Symptome (deren Kenntniß zur Uebersicht des vollständigen Krankheitsbildes gehört, um das für diesen Symptomen-Inbegriff passendste homöopathische Heilmittel wählen zu können) kann nicht bei einem einzelnen Kranken wahrgenommen, sondern nur aus den Leiden mehrer Kranken von verschiedner Körperbeschaffenheit vollständig abgezogen (abstrahirt) und entnommen werden.[1]

Dieses Vorgehen steht in Analogie zur Auswertung von Arzneimittelprüfungen. Auch hier werden nicht alle Symptome einer Arznei bei *einem* Prüfer beobachtet. Das Gesamtbild wird vielmehr erst allmählich, von Versuchsperson zu Versuchsperson, vollständiger.[2]

Ein Beispiel zur Verdeutlichung:[3] In Hahnemanns Wartezimmer sitzen fünf Patienten, die, genau wie viele andere Menschen der Stadt z.Z. auch, über Nacht von einer akuten Krankheit befallen wurden. Hahnemann erforscht die Symptome des ersten Patienten nach den Regeln der homöopathischen Anamnese und notiert die Symptome auf einem Extrablatt. Anschließend bittet er den Patienten, im Wartezimmer Platz zu nehmen, bis er die anderen vier Patienten ebenso gründlich untersucht und ihre Symptome auf demselben Blatt vermerkt hat. Nach dem letzten Patienten nimmt Hahnemann das Blatt zur Hand und wählt gegen diese Gesamtkrankheit – gegen diese bloß auf dem Papier zusammengehörigen Symptome – eine Arznei nach dem Ähnlichkeitsprinzip. Nun bittet er alle Patienten gleichzeitig wieder herein und verabreicht allen dieselbe Arznei. Mitunter scheinen zwei oder drei Mittel gleich ähnlich zu sein bzw. bestimmte Aspekte der Krankheit unterschiedlich gut abzudecken, so daß jeder Kranke dasjenige Mittel erhält, was seiner individuellen Schattierung der Gesamtkrankheit am besten entspricht.

3. Hahnemanns Verständnis der Syphilis

Die Syphilis war im 18. und 19. Jahrhundert eine weit verbreitete Krankheit, die in der Praxis eines jeden Arztes vorkam. Obwohl uneins in Detail-

---

Um das Gesamtbild erkennen zu können, muß man alle Fernseher gleichzeitig und aus einer gewissen Entfernung betrachten.
[1]Organon § 108a/95/102/102.
[2]Organon § 140/128/134/134.
[3]Das Beispiel ist konstruiert und stimmt sicherlich nicht in allen Einzelheiten mit der Realität überein. Es verdeutlicht aber dennoch Hahnemanns Gedanke, daß nicht jeder Kranke alle zur Arzneiwahl wichtigen Symptome präsentieren muß.

fragen, war man sich über den *Verlauf* der Krankheit relativ einig. Hahnemann betrachtet die Syphilis als feststehende, durch ein Miasma übertragene und chronische Krankheit, die in verschiedener Gestalt erscheinen kann. Sie geht einher mit einem äußerlich sichtbaren Lokalsymptom, dem Schanker (Ulcus durum). Wird dieser Schanker falsch behandelt, z.B. mit Salben, verschwindet er zwar oberflächlich, aber die Krankheit selbst wird dadurch nicht geheilt, weil

> der ganze Körper schon durchaus venerisch war, ehe er [der Schanker] erschien; sonst hätte er gar nicht zum Vorschein kommen können. [...] Der allgemeine Zustand bleibt dann nicht nur eben so venerisch, als während der Schanker noch zugegen war, sondern die innere, allgemeine venerische Krankheit, die auch schon für sich, ihrer Natur nach, sich allmählig immer mehr vergrößert, ersetzt nun auch den Mangel des Schankers (dieses die Heftigkeit des innern Uebels bisher gleichsam ableitenden und mildernden örtlichen Hauptsymptoms) durch Entwickelung der übrigen, bisher noch schlummernden Symptome, und durch Erzeugung neuer Zufälle, welche weit beschwerlicher, als der vertriebene Schanker sind. Es brechen nun die Leiden des allgemeinen Uebels über kurz (Schooßbeulen) oder über lang (oft erst nach vielen Monaten) als Tonsillen-Verschwärung, als blüthenartiger oder Flecken-Ausschlag, als flache, schmerzlose, glatte, runde Hautgeschwüre, als krause Auswüchse am Zäpfchen oder an den Nasenflügeln hervor, oder zeigen sich als steter Kitzelhusten mit eiterartigem Auswurfe, Gelenksteifigkeit, nächtlich schmerzenden Beinhaut- und Knochengeschwülste u.s.w.[1]

Wiederum zur Verdeutlichung: Ein Patient sucht Hahnemann mit einem Exanthem auf und bittet um Hilfe. Hahnemann erkennt das Exanthem als zur Syphilis gehörig und fragt den Patienten nach einem früheren Schanker und dessen Behandlung. Dieser räumt daraufhin (idealerweise) einen Schanker ein und „gesteht" damit eine Ansteckung. Für Hahnemann ist der Fall dann klar. Der Patient ist vom Syphilis-Miasma infiziert worden und erhält deswegen – unabhängig von seinen weiteren Symptomen – eine Arznei, deren Symptome den Syphilis-Symptomen möglichst ähnlich sind (Mercurius). Hahnemanns Syphilis-Verständnis unterscheidet sich also nicht wesentlich von der „schulmedizinischen" Syphilis unserer Tage. Es hat mit einem Abstraktum im Sinne der heutzutage in der Homöopathie geläufigen „syphilitischen Miasmen" nichts gemein.

Hiermit ist Hahnemanns Startkapital zur Erforschung der restlichen chronischen Krankheiten gegeben. Irgendwann muß ihm der Gedanke gekommen sein, daß nicht nur das Syphilis-Miasma chronische Erkrankun-

---
[1] Organon § 214/–/–/–.

gen unterschiedlicher Art erzeugen kann, sondern auch noch andere festständige Miasmen. Das ist der erste Analogieschluß.[1]

Im zweiten Analogieschluß werden diese chronisch-miasmatischen Krankheiten genauso erforscht, wie die akuten epidemischen. Es wird also ein Krankheitsbild postuliert, das sich in seiner Gesamtheit erst bei vielen Kranken zeigt, nicht aber bei einem allein. Bei seinen Nachforschungen macht Hahnemann folgende Beobachtungen:[2]

1. Fast alle chronisch Kranken weisen in ihrer Anamnese einen früheren Krätzausschlag auf.[3]
2. Krätze ist ansteckend.
3. Durch falsche Behandlung eines Krätzausschlages, z.B. durch Salben oder Bäder, verschwindet zwar der Ausschlag, aber stattdessen erscheinen schlimmere und stärkere chronische Krankheiten.[4]

Aus diesen Beobachtungen schließt Hahnemann, daß, wenn bei der Syphilis die Vertreibung des Lokalsymptomes zur inneren Lustseuche führt, es analog bei der Krätze genauso ist, und der Kranke schon vor Vertreibung der äußerlichen Krätze innerlich krank war. Krätze ist also keine ausschließlich äußere Erkrankung, vielmehr liegt ihr ein chronisches Miasma zugrunde. Aus der Häufigkeit des Krätzausschlages schließt er auf die Häufigkeit der inneren Krankheit und daraus wiederum auf die Ursächlichkeit des Krätz-Miasmas für die Vielzahl der chronischen Leiden.

Hahnemann nennt dieses chronische Miasma Psora, weil es meist mit einem Krätzausschlag einhergeht.[5] Analog zur Syphilis, bei der allen Er-

---

[1] Sowohl die vermeintliche Entdeckung Indiens als auch Hahnemanns Entdeckung der Psora sind demnach untrennbar mit der Syphilis verbunden. Nur wurde im ersten Fall die Syphilis bei Rückkehr im Hafen der Heimat verbreitet, während sie im zweiten Fall eben jenen sicheren Hafen darstellt, den Hahnemann verläßt, um im Gewässer der Analogie die Psora zu finden.
[2] Zu Einzelheiten siehe Luft.
[3] CK 1, S. 10/8. Die Krätze war damals außerordentlich weit verbreitet; kaum jemand konnte ihr ein ganzes Leben lang entgehen.
[4] CK 1, S. 30–56/22–40.
[5] Die Bezeichnung Psora für Krätze war damals allgemein üblich und akzeptiert, auch wenn man sich über die Ursache der Krätze (Milbe oder nicht?) uneins war. Wenn Hahnemann bei dieser Begriffswahl bleibt, versucht er lediglich, das Bekannte um eine neue Dimension zu erweitern und zu erklären, ohne den Rahmen der vorgegebenen Nosologie und Pathologie vollends zu verlassen. Das gleiche gilt für die Sykosis. Auch hierunter verstand man damals allgemein die Feigwarzenkrankheit. Neu sind also nicht die Namen, sondern die zugeschriebenen Bedeutungen.

krankten ein Medikament verordnet wird, soll auch für diese „innere Krätzkrankheit mit oder ohne ihren Hautausschlag"[1] eine bestimmte Anzahl von Mitteln zur Heilung ausreichen, gemäß dem Grundsatz, daß Krankheiten aus feststehenden Ursachen eine feststehende Kur benötigen. Weil die Ansteckung mit Krätze damals so weit verbreitet war, daß beinahe jeder Mensch zumindest einmal darunter litt, werden bei Hahnemann auch diejenigen Kranken, bei denen kein früherer Ausschlag eruierbar ist, behandelt, als hätten sie einen gehabt und als sei die Ansteckung mit Psora bewiesen oder zumindest wahrscheinlich (s. S. 87).

Neben Syphilis und Psora postuliert Hahnemann noch ein drittes Miasma, das er Sykosis bzw. Feigwarzenkrankheit nennt.

2.1.1 Gemeinsamkeiten im Verlauf der drei chronischen Miasmen

Bevor wir zur Einzelanalyse der drei chronischen Miasmen kommen, sei zunächst auf die Gemeinsamkeiten in ihrem Verlauf hingewiesen, wovon einiges bereits angedeutet wurde. Hahnemann beschreibt den Gang von der Ansteckung bis zu den Symptomen ausführlich in CK 1.[2] Zur Orientierung diene die folgende Tabelle, in der bewußt auf die Terminologie heutiger Infektionskrankheiten verzichtet wird:

---

[1] CK 1, S. 11/8.
[2] CK 1, S. 57–71/42–51.

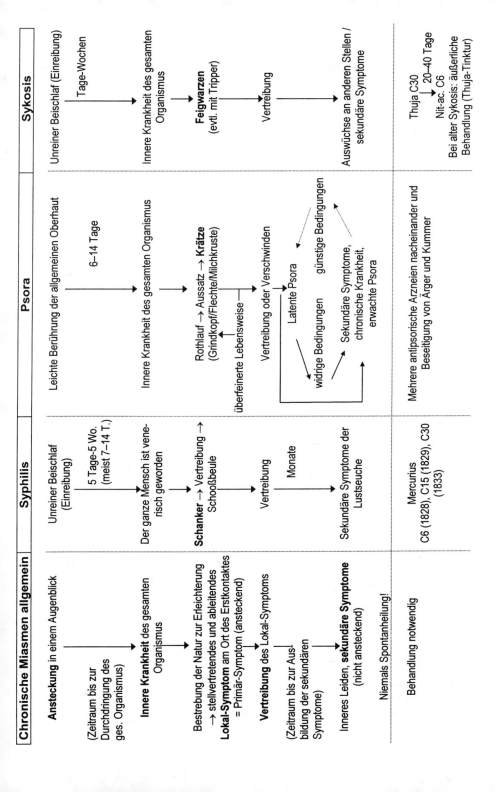

Die Ansteckung mit einem nicht-materiellen, dynamischen Miasma erfolgt in *einem* Augenblick und wird über das Nervensystem direkt dem ganzen Organismus mitgeteilt.[1] Von nun an dauert es einen gewissen Zeitraum, bis die Krankheit sich im Inneren des Organismus vollständig ausgebildet hat, ohne daß es in diesem Stadium, außer einem gewissen Unwohlsein, wahrnehmbare Symptome gäbe. Ist der gesamte Organismus von der Krankheit durchdrungen, bemüht sich die Natur/die Lebenskraft, zur Erleichterung der inneren Krankheit ein Lokalsymptom auf der Haut hervorzubringen, und zwar genau an der Stelle des Erstkontaktes zwischen Mensch und Miasma. Dieses Lokalsymptom ist folglich nicht die Krankheit selbst, sondern bloß die erste Folge „eines tief liegenden Ur-Uebels".[2] Das Primärsymptom, wie Hahnemann das Lokalsymptom auch nennt, besitzt eine große Bedeutung, indem es stellvertretend für die innere Krankheit steht und diese beschwichtigt. Es besitzt damit eine gewisse Ventilfunktion. Solange das Ventil existiert, ist der Mensch vor schlimmeren Leiden zunächst geschützt. Allerdings kann die Krankheit in diesem Zustand an andere Menschen weitergegeben werden, weil das Primärsymptom ansteckend ist.

Kommt es zu einer Vertreibung oder Unterdrückung des Lokalsymptoms, fehlt das Beschwichtigungsventil, und das innere Leiden bildet sich mehr und mehr aus und führt schließlich zu den vielen unterschiedlichen, nicht nur auf die Haut beschränkten Symptomen. Diese sogenannten sekundären Symptome sind im Gegensatz zu den primären nicht ansteckend.[3] Auf die Heilbarkeit der chronischen Miasmen allein durch die ärztliche Kunst wurde bereits hingewiesen (s. S. 76).

Die einzelnen Miasmen sollen im folgenden getrennt abgehandelt werden, beginnend mit der Syphilis, weil hier eine gewisse Parallele zum heutigen Syphilisbegriff das Verständnis erleichtert.

2.1.2 Die Syphilis

Die Ansteckung mit dem Syphilis-Miasma erfolgt durch „Berührung und Einreibung"[4] beim „unreinen Beischlafe"[5] „wahrscheinlichst in einem Au-

---

[1] Vgl. Kapitel II.1.1.
[2] CK 1, S. 9/7.
[3] CK 1, S. 70/51.
[4] CK 1, S. 63/46.
[5] Ebd. Syphilis (und Sykosis) zählen wegen ihrer häufigen Übertragung beim Geschlechtsverkehr zu den venerischen Krankheiten.

genblicke",[1] weswegen alles nachgehende Waschen und Ausschneiden vergeblich bleibt. Nach „5, 7, 14 Tage[n], auch wohl erst, doch selten, 3, 4, 5, Wochen nach dem Momente der Ansteckung"[2] kommt der Schanker zum Ausbruch und erleichtert damit die innere Syphilis. Unangetastet bleibt er, nach Hahnemanns Vorstellung, lebenslang bestehen.[3] Nach Vertreibung des Primärsymptoms erscheint zunächst die unangenehmere „Schooßbeule"[4] und nach deren Vertreibung dann schließlich die sekundären Symptome der „Lustseuche".[5]

Hahnemann hält die Syphilis für dasjenige chronische Miasma, das am leichtesten zu heilen ist. Besonders optimistisch ist seine Prognose im Primärstadium und wenn noch keine Komplikation mit Psora die Therapie erschwert:

> Denn in dieser Verfassung [...] läßt sich nach vielfältiger Erfahrung und im Grunde behaupten, daß es kein chronisches Miasm, keine von einem Miasm entstandene, chronische Krankheit auf der Erde giebt, welche heilbarer und leichter heilbar wäre, als diese.
> Da bedarf es [...] nur einer einzigen, kleinen Gabe des besten Merkurialmittels, um binnen 14 Tagen die ganze Syphilis sammt dem Schanker gründlich und auf immer zu heilen.[6]

1828 empfiehlt er dazu eine Gabe Mercurius C6 als bestes Mittel,[7] 1829 die C15[8] und ab 1833 die C30.[9] Die Heilung zeigt sich im Zustand des

---

[1] Ebd.
[2] CK 1, S. 64/47. Vgl.: „gewöhnlich zwischen dem siebenten und vierzehnten Tage" (CK 1, S. 149/108).
[3] CK 1, S. 149/109.
[4] CK 1, S. 150/109. Die Schooßbeule entspricht der Lymphknotenschwellung in der Leistengegend, die heute zusammen mit dem Ulcus als Primäraffekt bezeichnet wird.
[5] Das „stichlicht schmerzende Tonsillen-Geschwür, die runden, durch die Oberhaut schimmernden, kupferfarbnen Flecke, die nicht jückenden Ausschlags-Blüthen vorzüglich im Gesichte und auf bläulicht röthlichem Grunde, die glatten, blassen, reinen, bloß mit Schleim überzognen, fast mit der gesunden Haut ebnen, unschmerzhaften Haut-Geschwüre auf dem Haarkopfe, an der Haut der Ruthe u.s.w., die bohrenden, nächtlichen Schmerzen der Exostosen u.s.w." (CK 1, S. 161/117, vgl. oben S. 80, Organon § 214/–/–/–.) Bemerkenswerterweise scheint Hahnemann die Neurolues noch nicht zu kennen!
[6] CK 1, S. 153/111f.
[7] CK 1, S. 155/–.
[8] Organon S. –/17/–/–.
[9] Organon S. –/–/21/29 und CK 1, S. –/112.

Schankers durch Verschwinden, nach allöopathischer Vertreibung des Lokalsymptoms aber durch „die Rückkehr der gesunden Farbe und gänzliche Verschwindung der Mißfarbe der von Ausrottung des Schankers durch örtliche, ätzende Mittel übrig gebliebnen Narben."[1]

2.1.3 Die Psora

Unter allen drei chronischen Miasmen ist das psorische mit Abstand am häufigsten, so

> daß wenigstens **Sieben Achtel** aller vorkommenden chronischen Siechthume von ihr [...] ausgehen, während das **übrige Achtel** aus *Syphilis* und *Sycosis* oder einer Complication von zweien dieser drei miasmatisch-chronischen Krankheiten, oder (was selten ist) aller dreier entspringt.[2]

Grund für diese beinahe 90prozentige Häufigkeit ist die ungemein leichte Infektion:

> Die Krätzkrankheit ist jedoch auch die **alleransteckendste** unter den chronischen Miasmen und bei weitem ansteckender, als die andern beiden [...]. Zur Ansteckung mit letzteren beiden gehört, um sie zu bewirken [...], schon ein gewisser Grad von **Einreibung** an den zartesten, nervenreichsten und mit den dünnsten Oberhäutchen bedeckten Stellen unsers Körpers, dergleichen die Geschlechtstheile sind; **das Krätzmiasm aber bedarf nur der Berührung der allgemeinen Oberhaut**, am meisten bei zarten Kindern. Die Fähigkeit, vom Krätzmiasm angesteckt zu werden, hat – was bei den andern beiden Miasmen nicht der Fall ist – fast jeder Mensch und fast unter allen Umständen. Kein chronisches Miasm steckt allgemeiner, gewisser, leichter und unbedingter an, als das Krätzmiasm; wie gesagt, es ist das **ansteckendste** unter allen.[3]

Als mögliche Übertragungswege führt Hahnemann u.a. das Fühlen des Pulses, das Tragen von Wäsche eines Krätzigen, den Geburtsvorgang und die „tausend Mal tausend andern möglichen Berührungen mit diesem Miasm unsichtbar besudelter Dinge"[4] an und schließt: „Der Einsiedler auf dem Montserrat entgeht in seinem Felsenneste ihr eben so selten, als der Prinz in den battistenen Windeln."[5] Die damals diskutierte Spontanerzeu-

---

[1] CK 1, S. 161f./117.
[2] CK 1, S. 24f./17f.
[3] CK 1, S. 66/48.
[4] CK 1, S. 67/49.
[5] CK 1, S. 67/49.

gung der Krätze, ohne vorherige Ansteckung, lehnt Hahnemann ab.[1] Weil eine direkte Ansteckung aber nicht immer nachweisbar ist, nimmt Hahnemann zunächst eine „überwiegende, analoge Wahrscheinlichkeit, wie 100 gegen 1"[2] für seine Theorie in Anspruch,

> daß auch die einzelnen Fälle von chronischer Krankheit **gleichen Hergangs**, obschon der Kranke sich seiner ehemaligen Ansteckung nicht erinnern kann oder nicht will, ebenfalls psorischer Natur seyn werde oder müsse.[3]

Irgendwann müssen ihm Zweifel an seiner Wahrscheinlichkeitstheorie gekommen sein, denn 1840 schreibt er an Bönninghausen:

> Die Erkundigung ob sie [die Patienten, M.W.] von Krätze angesteckt gewesen waren ist ein vergebliches Bemühen. Man erfährt da kaum die Hälfte. Zudem kann die geerbte Psora nicht geleugnet werden.[4]

Auch in Organon 6 weist er an zwei Stellen auf die Erblichkeit der Psora hin.[5] Das Primat der Ansteckung wird hiermit relativiert. Die These von der Vererbung erscheint jedoch kein konstituierender Faktor zu sein, sondern vielmehr aus der Not geboren, die große Rolle der Psora auch weiterhin zu rechtfertigen.

Das ganze Ausmaß der Psoraverbreitung muß Hahnemann erst zwischen 1824 und 1828 bewußt geworden sein. In Organon 3 sind Krankheiten noch die Ausnahme, „der Mensch bleibt in der Regel gesund".[6] Ab

---

[1] CK 1, S. 86/62, 225/166.
[2] CK 1, S. –/100.
[3] Ebd. Hahnemann weist hier mit gutem Recht auf ein Nicht-Erinnern-Wollen der Patienten hin. Krätze ist auch heute noch eine Krankheit, die man eher in niedrigen sozialen Schichten erwartet, aber natürlich nicht nur dort antrifft.
[4] Stahl 1997, S. 135f., Brief vom 23.10.1840.
[5] „Da den meisten Säuglingen die Psora durch die Milch der Ammen mitgetheilt zu werden pflegt, wenn sie dieselbe nicht schon *durch Erbschaft von der Mutter* besitzen, so werden sie auf angegebene Art, durch die arzneiliche Milch der Ammen, zugleich antipsorisch dagegen geschützt." (Organon § –/–/–/284, Hervorhebung vom Verfasser). Vgl. auch § –/–/–/78, wo Hahnemann die Psora als die „durch Ansteckung oder Erbschaft eingeprägte Krankheit" bezeichnet.
[6] Organon § 25/–/–/–. In einer Anmerkung zu diesem Paragraphen geht Hahnemann auf „die großen, specifischen Miasmen [ein], das des Typhus der levantischen Beulen- und der amerikanischen gelben Pest, das der andern ansteckenden Seuchen, das der Menschenpocken, der Masern, des glatten Scharlachfiebers, des Purpurfrieseis als auch das der venerischen Schankerkrankheit, des gewöhnlichen und des Feigwarzen-Trippers, der Wollarbeiter-Krätze u.s.w. [...], welche allerdings eine den

1828 aber ist fast jeder Mensch zumindest latent krank, weil kaum einer der Psora entgehen kann. Als Ausnahme erwähnt Hahnemann sich selbst, weswegen es ihm auch möglich gewesen sei, die typischen Symptome der Psora-Kranken im Vergleich mit ihm, dem Gesunden, herauszupräparieren:

> Mir ward es möglicher, als vielen Hundert Andern, die Zeichen der [...] Psora zu finden und zu erkennen durch genaue Vergleichung des Befindens aller der so Behafteten mit mir, **der ich**, was selten ist, **nie psorisch war** und daher von allen diesen hier und weiter unten angeführten Beschwerden (kleinern und größern) von meiner Geburt an bis in mein jetziges achtzigstes Lebensjahr gänzlich frei blieb, obwohl übrigens sehr empfänglich für akute, epidemische Krankheiten, und obwohl unter vielen Geistes-Anstrengungen und tausendfachen Gemüths-Kränkungen.[1]

Sechs bis 14 Tage[2] nach der Ansteckung entwickelt sich auf der Haut, an der Stelle des Erstkontaktes, der typische Krätzausschlag. Hahnemanns Beschreibung unterscheidet sich nicht wesentlich von heutigen.[3]

Ein Wort zur Bedeutung der Krätzmilbe (Sarcoptes scabiei). Der Krätzausschlag ist in Hahnemanns System nur die erste, sichtbare Folge der Ansteckung mit dem Psora-Miasma. Die Milbe, deren Bedeutung kontrovers diskutiert wurde, ist damit für Hahnemann unwichtig geworden, und im Gegensatz zu früheren Veröffentlichungen, in denen er sie als Ursache der Krätze bezeichnete, erwähnt er sie in den CK nicht mehr.[4]

Die Krätze ist aber nicht der einzige Hautausschlag, der eine Ansteckung mit dem Psora-Miasma anzeigen kann. Auch andere, wohl seltenere Ausschläge, „Grindkopf, Milchkruste, Flechte usw."[5] können Primärsym-

---

Menschen fast unbedingt ansteckende Kraft besitzen. Ich sage: **fast**; denn auch bei diesen giebt es nicht wenige Ausnahmen."

[1] CK 1, S. –/57. Hier tritt also der Ur-Gesunde seinen Mitmenschen als Normprojektion gegenüber. Für den Rest der Menschheit bedeutet das ungefähr soviel wie: Wer anders ist als Hahnemann, ist chronisch krank!

[2] CK 1, S. 69/50.

[3] Es erfolgt „der Ausbruch der erst feinen, frieselartigen, weiterhin sich vergrößernden Krätzpusteln (Bläschen) auf der Haut [...] und zwar mit einem **wohllüstig kitzelnden** (so zu sagen, **unerträglich angenehmen**) Jücken (Grimmen) begleitet, was so unaufhaltbar zum Reiben und Aufkratzen der Krätzbläschen zwingt [...]. **Dieß Reiben und Kratzen** giebt zwar auf Augenblicke einige Genugthuung, aber es **erfolgt dann sofort ein lang dauerndes Brennen an der Stelle.**" CK 1, S. 69/50.

[4] Hehr 1986, S. 144.

[5] CK 1, S. 56/41.

ptom der Psora sein, im Gegensatz zu den venerischen Miasmen mit ihrem einen Lokalsymptom.

Anders als Feigwarze und Schanker kann der Krätzausschlag auch von alleine verschwinden und generell leichter von der Haut vertrieben werden.[1] Die leichtere Vertreibbarkeit hängt mit der Veränderung der Psora im Laufe der Jahrhunderte zusammen. Diese historische Krankheitsbetrachtung, die überindividuelle Entwicklungen einer Krankheit im Laufe der Zeit beschreibt, teilte Hahnemann mit seinen ärztlichen Kollegen.[2] Man ging davon aus, daß gewisse Faktoren, z.B. Konstitution, Erziehung, Umwelteinflüsse usw. (s. S. 131), die endgültige Ausgestaltung der Symptome modifizieren, so daß Krankheiten aus einer Ursache ein jeweils anderes Symptomenbild zeigen können. Diese Faktoren unterliegen im Laufe der Jahre Veränderungen, so daß sich mit ihnen auch die Symptome verändern, die zugrunde liegende Ursache der Krankheit aber nicht.

„Die Psora ist die **älteste** miasmatisch-chronische Krankheit, die wir kennen."[3] Deswegen lassen sich auch in den ältesten Schriften historische Zeugnisse ihrer früheren Gestalt finden: „Die allerältesten Denkmäler der Geschichte, welche wir besitzen, haben die *Psora* schon in großer Ausbildung. Moses vor 3400 Jahren zeichnet schon mehre Abarten derselben aus",[4] wobei es sich nach Hahnemann meist um verschiedene Aussatz-Arten gehandelt hat. Im Mittelalter nahm sie die „Gestalt eines bösartigen Rothlaufs (**St. Antoniusfeuer** genannt)"[5] an. Im 13. Jahrhundert zeigte sie sich erneut als Aussatz, der jedoch durch hygienische Maßnahmen (Kleidung und warme Bäder, „so wie durch, bei erhöheter Bildung, eingeführte, ausgesuchtere Kost und Verfeinerung der Lebensweise"[6]) viel von seiner Scheußlichkeit verlor, so „daß zu Ausgange des funfzehnten Jahrhunderts sie nur noch in Gestalt des gewöhnlichen Krätzausschlages erschien."[7] Ganz im Sinne Rousseaus ist diese Abmilderung aber keineswegs von Vorteil, sondern stattdessen verantwortlich für die leichtere Vertreibbarkeit von der Haut und die häufigere Ansteckung, weil Krätzige nicht so abstoßend wirken wie Aussätzige.[8] Zur Ausbildung der sekundären Symptome

---

[1] CK 1, S. 21/15.
[2] Vgl. Bleker 1984.
[3] CK 1, S. 16/11.
[4] CK 1, S. 16f./12f.
[5] CK 1, S. 18/13.
[6] CK 1, S. 18/13.
[7] CK 1, S. 18/13.
[8] Klunker 1990a hat auf die Unhaltbarkeit der historischen Zeugnisse hingewiesen. Einzelheiten siehe dort.

hat schließlich besonders der Konsum von Tee und Kaffee, als Brandmarken überfeinerter Lebensweise, entscheidend beigetragen.¹

Bereits in Organon 3 weist Hahnemann auf die Bedeutung des Lokalsymptoms als „Ableitungskanal"² hin. Dort schildert er auch ausführlich, was passiert, wenn dieses Ventil unsachgemäß verschlossen wird. Erstens fehlt dann das ursprüngliche Symptom der Krankheit, wodurch die Mittelwahl erschwert wird. Zweitens ist der Beweis einer vollständigen, homöopathischen Heilung, der im Verschwinden des Lokalsymptomes nach Mittelgabe liegt, nicht mehr zu erbringen.³ Und drittens, als folgenreichste Konsequenz, bilden sich unausweichlich „Metaschematismen",⁴ die genauer erst in den CK erwähnt werden.

Nicht nur Hahnemann ging davon aus, daß vertriebene Krätze Nachkrankheiten zur Folge haben kann. Auch führende Mediziner seiner Zeit, wie z.B. Johann Heinrich Ferdinand v. Autenrieth (1772–1835) und Christoph Wilhelm Hufeland, teilten diese Ansicht.⁵ Hier bewegt sich Hahnemann durchaus in den Auffassungen seiner Zeit. Ungewohnte Wege geht er nur in seiner Ausschließlichkeit, alle nicht-venerischen, chronischen Krankheiten auf die Psora zurückzuführen. Auch die Pathogenese erklärt Hahnemann anders als seine Kollegen. Für ihn ist erst der ganze Mensch krank, und dann entsteht der Ausschlag mit seiner Ventilfunktion. Wird der Ausschlag unterdrückt, entstehen die sekundären Symptome nicht durch ein Hineintreiben der Krätze in den Körper, sondern eher durch ein Nichtmehr-heraus-Können:

> Wird nun von dem Arzte der bisherigen Schule, in der Meinung er heile dadurch die ganze Krankheit, das Local-Symptom durch äußere Mittel örtlich vernichtet, so ersetzt es die Natur durch Erweckung des innern Leidens und

---

¹CK 1, S. 24/17.
²Organon § 41/–/–/–.
³Organon § 206–211/195–197/198–200/198–200.
⁴Organon S. –/12/16/25.
⁵Ameke 1884, S. 68f.; Brunn 1964, S. 154. Hahnemann geht auf eine Arbeit Autenrieths in einer Anmerkung zu CK 1², S. 23 ein, in der er betont, er habe sie bei Verfassung der Erstausgabe noch nicht gekannt, letztendlich bestätigten Autenrieths Angaben aber die seinigen. Die von Autenrieth empfohlene moderate äußerliche Behandlung lehnt Hahnemann jedoch ab. (J.H.F. Autenrieth: Versuche für die practische Heilkunde aus den clinischen Anstalten von Tübingen. Heft 2: Nachkrankheiten, welche auf vertriebene Krätze folgen. Tübingen 1808.) Autenrieths Arbeit erschien also schon 20 Jahre vor Hahnemanns Veröffentlichung der CK 1¹, ohne daß dieser davon Notiz genommen hätte; ein Beispiel für Hahnemanns wissenschaftliche Isolation.

der vorher schon neben dem Local-Uebel bestandnen, bisher noch schlummernden übrigen Symptome, das ist, durch Erhöhung der innern Krankheit – in welchem Falle man dann **unrichtig** zu sagen pflegt, das Local-Uebel sey durch die äußern Mittel **zurück** in den Körper oder auf die Nerven **getrieben** worden.[1]

Nach unsachgemäßer Vertreibung des Krätzausschlages geht die Psora entweder in den latenten Zustand über, oder es brechen direkt die vielfältigen sekundären Symptome aus, wie die Beobachtungen anderer Autoren belegen.[2] Die latente Psora ist gekennzeichnet durch eine Reihe alltäglicher Symptome, mit denen sich der Mensch noch nicht als eigentlich krank empfindet. Hahnemann zählt zuletzt 60 dieser Symptome auf,[3] darunter z.B. Schweißfüße, trockene Haut, gelegentliche Muskelzuckungen, Mundtrockenheit und Einschlafen der Extremitäten, aber auch Krampfadern, Hämorrhoiden und dunkler Urin.[4] Ein Patient muß weder alle Symptome gleichzeitig noch nacheinander haben, Kombinationen aller Art sind möglich. Unter günstigen Bedingungen ruht die Psora in diesem latenten und gemäßigten Zustand:

> Mit einigen oder mehren dieser Beschwerden (auch öfter und oft) behaftet, hält sich der Mensch noch für gesund und auch Andre halten ihn dafür. Er kann auch viele Jahre dabei ein sehr erträgliches Leben führen und ziemlich ungehindert seinen Geschäften obliegen, so lange er jung oder noch in seinen kraftvollen Jahren ist und kein besondres Ungemach von außen erdulden darf, sein hinreichendes Auskommen hat, nicht in Aergerniß oder Kummer lebt, sich nicht über seine Kräfte anstrengt, *vorzüglich aber ganz heitrer, gelassener, geduldiger, zufriedener Gemüthsart ist.*[5]

Unter ungünstigen, widrigen Bedingungen hingegen können sich die sekundären Psorasymptome plötzlich und unerwartet entwickeln. Zu diesen auslösenden Momenten, die zu den Erregungsursachen zählen (s. S. 122), gehören psychische und physische Dinge, z.B. akute Krankheiten, leichte Verletzungen, schlechte Wohnverhältnisse, besonders aber Kummer und

---

[1] Organon § 213/199/202/202. Vgl. auch § 215/–/–/– und CK 1, S.30/22.
[2] CK 1, S. 30–56/22–40.
[3] CK 1, S. 80–84/58–61. In der ersten Auflage fehlt Symptom Nr. 16, S. 59: „Geschwürige Nasenlöcher (böse Nase)."
[4] Die Auflistung bietet einen interessanten Einblick in das Krankheits- und Gesundheitsempfinden der Menschen in der ersten Hälfte des 19. Jahrhunderts. Mit einigen dieser Symptome würden wir uns heute eindeutig als krank bezeichnen.
[5] CK 1, S. 84f./61 (Hervorhebung vom Verfasser).

Gram[1] und ab 1835 die allöopathische Behandlung.[2] Unter günstigen Bedingungen, besonders in der Jugend (diese wird meist von Syphilis und Sykosis geplagt...), kann der Verlauf zwar aufgehalten werden, eine Heilung ist aber nicht möglich.[3]

Mehr als 400 sekundäre Psorasymptome listet Hahnemann, analog zu den Arzneimittelsymptomen, in den CK auf,[4] hält aber „noch weit mehre"[5] für möglich. Hier finden sich die unterschiedlichsten Symptome chronischer Krankheiten wieder, angefangen vom „Schwindel, Taumel beim Gehen",[6] über „Harn mit Bluttheilen, auch wohl völliges Blutharnen",[7] bis hin zu „Engbrüstigkeit in Anfällen von mehren Wochen",[8] „Sommersprossen"[9] und „Arbeitsscheu bei den sonst thätigsten Personen".[10] Letztendlich gibt es wohl kaum eine chronische Krankheit, die in ihrem Symptomenspektrum nicht eine gewisse Ähnlichkeit mit einigen der Sekundärsymptome aufwiese. Deswegen verwundert es auch nicht, daß ab Organon 4 alle vorher unabhängigen Krankheiten einer gemeinsamen Quelle zugeordnet werden. Überall liegt nun die Psora zugrunde, sowohl bei den verschiedenen Würmern,[11] dem Gesichtskrebs,[12] den Wechselfiebern[13] als auch bei den sogenannten einseitigen Krankheiten,[14] zu denen auch die Geistes- und Gemütskrankheiten zählen. Auch die meisten akuten Krankheiten gelten jetzt lediglich als „**Aufloderungen latenter Psora**"![15] Wo die Psora allein nicht zur Erklärung hinreicht, ist sie eventuell noch mit der Syphilis verkompliziert (s. S. 99), so z.B. bei Wechselkrankheiten[16] und Wechselfiebern.[17] Diese Komplikation wird in Organon 6 etwas häufiger in

---

[1] CK 1, S. 85–92/61–66.
[2] CK 1, S. –/62f.
[3] CK 1, S. 88f./64f.
[4] CK 1, S. 93–137/67–98.
[5] CK 1, S. 93/67.
[6] CK 1, S. 93/67.
[7] CK 1, S. 111/80.
[8] CK 1, S. 120/86.
[9] CK 1, S. 127/91.
[10] CK 1, S. 136/97. Die Beispiele wurden willkürlich gewählt.
[11] Organon S. –/20–22/24–26/31f.
[12] Organon § –/202/205/205.
[13] Organon § –/229/302/302.
[14] Organon § –/207/210/210.
[15] Organon § –/69/73/73 (Hervorhebung vom Verfasser).
[16] Organon § –/229/232/232.
[17] Organon § –/231/234/234.

Betracht gezogen. Nun sind auch der Gesichtskrebs[1] und manche Geistes- und Gemütskrankheiten[2] eventuell von der Syphilis mitverursacht, woraus auf eine geringfügige Abkehr von der Alleinherrschaft der Psora geschlossen werden kann. Kennzeichnend ist aber der systemimmanente Rückgriff auf die Syphilis.

Aus dem Gesagten werden auch die Attribute und Metaphern verständlich, mit denen Hahnemann die Psora belegt und die durch ihre Vieldeutigkeit sicherlich nicht ganz unschuldig an der verworrenen Rezeptionsgeschichte sind.

> Die *Psora* ist es, jene **älteste, allgemeinste, verderblichste** und dennoch **am meisten verkannte**, chronisch-miasmatische Krankheit, welche seit vielen Jahrtausenden die Völker verunstaltete und peinigte, seit den letzten Jahrhunderten aber die Mutter aller der Tausende unglaublich verschiedener (akuter und) chronischer (unvenerischer) Uebel geworden ist, von denen jetzt das cultivirte Menschengeschlecht auf der ganzen bewohnten Erde mehr und mehr heimgesucht wird.[3]

Darüber hinaus ist die Psora für Hahnemann der „uralte Ansteckungs-Zunder",[4] die „**allgemeinste** Mutter der chronischen Krankheiten",[5] das „von unzähligen Leiden schwangere, [...] tausendköpfige Ungeheuer"[6] und vergleichbar mit einem „vielarmigen, dynamischen Polypen".[7]

Der Vielgestaltigkeit des Feindes entsprechend, ist auch die Behandlung schwerer als bei den anderen beiden chronischen Miasmen,[8] weil die

> Psora sehr selten von einem einzelnen, antipsorischen Mittel geheilt werden kann, sondern die Anwendung mehrerer dieser Arzneien, in den schlimmsten Fällen auch wohl vieler nach und nach zur vollständigen Heilung bedürfe.[9]

Die benötigten Arzneien nennt Hahnemann „antipsorisch", weil ihre Symptome denen der primären und sekundären Psorasymptome ähnlich sind.[10]

---

[1] Organon § –/–/–/205.
[2] Organon § –/–/–/227.
[3] CK 1, S. 15/11.
[4] Organon § –/74/81/81.
[5] CK 1, S. 24/17.
[6] CK 1, S. 77/55f.
[7] CK 1, S. 231/170.
[8] CK 1, S. 25/18.
[9] CK 1, S. 180/130.
[10] Siehe Kapitel II.3.2.2 A)

Generell ist der frische Krätzausschlag noch am leichtesten zu heilen. Er erfordert Sulphur C30 in öfterer Wiederholung (alle 6–10 Tage) und eventuell eine Zwischengabe anderer Mittel.[1] Schwefel galt damals ohnehin als aussichtsreichster Versuch, die Krätze zu besiegen. Hahnemann verwirft aber die übliche äußere Anwendung und empfiehlt ausschließlich den inneren Gebrauch.[2] Statt der materiellen Gabe rät er zur potenzierten, und zwar je höher, desto besser.[3]

Welche Bedeutung mißt Hahnemann seiner Psora-Konzeption bei? Ab Organon 4 bezeichnet er die „Entdeckung jener großen Quelle der chronischen Krankheiten"[4] als „Erfindung"[5] und gegen Ende seines Lebens spricht er von „der großen Wahrheit der von [ihm] aufgefundenen Psora-Theorie."[6] Begriffe wie „Erfindung" und „Theorie" lassen vermuten, daß sich Hahnemann hier ein Hintertürchen offenhält, in dem Bewußtsein, daß sein Modell eben nur ein Modell ist, aber nicht die letztgültige Erklärung. Eine geläufige Interpretation dieser Stellen weist dann auch darauf hin, daß Hahnemann sich des Hypothetischen in seiner Konstruktion sehr wohl bewußt gewesen sei.[7] Die gleichzeitige Rede aber von „der großen Wahrheit" dieser Theorie legt eine außerordentliche Bedeutungszuweisung nahe. Es ist deswegen wahrscheinlich, daß Hahnemann unter „Theorie" eher eine wissenschaftliche Lehre versteht als eine Hypothese oder gar eine Spekulation. Auch den Begriff „Erfindung" benutzt Hahnemann regelmäßig in der damals noch üblicheren Bedeutung von „Entdeckung".[8] Zuletzt erscheint gleicherweise das Argument, Hahnemann sei sich des Hypothesencharakters bewußt gewesen, weil er auf eine „analoge Wahrscheinlichkeit" von

---

[1]CK 1, S. –/158 und Organon § –/–/246/–.
[2]S. Kapitel „Arzneimittelapplikation".
[3]CK 5², S. 324.
[4]Organon § –/75/82/82.
[5]Ebd.
[6]Organon § –/–/–/284.
[7]Klunker 1991a, S. XVII, sowie Schmidt 1993a, S. 1088, 1993b, S. 237 und 1997, S. 255.
[8]Man sprach z.B. von der Erfindung der Silbergruben (vgl.: Jacob und Wilhelm Grimm [Hg.]: Deutsches Wörterbuch. Bd. 3, Leipzig 1862. S. 799). Auch an anderer Stelle benutzt Hahnemann Erfindung synonym zu Entdeckung. Auf S. –/40/45/44 des Organons spricht er von dem „zur Erfindung und Ausführung der edelsten aller menschlichen Künste – der wahren Heilkunst – erforderlichen Aufwand von Verstand, Nachdenken und Ueberlegung". Nach obiger Interpretation wäre dann auch die Homöopathie bloß eine Hypothese... (Vgl. auch § 291/267/267/267 und –/–/–/269).

99% verweist,[1] nicht hieb- und stichfest zu sein. Die analoge Wahrscheinlichkeit bezieht Hahnemann ausdrücklich nur auf diejenigen Fälle, in denen keine „erinnerlich vorgängige Krätz-Ansteckung"[2] nachzuweisen ist:

> So lange [...] die Bezweifler des Psora-Lehrsatzes keine, wenigstens ebenso wahrscheinliche andre Quelle [...] angeben können, so lange habe ich eine überwiegende, analoge Wahrscheinlichkeit, wie 100 gegen 1 auf meiner Seite, daß auch die einzelnen Fälle von chronischer Krankheit gleichen Hergangs, obschon der Kranke sich seiner ehemaligen Ansteckung nicht erinnern kann oder nicht will, ebenfalls psorischer Natur seyn werde oder müsse.[3]

Nur bei diesen Kranken räumt Hahnemann eine andere mögliche Ursache ein, nicht aber bei denen mit erwiesener Krätzansteckung. Für diese Fälle meldet er keine Zweifel an! Wir können also annehmen, daß Hahnemann von der Bedeutung und Richtigkeit seiner Theorie vollkommen überzeugt war.

Auf die interessante Rezeptionsgeschichte soll hier nicht näher eingegangen werden. Im allgemeinen wurde die Psora-Lehre nicht akzeptiert, denn zu konstruiert, schematisch und letztendlich unausgegoren mußte die Behauptung der *einen* Ursache für 7/8 aller (chronischen) Krankheiten erscheinen.

2.1.4 Die Sykosis

Neben dem Miasma der Syphilis, bei dem sich Hahnemann auf sicherem Terrain befindet, und dem großen, schwer zu verstehenden Miasma der Psora glaubt Hahnemann noch ein drittes Miasma zu erkennen: Die Feigwarzenkrankheit (Sykosis).[4] Er ist sich über ihre Bedeutung aber nicht ganz im klaren und zählt sie deswegen nicht zu den Miasmen, „welche wir etwas genauer kennen, nämlich den **venerischen Schanker** und die **Krätze**."[5] Auch die Nachwelt hat häufig unklare oder falsche Vorstellungen über die Sykosis. Gängig ist z.B. die Gleichsetzung der Sykosis mit der Gonorrhö bzw. dem Tripper.[6]

---

[1] Schmidt 1993b, S. 237 und 1997, S. 255. Vgl. oben S. 87.
[2] CK 1, S. –/100.
[3] CK 1, S. –/99f. Hahnemann spricht hier vom Psora-*Lehrsatz*!
[4] Zum Namen s. Anm. auf S. 81. Die Sykosis ist das zuletzt entdeckte Miasma, wie ein Vergleich von Organon 2 und 3 zeigt (vgl. Luft).
[5] CK 1, S. 63/46.
[6] Künzli 1962, S. 271 und Tischner 1932–1939, S. 320.

Allgemein gilt für die Feigwarzenkrankheit, daß auch an ihrer Wiege Venus und Mars Pate stehen, indem sie, wie Krätze und Syphilis, durch engen Körperkontakt (Beischlaf) übertragen wird und in Kriegszeiten vermehrt erscheint. Ebenso wie die Syphilis trägt auch die Sykosis bereits in Organon 3 ihre charakteristischen Züge, die sich in den folgenden Jahren nicht wesentlich verändern.[1]

Nach der Ansteckung entstehen Tage bis Wochen später als Lokalsymptom die Feigwarzen.[2] Sie sind obligatorisch für die Sykosis, wohingegen ein Harnröhrenausfluß zwar häufig zur Sykosis gehört, aber nicht immer.[3] Weil der Tripper *nicht* als conditio sine qua non der Feigwarzenkrankheit gilt, ist die pauschale Gleichsetzung mit der Gonorrhö unberechtigt. Werden die Feigwarzen unterdrückt oder weggeschnitten, entwickeln sich die sekundären Symptome, wozu besonders Auswüchse an anderen Stellen und die Dupuytren-Kontraktur gehören.[4]

Hahnemann behandelt die Sykosis (mit und ohne Tripper) mit Thuja C30 und eventuell einer äußerlichen Betupfung der Feigwarzen mit dem Lebensbaum-Saft. Die C30 läßt er 15–40 Tage auswirken, anschließend gibt er eine Gabe Acidum Nitricum C6.[5] In der RAL 5^2, S. 123, beschreibt er Versuche mit Thuja C60, ohne diese Potenzierung jedoch später zu empfehlen.

Ein Wort noch zum Tripper. Für Hahnemann gibt es nicht nur *den* Tripper, sondern mehrere verschiedene, die sich nicht immer unserer heutigen Klassifikation zuordnen lassen. Beim Feigwarzen-Tripper ist

> der Ausfluß gleich vom Anfange an dicklich eiterartig, das Harnen wenig schmerzhaft, aber der Körper der Ruthe härtlich geschwollen, auch wohl auf deren Rücken mit Drüsen-Knoten besetzt und bei Berührung sehr schmerzhaft.[6]

---

[1] Organon § 220/–/–/–.
[2] CK 1, S. 144/104. Feigwarzen sind Condylome, die man heute auf eine Infektion mit dem HPV (human papilloma virus) zurückführt. Diese Condylomata acuminata sind eine häufige Begleiterscheinung bei gonorrhoischer und nichtgonorrhoischer Urethritis (NGU), Syphilis, Analekzem und Vaginalfluor. Sie dürfen nicht verwechselt werden mit den Condylomata lata, die zur Syphilis gehören und hochinfektiös sind.
[3] „Sie [die Sykosis, M.W.] bringt gewöhnlich einen bösartigen Harnröhrtripper [!] oder Eicheltripper hervor" (Organon § 220/–/–/–). In den CK 1 S. 144/104 heißt es: „gewöhnlich, doch nicht immer".
[4] CK 1, S. 145/105.
[5] CK 1, S. 146/106.
[6] CK 1, S. –/104.

Diesen Ausfluß grenzt Hahnemann differentialdiagnostisch gegen einen weiteren ab, den „gemeinen Tripper":

> Das Miasm der gemeinen, übrigen Tripper scheint den ganzen Organismus nicht zu durchdringen, sondern nur die Harnröhre örtlich zu reizen. Sie weichen entweder einer Gabe von einem Tropfen Petersilien-Saftes, wenn der öftere Harndrang seinen Gebrauch anzeigt, oder einer kleinen Gabe Hanfkraut-Saftes, der Canthariden oder des Kopahu-Balsams, je nach der verschiednen Beschaffenheit und der übrigen Beschwerden dabei.[1]

In Organon 3 und 4 charakterisiert er diese Art von Tripper als einhergehend mit „**schmerzhafte[r] Ischurie, Harnbrennen, ja selbst Entzündung der Harnröhre**".[2] In Organon 4–6 schließlich berichtet er über einen Tripper, der eher an eine Blaseninfektion denken läßt.[3] Insgesamt bleibt die Zuordnung unklar. Sicher ist nur, daß Hahnemann im Spätwerk insbesondere den Feigwarzen-Tripper schon klar von der Syphilis trennt,[4] ohne damit aber die Nicht-Identität von Syphilis und Gonorrhoe zu beweisen, wie es Haehl nahelegt.[5]

Damit ist das letzte der drei chronischen Miasmen abgehandelt worden. Aber gibt es wirklich nur drei? Warum gibt es nicht fünf oder 187 oder beliebig viele? Werden wirklich alle natürlichen chronischen Krankheiten von diesen drei Miasmen verursacht? Warum ist die Feigwarzenkrankheit ein chronisches Miasma und die viel häufigere Menschenpocken-Krankheit nicht?[6]

In Organon 3 erwähnt Hahnemann, wie gesehen, bereits alle drei chronischen Miasmen, fügt aber bisweilen ein „u.s.w." an, so daß der Eindruck weiterer Möglichkeiten entsteht:

> Bloß solche Entstehungsursachen der Krankheiten sind uns zu erkundigen unumgänglich nöthig, die eine specifische Ansteckung von einem sich gleich-

---

[1] CK 1, S. 146/105.
[2] Organon S. 31/82/–/–.
[3] Organon S. –/96f./65f./56f.
[4] „Beide Krankheiten haben nichts mit einander, ihrem Wesen nach, gemein" (Organon § 220/–/–/–). Vgl. auch S. 31/83/–/–.
[5] Haehl 1922 I, S. 153. Vgl. Diepgen 1926, S. 23f.
[6] Auf diese Frage gibt Hahnemann keine explizite Antwort. Vielleicht hängt es mit der Einführung der Jennerschen Impfung zusammen, daß er diese wichtige Krankheit umgeht.

bleibenden Miasm zum Grunde haben, z.B. ob von venerischer Schanker-Krankheit, vom Feigwarzen-Tripper, von Wollarbeiter-Krätze u.s.w."[1]

Auch 1828 räumt Hahnemann die Möglichkeit weiterer Ursachen ein:

> In Europa (auch in den andern Welttheilen, so viel bekannt ist) findet man, allen Nachforschungen zufolge, nur drei solcher chronischen Miasmen, [...] von denen *wo nicht alle, doch die meisten* chronischen Uebel herkommen.[2]

In Organon 4 und 5 rühren dann aber alle chronischen Krankheiten, die nicht durch falsche Lebensweise oder, ab Organon 5, allöopathische Behandlung verursacht werden, „*ohne Ausnahme*"[3] von Syphilis, Sykosis und Psora her. In Organon 6 wird diese Behauptung dann wieder abgemildert. Abgesehen von Fehlern in der Lebensordnung und der allöopathischen Behandlung, rührt nun nur noch „der größte Theil der übrigen chronischen Leiden"[4] von den genannten Miasmen her. Dies ist nicht die einzige Stelle, die auf eine Abmilderung der kausalen Trinität schließen läßt. Nun ist die Psora nur noch die „wahre **Grund-Ursache** und Erzeugerin fast aller"[5] nicht-venerischer chronischer Krankheiten, wobei in Organon 4 und 5 das wichtige Wörtchen „fast" fehlt.

2.1.5 Komplikation der drei chronischen Miasmen

Ein Grundgedanke Hahnemanns ist die Möglichkeit, daß zwei oder mehr Krankheiten in einem Menschen nebeneinander existieren können. Der Mensch hat dann sozusagen „Läuse und Flöhe":

> Oder **die neue Krankheit tritt**, nach langer Einwirkung auf den Organismus, endlich **zu der alten, ihr unähnlichen**, und bildet mit dieser eine **complicirte Krankheit**, so daß jede von ihnen eine eigne Gegend im Organism, d.i. die ihr besonders angemessenen Organe und gleichsam nur ihr eigenthümlich gehörigen Platz einnimmt, den übrigen aber, der ihr unähnlichen Krankheit überläßt. So kann ein Venerischer auch noch krätzig werden und umgekehrt.[6]

---

[1] Organon § 228/–/–/–.
[2] CK 1, S. 14/11 (Hervorhebung vom Verfasser).
[3] Organon § –/201/204/– (Hervorhebung vom Verfasser).
[4] Organon § –/–/–/204.
[5] Organon § –/73/80/80.
[6] Organon § 35/35/40/40.

Aber nicht nur die häufige Komplikation Krätze und Syphilis erwähnt Hahnemann bereits in Organon 3 als möglich, sondern auch die seltenere mit der Sykosis.[1] Diese Fälle sind natürlich schwerer zu behandeln als einfache, unkomplizierte Krankheiten. In den CK erörtert Hahnemann dieses Thema ausführlicher und stellt eine Behandlungshierarchie auf. Besonders oft ist die Psora mit Syphilis kombiniert, wobei erstere meist durch die allöopathische Behandlung der Syphilis aufgeweckt wurde.[2] In diesem Fall muß zuerst die Psora behandelt werden, dann die Syphilis, dann eventuell wieder die Psora usw.[3] Ebenso geht man bei der Komplikation Psora-Sykosis vor. Bei der seltenen Komplikation aller drei Miasmen wird „zuerst auf die Psora gewirkt [...], dann auf das unter den andern beiden chronischen Miasmen, dessen Symptome zu der Zeit am meisten hervorragten, dann auf das zweite noch übrige."[4] Auch dieser Vorgang muß eventuell wiederholt werden. Ausdrücklich sei darauf hingewiesen, daß Hahnemann hier nicht den Gesamtzustand behandelt, sondern erst die „Läuse" und dann die „Flöhe".

2.1.6 Kurze Diskussion

Die Miasmen-Lehre Hahnemanns kann heute als ein Versuch betrachtet werden, Ordnung in das Chaos der vielfältigen chronischen Krankheitserscheinungen zu bringen und diese auf eine bestimmte Anzahl von Ursachen zurückzuführen. Dieser Versuch führte zu einigen positiven Aspekten, von denen hier nur die Bedeutung der Haut für den Gesamtorganismus, die vermehrte Betrachtung konstitutioneller Einzelheiten (als modifizierende Faktoren, nicht als Ursache) und, nicht zuletzt, die Prüfungsergebnisse der antipsorischen Arzneien genannt werden sollen. Als „Abfallprodukte" haben sie bis heute ihren festen Platz in der Homöopathie behalten.

Der Versuch selbst darf aber als gescheitert gelten. Das Aufstellen einer Lehre – und selbst einer Theorie – ist für sich schon schwer genug. Daß sie auch noch stimmt, ist zuviel erwartet. Die Miasmen-Lehre war ein

---

[1] „Von gleicher Art sind die häufigen Fälle, wo die venerische Schankerkrankheit, vorzüglich mit Krätzkrankheit, auch wohl mit dem Siechthume des Feigwarzentrippers complicirt" ist (Organon § 36/36/41/41).
[2] CK 1, S. 158f./115, Organon S. –/17/21/29 und § –/203/206/206. Die latente Psora verbindet sich nicht mit anderen Krankheiten (CK 1, S. 153/111).
[3] CK 1, S. 160f./116f.
[4] CK 1, S. 162/118.

geschlossener, durchdachter, vordergründig vieles erklärender und damit großer Entwurf Hahnemanns, der dennoch nicht ins Schwarze traf. Durch eine nachgehende Verschiebung des Zieles oder Verfälschung des Weges wird Hahnemanns Leistung zwar in jene auseinandersetzungsfreie Zone enthoben, in der aus dem eigenen Unverständnis nur allzu leicht eine interpretatorische Beliebigkeit abgeleitet wird, aber mit Respekt – auch und gerade vor den Irrtümern – hat das nichts zu tun.

2.2 Krankheitsvorstellung

Kehren wir zurück zur eigentlichen Systematik und damit zur Vorstellung, was Krankheit überhaupt ist. Die Krankheitsvorstellung spielt in der Lehre von der Krankheit eine, vielleicht sogar die zentrale Rolle. Ihre Antwort auf die Frage: Was ist Krankheit? beginnt meist mit: Krankheit ist... oder Krankheit heißt...

Die Krankheitsvorstellung ist oft Ausgangspunkt des übrigen Konzeptes, kann sich aber auch erst im Zuge der praktischen Erfahrungen herauskristallisieren.

Für Hahnemann ist Krankheit eine dynamische Verstimmung der Lebenskraft. Diese Definition gilt für das Spätwerk mit geringfügigen Modifikationen. Vor der „Verstimmung der Lebenskraft" wird im folgenden der Begriff „dynamisch" untersucht. Anschließend wird auf eine zweitrangige und mit der ersten sich überlappende Vorstellung eingegangen, derzufolge Krankheiten parasitär sind.

Was versteht Hahnemann unter „dynamisch"? Dynamisch heißt zunächst einmal nicht-materiell.[1] Die Vorstellung eines materiellen, sinnlich erfaßbaren Krankheitsstoffes wird abgelehnt:

> Materiell können die Ursachen unsrer Krankheiten nicht seyn, da die mindeste fremdartige materielle Substanz, sie scheine uns auch noch so mild, in unsre Blutgefäße gebracht, plötzlich, wie ein Gift, von der Lebenskraft ausgestoßen wird, oder, wo dieß nicht angeht, den Tod zur Folge hat. Selbst wenn der mindeste Splitter in unsre empfindlichen Theile geräth, so ruht das in unserm Körper allgegenwärtige Lebensprincip nicht eher, bis er durch Schmerz, Fieber, Eiterung oder Brand wieder herausgeschafft worden ist.[2]

---

[1] Organon § 25/26/31/31.
[2] Organon § 54/S. 14f./18f./27.

Eine damals übliche Vorstellung ging von der Existenz solcher materieller Krankheitsstoffe aus, die in den Körper geraten und sich dort u.U. fermentativ vermehren. (Es bedarf keines besonderen Hinweises, daß diese – chronologisch, nicht inhaltlich – vorbakteriologischen Vorstellungen nicht ohne weiteres auf die heutigen Ansichten von Infektionskrankheiten übertragen werden können.) Die Therapie bestand dann aus einer Eliminierung dieser Partikelchen aus dem Körper mittels Aderlaß, Fontanelle[1] oder Brech- bzw. Purgiermitteln. Diese materiellen Krankheitsstoffe grenzt Hahnemann ab gegen „grob-materielle" Fremdkörper, die auf unterschiedlichem Wege in den Körper geraten können.[2]

In Organon 3 finden sich viele Stellen, an denen Hahnemann auf den dynamischen Charakter der Verstimmung verweist.[3] In Organon 4 mehren sich diese Angaben.[4] In Organon 5 wird „dynamisch" oft ergänzt durch ein eingeklammertes „geistartig".[5] Dennoch bleibt unklar, was genau unter dynamisch (geistartig) zu verstehen ist. Erst in Organon 6 nimmt er dazu in einer neuen und langen Anmerkung zu § 11 ausführlich Stellung: Dynamisch sind alle Einflüsse von „der einen Substanz auf die andre, ohne daß ein sinnlich wahrnehmbarer Zusammenhang zwischen Ursache und Erfolg zu erkennen wäre."[6] Als Beispiele nennt er den Einfluß des Mondes auf die Gezeiten, des Magneten auf die Stahlnadel und des menschlichen Willens auf das Heben des Armes. Immer erfolgt die dynamische Wirkung „durch absolute, spezifische, reine Macht und Wirkung des Einen auf das Andre".[7] Analog zum Magneten, der seine magnetische Kraft auf geeignete Objekte übertragen kann, übertragen auch Krankheiten ihre krankmachende Kraft aus der Entfernung auf die Menschen, ohne dabei irgendeine Materie weiterzureichen.[8] Dabei steckt jede Krankheit den Menschen mit der ihr eige-

---

[1] Künstliche, vom Arzt gesetzte Geschwüre.
[2] Organon § 62/S. 19/24/30.
[3] Z.B. Organon § 25/26/31/31 und § 58/S. 18/22/29.
[4] Z.B. Organon § –/142/–/– und –/40/45/45.
[5] Organon S. –/5/8/21, –/2/3/18 und –/12/16/26.
[6] Organon § –/–/–/11.
[7] Organon § –/–/–/11.
[8] Der Magnet spielt im 18. und 19. Jahrhundert eine bedeutende (populär-) wissenschaftliche Rolle. Er wurde zur Erklärung vieler physikalischer und physiologischer Phänomene herangezogen, die im weitesten Sinne mit einer „Kraft", heute würde man meist Energie sagen, in Verbindung standen. „Im 18. Jahrhundert war man – weit entfernt von einer einheitlichen Vorstellung – damit beschäftigt, das Wesen und die Anzahl der Kräfte zu klären. Kräfte schienen sowohl physikalischen als auch physiologischen und psychischen Gesetzen zugrunde zu liegen, die man nicht klar voneinander trennen konnte. Das zeigt sich an der Verwendung von Begriffen

nen, spezifischen Kraft an, d.h. eine Ansteckung mit Masern hat immer die Masern zur Folge und nicht etwa die Windpocken oder den Scharlach. Ebenso wie die Krankheiten wirken auch die Arzneien:

> Und so verändert auch jede besondre Arznei-Substanz, durch eine Art von Ansteckung, das Menschen-Befinden auf eine ihr ausschließlich eigenthümliche Weise und nicht auf die einer andern Arznei eigne, so gewiß die Nähe eines Pocken-kranken Kindes einem gesunden Kinde nur die Menschenpocken-Krankheit mittheilen wird und nicht die Masern. **Dynamisch**, wie durch Ansteckung, geschieht diese Einwirkung der Arzneien auf unser Befinden, ganz ohne Mittheilung materieller Theile der Arznei-Substanz.[1]

Dieser Satz gibt einen Hinweis auf den Empfänger der von Krankheit und Arznei ausgehenden Impulse. Hahnemann geht davon aus, daß ein Empfänger selbst dynamischen Wesens sein muß, um von einer dynamischen Kraft affiziert werden zu können.[2] Als Empfänger bietet sich deswegen die Lebenskraft des Menschen an, die durch einen krankhaften Reiz verstimmt wird und dadurch die Körperfunktionen nicht mehr im gesunden, harmonischen Gang steuern kann.

Im letzten Zitat ist vom „Befinden" des Menschen die Rede. Hahnemann verwendet diesen Begriff nicht erst in der sechsten Auflage, sondern bereits in der dritten, wo er u.a. von „Befindensveränderungen des Gesunden"[3] und „dynamische[r] Verstimmung des Befindens"[4] spricht. Diese Befindensveränderung wird gleichgesetzt mit der Verstimmung „unseres geistartigen Lebens":

---

wie Wärme, Magnetismus, Seele, Äther, Spiritus, Lebenskraft. Es sind vor allem drei Bereiche, über deren klare Unterscheidung Unklarheit herrschte: Der Bereich von Substanzen, die Masse haben und physikalische Wirkungen zeigen; von geistigen Phänomenen, für die beides nicht gilt; und von Kräften, die keine Masse haben, aber physikalische Wirkungen zeigen.
Die Kraft, zwischen Materie und Geist angesiedelt, wurde dem einen oder anderen oder beiden Bereichen zugeordnet." (Feldt 1985, S. 32.) Später verlagerte sich die Faszination vom Magneten auf die Elektrizität. Es sei hier nur am Rande erwähnt, daß André Marie Ampère (1775–1836) bereits 1822 den Magnetismus materialistisch erklärt, indem er ihn auf elektrische Molekularströme zurückführt. Hahnemann scheint diese Erklärung, die seinen Thesen entscheidend widerspricht, entweder nicht anzuerkennen oder zu ignorieren, wenn er sie denn überhaupt wahrgenommen hat (Drewsen 1993, S. 50).

[1] Organon § –/–/–/11.
[2] Organon § –/–/16/16.
[3] Organon § 13/14/19/19 (im Original gesperrt).
[4] Organon § 62/S. 20/24/31.

die Krankheiten können [...] nicht aufhören, (geistige) **dynamische Verstimmungen unseres geistartigen Lebens in Gefühlen und Thätigkeiten, das ist, immaterielle Verstimmungen unsers Befindens** zu seyn.[1]

Besonders ab Organon 4 wird die Befindensverstimmung auch mit der Lebenskraftverstimmung gleichgesetzt.[2] Krankheit ist demnach immer noch Verstimmung des Befindens, aber auch – und vermehrt – Verstimmung der Lebenskraft (bzw. eines ihrer Synonyme). Bei näherer Betrachtung fällt jedoch auf, daß beide Begriffe keineswegs austauschbar sind. Befinden ist ein Zustand, ein phänomenologisches So-sein, wohingegen Lebenskraft ein physiologisches Erklärungsmuster ist. Während bei der Befindensveränderung die Symptome direkt gegeben sind, müssen sie bei der Verstimmung der Lebenskraft erst noch „konstruiert" werden.[3] Hahnemann macht also einen Schritt von der Beschreibung zur Erklärung.[4]

Mit Einführung der Psora-Lehre kristallisiert sich eine weitere Vorstellung heraus. In den CK bezeichnet Hahnemann das Wesen der chronischen Miasmen, sich im Menschen immer mehr auszubilden und immer mehr zu wachsen, als „Parasiten-Existenz".[5] An anderer Stelle beschreibt er, wie ein Erreger chronischer Krankheiten „allmählig, gleichsam in alle Fugen des zartesten Lebens-Baues seine parasitischen Wurzeln"[6] flechtet. In der zweiten Auflage des ersten Bandes nennt er die chronischen Miasmen „halbgeistige Krankheits-Parasiten".[7]

Neu an dieser Vorstellung ist die direkte und dauerhafte Verflechtung mit der Lebenskraft. Vereinfacht kann man sich vorstellen, daß vor der Psora eine Krankheit einen Reiz auf die Lebenskraft ausübte und sie dadurch nachgehend verstimmte. Nun aber ergreift die Krankheit von der Lebenskraft Besitz und dringt quasi in sie ein. Die parasitisch-ontologische

---

[1] Organon § 53/S. 14/18/27.
[2] Organon § –/24/29/29, –/66/70/70, –/68/72/72, –/–/7/7 und –/–/17/17.
[3] Auf die Symptomenentstehung wird in Kapitel II.2.5.1 eingegangen.
[4] Ebenso wie bei der Lehre vom Menschen, greift Hahnemann auch hier vermehrt auf das Patentrezept Lebenskraft zurück. Das hängt zusammen mit seinem insgesamt stärker werdenden Hang zur Erklärung, „weil der menschliche Geist doch nun einmal, unaufhaltsam den unschuldigen und löblichen Trieb fühlt, sich einige Rechenschaft zu geben, auf welche Weise es zugehen möge, was er mit seinem Thun Gutes bewirkt" (CK 4², S. VI). Damit verbunden ist die Rückführung der chronischen Krankheiten auf drei Miasmen und deren genauere Charakterisierung hinsichtlich Wirkung und Wesen.
[5] CK 1, S. 14/11, vgl. auch CK 1, S. –/177.
[6] CK 1, S. 230/170.
[7] CK 1, S. –/46.

Krankheitsvorstellung, die Krankheit als ein eigenständiges Wesen betrachtet, das sich im Organismus einnistet, teilt Hahnemann mit anderen Ärzten seiner Zeit. Sie findet sich z.B. bei Johann Lukas Schoenlein (1796–1864), Karl-Wilhelm Stark (1787–1867), Gottfried Eisenmann (1795–1867), Ferdinand Jahn (1804–1859) und Heinrich Haeser (1811–1884), jeweils mit unterschiedlichen Schwerpunkten.[1] Von den Homoöpathen bekannten sich v.a. Constantin Hering und Joseph Attomyr (1807–1856) zu dieser Vorstellung.[2] Insgesamt aber spielt sie in Hahnemanns Krankheitskonzept keine große Rolle. Er benutzt den Begriff „Parasit" eher als Metapher, um die Vieljährigkeit der chronischen Krankheiten plausibel zu machen, als eine Zugehörigkeit zur naturhistorischen Schule zu dokumentieren.

2.3 Krankheitsformen und ihre Ursachen

2.3.1 Krankheitsklassifikation

Einer der großen Irrtümer in der Rezeptionsgeschichte von Hahnemanns Werk ist der Glaube, Hahnemann habe eine Krankheitsklassifikation rundum abgelehnt. Eine solche Einordnung in verschiedene Gruppen, Formen, Klassen mache nämlich nur dann Sinn, wenn von real existierenden Krankheiten ausgegangen werde. Gerade diese Vorstellung aber habe Hahnemann kategorisch abgelehnt. Bei Georgos Vithoulkas (*1939) liest sich das folgendermaßen:

> Kurz zusammengefaßt, formulierte und bewies Hahnemann folgende These[]:
> – *Es gibt keine Krankheiten, sondern nur erkrankte Menschen, Tiere oder Pflanzen.*[3]

Vithoulkas unterlaufen hier gleich mehrere Fehler. Erstens hat Hahnemann diese These nicht bewiesen, ja nicht einmal beweisen können, weil derartige Thesen grundsätzlich nicht der Beweisbarkeit unterstehen. Überhaupt hat Hahnemann nichts bewiesen, er hat lediglich Arbeitshypothesen aufgestellt und diese zu beweisen versucht, worin er sich epistemologisch nicht

---

[1] Vgl. Hess 1993a, S. 265–274. Zum Verhältnis Hahnemanns zu Stark und Jahn s. Hess 1993b, S. 202. Schoenleins Ansichten waren Hahnemann bis 1836 unbekannt geblieben, als er durch Constantin Hering auf sie aufmerksam gemacht wurde (Tischner 1956b, S. 366).
[2] Tischner 1932–1939, S. 388f. und Tischner 1956b.
[3] Vithoulkas 1997, S. 142. Vgl. auch Voegeli 1988, S. 272.

von der Aufstellung anderer Konzepte unterscheidet. Daß Hahnemann selbst manche seiner aufgestellten Thesen als bewiesen ansieht, sollte einen offenen Blick auf sein Werk nicht unbedingt verstellen.

Zweitens hat Hahnemann die genannte, wichtige und folgenreiche These niemals so oder ähnlich formuliert. Oben wurde bereits auf die festständigen Krankheiten (S. 78) eingegangen. Es besteht kein Zweifel, daß Hahnemann darunter real existierende Krankheiten verstand.

Drittens hat er sich in seinen Veröffentlichungen weder mit den Krankheiten von Tieren noch denen von Pflanzen auseinandergesetzt.[1]

Hahnemann wird durch die Unterschiebung solcher Thesen ungerechtfertigt in die Nähe eines Kurt von Neergaard,[2] Friedrich Curtius[3] oder Ludolf von Krehl[4] gerückt. Auch Coulter verwirft die Vorstellung einer Krankheitsentität für eine dem medizinischen Empirismus zugehörige Homöopathie.[5] Dagegen stehen besonders die Arbeiten Tischners, der bei Hahnemann eine „ontologische"[6] Krankheitsauffassung durchschimmern sieht und immer wieder auf die Bedeutung der „festständigen Krankheiten" für Hahnemanns Homöopathie-Konzept hinweist.[7]

Tatsächlich ist Hahnemanns Einstellung zur Nosologie nicht ganz einfach zu fassen. Einerseits lehnt er die Klassifikationssysteme seiner Zeit weitgehend ab, andererseits gibt er aber selbst verschiedene Gruppen vor, in die die Krankheiten eingeteilt werden können. Diese Gruppenvorgabe wird jedoch nicht explizit ausgeführt, sondern muß aus einzelnen Bruchstücken rekonstruiert werden.

Im 18. Jahrhundert nahmen die Bestrebungen zu, Ordnung in die anwachsenden Kenntnisse zu bringen. In diesem Zusammenhang bemühte man sich in der Medizin darum, die Krankheiten in verschiedenen Systemen zu klassifizieren. Krankheiten wurden deswegen oft, analog zu den Pflanzen, eingeteilt in Klassen, Sektionen und Gattungen. Besonders einflußreich waren die Systeme von Karl v. Linné (1707–1778),[8] dem Begründer der modernen botanischen Systematik und Nomenklatur, und dem

---

[1] Zu Hahnemanns Einstellung zur Tier-Homöopathie vgl. Kaiser 1989.
[2] Tischner 1952b, S. 85, und 1936b.
[3] Sadegh-Zadeh 1977, S. 34.
[4] „es gibt keine Krankheit *per se*, wir kennen nur kranke Menschen" (L. v. Krehl: Entstehung, Erkennung und Behandlung innerer Krankheiten. 3 Bd. ¹³1930/31/33, zitiert nach Weiner 1986, S. 367, dort ohne Seitenangabe).
[5] Coulter 1994, S. 18f.
[6] Tischner 1932–1939, S. 232.
[7] Tischner 1938b, 1952, 1956c.
[8] Genera Morborum. Uppsala 1763.

von ihm beeinflußten François Boissier de Sauvages (1706–1767).[1] In solchen Klassifikationen galten z.b. Fieber und Schmerz als eigenständige Krankheitsklassen und nicht, wie heute, als Symptome einer zugrundeliegenden „eigentlichen" Krankheit. Jede Klasse wurde unterteilt in verschiedene Ordnungen und jede Ordnung wiederum in verschiedene Arten.

Hahnemann verwahrt sich gegen *diese* Art von Klassifikation.[2] Sie ist ihm zu allgemein und zu oberflächlich und birgt außerdem die große Gefahr, daß die Therapie ausschließlich vom Krankheitsnamen her bestimmt wird. Er verwahrt sich damit aber nicht gegen jede Art von Klassifikation und Namensgebung. Auch Hahnemann ordnet seine Beobachtungen und richtet Anamnese und Therapie nach einem Schema aus. Dieses soll im weiteren, vom Groben zum Feinen, analysiert werden.

Die „Hauptverschiedenheiten der Krankheiten"[3] lassen sich in vier Gruppen einordnen:[4]

Krankheiten	natürliche	unnatürliche
akute		
chronische		

Hahnemanns Klassifikation ist also, im Gegensatz zum phänomenalistisch-empirischen Ansatz von Sauvages und Linné, nicht nach den Symptomen geordnet, sondern nach Verlauf und Herkunft. Sie findet sich bereits in Organon 3, wird aber ab Organon 4 ausgebaut und präzisiert.

A) Akute Krankheiten

Akute Krankheiten sind zunächst solche, die vollständig von alleine vergehen,[5] und zwar „in den bestimmten Tagen".[6] Diese groben Angaben er-

---

[1] Nosologia methodica sistens morborum classes, genera et species. Amsterdam 1763. Die Beeinflussung Hahnemanns durch Sauvages ist, abgesehen von Fragen der Klassifikation, außerordentlich groß (vgl. Baur 1984).
[2] Besonders ausführlich in RAL 4^1, S. 3–22 bzw. 4^2, S. 3–26. Vgl. auch Organon § 83/74/81/81 und –/69/73/73.
[3] Organon § 258/240/245/245.
[4] Vgl. Jahr 1837, S. 14–16.
[5] Organon § 61/–/–/–.
[6] CK 1, S. 58/42 und 63/45.

gänzt Hahnemann in Organon 4. Nun werden die akuten Krankheiten unterteilt in:

1. solche, die den einzelnen Menschen befallen auf **Veranlassung** von Schädlichkeiten, denen gerade dieser Mensch insbesondere ausgesetzt war. Ausschweifungen in Genüssen, oder ihre Entbehrung, physische heftige Eindrücke, Erkältungen, Erhitzungen, Strapazen, Verheben u.s.w., oder psychische Erregungen, Affecte u.s.w., sind Veranlassung solcher acuten Fieber, im Grunde aber sind es meist nur überhingehende Auflöderungen latenter Psora, welche von selbst wieder in ihren Schlummer-Zustand zurückkehrt, wenn die acuten Krankheiten nicht allzuheftig waren und bald beseitigt wurden;
2. solche, welche einige Menschen zugleich hie und dort (**sporadisch**) befallen auf Veranlassung meteorischer oder tellurischer Einflüsse und Schädlichkeiten, wovon krankhaft erregt zu werden, nur einige Menschen, zu derselben Zeit, Empfänglichkeit besitzen;
3. hieran gränzen jene, welche viele Menschen aus ähnlicher Ursache unter sehr ähnlichen Beschwerden **epidemisch** ergreifen, die dann gewöhnlich, wenn sie gedrängte Massen von Menschen überziehen, ansteckend (**contagiös**) zu werden pflegen;
4. theils sind es auf gleiche Art wiederkehrende (daher unter einem hergebrachten Namen bekannte) eigenartige, **acute Miasmen**, die entweder den Menschen nur einmal im Leben befallen, wie die Menschenpocken, die Masern, der Keichhusten, das ehemalige glatte, hellrothe Scharlach-Fieber des *Sydenham*, die Mumps u.s.w., oder die oft auf ziemlich ähnliche Weise wiederkehrende, levantische Pest, das gelbe Fieber der Küstenländer, die ostindische Cholera, u.s.w.[1]

Sowohl die Unterteilung in epidemische und sporadische Seuchen[2] als auch die akuten Miasmen[3] finden sich bereits in Organon 3, so daß wirklich neu nur die „veranlaßten" akuten Krankheiten sind (1.), die der auflodernden Psora angehören. Darüber hinaus erwähnt Hahnemann noch eine Unterscheidung in mäßig akute Krankheiten, die von allein vorübergehen, und hoch akute, die zum Tode führen.[4] Zwischen den akuten und chronischen Krankheiten sind noch die halbakuten Krankheiten angesiedelt, die durch Ansteckung mit einem halbakuten Miasma entstehen. Zu ihnen zählt

---

[1] Organon § –/69/73/73.
[2] Organon § 106/93/100/100.
[3] Organon § 35/35/40/40: „acute[] Ansteckungskrankheiten".
[4] Organon S. –/24/28/33.

z.B. die Tollwut mit ihrer langen Inkubationszeit und ihrem kurzen Verlauf.[1]

B) Chronische Krankheiten

Chronische Krankheiten sind solche, die im Laufe der Jahre immer mehr zunehmen, niemals von alleine heilen und selbst durch die beste Lebensordnung und Diät nicht in ihrem Fortschreiten aufzuhalten sind.[2] Ab 1828 sind für Hahnemann die meisten Menschen, zumindest latent, chronisch krank (s. S. 88), so daß die chronischen Krankheiten nun die „bei weitem größte[] Zahl von Krankheits-Fällen"[3] bilden. Diese Angabe präzisiert Hahnemann in Organon 5 vorübergehend mit „99/100",[4] mildert aber die schwerlich nachzuprüfende Prozentangabe in Organon 6 zur „Mehrzahl der Krankheiten"[5] wieder ab. Hahnemann nennt ab Organon 4 drei Gruppen chronischer Krankheiten:

1. Solche durch ungesunde Lebensweise. Sie zählen zu den uneigentlichen, weil vermeidbaren chronischen Krankheiten.[6]
2. Allöopathische „Arznei-Siechthume".[7]
3. Die drei chronisch-miasmatischen Krankheiten: Syphilis, Sykosis und vor allem die Psora.

C) Natürliche und unnatürliche Krankheiten

Bei den drei oben (S. 108) erwähnten Gruppen spielt die Einteilung in natürlich/unnatürlich hinein. Die ersten zwei Gruppen zählen zu den unnatürlichen, künstlichen, vermeidbaren Krankheiten, die drei Miasmen zu den natürlichen, unvermeidbaren. Zur Orientierung vgl. das folgende Diagramm:

---

[1] CK 1, S. 61/44.
[2] Organon § 63/S. 26/36/34, CK 1, S. 9/7 und Organon § –/71/78/78.
[3] Organon S. –/31/36/38.
[4] Organon S. –/–/V/–.
[5] Organon S. –/–/–/2.
[6] Organon § –/70/77/77.
[7] Organon § –/–/74/74 und –/–/204/204.

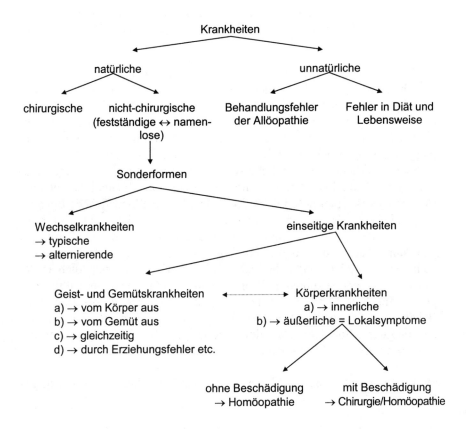

Zu den drei Gruppen chronischer Krankheiten im einzelnen:

zu 1.: Bestimmte chronische Krankheiten gehen auf eine falsche Lebensweise zurück und werden deswegen fälschlicherweise den chronischen zugerechnet. Betroffen sind Menschen, „die sich fortwährend **vermeidbaren** Schädlichkeiten aussetzen",[1] die für Hahnemann besonders in der Ernährungs-, Wohn- und Lebensweise zu finden sind. Mit Vermeidung dieser Fehler verschwinden die Krankheiten von selbst. Bei den akuten Krankheiten hat Hahnemann ähnliches schon in Organon 3 beobachtet:

> Werden dem Arzte ein oder ein paar geringfügige Zufälle geklagt, welche seit Kurzem erst bemerkt worden, so hat er dieß für keine vollständige Krankheit

---

[1] Organon § –/70/77/77.

anzusehen, welche ernstlicher, arzneilicher Hülfe bedürfte. Eine kleine Abänderung in der Diät und Lebensordnung reicht gewöhnlich hin diese Unbäßlichkeit zu verwischen.[1]

zu 2.: Mit fortschreitenden Jahren wird für Hahnemann eine zweite unnatürliche Krankheitsquelle immer bedeutender: Die chronischen Arzneivergiftungen durch die hohen und häufigen Gaben allöopathischer Arznei. Schon in Organon 3 weist Hahnemann auf die Nachteile einer allzu forcierten Quecksilberbehandlung bei Syphilis hin und erklärt sie für schlimmer als die eigentliche Syphilis.[2] In den CK und besonders ab Organon 5 mehren sich dann diesbezügliche Kommentare mit immer stärkerer Betonung der Schädlichkeit und Unheilbarkeit dieser künstlichen Krankheiten.[3] Ein schönes Beispiel liefert der § 36/36/41/41. Die allöopathische Behandlung kann den Kranken in Organon 3 und 4 „um vieles kränker und unheilbarer machen", in Organon 5 „um vieles kränker und unheilbarer, oft ganz unheilbar" und schließlich in Organon 6 „um vieles kränker und unheilbarer, bisweilen ganz unheilbar [...], ja selbst oft, tödten." Auch an der Entwicklung der sekundären Psorasymptome trägt die Allöopathie eine große Mitschuld.[4] Ungeachtet der häufigen und tatsächlich oft grausamen Behandlungsfolgen der damaligen Praxis erscheint es nicht immer abwegig, daß der Allöopathie stets dort eine gewisse Sündenbockfunktion zugewiesen wird, wo die Homöopathie an ihre Grenzen stößt.

zu 3.: Zu den chronischen Miasmen vgl. den Überblick zu Beginn dieses Kapitels.

Wenden wir uns nun den natürlichen Krankheiten zu: Hahnemann unterteilt sie in chirurgische und nicht-chirurgische. Unter den chirurgischen versteht er Verletzungen, bei denen

> an den leidenden Theilen eine mechanische Hülfe anzubringen ist wodurch die äußern Hindernisse der, durch die Lebenskraft einzig zu erwartenden Heilung, mechanisch vertilgt werden können, z.B. durch Einrenkungen, Wundlippen vereinigende Heft-Nadeln und Binden, mechanische Hemmung und Stillung der Blutflüsse aus geöffneten Arterien, Ausziehung fremder, in die lebenden Theile gedrungener Körper, Oeffnung einer Körperhöhlung, um eine belästigende Substanz herauszunehmen, oder um Ergießungen ausgetretener

---
[1] Organon § 157/144/150/150.
[2] Organon § 214/–/–/– und 36/36/41/41.
[3] Organon § –/–/74/74 und –/–/204/204.
[4] CK 1, S. –/62f.

oder gesammelter Flüssigkeiten einen Ausgang zu verschaffen, die Aneinanderfügung der Bruch-Enden eines zerbrochenen Knochens und Befestigung ihres Aufeinander-Passens durch schicklichen Verband, u.s.w.[1]

Die Grenze zu den künstlichen, unnatürlichen Krankheiten ist dabei nicht immer eindeutig zu ziehen.

Verbleiben die natürlichen, nicht-chirurgischen Krankheiten. Sie sind die häufigsten und bedeutendsten Krankheiten in Hahnemanns Klassifikation und der eigentliche Angriffspunkt der homöopathischen Therapie. In dieser Gruppe lassen sich zwei Unterscheidungsebenen differenzieren. Die erste Ebene unterteilt in festständige, gleichförmige, benennbare Krankheiten auf der einen Seite und verschiedenartige, ungleichförmige und namenlose auf der anderen Seite. Auf der untergeordneten zweiten Ebene finden sich verschiedene Sonderformen wieder, wozu Krankheiten mit wenig und solche mit wechselnden Symptomen gehören.

D) Festständige und unfestständige Krankheiten

Zur ersten Ebene: Die Unterscheidung in festständige, immer gleich verlaufende Krankheiten und ihr Gegenteil, die ungleichmäßig und verschiedenartig verlaufenden, ist vielleicht *der* entscheidende Punkt in Hahnemanns Krankheitslehre. Leider wird er, trotz seiner immensen Bedeutung für die Entwicklung des Konzeptes, gerne übersehen. Weiter oben wurde auf diesen Punkt bereits kurz eingegangen (S. 78). Hier soll er noch einmal, diesmal ausführlicher, besprochen werden.

In Organon 3 überwiegen diejenigen Krankheiten, die neu, einmalig und sich niemals wiederholend sind. Ihre Vielfältig- und Einmaligkeit wird bedingt durch eine Vielzahl von gleichzeitig auf den Menschen einwirkenden Krankheitsursachen in jeweils unterschiedlicher Mischung. Diese Krankheiten erfordern eine individuelle Behandlung, die sich nicht nach irgendeinem willkürlich ersonnenen Namen richten darf, da ihnen ebensowenig ein Name zusteht „als jeder einzelnen, nie genau so dereinst wieder geformten und gefärbten Wolke":[2]

> Ausgenommen also jene wenigen, aus einem eigenartigen, festständigen Miasma sich erzeugenden oder sonst von immer gleicher Schädlichkeit entstehenden, bilden alle übrigen, unzähligen Krankheiten, Gebrechen und Siechthume in jedem Falle eigenthümliche Uebelseyns-Formen, weil sie aus

---

[1] Organon § 195/183/186/186.
[2] Organon § 83/–/–/–.

einem Zusammenflusse ungleichartiger Ursachen und Potenzen entspringen, die an Zahl, Stärke und Art äußerst von einander abweichen.
Denn was giebt es nicht für eine unzählige Menge ungesunder Dinge und Krankheiten erzeugender Ursachen! Alle Dinge, die nur einigermaßen wirksam sind (ihre Zahl ist unübersehlich), vermögen auf unsern, mit allen Theilen des Weltalls in Verbindung und Conflict stehenden Organism einzuwirken und Veränderungen hervorzubringen, jedes eine verschiedenartige, so wie es selbst verschiedenartig ist.
Wie abweichend, ich möchte sagen, wie unendlich abweichend von einander müssen nun nicht die Krankheiten, das ist, die Erfolge der Einwirkung dieser unzähligen oft sehr feindseligen Potenzen seyn, wenn sie entweder einzeln, oder ihrer mehre oder weniger zugleich und in verschiedner Folge auf einander, in verschiedner Beschaffenheit oder Stärke auf unser Befinden einwirken, zumal da die Körperbeschaffenheit der Menschen schon für sich so unendlich von einander abweichen, daß in ihnen die unzählbaren äußern Schädlichkeiten durchaus unendlich verschiedne Formen und Uebelseyn hervorbringen müssen![1]

Der einzige Sinn, in diesen Fällen dennoch einen Namen zu benutzen, besteht für Hahnemann darin, „sich dem Volke in der Kürze verständlich zu machen".[2] Dann solle man aber stets sagen:

der Kranke hat **eine Art** Veitstanz, **eine Art** von Wassersucht, **eine Art** von Nervenfieber, **eine Art** kalten Fiebers, **nie aber** (damit endlich einmal die Täuschung mit diesen Namen aufhöre): er hat **den** Veitstanz, **das** Nervenfieber, **die** Wassersucht, **das** kalte Fieber, da es doch gewiß keine festständigen, sich gleichbleibenden Krankheiten dieser und ähnlicher Namen giebt.[3]

Hahnemann wählt diese Beispiele bewußt aus, weil sie damals als eigenständige Krankheiten ihren Platz in den Nosologien behaupteten. Eine Verallgemeinerung auf *alle* Krankheiten ist unzulässig, wie auch der letzte Teil des Satzes beweist.

Die Gedankenkette viele Ursachen → unfestständige Krankheiten → kein Name → keine festständige Behandlung zieht sich bis Organon 6 durch,[4] jedoch mit einer wesentlichen Modifikation: Aus den „übrigen namenlosen, unzählbaren, Krankheiten"[5] werden die „übrigen, namenlosen,

---

[1]Organon § 84–86/–/–/–.
[2]Organon § 83/74/81/81.
[3]Ebd.
[4]Organon § –/69/73/73.
[5]Organon § 34/–/–/–.

unzählbaren Krankheits-Formen".¹ Aus selbständigen Krankheiten werden hier also Krankheits-Formen im Sinne unterschiedlicher Ausformungen einer zugrundeliegenden Krankheit. Nun sind es nur noch diese Ausformungen, besonders also die sekundären Psorasymptome,² die nicht bennenbar sind, aber wie sieht es mit der eigentlichen Krankheit aus? Hahnemann spricht nicht erst im Organon, sondern schon in den Vor-Organon-Schriften³ von festständigen Krankheiten. Diese, „sich stets gleich bleibenden, aus einem feststehenden Miasm entspringenden und daher eines bestimmten Namens werthen Krankheiten"⁴ entspringen also aus *einer* Ursache⁵ und sind deswegen auch einer festständigen Heilmethode zugänglich:

> Die wenigen Krankheiten, die sich stets gleich bleiben, weil sie stets von demselben gleichartigen Ansteckungszunder entspringen, [...] erscheinen in ihrem Verlaufe so selbständig, daß wo sie sich zeigen, sie wie schon bekannte Individuen an ihren sich gleichbleibenden Zeichen immer kennbar bleiben. Man konnte ihnen daher, jeder einen eignen, Namen geben und sich bemühen, für jede derselben eine festständige Heilart, als Regel, einzuführen.⁶

An welche Miasmen Hahnemann denkt, wurde oben erörtert. Für die Klassifikation ist es wichtig, daß diese Krankheiten ab Organon 4 dominieren. Besonders die Psora ist jetzt für fast alle chronischen Leiden verantwortlich, weil sie den meisten Krankheits-Formen zugrundeliegt. Erwähnenswert ist noch, daß mehrere festständige Krankheiten in einem Menschen gleichzeitig zsammentreffen können und gemeinsam eine komplizierte Krankheit bilden, wobei ausdrücklich eine Krankheit „**neben** der andern im Organism besteht".⁷ Dann muß das Behandlungsschema für die eine Krankheit mit dem für die andere abwechseln. Besonders oft treffen Syphilis und Psora zusammen.⁸ Eine Komplikation von ursprünglicher Syphilis und allöopathischen Behandlungsfolgen durch Quecksilbergebrauch nennt Hahnemann „verlarvte venerische Krankheit".⁹

---

¹Organon § –/34/39/39.
²CK 1, S. 138/98: „fälschlich von ihr [der alten Schule] für in sich abgeschlossene, ständige, eigne Krankheiten ausgegeben".
³KMS II, S. 8.
⁴Organon § 41/41/46/46.
⁵Organon § 106/93/100/100 und 25/–/–/–.
⁶Organon § 83/–/–/–.
⁷Organon § 35/35/40/40.
⁸S. S. 99.
⁹Organon § 36/36/41/41.

Auch Hahnemanns Bemühungen um eine saubere Trennung von Scharlach und Purpurfriesel ist ohne Kenntnis der feststehenden Krankheiten nicht möglich. An verschiedenen Stellen weist er darauf hin, daß das von Thomas Sydenham (1624–1689), William Withering (1741–1799) und Markus Anton von Plenciz (1705–1786) beschriebene Scharlachfieber eine andere Krankheit sei als das Purpurfriesel (auch Roter Hund bzw. Roodvonk genannt).[1] Was genau unter Purpurfriesel zu verstehen ist, bleibt unklar. Auf jeden Fall handelt es sich um eine, mit flohstichartigen Blutungen (Petechien) einhergehende Erkrankung mit gewisser Ähnlichkeit zum M. Werlhof. Ab Organon 4 beschreibt Hahnemann eine Verbindung beider Krankheiten zu einer neuen Form:

> Nach dem Jahre 1801 ward ein aus Westen gekommenes Purpur-Friesel (*Roodvonk*), mit dem Scharlachfieber von den Aerzten verwechselt, ungeachtet jenes ganz andre Zeichen als dieses hatte und jenes an Belladonna, dieses an Aconit sein Schutz- und Heilmittel fand, letzteres auch meist nur sporadisch, ersteres stets nur epidemisch erschien, In den letztern Jahren scheinen sich hie und da beide zu einem Ausschlagsfieber von eigener Art verbunden zu haben, gegen welches das eine wie das andre dieser beiden Heilmittel einzeln nicht mehr genau homöopathisch passend gefunden wird.[2]

Eindrücklich wird hier eine festständige Therapie für eine festständige Krankheit gelehrt.

Die beiden wichtigen Gedankenketten sollen noch einmal zusammenfassend aufgelistet werden:

1. Viele Ursachen in unterschiedlicher Mischung → vielfältige, einzigartige Krankheiten → keine Namensgebung möglich → individuelle Behandlung.
2. Eine Ursache (Miasma) → feststehende, „vorprogrammierte", gleichartige Krankheit → eventuell verschiedene Krankheits-Formen → Namensgebung für die zugrundeliegende Krankheit möglich → feststehende Behandlung.

In der Regel ordnet Hahnemann die Krankheiten einer dieser beiden Gruppen zu. Eine Ausnahme bildet lediglich die Struma. Hahnemanns Ansich-

---
[1] Organon § 33/33/38/38 und 83/69/73/73 (hier nennt Hahnemann ab der vierten Auflage nur noch Sydenham als Autorität). Zur Differentialdiagnose vgl. insbesondere KMS I, S. 245–250.
[2] Organon § –/69/73/73.

ten hierüber können als Zwischenstufe betrachtet werden, denn er führt den Kropf zwar nicht auf *eine* Ursache zurück, sondern auf einen „Zusammenflusse obgleich uns größtentheils unbekannter, doch, wie es scheint, sich stets ziemlich gleicher Ursachen".[1] Trotzdem ist der Kropf „ein in seinem Wesen sich fast immer gleich bleibendes Uebel, wofür *ein* Arzneimittel, wenn es einmal half, auch, stets und in jedem Falle (specifisch) dienlich seyn müßte."[2] Als spezifisches Arzneimittel nennt Hahnemann den Röstschwamm (Spongia).

E) Sonderformen

Kommen wir nun zur zweiten, der ersten untergeordneten Klassifikationsebene der natürlichen, nicht chirurgischen Krankheiten, die die verschiedenen Sonderformen enthält. Von ihnen besitzen die einseitigen Krankheiten mit Lokalsymptom eine besondere Bedeutung. Zuvor sollen aber die sogenannten Wechselkrankheiten abgehandelt werden.

Hahnemann unterscheidet zwei Typen: Beim ersten Typus leidet der Kranke, nach einer beschwerdefreien Zeit, immer wieder an den gleichen Symptomen. Hierzu zählen die typischen Wechselfieber.[3] Die zweite Gruppe bilden diejenigen Krankheiten, bei denen verschiedene Symptomenkomplexe sich untereinander abwechseln.[4] Beide Gruppen zählen ab Organon 4 zu denjenigen Krankheiten, die ihren Ursprung in einem chronischen Miasma, meist der Psora, haben.[5] Eine Ausnahme bilden nur die „oft über große Länder sich verbreitenden, epidemischen Wechselfieber[]",[6] die jedesmal anders erscheinen und eine jedesmal andere Therapie benötigen, und „wahre Sumpf-Wechselfieber",[7] für die Chinarinde das spezifische Heilmittel ist.

Die zweite Sonderform betrifft Krankheiten,

> welche man **einseitige** nennen kann, weil nur ein oder ein Paar Hauptsymptome hervorstechen, welche fast den ganzen Rest der übrigen Zufälle verdunkeln. Sie gehören größtentheils zu den chronischen.[8]

---

[1] RAL 6^2, S. 195 und 6^1, S. 121.
[2] RAL 6^2, S. 195f. (Hervorhebung vom Verfasser), und RAL 6^1, S. 121.
[3] Organon § 245/228/231/231.
[4] Organon § 246/229/232/232.
[5] Organon § –/229/232/232 und –/231/234/234.
[6] Organon S. –/–/51/48.
[7] Ebd.
[8] Organon § 182/170/173/173.

Hahnemann untergliedert sie in innere und äußere Leiden.[1] Bei den inneren einseitigen Krankheiten

> liegt es **oft** bloß an der Unaufmerksamkeit des ärztlichen Beobachters, wenn er die Zufälle, welche zur Vervollständigung des Umrisses der Krankheitsgestalt vorhanden sind, nicht vollständig aufspürt.[2]

Häufiger sind die äußeren einseitigen Krankheiten. Ihr Hauptsymptom sind die sogenannten „**Local-Uebel** [...], worunter man, an den äußern Theilen des Körpers erscheinende Veränderungen und Beschwerden begreift".[3] Manche entstehen von „einer äußern Beschädigung"[4] und müssen zunächst, wenn überhaupt, chirurgisch behandelt werden. Zur vollständigen Heilung, z.B. bei Wundheilungsstörungen oder Entzündungen, bedarf es aber noch oft der homöopathischen Hilfe. Andere entstehen ohne Verletzung. Sie sind die eigentlich wichtigen. Trotz ihrer äußerlichen und begrenzten Lokalisation sind diese Übel niemals nur örtlich, weil immer der ganze Organismus an ihrer Entstehung mitbeteiligt ist:[5] „Kein Lippen-Ausschlag, kein Nagelgeschwür giebt es, ohne vorgängiges und gleichzeitiges inneres Uebelbefinden des Menschen."[6] Zur Bedeutung der Lokalsymptome und ihrer Ventilfunktion siehe S. 84 und 90.

Zu den einseitigen Krankheiten zählt Hahnemann auch noch die Geistes- und Gemütskrankheiten. Er unterscheidet vier Gruppen:

1. Solche Geistes- und Gemütskrankheiten, die vom Körper ausgehen. Sie sind die häufigsten.[7]
2. Solche, die „von Erziehungsfehlern, schlimmer Angewöhnung, verderbter Moralität, Vernachlässigung des Geistes, Aberglauben oder Unwissenheit herrühre[n]".[8]
3. Solche, die ihren Ursprung im Gemüt haben.[9]
4. Solche, die gleichzeitig mit Körperleiden entstehen.[10]

---

[1] Organon § 183/171/174/174.
[2] Organon § 184/172/175/175.
[3] Organon § 194/182/185/185.
[4] Organon § 195/183/196/196.
[5] Organon § 195–198/183–186/186–189/186–189.
[6] Organon § 198/186/189/189.
[7] Organon § 234/212/215/215.
[8] Organon § 240/221/224/224.
[9] Organon § 241/222/225/225.
[10] Organon § 244/227/230/230.

Alle genannten Gruppen

> machen jedoch keine von den übrigen scharf getrennte Classe von Krankheiten aus, indem auch in jeder der übrigen sogenannten Körperkrankheiten, die Gemüths- und Geistes-Verfassung **allemal** geändert ist.[1]

Ab Organon 4 gehören auch alle diese einseitigen Krankheiten den chronischen Miasmen und damit überwiegend wiederum der Psora an.[2] Damit läßt sich insgesamt eine Verschiebung von akut-einmalig zu chronisch-feststängig nachvollziehen, womit eine Perspektivenänderung vom phänomenologischen zum kausalen Blick einhergeht. Ab Organon 4 sind die meisten Krankheiten nicht mehr unbekannte und einzigartige Gegebenheiten, sondern Ausformungen einer bekannten Grundkrankheit. Auch hier verläßt Hahnemann den Boden der Beschreibung in Richtung der Zurückführung und damit der Erklärung.

2.3.2 Krankheitsursachen

Die Frage nach der Krankheitsursache wurde bereits mit der Einteilung nach der Herkunft aufgeworfen. In diesem Kapitel soll ausführlicher auf Hahnemanns Ursachenverständnis eingegangen werden. Betrachtet man die homöopathische Literatur, fällt auf, daß es zu kaum einem anderen Punkt derartig widersprüchliche Meinungen gibt. Hermann Eduard Sieckmann behauptet z.B., Hahnemann habe die Kausalität gehaßt.[3] Tischner hält ihm zu Recht eine Stelle aus Hahnemanns 1796 erschienenem „Versuch über ein neues Princip zur Auffindung der Heilkräfte der Arzneisubstanzen, nebst einigen Blicken auf die bisherigen" entgegen, in dem dieser über die verschiedenen Möglichkeiten der Arzneitherapie schreibt:

> **Der erste Wege [!], die Grundursachen der Uebel hinwegzunehmen oder zu zerstören,** war der erhabenste, den sie [die practische Arzneikunde] betreten konnte. Alles Dichten und Trachten der besten Aerzte in allen Jahrhunderten ging auf diesen, der Würde der Kunst angemessensten Zweck. [...] Dieser Zweck bleibt über alle Kritik erhaben, obgleich die Mittel dazu nicht immer die zweckmäßigsten waren. Ich lasse diese königliche Straße dießmal zur Seite liegen.[4]

---

[1] Organon § 229/207/210/210.
[2] Organon § –/202/205/205 und–/207/210/210.
[3] Vgl. Tischner 1943a, S. 79.
[4] KMS I, S. 148f. Auf S. 149 spricht Hahnemann auch vom „Stein der Weisen (die Kenntniß der Grundursache jeder Krankheit und ihrer Abhülfe)". Man beachte je-

In einer seiner späteren Arbeiten vermutet Tischner sogar:

> *Erst wenn man seine [Hahnemanns] Ansichten über die feststängigen Krankheiten verstanden hat, dringt man zum Kern seiner Lehre vor. In den Fällen, in denen er die Ursache zu erkennen glaubt, berücksichtigt er diese auch, und geht bei der Behandlung mit nomothetischem, verallgemeinerndem Denken vor. Wo er die Ursache jedoch nicht kennt, wendet er in idiographischem, individualisierendem Denken den Similesatz an. Die Homöopathie ist ihm sozusagen eine Notlösung für die Krankheiten von unbekannter Ursache.*[1]

Die Verwirrung wird vollkommen, wenn man verschiedene Aussagen Hahnemanns gegenüberstellt:

> Nach dem bisher Vorgetragenen ist es nicht zu verkennen: daß [...] jede ihr [der Krankheit] angedichtete innere Ursache, verborgene Beschaffenheit, oder ein eingebildeter, materieller Krankheits-Stoff, ein nichtiger Traum sey;[2]
> Diese alte Arzneischule bildete sich viel darauf ein, vorgeben zu können, daß sie allein den Namen „**rationelle Heilkunst**" verdiene, weil sie allein die **Ursache der Krankheit** aufsuche und hinwegzuräumen sich bemühe, **auch nach dem Vorgange der Natur in Krankheiten verfahre.**
> *Tolle causam!* ruft sie wiederholt. Aber bei diesem leeren Rufe blieb es. **Sie wähnten nur**, die Krankheits-Ursache finden zu können, fanden sie aber nicht, da sie nicht erkennbar und nicht zu finden ist.[3]

Diesen Aussagen stehen andere gegenüber: Die homöopathische Behandlung eines verdorbenen Magens rühmt Hahnemann als „wahre Causal-Cur"[4] und er rät,

> um eine Krankheit heilen zu können, als *causa morbi* die Entstehungs-Ursache derselben ausfindig zu machen [...], und so den Heilplan, der bei Krankheiten aus derselben Entstehungs-Ursache sich hülfreich erwiesen, auch bei jenen von demselben Ursprunge mit Erfolg[5]

---

weils die Verwendung des Begriffes „Grundursache", auf dessen Bedeutung weiter unten eingegangen wird.
[1] Tischner 1954a, S. 220. Ähnlich äußert sich Schmidt 1993b, S. 244f. in einer aktuellen Diskussion. Vgl. auch Schmidt 1992b, S. 56. Die Einschätzung der Homöopathie als „Notnagel" für Krankheiten von unbekannter Ursache wird sich weiter unten als überzogen herausstellen.
[2] Organon § 81/66/70/70.
[3] Organon S. –/2/3/18.
[4] Organon S. –/7/10/22.
[5] Organon S. –/–/4/19.

anzuwenden. Diese Einstellung bringt Hahnemann auf die Kurzformel: "*cessante causa, cessat effectus*".[1]

Das scheinbare Parodoxon offenbart sich bei näherem Hinsehen als genaue Unterscheidung zwischen verschiedenen Ursache-Begriffen. Hahnemann arbeitet mit unterschiedlich bewerteten Ursachen, die sich folgenden drei großen Gruppen zuordnen lassen:

1. Die innere, nächste Ursache der Allöopathie,
2. Erregungsursachen,
3. Entstehungs- bzw. Grundursachen.

Die Ursachenvorstellung der Allöopathie lehnt Hahnemann, als unsere Erfahrung transzendierend, ab. Die Kenntnis von Erregungs- und Grundursache nimmt er für sein Konzept jedoch sehr wohl in Anspruch, wobei im Laufe der Jahre eine Schwerpunktverlagerung hin zur Grundursache zu beobachten ist, so daß er in den letzten anderthalb Jahrzehnten glücklich in die „Königsstraße" einmündet, die er bereits zu Beginn seiner Homöopathie-Konzeption anvisierte. Wie wir sehen werden, erreicht er damit einen doppelten Effekt. Zum einen hat er nun der Allöopathie das Wissen um die „wahre" Ursache voraus, zum anderen wird die Behandlung nach den bewährten homöopathischen Prinzipien entscheidend verbessert. Um diese Entwicklung nachvollziehen zu können, wird zunächst der allöopathische Ursachen-Begriff analysiert und dann auf die Erregungs- und Entstehungsursache eingegangen.

A) Die innere, nächste Ursache der Allöopathie

Krankheitsursachen sind für Hahnemann, bis auf wenige Ausnahmen,[2] dynamischer Art. Eine materielle Ursache im Sinne der Allöopathie lehnt er ab:

---

[1] CK 1, S. 166/120. „Wenn die Ursache aufhört, fehlt auch die Wirkung bzw. ohne Ursache keine Wirkung".

[2] „Vorausgesetzt nun, wie nicht zu zweifeln ist, daß keine der Krankheiten – wenn sie nicht von verschluckten, gänzlich unverdaulichen oder sonst sehr schädlichen, in die ersten Wege oder in andre Oeffnungen und Höhlungen des Körpers gerathenen Substanzen, von durch die Haut gedrungenen, fremden Körpern, u.s.w. herrühren – daß, mit einem Worte, keine Krankheit irgend einen materiellen Stoff zum Grunde hat, sondern daß jede bloß und stets eine besondre virtuelle, dynamische Verstimmung des Befindens ist" (Organon § 62/S. 19/23/30).

Materiell können die Ursachen unsrer Krankheiten nicht seyn, da die mindeste fremdartige materielle Substanz, sie scheine uns auch noch so mild, in unsre Blutgefäße gebracht, plötzlich, wie ein Gift, von der Lebenskraft ausgestoßen wird, oder, wo dieß nicht angeht, den Tod zur Folge hat. Selbst wenn der mindeste Splitter in unsre empfindlichen Theile geräth, so ruht das in unserm Körper allgegenwärtige Lebensprincip nicht eher, bis er durch Schmerz, Fieber, Eiterung oder Brand wieder herausgeschafft worden ist. Und dieß unermüdlich thätige Lebensprincip sollte, z.B. bei einer zwanzig Jahr alten Ausschlags-Krankheit zwanzig Jahre lang einen fremdartigen, so feindseligen, materiellen Ausschlags-Stoff, eine Flechten-, eine Skrofel-, eine Gicht-Schärfe, u.s.w. in den Säften gutmüthig dulden?[1]

Die damalige allöopathische Ursachenvorstellung wird aber noch aus einem anderen Grund abgelehnt. Zum besseren Verständnis ist es nötig, einen kleinen Exkurs zu unternehmen: Zu Hahnemanns Zeiten unterschieden die Ärzte eine ganze Reihe von Ursachen. Heutzutage liegt – sehr verallgemeinert – einer Krankheit eine Ursache zugrunde, die, wenn irgend möglich, therapeutisch direkt angegangen werden soll, z.B. Mikroorganismen, genetische Defekte, Hormon-, Vitamin- oder Spurenelementmangel. Damals konnte jede Krankheit mehrere gleichzeitige Ursachen haben. Man unterschied äußere, innere, hauptsächliche, akzessorische, entfernte, nächste, prädisponierende, positive, negative und verborgene, um nur einige zu nennen. Am wichtigsten sind in unserem Zusammenhang die nächste und die prädisponierende Ursache. Ihre Definitionen sind nicht immer einheitlich, so daß die folgenden Erklärungen nur als grober, gemeinsamer Nenner gelten können.[2] Die prädisponierenden Ursachen erklärten, warum ein Mensch überhaupt krank wird. Zu ihnen zählten individuelle Säftemischungen, Veranlagungen, Geschlecht, Alter usw. Sie galten als therapeutisch schwer bis gar nicht beeinflußbar. Zu den prädisponierenden Ursachen gesellten sich Gelegenheitsursachen hinzu, z.B. Fehler in der Lebensordnung, Gifte, Verletzungen und epidemisch-miasmatische Einflüsse. Erst die Zusammenkunft beider Ursachen machte den Menschen krank. Weil die Gelegenheitsursache therapeutisch leichter zugänglich war als die prädisponierende, nannte man sie auch die nächste Ursache (causa morbi proxima) der Krankheit.

Herman Boerhaave (1668–1738) unterschied die eigentliche Natur der Krankheit, die in einer Stockung, Behinderung oder Veränderung fester oder flüssiger Teile liegen konnte, von den beiden genannten Ursachen. Im Laufe der Zeit aber verwischte sich diese Dreiteilung zugunsten einer

---

[1]Organon § 54/S. 14f./18f./27f. Vgl. § 58/S. 18/22/29, S. –/2/3/18 und –/5/8/21.
[2]Vgl. Hess 1993b, S. 182.

Gleichsetzung von causa morbi proxima (nächste Ursache) und der Natur der Krankheit, die auch innere Veränderung genannt wurde, so z.B. bei Hufeland: „Die innere Veränderung des Lebens, welche den äußern Erscheinungen zum Grunde liegt, nennen wir die **nächste Ursache**."[1] An gleicher Stelle heißt es auch, daß „die innere Veränderung des Lebens, welche die Krankheit bedingt, [...] eigentlich die Krankheit selbst ist (die nächste Ursache)".

Wenden wir uns jetzt wieder Hahnemann zu. Seine Kritik richtet sich einmal gegen die Behauptung, eine Erkenntnis der inneren Veränderung sei möglich:

> Es läßt sich denken, daß jede Krankheit eine **Veränderung im Innern des menschlichen Organismus** voraussetzt. Diese wird jedoch nach dem, was die Krankheits-Zeichen davon verrathen, (und sonst giebt es keine Data dazu in unchirurgischen Krankheiten), vom Verstande bloß dunkel und trüglich **geahnet; an sich erkennbar aber und auf irgend eine Weise täuschungslos erkennbar ist das Wesen dieser innern, unsichtbaren Veränderung nicht.**[2]

Die innere Veränderung (die Natur der Krankheit) ist demnach eine Art Black-Box, über deren Inhalt auch der Vergleich zwischen Gesund und Krank keine Rückschlüsse zuläßt.[3] In den letzten beiden Organonauflagen greift Hahnemann den Begriff der inneren Veränderung auf und modifiziert ihn in seinem Sinne, indem er nun darunter die krankhafte Verstimmung der Lebenskraft versteht.[4] Hahnemann stülpt hier sein (patho-) physiologisches Konzept einem Begriff über, den er eigentlich ablehnt. Somit ist er nicht ganz unschuldig an der herrschenden Verwirrung.

Zum zweiten richtet sich Hahnemanns Kritik gegen die Gleichsetzung von nächster Ursache und innerer Veränderung der Krankheit, weil

> dann die **nächste Ursache der Krankheit** [...] auch zugleich das innere Wesen der Krankheit, **die Krankheit selbst**, seyn sollte – obgleich, nach dem gesunden Menschenverstande, die Ursache eines Dinges oder eines Ereignisses nie zugleich das Ding oder das Ereigniß selbst seyn kann.[5]

---

[1] Hufeland 1836, S. 70.
[2] Organon § 5/5/–/–.
[3] Organon S. –/2/3f./18.
[4] Organon § –/–/12/12 und –/–/17/17. Tischner hat oft auf Hahnemanns Unterscheidung zwischen der inneren, dynamischen Veränderung und den sichtbaren pathologischen Veränderungen im Körperinnern hingewiesen (vgl. Tischner 1932–1939, S. 220–227, sowie Tischner 1938a und 1952). Vgl. auch die Anmerkung auf S. 133.
[5] Organon S. –/2f./4f./19.

In Organon 3 weist er darüber hinaus noch auf die Nutzlosigkeit dieses Ursachenbegriffes für die Praxis hin, weil die Ursache getrennt von der Krankheit besteht und somit für die Praxis bedeutungslos wird.[1] Hahnemann erntete dafür reichlich Kritik von seinen Gegnern, die darauf hinwiesen, daß die Ursachenkenntnis für eine rationelle Therapie unabdingbar sei.[2] Vielleicht mag Hahnemann durch diese Kritik bewogen worden sein, der Krankheitsursache vermehrt nachzugehen. Jedenfalls verläßt er ab Organon 4 seine bisherige Position, denn nun spielt die Kenntnis der Ursache auch in der Therapie eine Rolle.

B) Erregungsursachen

Wenn Hahnemann die Kausalität ablehnt, meint er stets das allöopathische Verständnis. Daraus darf aber nicht auf eine generelle Ablehnung jeglicher Kausalität geschlossen werden. Er akzeptierte, wie gesagt, zwei Arten von Ursachen: die Erregungs- und die Entstehungs- bzw. Grundursache. Folgendes Diagramm kann den Zusammenhang der bisher genannten Begriffe verdeutlichen:

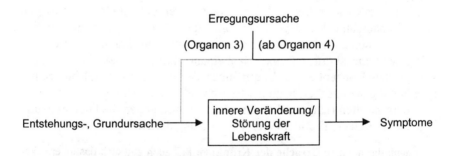

Hahnemann zählt eine ganze Reihe möglicher Erregungsursachen auf, die sich nicht immer von der nächsten Ursache der Allöopathie unterscheiden, denn auch sie machen den Organismus nur dann krank, wenn er gerade dazu disponiert ist.[3] Besonders in Organon 3 sind noch Züge der traditionellen Dreiteilung: Disposition, Erregungsursache und (bei Hahnemann unerkennbare) innere Veränderung festzustellen.

---

[1] Organon § 6/–/–/–.
[2] Leschinsky-Mehrl 1988, S. 29–31.
[3] Organon § 26/26/31/31.

Zu den Erregungsursachen zählen psychische, wie z.B. Kränkungen, unerwartete Nachrichten,[1] heftige Leidenschaften[2] und „anhaltende[r] Kummer, Kränkung, Aergerniß, Beleidigungen und große, häufige Veranlassung zu Furcht und Schreck."[3] „**Ununterbrochner Kummer oder Aergerniß**"[4] sind besonders für chronische Krankheiten ein wichtiger Faktor, ebenso wie eine schlechte Ehe oder ein schlechtes Gewissen:

> mit weit weniger Beeinträchtigung kann der unschuldige Mensch 10 Jahre lang in der Bastille oder auf der Galeere körperlich qualvoll verleben, als etliche Monate, bei aller körperlichen Bequemlichkeit, in einer unglücklichen Ehe oder mit einem nagenden Gewissen.[5]

Die hohe Bewertung psychischer Erregungsursachen teilt Hahnemann mit seinen Zeitgenossen. Auch Fehler in der Diät und Lebensordnung gelten als typische Erregungsursachen.[6] Daneben führt Hahnemann noch Anstrengungen,[7] „meteorische[] oder tellurische[] Ursachen"[8] und „Sumpf-Ausdünstungen"[9] auf.

Wichtig ist die zunehmend genauere Kennzeichnung der Erregungsursachen als Nebenbedingung. Schon in Organon 3 machen sie den Menschen nur ausnahmsweise krank, nämlich dann, „wenn unser Organism gerade jetzt eine vorzüglich angreifbare, schwache Seite (Disposition) hat".[10] Als Ausnahme nennt Hahnemann die

> Einwirkung der krankhaften Potenzen die großen, specifischen Miasmen, das des Typhus der levantischen Beulen- und der amerikanischen gelben Pest, das der andern ansteckenden Seuchen, das der Menschenpocken, der Masern, des glatten Scharlachfiebers, des Purpurfriesels, als auch das der venerischen Schankerkrankheit, des gewöhnlichen und des Feigwarzen-Trippers, der

---

[1] Organon § 57/S. 17/21/29.
[2] Organon § 190/178/181/181.
[3] Organon § 241/222/225/225.
[4] CK 1, S. 198/140.
[5] CK 1, S. 197/139.
[6] Organon § 284/260/260/260. In Organon 3 verursachen oder verlängern diese Schädlichkeiten die Krankheit, ab Organon 4 verschlimmern sie sie nur noch. Auf diese Bedeutungsverschiebung von den Erregungs- zu den Grundursachen wird weiter unten eingegangen.
[7] CK 1, S. 4/3.
[8] CK 1, S. 223/164. Vgl. auch § –/69/73/73.
[9] CK 1, S. 227/167.
[10] Organon § 25/–/–/–.

Wollarbeiter-Krätze u.s.w. [...], welche allerdings eine den Menschen fast unbedingt ansteckende Kraft besitzen.[1]

Besonders in den CK geht Hahnemann auf diese Unterscheidung in bedingte und unbedingte bzw. hinreichende und nicht-hinreichende Ursachen ein. Anhand einiger Beispiele, in denen ein vorübergehend ungünstiger Umstand zu einer schweren Krankheit geführt hat, die auch nach Wendung zu besseren Gegebenheiten fortdauert, schließt er:

> Wie? wenn jenes widrige Ereigniß der Grund, der **hinreichende** Grund dieser Krankheits-Zufälle gewesen wäre; sollte und müßte da nach Hinwegräumung dieser Ursache, die Wirkung, die Krankheit nicht gänzlich aufgehört haben? Die Uebel hören aber nicht auf; sie erneuen, sie erhöhen sich sogar allmählig mit der Zeit, und es wird offenbar, daß jene widrigen Ereignisse der hinreichende Grund der nun vorhandnen Uebel und Beschwerden **nicht** seyn konnten – es wird begreiflich, **daß sie bloß Anstoß und Anlaß zur Entwickelung eines im Innern bis dahin nur schlummernd gelegenen Siechthums angaben.**[2]

Hahnemann ist sich hier so sicher, weil für ihn „jederzeit die Ursache ihrer Wirkung, der Grund seiner Folge angemessen und gleich seyn muß, wie stets in der Natur"[3] zu beobachten sei. Das ist eine wichtige und folgenreiche Annahme. Wenn die Erregungsursachen Krankheitssymptome nur provozieren, verschiebt sich der Blickwinkel natürlich in Richtung Grundursache.

C) Entstehungs- bzw. Grundursachen

Als Grundursache betrachtet Hahnemann eine Ansteckung mit einem der drei chronischen Miasmen, besonders mit der in ihren wahren Ausmaßen vor ihm unentdeckten Psora (s. S. 86). Damit verändert sich die Stellung der Erregungsursachen in der Symptomentstehung (s. Diagramm S. **Fehler! Textmarke nicht definiert.**). Nun ist die Grundursache alleinverantwortlich für die „innere Veränderung" und die Erregungsursache lockt die Symptome nur noch hervor. In Organon 3 war das noch nicht so eindeutig definiert. Hier ist demnach eine Verschiebung von einer multifaktoriellen Betrachtungsweise in Richtung einer monokausalen nachzuvollziehen. Damit aber nicht genug. Hahnemann begrenzt die theoretisch unendliche Zahl monokausaler Ursachen, zumindest was die Entstehung der

---
[1] Organon § 25/–/–/–.
[2] CK 1, S. 90f./65f.
[3] CK 1, S. 89/64.

großen Anzahl chronischer Krankheiten angeht, auf drei, wovon beinahe 90% wiederum von nur einem Miasma, der Psora, erzeugt werden.

Ab Organon 4 erwähnt Hahnemann noch eine Unterform der Entstehungsursache, die sogenannte causa occasionalis. Darunter versteht er eindeutige und im wahrsten Sinne des Wortes faßbare Ursachen, die der Arzt leicht entfernen kann:

> Daß jeder verständige Arzt diese zuerst hinwegräumen wird versteht sich; dann läßt das Uebelbefinden gewöhnlich von selbst nach. Er wird die, Ohnmacht und hysterische Zustände erregenden, stark duftenden Blumen aus dem Zimmer entfernen, den Augen-Entzündung erregenden Splitter aus der Hornhaut ziehen, den Brand drohenden, allzufesten Verband eines verwundeten Gliedes lösen und passender anlegen, die Ohnmacht herbeiführende, verletzte Arterie bloßlegen und unterbinden, verschluckte Belladonne-Beeren u.s.w. durch Erbrechen fortzuschaffen suchen, die in Oeffnungen des Körpers (Nase, Schlund, Ohren, Harnröhre, Mastdarm, Scham) gerathenen fremden Substanzen ausziehen, den Blasenstein zermalmen, den verwachsenen After des neugebornen Kindes öffnen u.s.w.[1]

Damit stellt sich auch die Frage nach den therapeutischen Konsequenzen der miasmatischen Grundursachen. Zur Erinnerung: Für die anderen Ärzte waren die Erregungsursachen bzw. die damit verwandten nächsten Ursachen oft die einzigen, die therapeutisch angreifbar waren. Indem Hahnemann auf ihre untergeordnete Rolle verweist und die chronischen Miasmen als eigentliche, als Grundursachen postuliert, geht er einen Schritt weiter, als die Allöopathen es wagten. Durch die Rückführung der meisten Krankheiten auf eine Ansteckung, statt auf den unklaren Begriff der Disposition, den er zwar auch noch bis Organon 6 erwähnt, der gedanklich aber etwas ins Abseits gerät, macht Hahnemann die Grundursache greifbarer. Er steht somit in der vorbakteriologischen Ära in der Nähe jener Strömung, die mit Einführung der Bakteriologie einen ersten Höhepunkt erreichte und die vermehrt wieder in unseren Tagen mit dem Ziel auftritt, für möglichst viele Krankheiten therapeutisch zu bekämpfende, mikrobiologische Erreger zu entdecken.

Auch Hahnemann muß dazu Stellung nehmen, ob und wie sich die Behandlung darauf einrichten soll und wie er sein erklärtes Ziel, die Miasmen zu heilen und damit die Grundursache zu beseitigen, erreichen will. Wie oben bereits angedeutet, gibt es für jedes dieser chronischen Miasmen

---

[1] Organon § –/9/7/7. Die causa occasionalis hat nichts mit der philosophischen Position des Occasionalismus gemein (vgl. Tischner 1954a, S. 214).

eine gewisse Anzahl in Frage kommender Medikamente, von denen eines oder mehrere nach dem Ähnlichkeitssatz gewählt werden müssen. Damit wird die Ursache in den Behandlungsplan einbezogen, ohne dieses Fundament anzutasten.[1] Deswegen trifft auch Tischners Vermutung, Hahnemann habe die Homöopathie nur als Notlösung angesehen, nicht zu. Vielmehr glaubt Hahnemann gerade in den späten Jahren, auf homöopathischem Wege erstmals eine wirklich kausale Behandlung durchführen zu können.

D) Krankheitsunterhaltende Einflüsse

Von den Ursachen sind die krankheitsunterhaltenden Einflüsse abzugrenzen. Sie können zwar keine Krankheiten verursachen, aber Heilung und Genesung entscheidend behindern. Ihre Kenntnis hält Hahnemann für so wichtig, daß er ihnen einen Platz in § 3 einräumt, der nur Faktoren auflistet, die der Arzt zur Heilung unbedingt wissen muß:

> kennt er [der Arzt, M.W.] endlich die Hindernisse der Genesung in jedem Falle und weiß sie hinwegzuräumen, damit die Herstellung von Dauer sey: **so versteht er zweckmäßig und gründlich zu handeln und ist ein ächter Heilkünstler.**[2]
> Er ist zugleich ein Gesundheit-Erhalter, wenn er die Gesundheit störenden und Krankheit erzeugenden und unterhaltenden Dinge kennt und sie von den gesunden Menschen zu entfernen weiß.[3]

Besonders sind auch hier Fehler in der Diät und Lebensordnung zu nennen, von denen Hahnemann in der Anm. zu § 284/260/260/260 eine Vielzahl aufzählt, die im wesentlichen den sex res non naturales der antiken Diätetik entsprechen.[4] Und natürlich darf auch hier die Allöopathie als nicht nur verursachend im Sinne der Erregung, sondern auch als genesungsbehindernde Therapie nicht unerwähnt bleiben. Auch hier wird die Anklage im Laufe der Jahre immer schärfer.[5]

---

[1] Zur Frage nach der Bedeutung der Miasmenlehre zur konkreten Arzneimittelwahl sei auf das Kapitel „Indikation" verwiesen.
[2] Organon § 3/3/3/3.
[3] Organon § 4/4/4/4.
[4] Vgl. Kapitel „Diätetik".
[5] CK 1, S. –/62f. und 10/8 sowie Organon § –/204/207/207 und 163/150/156/156.

2.4 Prävention

Im Zusammenhang mit der Ursache soll auch die Frage nach der Prävention abgehandelt werden, weil sie quasi-therapeutisch ansetzt, bevor die Ursachen ihre Wirkungen entfalten können. Hahnemann kennt zwei verschiedene Formen der Prävention:

Zur ersten gehören Faktoren aus der Diät und Lebensordnung, die einerseits den Ausbruch der latenten Psora verhindern,[1] andererseits aber sogar eine primäre Prävention[2] darstellen können:

> und doch kann auch an Sumpf-Gegenden, ein gesunder Mensch in jungen Jahren sich gewöhnen und gesund bleiben, wenn er eine fehlerfreie Lebensordnung führt und nicht von Mangel, Strapazen oder zerstörenden Leidenschaften niedergedrückt wird.[3]

Zur zweiten Form zählen Maßnahmen, die gezielt der primären Prävention dienen, wobei die Kuhpockenimpfung hier die führende Rolle spielt. In Organon 6 lobt Hahnemann, in Erinnerung dieses

> so wohlthätigen, merkwürdigen Ereignisses [...], daß, seit der allgemeinen Verbreitung der Jennerschen Kuhpocken-Impfung, die Menschenpocken nie wieder unter uns weder so epidemisch, noch so bösartig erscheinen, wie vor 40, 50 Jahren, wo eine davon ergriffene Stadt, wenigstens die Hälfte und oft drei Viertel ihrer Kinder durch den jämmerlichsten Pest-Tod, verlor.[4]

Die Wirkung der Impfung, auf die Hahnemann schon in früheren Auflagen hinweist,[5] führt er auf die homöopathische Ähnlichkeit zwischen Impfstoff und bedrohender Krankheit zurück. Deswegen führt er, zumindest vorübergehend, auch noch weitere Möglichkeiten der Prävention an:

> Dieses homöopathische Heilen in **antecessum** (was man auch Präcaviren und Schützen nennt) scheint uns auch in einigen andern Fällen möglich, z.B. durch Tragen gepülverten Schwefels in unsern Kleidern gegen Ansteckung von Wollarbeiter-Krätze und durch eine im Voraus eingenommene, möglichst

---

[1] CK 1, S. 85/61.
[2] Unter primärer Prävention wird die Ausschaltung schädlicher Faktoren noch vor ihrem Wirksamwerden verstanden.
[3] Organon § –/239/244/244.
[4] Organon § –/–/–/46.
[5] Organon § 41/41/46/46 und S. 29/81/–/–.

kleine Gabe Belladonne, wenn das (jetzt seltene) glatte Scharlachfieber [...] epidemisch in der Nähe herrscht.[1]

Die Idee, homöopathische Medikamente vorbeugend zu geben, beschränkt sich nicht auf Belladonna gegen Scharlach. Auch Aconit gegen Purpurfriesel,[2] Kupfer (und Kampher) gegen die Cholera[3] und Rhus-toxikodendron gegen die Pocken werden empfohlen.[4] An unarzneilichen Dingen rät Hahnemann neben dem Tragen von Schwefel in der Kleidung – ein Verfahren, das später nicht mehr erwähnt wird – noch Waschen und Erhitzen der Kleidung auf $80°$[5] gegen Ansteckung und Ausbreitung der Cholera.[6]

2.5 Die Krankheitssymptome

2.5.1 Ursprung der Symptome und Schauplatz der Krankheit

Die einzelnen Symptome besitzen in Hahnemanns Konzept eine große Bedeutung. Zuerst soll die Frage geklärt werden, von wo die Symptome ausgehen, wie es zu den Symptomen kommt und wo der Schauplatz der Krankheit liegt. Anschließend sollen modifizierende Faktoren genannt werden, die bei der „Gestaltung" der Symptome eine Rolle spielen. Zuletzt wird auf die Bedeutung der Symptome und ihre Wertigkeit eingegangen.

Krankheit ist für Hahnemann eine Verstimmung des Befindens bzw. der Lebenskraft. Damit ist aber noch nichts gesagt über Herkunft und Entstehung der Symptome, die dem Menschen das Empfinden von Krankheit geben und ihn zum Arzt führen. Auch diese Frage beantwortet Hahnemann erst im Zuge seiner Miasmen-Lehre ausführlicher. 1824 gibt er sich noch mit folgender Erklärung zufrieden:

> Die Krankheit erregenden Ursachen wirken [...] auf eine bloß dynamische, dem Geistigen sehr ähnliche Weise, und indem sie zunächst die Organe der höhern Ordnung und der Lebenskraft umstimmen, entsteht durch dieß abgeänderte Seyn, durch diese dynamische Veränderung des lebendigen Ganzen

---

[1] Organon S. 29f./81/–/–.
[2] S. S. 114.
[3] Scheible 1992, S. 34 und 67–69.
[4] Haehl 1922 I, S. 295.
[5] Vermutlich handelt es sich hier, wie z.B. auch bei Hufeland (1836), S. 126, um eine Angabe nach Réaumar, nicht nach Celsius. 80° R. enstprechen 100° C.
[6] Haehl 1922 I, S. 194.

ein abgeändertes Gefühl (Unbehagen, Schmerzen) und eine abgeänderte Thätigkeit (innormale Functionen) der einzelnen und gesammten Organe.[1]

Diese Erklärung ist unbefriedigend. Abgesehen davon, daß Hahnemann nicht ausführt, welche Organe zu denen der „höhern Ordnung" zählen, umgeht er den entscheidenden Punkt, wie nämlich die immaterielle Lebenskraft auf den materiellen Körper wirken kann, indem er auf die Unmöglichkeit hinweist, die inneren Lebensvorgänge einzusehen.[2] Diese Einstellung zieht sich zwar bis Organon 6 durch, sie wird aber ergänzt durch ein Erklärungsmodell, das Hahnemann erstmals ausführlich in den CK präsentiert. Als Schnittstelle zwischen Immateriellem und Materiellem dient nun das Nervensystem, das den aufgenommenen Reiz unmittelbar an den ganzen Organismus weiterleitet, der dann nach einer gewissen Zeit das Lokalsymptom hervorbringt (s. S. 84). Dieses neuraltheoretische Modell lehrt Hahnemann auch im Organon.[3] Ab Organon 5 greift er dann aber wieder vermehrt auf die bereits in der dritten Auflage gültige Erklärung zurück, nach der die Symptome von der Lebenskraft produziert werden, das Wie und Warum aber erstens nicht erkennbar und zweitens nicht wissenswert ist:

> Wie die Lebenskraft den Organism zu den krankhaften Aeußerungen bringt, d.i. wie sie Krankheit schafft, von diesem **Wie und Warum** kann der Heilkünstler keinen Nutzen ziehn und sie wird ihm ewig verborgen bleiben; nur was ihm von der Krankheit zu wissen nöthig und völlig hinreichend zum Heilbehufe war, legte der Herr des Lebens vor seine Sinne.[4]

In den letzten Auflagen lassen sich also zwei Erklärungsversuche finden. Für die überwiegende Zahl der Krankheiten, die chronisch-miasmatischen, benutzt Hahnemann ein an die Neuraltheorie angelehntes Modell, das die Lebenskraft an das Nervensystem koppelt und somit den Sprung vom Immateriellen ins Materielle schafft. Für Krankheit als allgemeines Phänomen – unabhängig von der besonderen Form – gilt nach wie vor die Lebenskraft als Erzeugerin der Symptome, ohne daß Hahnemann das Wie und Warum erklären könnte oder wollte.

Es ist kein Wunder, daß Hahnemanns Erklärungen uns heute nicht mehr zufriedenstellen können. Zu detailliert sind die Antworten einer na-

---

[1] RAL 2^3, S. 6. Vgl. RAL 2^2, S. 6 und RAL 2^1, S3f.
[2] Organon § 63/S. 27/31/35.
[3] Organon § –/73/80/80 und –/201/204/204.
[4] Organon § –/–/12/12.

turwissenschaftlichen Betrachtungsweise in diesem Punkt, als daß wir uns mit Hahnemanns allgemeinen Aussagen noch abfinden könnten. Am ehesten dürfte deswegen noch das „Wie-und-warum-ist-nicht-wichtig" unsere Zustimmung erhalten. Stimmen wir tatsächlich zu, muß aber bedacht werden, daß Hahnemann immer dann versucht, eine genaue Antwort zu geben, wenn er die Ursache einer Krankheit zu kennen glaubt. Die Frage nach der Symptomentstehung ist also eng verbunden mit der Frage nach der Ursache, so daß mit der Ablehnung der Notwendigkeit einer Kenntnis des Wie-und-Warum auch die Notwendigkeit der Kenntnis der Krankheitsursache abgelehnt wird, was eine weitreichende Konsequenz ist.

Abgesehen von der Lokalisation des Primärsymptoms bei chronisch-miasmatischen Krankheiten am Orte ihres Erstkontaktes,[1] blieb die Frage nach dem Schauplatz der Symptome bisher unbeantwortet. Auch hier gerät Hahnemann in einen Erklärungsnotstand. Wenn stets der gesamte Organismus von einer Krankheit betroffen ist, muß zumindest angedeutet werden, wie es zur relativen Organbezogenheit mancher Krankheiten kommen kann. Der Organismus wird in diesen Fällen nicht gleichförmig krank gemacht, stattdessen rücken bestimmte Organe bzw. Organsysteme in den Vordergrund. Hahnemann erklärt diesen Umstand damit, daß die natürliche Krankheit „die für sie eigenthümlich gehörigen Theile und Systeme einnimmt",[2] z.B. „in Sumpf-Gegenden entstandene Wechselfieber [...] die Leber".[3] Obwohl die Krankheiten eine gewisse Organselektivität besitzen, reagiert der Organismus dennoch als Einheit. Deswegen ist auch bei allen Körperkrankheiten immer „die Gemüths- und Geistes-Verfassung **allemal** geändert".[4]

Schon hier wird deutlich, daß am Zustandekommen der Symptome mehrere Faktoren beteiligt sind, und zwar die Krankheit selbst und die Reaktion des Organismus auf diesen Reiz:

> zur Hervorbringung aller übrigen krankhaften Befindensveränderungen im Menschen [sind] beide, sowohl die der einwirkenden Substanz inwohnende Kraft, als die Fähigkeit der den Organism belebenden geistartigen Dynamis, von dieser erregt zu werden, erforderlich.[5]

---
[1] S. S. 84.
[2] Organon § 37/37/42/42.
[3] CK 1, S. 228/167f.
[4] Organon § 229/207/210/210.
[5] Organon § 122/110/117/117.

In Abhängigkeit vom Einzelfall überwiegt mal der eine, mal der andere Faktor. In Organon 3 produzieren nur die wenigen festständigen Krankheiten immer gleiche Krankheitsbilder, ab Organon 4 überwiegen die festständigen, chronischen Miasmen. Daß sie trotzdem nicht bei allen Erkrankten die gleichen Symptome in immer den gleichen Organen hervorrufen, liegt an der Vielzahl modifizierender Faktoren (s. S. 89). Ein sozusagen natürlicher, modifizierender Faktor ist die Entwicklung der Psora im Laufe der Jahrhunderte, in denen sie die unterschiedlichsten Körper mit den unterschiedlichsten Konstitutionen befiel.[1] Die Körperkonstitution ist also nicht die Psora selbst, sondern lediglich ein den Symptomen eine bestimmte Richtung gebender Aspekt.[2] Hahnemann nennt noch mehrere dieser Faktoren, z.B. Erbanlage, Erziehungsfehler, Fehler in Diät und Lebensweise, die „Geistes-Richtung"[3] des Kranken und seine „Moralität".[4] Im Organon liest sich das zusammenfassend folgendermaßen:

> Einige dieser, die Ausbildung der Psora zu chronischen Uebeln modificirenden Ursachen, liegen offenbar theils im Clima und der besondern, natürlichen Beschaffenheit des Wohnorts, theils in der so abweichenden Erziehung des Körpers und Geistes der Jugend, der vernachlässigten, verschrobenen, oder überfeinerten Ausbildung beider, dem Mißbrauche derselben im Berufe oder den Lebens-Verhältnissen, der diätetischen Lebensart, den Leidenschaften der Menschen, ihren Sitten, Gebräuchen und Gewohnheiten mancher Art.[5]

Das Motiv der überfeinerten Lebensweise greift Hahnemann, wie bereits gesehen (S. 89), auch noch andernorts auf. Ab Organon 5 wird schließlich die Existenz der gesamten Heilkunde auf kulturelle und zivilisatorische Gründe zurückgeführt:

> Im noch rohen Naturzustande bedurfte man der Hülfsmittel wenige, da die einfache Lebensweise wenige Krankheiten zuließ; mit der Bildung der Menschen im Staate wuchsen die Veranlassungen zum Erkranken und das Bedürfniß von Hülfe dagegen, in gleichem Maße.[6]

---

[1] CK 1, S. 181/130 und 91/62 sowie Organon § –/74/81/81.
[2] Vgl. Czech 1998, S. 147.
[3] CK 1, S. 92/67.
[4] Ebd.
[5] Organon § –/74/81/81.
[6] Organon S. –/–/1/17. Vgl. hierzu Foucault 1996, S. 33, der auf die weite Verbreitung dieser Ansichten hinweist.

Das gleiche Motiv klingt auch in Hahnemanns Beurteilung der Unverdorbenheit von Krankheiten der Tagelöhner und armen Landleute an, die sich keinen Arzt leisten können und deswegen von allöopathischen Behandlungen verschont bleiben, weswegen sich die Krankheit bei ihnen auch unmodifiziert zeigt:

> **Die, ohne solche Verpfuschung durch schädliche Mittel, an natürlichen Krankheiten verstorbnen Landleute und städtischen Armen pflegt die pathologische Anatomie nicht zu öffnen.** Und doch würde man nie in ihren Leichen solche Verderbnisse und Verunstaltungen finden. Hieraus kann man die Beweiß-Kraft jener schönen Abbildungen und die Redlichkeit dieser Herren Bücher-Schreiber beurtheilen.[1]

In der zweiten Hälfte des 18. und der ersten des 19. Jahrhunderts wurde vestärkt auf die Ergebnisse der pathologischen Anatomie eingegangen. Im Zuge der Arbeiten von Giovanni Battista Morgagni (1682–1771) und besonders Marie-François-Xavier Bichat (1771–1802) wurde die Sektion ein bedeutender Baustein in der Krankheitserforschung und -klassifikation. Hahnemann erklärt die Befunde der Leichenöffnungen als Folge der falschen Behandlung. Analog zur Hornhautbildung bei mechanischer Beanspruchung der Haut läßt Hahnemann auch die Lebenskraft die Organe präventiv so umgestalten, daß der Einfluß allöopathischer Medikamente sozusagen an ihnen abprallt:

> Höchst wahrscheinlich wird durch solche [...] Angriffe [...] die Lebenskraft genöthigt, diesem Ruine thätigst vorzubauen und sich zu bestreben, die so schonungslos angegriffenen, zarten, innern Organe theils dynamisch zu verändern, theils materiell umzubilden, um so dieselben von jenen heftigen Bestürmungen unangreifbar zu machen und auf diese Art den Organismus vor allgemeiner Zerstörung zu retten und zu decken.[2]

Dennoch war Hahnemann die pathologische Anatomie und damit die „greifbaren" körperlichen Veränderungen nicht vollkommen egal, wie die folgende Anekdote belegt, die aufgrund der darin geschilderten Freude etwas makaber anmutet:

---

[1] Organon § –/–/–/74. Vgl. auch CK 1, S. 201/144. Daß Hahnemann mit dem vorletzten Satz des Zitates den wissenschaftlichen Boden verläßt, liegt auf der Hand.
[2] CK 1, S. –/142. Vgl. auch Hahnemann 1831a, besonders S. 22 und 28. Dort rechnet Hahnemann mit einer Behebung dieser Folgen innerhalb von zwei bis vier Jahren bei Jugendlichen.

Am 9. August 1833 fuhren wir vier Ärzte von Leipzig nach Köthen ab. Unser Freund ** bekam einen Blutsturz, als wir in den Wagen einstiegen, und mußte zurückbleiben. Herr Med.-Rath Dr. Kurtz berichtete darüber bei unserer Ankunft an Hahnemann. Er blieb ruhig stehen und sagte nach einer Weile: 'Bedaure, hat viele geistige Getränke geliebt, – da bilden sich Varices, – da ist keine Hülfe.' Mich und meinen Freund Kurtz freute es sehr, daß sich Hahnemann auch um das Innere bekümmerte.[1]

2.5.2 Die Naturheilkraft

Zu den Faktoren, die die Symptome modifizieren können, zählt, wie gesehen, auch die Reaktion des Organismus auf den krankhaften Reiz, weil die Lebenskraft auch hier, wie auf jeden anderen Reiz, reagiert. Das wirft die Frage nach den Selbstheilungskräften und ihrer Bedeutung für Hahnemann auf.

Akute Krankheiten sind für Hahnemann nach einer gewissen Zeit von selbst vergangen, „weil die Zeit ihrer natürlichen Dauer unterdessen verfloß, und die Körperkräfte allmählig von selbst wieder kamen."[2] Diese wiederkehrenden Körperkräfte erklärt Hahnemann ab Organon 4 mit der Tätigkeit der Lebenskraft:

> Nur die mäßigen acuten Krankheiten pflegen, wenn ihre natürliche Verlaufs-Zeit zu Ende geht, [...] sich, wie man sagt, zu indifferenziren und sich ruhig zu beendigen; die sich ermannende Lebenskraft setzt nun an die Stelle der ausgetobten Befindens-Veränderungen allmälig ihre Norm wieder ein.[3]

In akuten Krankheiten reagiert die Lebenskraft also nur *nach* Verlauf der Krankheit, in den chronischen Krankheiten hat sie dazu keine Möglichkeit, weil diese niemals von alleine vergehen (s. S. 108). Das bedeutet, daß der Organismus unfähig ist, Krankheit von sich aus, selbständig und ohne fremde Hilfe zu besiegen. 1838 betont er, daß zwar ohne die Mitarbeit der Lebenskraft keine Heilung möglich sei, daß aber diese Mitarbeit durch homöopathische Arzneien angeregt werden müsse.[4] Im Gegensatz zu den meisten anderen Ärzten, die der spontan wirkenden Naturheilkraft beinahe

---

[1]Hofrichter 1844. Diese Art innerer Veränderung darf nicht mit der Verstimmung der Lebenskraft verwechselt werden (vgl. Tischner 1939a, S. 100–103 und 1941, S. 61). Vgl. auch die Anmerkung auf S. 121.
[2]Organon § 61/–/–/–. Vgl. S. –/31/35/37 und –/42/48/45.
[3]Organon S. –/24/28/33.
[4]CK 4^2, S. VI–VIII.

alles zutrauten und die deswegen trotz therapeutischer Resignation zu optimistischen Prognosen kamen, teilt Hahnemann diesen Optimismus also nicht. Er erwartet mehr von der Therapie als von der Naturheilkraft, gemäß seinem Weltbild, in dem der menschliche Geist über der individuellen Natur steht. Diese individuelle Natur entspricht der Lebenskraft und ist nur dazu geschaffen, die Funktionen des Körpers in Gesundheit zu führen, nicht aber Krankheiten zu heilen. Ihre vergeblichen Bemühungen tragen vielmehr noch dazu bei, die Symptome zu modifizieren, und sind somit mehr Leiden als Hilfe, „ihre Bestrebungen sind aber selbst Krankheit, sind ein zweites anderes Uebel an der Stelle des ursprünglichen":[1]

> Man sah in der gewöhnlichen Medicin die Selbsthülfe der Natur des Organisms bei Krankheiten, wo keine Arznei angewendet ward, als nachahmungswürdige Muster-Curen an. Aber man **irrte sich sehr**. Die jammervolle, höchst unvollkommene Anstrengung der Lebenskraft zur Selbsthülfe in acuten Krankheiten ist ein Schauspiel, was die Menschheit zum thätigen Mitleid und zur Aufbietung aller Kräfte unsers verständigen Geistes auffordert, um dieser Selbstqual durch ächte Heilung ein Ende zu machen. [...] [B]leibt es dem Organism allein überlassen, aus eignen Kräften, ohne Hülfe von aussen, eine neu entstandene Krankheit zu überwinden (bei chronischen Miasmen ist ohnehin sein Widerstand unmächtig), so sehen wir nichts als qualvolle, oft gefährliche Anstrengungen der Natur des Individuums, sich zu retten, es koste, was es wolle, nicht selten mit Auflösung des irdischen Daseyns, mit dem Tode, geendigt.[2]

Ab Organon 4 kennzeichnet Hahnemann die Bestrebungen der Lebenskraft als „nur palliativ"[3] bzw. als „nur eine Art Allöopathie".[4] Deswegen lehnt er eine therapeutische Nachahmung auch ab.[5] Dennoch zeigt sich die Lebenskraft mitunter klüger als die allöopathischen Ärzte, weil sie den Körper vor allzu großen Dosen unangemessener Arznei zu schützen versucht (s.o. S. 132) und sich bemüht, die Unterdrückung eines Wechselfiebers durch Chinarinde zu verhindern.[6] Ein weiterer Pluspunkt, den Hahnemann der Lebenskraft zugesteht, ist der Ventilmechanismus der Lokalsymptome Krätze, Schanker, Feigwarze. Zwar ist die Lebenskraft „dumm" genug, sich von chronischen Miasmen anstecken zu lassen, aber immerhin sorgt sie durch die Ausbildung eines Lokalsymptomes zunächst für einige Erleichte-

---

[1] Organon S. –/IV/–/–.
[2] Organon § 63/S. 25f./30/34f.
[3] Organon S. –/33/37/38.
[4] Organon S. –/27/32/35.
[5] Organon S. –/45/55/50.
[6] Organon S. –/–/52/48.

rung. Das Primärsymptom ist hiermit sowohl Resultat einer Reaktion des Organismus auf die Krankheit als auch wesentliches Symptom der Krankheit selbst, anhand dessen eine Diagnosenstellung möglich ist. Diese Gleichsetzung zwischen Lebenskraft-Bemühung und Krankheitssymptom klang schon oben an. Ab Organon 5 nimmt dieser Aspekt an Bedeutung zu: „Diese Bestrebungen sind ja eben die Krankheit selbst und die krankhaft afficirte Lebenskraft ist die Erzeugerin der sich offenbarenden Krankheit!"[1] Besonders deutlich formuliert Hahnemann das im § -/-/15/15:

> Das Leiden der krankhaft verstimmten, geistartigen, unsern Körpern belebenden Dynamis (Lebenskraft) im unsichtbaren Innern und der Inbegriff der von ihr im Organism veranstalteten, äußerlich wahrnehmbaren, das vorhandne Uebel darstellenden Symptome bilden nämlich ein Ganzes, sind Eins und Dasselbe. Wohl ist der Organism materielles Werkzeug zum Leben, aber ohne Belebung von der instinktartig fühlenden und ordnenden Dynamis so wenig denkbar, als Lebenskraft ohne Organism; folglich machen beide eine Einheit aus, obgleich wir in Gedanken diese Einheit in der leichteren Begreiflichkeit wegen zwei Begriffe spalten.

Damit rückt die Krankheitsvorstellung (Krankheit ist Verstimmung der Lebenskraft) immer mehr in den Vordergrund. Problematisch daran ist, daß eine solche Krankheitsvorstellung eine vorwissenschaftliche, nicht zu beweisende Annahme ist. Wenn Hahnemann in den letzten Jahren diese Vorstellung auch auf die konkrete Symptomenentstehung bezieht, gibt er damit die Möglichkeit einer vielleicht fruchtbaren Einzelforschung von vornherein zugunsten seines dynamistischen Weltbildes auf.

Insgesamt kann festgehalten werden, daß sich Hahnemann mit der Beantwortung der Frage nach den Selbstheilungskräften und der Symptomenentstehung sehr schwer tut. Hier laufen verschiedene Gedanken parallel nebeneinander und mitunter durcheinander, was dem Leser das genaue Verständnis außerordentlich erschwert.

2.5.3 Die Bedeutung der Symptome und ihre Beziehung zur Krankheit

Die im letzten Zitat erwähnte Einheitstheorie leitet über zur Frage nach der Bedeutung der Symptome. Sind die Symptome „nur" Zeichen einer zugrundeliegenden Krankheit oder sind sie mehr? Um einer Verwirrung vorzubeugen, sei zunächst auf folgendes hingewiesen: In der bisherigen

---

[1] Organon S. –/–/45f./44. Vgl. auch Organon § –/–/22/22.

Darstellung der Symptomenentwicklung folgte Hahnemann der Perspektive eines unbeteiligten Forschers, der bestimmte Phänomene zu erklären versucht oder jeden Erklärungsversuch ablehnt. Nun wechselt er die Perspektive, nun betrachtet er die Krankheit aus dem Blickwinkel des Arztes in der täglichen Praxis und seiner Möglichkeit der Krankheitserkenntnis. Diese Perspektive bestimmt Hahnemanns Denken vor allem in der Frühzeit seines Homöopathie-Konzeptes, später tritt die andere immer mehr in den Vordergrund. Die sich daraus ergebenden Widersprüche und Überlappungen können nicht immer restlos aufgelöst werden.

Im 18. Jahrhundert war die Unterscheidung in Zeichen, Zufälle und Symptome weitverbreitet. Die Definitionen weichen von Autor zu Autor voneinander ab. Vereinfacht gesagt,[1] verstand man unter Zeichen bestimmte Merkmale, die dem Arzt den Zustand der Krankheit und ihren weiteren Verlauf anzeigen konnten, also im wesentlichen zur Prognose dienten. Eine weitere Bedeutung bestand in der Erkenntnis von Ursache und Krankheit. In dieser Funktion waren sie untrennbar mit der Krankheit verknüpft, wie z.B. Fieber und atemabhängige Schmerzen mit der Pleuritis. Unter den Zufällen, auch „symptomata" genannt, wurden dagegen „alle Abweichungen vom gesunden Zustand begriffen, die der Kranke subjektiv empfindet und der Arzt objektiv wahrnimmt."[2] Alle Zeichen sind damit auch Zufälle, aber nicht alle Zufälle auch Zeichen, weil es unter den Zufällen einige gibt, die der Krankheit nur in diesem Individuum zufällig zufallen. Für viele Ärzte war das wichtigste an einer Krankheit oftmals nur ein Symptom (im Sinne von Zeichen), z.B. Wassersucht, Schmerz oder Fieber, das dann therapeutisch angegangen wurde.

Hahnemann, der nicht explizit zwischen Zeichen, Zufällen und Symptomen unterscheidet, wehrt sich gegen diese Einseitigkeit, nur bestimmte Merkmale der Krankheit ins Auge zu fassen:

> Von jeher suchte man, da man sich oft nicht anders zu helfen wußte, in Krankheiten hie und da ein **einzelnes** der mehrern Symptome durch Arzneien zu bestreiten und wo möglich zu unterdrücken; – eine **Einseitigkeit**, welche, unter dem Namen: **symptomatische Curart**, mit Recht allgemeine Verachtung erregt hat, weil durch sie nicht nur nichts gewonnen, sondern auch viel verdorben wird. Ein einzelnes der gegenwärtigen Symptomen ist so wenig die Krankheit selbst, als ein einzelner Fuß der Mensch selbst ist.[3]

---

[1] Vgl. Hess 1993a, S. 47–61.
[2] Hess 1993a, S. 54.
[3] Organon § 8/9/7/7, zitiert nach Organon 3.

Für ihn besteht die Krankheit aus der Gesamtheit aller wahrnehmbaren Veränderungen:

> Der vorurtheillose Beobachter – die Nichtigkeit übersinnlicher Ergrübelungen kennend, die sich in der Erfahrung nicht nachweisen lassen, – nimmt, auch wenn er der scharfsinnigste ist, an jeder einzelnen Krankheit nichts, als äußerlich durch die Sinne erkennbare Veränderungen im Befinden des Leibes und der Seele, **Krankheitszeichen, Zufälle, Symptome** wahr, das ist, Abweichungen vom gesunden, ehemaligen Zustande des jetzt Kranken, die dieser selbst fühlt, die die Umstehenden an ihm wahrnehmen, und die der Arzt an ihm beobachtet. Alle diese wahrnehmbaren Zeichen repräsentiren die Krankheit in ihrem ganzen Umfange, das ist, sie bilden zusammen die wahre und einzig denkbare Gestalt der Krankheit.[1]
>
> Da an einer Krankheit sonst **nichts** wahrzunehmen ist, als diese; so müssen es auch einzig die Symptomen seyn, durch welche die Krankheit die zu ihrer Hülfe geeignete Arznei fordert und auf dieselbe hinweisen kann – so muß die Gesammtheit dieser ihrer Symptome, **die nach außen reflektirte Bild des innern Wesens der Krankheit** das einzige seyn, wodurch die Krankheit zu erkennen geben kann, welches Heilmittel sie bedürfe, das Einzige, was die Wahl des angemessensten Heilmittels bestimmen kann.[2]

Wenn die Krankheit für den Arzt in der Gesamtheit ihrer Symptome besteht, bedeutet die Hinwegnahme aller Symptome die Heilung.[3] Diese Identifikation von Symptomengesamtheit mit der Krankheit bedarf einer Erklärung, denn es ist nicht einzusehen, warum nach Hinwegnahme der Symptome der Patient nicht trotzdem noch krank sein kann. Hahnemann gibt darauf ab Organon 5 eine Antwort, indem er behauptet:

> Es giebt nichts krankhaftes Heilbare und nichts unsichtbarer Weise krankhaft verändertes Heilbare im Innern des Menschen, was sich nicht durch Krankheits-Zeichen und Symptome dem genau beobachtenden Arzte zu erkennen gäbe – ganz der unendlichen Güte des allweisen Lebenserhalters der Menschen gemäß.[4]

Hier wird eine religiöse Position zur Untermauerung eines wichtigen Aspektes benutzt, der Hahnemann im Laufe der Jahre selbst immer fragwürdiger geworden ist, den er aber dennoch nicht gänzlich aufgeben möchte.

---

[1] Organon § 8/9/7/7.
[2] Organon § 8/9/7/7, zitiert nach Organon 3.
[3] Organon § 11/12/17/17.
[4] Organon § –/–/14/14. Vgl. § –/–/17/17.

Die bisherige Darstellung orientierte sich besonders am Standpunkt der dritten Auflage des Organons, weswegen auch aus dieser Auflage öfters zitiert wurde. Mit Einführung der Miasmen-Lehre ändert sich die Sachlage dahingehend, daß die Bedeutung der Symptome abnimmt. Nun hat es der Arzt in akuten Krankheiten nicht nur mit den gegenwärtig präsenten Symptomen zu tun, sondern mit einer tiefer liegenden Krankheit, die hier nur „Krankheits-Fragmente"[1] zeigt. Hahnemann lehrt nun,

> daß der homöopathische Arzt bei dieser Art chronischer Uebel, ja bei allen (unvenerischen) chronischen Krankheitsfällen es nicht allein mit der eben vor Augen liegenden Krankheits-Erscheinung zu thun habe, sie nicht für eine in sich abgeschlossene Krankheit anzusehn und zu heilen habe [...], sondern daß er es immer nur mit einem abgesonderten Theile eines tief liegenden Ur-Uebels zu thun habe, [...] **daß er folglich möglichst den ganzen Umfang aller der dem unbekannten Ur-Uebel eignen Zufälle und Symptome erst kennen müsse**, ehe er sich Hoffnung machen könne, eine oder mehre, das ganze Grundübel mittels ihrer eigenthümlichen Symptome homöopathisch deckenden Arzneien auszufinden, durch welche er dann das Siechthum in seinem ganzen Umfange, folglich auch seine einzelnen Glieder [...] heilkräftig zu besiegen und auszulöschen im Stande wäre.[2]

Wie Hahnemann die Symptome der Grundkrankheiten erforschte, wurde bereits oben (S. 78) gezeigt. In der täglichen Praxis konnte er sich deswegen mit der Frage nach einer vorausgegangenen Ansteckung mit einem der chronischen Miasmen begnügen. Dieser erweiterte Blick schlägt sich besonders in den letzten drei Organonauflagen nieder, klingt aber bereits in Organon 3 (§ 228) an, wo er darauf hinweist, daß die Kenntnis bestimmter Ansteckungen (Krätze, Syphilis) zur Heilung erforderlich ist. Ab Organon 4 ist nicht mehr nur die Gesamtheit der Symptome alleinentscheidend, sondern auch die Kenntnis von Erregungs- und Grund- bzw. Entstehungsursache, die nun als „Beihülfe der Heilung dienen":[3]

> Als Beihülfe der Heilung dienen dem Arzte die Data der wahrscheinlichsten **Veranlassung** der acuten Krankheit, so wie die bedeutungsvollsten Momente aus der ganzen Krankheits-Geschichte des langwierigen Siechthums, um dessen **Grundursache**, die meist auf einem chronischen Miasm beruht, ausfindig zu machen, wobei die erkennbare Leibes-Beschaffenheit des (vorzüglich des langwierig) Kranken, sein gemüthlicher und geistiger Charakter, seine Be-

---
[1] CK 1, S. –/7.
[2] CK 1, S. 8f./6f.
[3] Organon § –/7/5/5.

schäftigungen, seine Lebensweise und Gewohnheiten, seine bürgerlichen und häuslichen Verhältnisse, sein Alter und seine geschlechtliche Function, u.s.w. in Rücksicht zu nehmen sind.[1]

In Organon § -/9/7/7 ist von „Mithinsicht auf etwaniges Miasm und [...] Beachtung der Nebenumstände" die Rede. Die Bedeutung der Symptome wird also ab 1828 etwas abgeschwächt. Zwar präsentieren sie noch immer die Krankheit und fordern das Heilmittel, aber nun ist auch die Ursachenkenntnis wichtig. Daß diese Kenntnis keineswegs nur theoretisches Zierwerk darstellt, sondern auch die Arzneimittelwahl beeinflußt, wurde oben (S. 93) bereits erwähnt, sei hier noch einmal angedeutet und soll im Kapitel „Indikation" genauer ausgeführt werden.

2.5.4 Exkurs: Die Bedeutung der Krankheit für den Einzelnen und die Allgemeinheit

Der positive, sinnvolle Aspekt der von Gott offenbarten Symptome, um die Arzneimittelwahl zu ermöglichen, darf nicht verwechselt werden mit einem irgendwie gearteten Sinn der Krankheit selbst für den Betroffenen. In Hahnemanns Welt- und Menschenbild haben Krankheit keinen Sinn, keine tiefere Bedeutung, weder für den Einzelnen noch für die Allgemeinheit, zumindest besitzen sie keine mahnende, regulierende oder symbolische Bedeutung, die der Erkrankte erkennen und dadurch überflüssig machen könnte. Es läge nahe, aus Hahnemanns Vorstellung, daß eine verfeinerte Lebensweise zu schlimmeren Krankheiten führt, zu schließen, er habe darin eine Mahnung gesehen und auf eine Umkehr gedrungen. Diese Vermutung ist falsch. Die einzige positive Bedeutung, die Hahnemann Krankheiten zugesteht, ist ihre Vorbildfunktion für den menschlichen Geist. Wenn zwei ähnliche Krankheiten in einem Menschen zusammentreffen, löscht die stärkere die schwächere aus und vernichtet sie. Das ist einer der Gründe, mit denen Hahnemann für die Gültigkeit des Ähnlichkeitsgesetzes argumentiert:[2] „Aus solchen Thatsachen wird dem fähigen Geiste des Menschen dieses Heilgesetz kund, und hiezu waren sie hinreichend."[3]

Krankheiten sind damit zwar metaphysischer Prüfstein für den menschlichen Geist, eine sinnvolle Bedeutung für den einzelnen Menschen

---

[1]Ebd. (Hervorhebung im Original).
[2]Organon § 45/45/50/50. Vgl Kapitel II.3.1.4.
[3]Organon § 46/46/51/51.

geht daraus aber nicht hervor.[1] Zwar sind die sekundären Psorasymptome die „vom Urheber der Natur jedem bestimmten, eigenthümlichen Krankheiten".[2] Die oben genannten Gottesattribute teleologisch und gütig treffen hier aber nicht mehr zu. Statt Symbol, Fingerzeig, Korrektur o.ä. zu sein, „quälen"[3] und peinigen[4] die Krankheiten die Menschheit. Krankheiten lasten auf dem „armen Kranken"[5] und sind die am „Leben [...] nagenden Feinde".[6] Die die Menschen „hienieden befallenden Krankheiten"[7] sind eine „Plage",[8] die ihn „von der Außenwelt her"[9] „als ein böser Geist quält"[10] und gegen die der Arzt seine Arzneien, seine „Waffen [...] selbst schmieden"[11] sollte. Auch andernorts verwendet Hahnemann die Kriegsmetaphorik, z.B. auf S. -/30/35/37 des Organons, wo er sich mit den allöopathischen Therapiemaßnahmen und -erfolgen befaßt:

> Wer wollte es aber auch Besiegung nennen, wenn, statt den Feind unmittelbar beim Kopfe zu ergreifen und, Waffe gegen Waffe gekehrt, ihn zu vertilgen, um so dem feindlichen Einfall auf einmal ein Ende zu machen, man feig, hinter seinem Rücken nur brandschatzt, ihm alle Zufuhr abschneidet, alles weit um ihn her aufzehrt, sengt und brennt; da wird man dem Feinde wohl endlich allen Muth benehmen, zu widerstehen, aber der Zweck ist nicht erreicht, der Feind keineswegs vernichtet – er ist noch da, und wenn er sich wieder Nahrung und Vorrath verschafft hat, hebt er sein Haupt nur noch erbitterter wieder empor – der Feind, sage ich, ist keineswegs vernichtet, das arme, unschuldige Land aber so ruinirt, daß es sich in langer Zeit kaum wieder erholen kann.

Wo Krankheit Privation der Gesundheit ist und Gesundheit ein Zustand, den es wieder-herzustellen gilt, muß Krankheit als ein von außen kommendes Zuviel bekämpft, vertrieben und hinweggenommen werden. Diese Einschätzung teilt Hahnemann schon in Organon 3.[12] Mit der Einführung der Psora-Lehre und der damit zur Regel gewordenen Krankheit, nehmen

---

[1] Vgl. KMS II, S. 4.
[2] Organon § –/–/–/204. Davor heißt es noch: „von der großen Natur" (§ –/201/204/–).
[3] Organon § –/201/204/204.
[4] Organon § –/71/78/78: „die allerzahlreichsten und größten Peiniger des Menschengeschlechts".
[5] CK 1, VI/[II].
[6] CK 1, S. 231/170.
[7] Organon § –/–/17/17.
[8] Organon S. –/–/V/2.
[9] Organon § –/–/16/16.
[10] Organon § –/–/–/148.
[11] CK 5^2, S. V.
[12] Organon § 26/–/–/– und 86/–/–/–.

die Belege für die Formel Krankheit = Feind zu, ohne aber inhaltlich Neues zu bieten. Aus dem Widerspruch dieser Einschätzung zur Güte Gottes rettet sich Hahnemann, indem er Gott dem Menschen gerade soviel von der Krankheit präsentieren läßt, wie dieser zur Heilung nötig hat (s. S. 137):

> Nur so konnte Gott, der Erhalter der Menschen, seine Weisheit und Güte bei Heilung der sie hienieden befallenden Krankheiten an den Tag legen, daß er dem Heilkünstler offen darthat, was derselbe bei Krankheiten hinweg zu nehmen habe, um sie zu vernichten und so die Gesundheit herzustellen. Was müßten wir aber von seiner Weisheit und Güte denken, wenn er das an Krankheiten zu Heilende (wie die, ein divinatorisches Einschauen in das innere Wesen der Dinge affektirende, bisherige Arzneischule vorgab) in ein mystisches Dunkel gehüllt, im Innern verschlossen und es so dem Menschen unmöglich gemacht hätte, das Uebel deutlich zu erkennen, folglich unmöglich, es zu heilen?[1]

2.6 Verlauf der Krankheit und Prognose

Wie gesehen[2] unterscheidet Hahnemann einen akuten, von selbst vorübergehenden Verlauf von einem chronischen, niemals von alleine endenden und nur durch homöopathische Hilfe aufhaltbaren. Hier sei nur noch auf den gleichartigen Verlauf *aller* chronisch-miasmatischer Krankheiten hingewiesen mit der Abfolge: Ansteckung, innere Krankheit, Lokalsymptom, Vertreibung, sekundäre Symptome. Ob ein Ablauf für alle chronischen Krankheiten plausibel erscheint, sei dahingestellt.

Die Prognose richtet sich im wesentlichen nach dem Verlauf. Als prognostisch ungünstig erweist sich die allöopathische Behandlung, die akute Krankheiten verlängert[3] und in chronischen die Genesung erschwert und sogar unmöglich macht.[4] Sieht man von der optimistischen Prognose *nach* homöopathischer Arzneimittelgabe ab,[5] enthält sich Hahnemann näherer Angaben zur Prognose.

---

[1] Organon § –/–/17/17.
[2] S. S. 106.
[3] Hahnemann 1831a, S. 6.
[4] Organon § 36/36/41/41. Vgl. S. 110.
[5] Siehe Kapitel „Behandlungszeit".

2.7 Die Erforschung der Krankheit

Das letzte Kapitel der Krankheitslehre soll sich mit der Erforschung der Krankheiten beschäftigen. Obwohl sie mit ihren diagnostischen Aspekten bereits in der Lehre von der Behandlung steht, soll sie hier besprochen werden, weil ihre Art und Weise hauptsächlich konstituiert wird von den zugrundeliegenden Vorstellungen.

Bei Hahnemann läßt sich eine allgemeine, kollektive von einer individuellen Anamnese trennen. Die allgemeine, bei der es um die Erforschung akuter[1] und chronischer[2] festständiger Krankheiten geht, wurde bereits oben (S. 78) abgehandelt. Hingewiesen sei noch auf eine marginale Änderung von Organon 3 zu 4, die den Rückschluß zuläßt, daß Hahnemann mit Veröffentlichung des ersten Bandes der CK (CK 1[1]) die Erforschung der Psora und der anderen beiden chronischen Miasmen als abgeschlossen betrachtet. In Organon 3 heißt es noch:

> Auf gleiche Weise, wie hier von den epidemischen, meist acuten Seuchen gelehrt worden, *müssen* auch die in ihrem Wesen sich gleichbleibenden miasmatischen chronischen Siechthume noch genauer, als bisher geschah, nach dem Umfange ihrer Symptome ausgeforscht werden.[3]

Dagegen benutzt Hahnemann ab Organon 4 das Präteritum:

> Auf gleiche Weise wie hier von den epidemischen, meist acuten Seuchen gelehrt worden, *mußten* auch von mir die, in ihrem Wesen sich gleichbleibenden miasmatischen, chronischen Siechthume [...] ausgeforscht werden.[4]

Die individuelle Erforschung der Krankheit in der täglichen Praxis entspricht bei Hahnemann im wesentlichen der mündlichen Anamnese. Eine gute Anamnese ist für ihn „die schwerste Arbeit"[5] des homöopathischen Arztes und „das eigentlich nachdenklichste aller Geschäfte".[6] Das Ziel der Anamnese ist es nicht, die vielen gegebenen Merkmale in eines der damals üblichen Klassifikationsschemata zu pressen, um der Krankheit einen Namen zu geben und nach diesem Namen zu behandeln; Ziel ist es vielmehr, den Gesamtzustand des Kranken, also den Inbegriff seiner Symptome auf-

---

[1] Organon § 106–108a/92–95/99–102/99–102.
[2] Organon § 108b/96/103/103.
[3] Organon § 108b/–/–/– (Hervorhebung vom Verfasser).
[4] Organon § –/96/103/103 (Hervorhebung vom Verfasser).
[5] Organon § 109/97/104/104.
[6] Organon § –/–/104/104.

zuzeichnen. Kein Krankheitszustand darf als bekannt vorausgesetzt werden, immer bleibt die „strenge Eigen-Behandlung (Individualisirung)"[1] oberstes Gebot. Je nach Art der Krankheit unterscheidet sich natürlich auch die Erforschung derselben. Bei akuten Krankheiten springen dem Arzt die Symptome größtenteils von alleine ins Auge, während sich der chronisch Kranke mit seinen Beschwerden oftmals arrangiert hat, so daß er sie in der Anamnese gar nicht mehr für erwähnenswert hält. Die Anamnese chronischer Krankheiten, für die Hahnemann 1–1,5 Stunden benötigt,[2] sei hier zunächst grob skizziert.[3] Anschließend soll der Einfluß der Psora-Konzeption auf die Anamneseführung herausgearbeitet werden.

Die Anamnese gliedert sich in sechs Teile:

1. Spontanbericht.[4]
2. Offene Fragen zum bisher Gesagten.[5]
3. Offene Fragen zu bisher unerwähnten Dingen.[6]
4. Geschlossene Fragen.[7]
5. Eigenbeobachtung.[8]
6. Medikamentenanamnese.[9]

In allen zu den sechs Teilen genannten Paragraphen beweist Hahnemann große Menschenkenntnis und -liebe. Mit Rückführung der chronischen Krankheiten auf die chronischen Miasmen ändert sich nicht viel. Die Erforschung einer Ansteckung mit einem der Miasmen lehrt Hahnemann bereits in Organon 3,[10] wobei dieser Aspekt aber ab Organon 4 an Wichtigkeit gewinnt.[11] Neu ist die verstärkte Rücksichtnahme auf symptommodifizierende Faktoren:

> Nächstdem muß das Alter des Kranken, seine Lebens-Weise und Diät, es müssen seine Beschäftigungen, seine häusliche Lage, seine bürgerlichen Verhältnisse u.s.w. in Rücksicht genommen werden, ob diese Dinge zur Vermehrung seines Uebels beigetragen, oder in wiefern alles dieß die Cur begünstigen

---

[1] Organon § 88/75/82/82.
[2] Stahl 1997, S. 142, Brief vom 24.03.1843. Vgl dazu Organon § –/206/209/209, wo von „mehren Unterredungen" die Sprache ist.
[3] Einzelheiten s. Luft.
[4] Organon § 90/77/84/84 und der jeweilige Folgeparagraph.
[5] Organon § 92/79/86/86 und der jeweilige Folgeparagraph.
[6] Organon § 94/81/88/88.
[7] Organon § 95/82/89/89.
[8] Organon § 96/83/90/90.
[9] Organon § 97/84/91/91 und der jeweilige Folgeparagraph sowie –/204/207/207.
[10] Organon § 228/–/–/–.
[11] Organon § –/203/206/206 und –/7/5/5. Vgl. S. 138.

oder hindern könnte. So darf auch seine Gemüths- und Denkungs-Art, ob sie die Cur hindere, oder ob sie psychisch zu leiten, zu begünstigen oder abzuändern sey, nicht aus der Acht gelassen werden.[1]

Alle erwähnten Dinge laufen parallel zur Krankheit, sie sind aber selbst nicht krankhaft und damit nicht heilungs-, sondern, wenn überhaupt, korrekturbedürftig.[2]

Hahnemanns Krankheitserforschung bleibt damit grundsätzlich den Vorstellungen des 18. Jahrhunderts verhaftet. Die Anamnese besteht aus Fragen, Antworten und Beobachtungen, eine körperliche Untersuchung wird nicht ausdrücklich erwähnt,[3] und neue diagnostische Methoden bleiben außen vor. Von diesen ist insbesondere das Stethoskop zu erwähnen. Hahnemanns Nachlaß im Institut für Geschichte der Medizin der Robert Bosch Stiftung in Stuttgart enthält zwei der frühen Stethoskope aus den 1830er Jahren.[4] Ob Hahnemann sie aber tatsächlich regelmäßig benutzt hat, ist außerordentlich fraglich. 1893 berichtet der Schotte John B. Young, er sei 56 Jahre zuvor (1837) als 12jähriger von Hahnemann in Paris untersucht worden. Dabei habe dieser ihn abgehört mit einem Instrument und abgeklopft.[5] Schon Tischner[6] weist auf die Unwahrscheinlichkeit dieses einzigen diesbezüglichen Berichtes hin, indem er sie im wesentlichen auf den langen Zeitraum zurückführt, der zwischen den Ereignissen lag. Noch wichtiger ist aber, daß der Gebrauch eines Stethoskopes erst einmal erlernt werden muß, was damals im wesentlichen nur an den großen Pariser Hospitälern möglich war. Es ist kaum denkbar, daß Hahnemann sich als über 80jähriger „in die Höhle des Löwen" begab, um junge Allöopathen um ei-

---

[1] Organon § –/205/208/208. Vgl. § 100/87/94/94.
[2] Vgl. auch Klunker 1992.
[3] Ein Satz aus Organon § 90/77/84/84 könnte die Annahme, Hahnemann habe eine körperliche Untersuchung des Patienten gelehrt, rechtfertigen: „der Arzt *sieht, hört und bemerkt durch die übrigen Sinne*, was verändert und ungewöhnlich an demselben ist" (Hervorhebung vom Verfasser). Dennoch muß diese Annahme unter Vorbehalt betrachtet werden. Die körperliche Untersuchung ist etwas grundsätzlich anderes als die mündliche Exploration, der Hahnemann viel Platz einräumt. Hätte er die damals unübliche körperliche Untersuchung für wichtig und unverzichtbar gehalten, wäre anzunehmen, daß er auch ihr einen entsprechenden Platz zugesteht. Für eine geringe Bedeutung der körperlichen Untersuchung sprechen außerdem die spärlichen Hinweise in den Krankenjournalen, wobei unklar ist, ob es sich bei diesen nicht ohnehin um Schilderungen des Patienten handelt (vgl. Fischbach Sabel 1990/II, S. 96).
[4] Vgl. Jütte 1996, S. 21.
[5] Haehl 1922 II, S. 377.
[6] Tischner 1932–1939, S. 247.

ne Unterweisung zu bitten, die zudem wenigstens einige Tage in Anspruch genommen hätte.[1] Das bloße Hören in ein Stethoskop macht wenig Sinn, wenn man das Gehörte nicht einordnen und nutzen kann. Eine Nutzung wäre nur dann möglich gewesen, wenn bei der Arzneimittelprüfung auf stethoskopische Zeichen geachtet worden wäre. So aber konnte das Gehörte für Hahnemann weder diagnostisch noch prognostisch etwas bedeuten, weshalb der regelmäßige und gezielte Einsatz unwahrscheinlich ist.

Auf Hahnemanns kritische Haltung der Sektion gegenüber ist bereits oben (S. 132) eingegangen worden. Sie zeigt für ihn in der Regel lediglich Behandlungsfolgen der Allöopathie, nicht aber Veränderungen durch natürliche Krankheiten. An Hering schreibt er 1836:

> Ich möchte Ihnen rathen, keine Leichenöffnungen am Körper allopathischer Patienten vorzunehmen, um pathologische Präparate zu erhalten, da dieselben nur die Resultate unrichtiger Behandlungen liefern würden. Die Sektion von Personen, die an natürlichen Krankheiten gestorben sind, ohne viel ärztliche Behandlung, kann allein lehrreich sein.[2]

Insgesamt aber spielt auch die Sektion keine bedeutende Rolle in Hahnemanns Lehre von der Erforschung der Krankheit. Zu sehr weichen die hier zugrundeliegenden pathologischen Vorstellungen von denen Hahnemanns ab, als daß er Leichenöffnung und Stethoskop in sein Konzept hätte einbauen können.

2.8 Zusammenfassung

Krankheit ist für Hahnemann eine dynamische Verstimmung der Lebenskraft. Analog zum Magneten, der seine Kraft ohne materielle Übertragung geeigneten Objekten mitteilt, stecken Krankheiten den Menschen immateriell und spezifisch an. Angriffspunkt im Organismus ist die ebenfalls dynamische Lebenskraft. Diese wird durch einen entsprechenden Impuls verstimmt, so daß sie nicht mehr die gesunden Funktionen harmonisch steuern kann. In den letzten drei Organonauflagen benutzt Hahnemann vermehrt den Begriff der Lebenskraftverstimmung, mitunter parallel zur Befindensverstimmung, die noch in Organon 3 dominiert. Damit verläßt er den Boden der Beschreibung in Richtung der Erklärung.

---

[1] Lachmund 1992, S. 245.
[2] Haehl 1922 II, S. 364.

Die damals üblichen Klassifikationssysteme lehnt Hahnemann ab. Statt dessen ordnet er die Krankheiten nach ihrem Verlauf und ihrer Herkunft. Akute Krankheiten gehen von selbst vorüber, chronische verschlimmern sich immer mehr bis zum Lebensende und heilen nur durch ärztliche Kunst. Die Naturheilkraft ist nicht in der Lage, sie aufzuhalten. Bei der Herkunft unterscheidet Hahnemann natürliche von unnatürlichen Krankheiten. Zu den unnatürlichen zählen solche, die durch falsche Lebensweise und Diät entstanden sind. Sie weichen nach Behebung des Fehlers von alleine. Hierher gehören auch die Behandlungsfolgen allöopathischer Therapien, die ab Organon 5 verstärkt als unheilbar charakterisiert werden. Bei den natürlichen Krankheiten unterscheidet Hahnemann hauptsächlich festständige von nicht-festständigen. Nicht-festständige entspringen aus einem Zusammenfluß mehrerer Ursachen und verlaufen dementsprechend verschiedenartig. Die festständigen Krankheiten entspringen aus einer Ursache und verlaufen bei jedem Menschen ähnlich. Ab 1828 dominiert dieser Krankheitstyp in Form der drei chronischen Miasmen Psora, Syphilis und Sykosis. Analog zur Syphilis, den akuten Epidemien und den Arzneimittelprüfungen geht Hahnemann zunächst davon aus, daß auch noch andere Miasmen chronische Krankheiten erzeugen können. Die Häufigkeit der Krätze und die verderblichen Folgen ihrer unsachgemäßen Vertreibung führen ihn zur Psora. Der Verlauf aller drei chronischer Miasmen ist gleich: Ansteckung, innere Krankheit, Lokalsymptom zur Beschwichtigung, Vertreibung, Ausbruch der sekundären Symptome. Zu diesen sekundären Symptomen zählt Hahnemann ab Organon 4 fast alle Krankheiten, die er vormals noch gesondert abgehandelt hat. Damit findet eine Verschiebung statt von einzigartig-akut zu festständig-chronisch und damit von einer phänomenologischen Perspektive zu einer kausalen Betrachtungsweise.

Die Miasmen sind die eigentlichen Grundursachen von Krankheiten. Zum endgültigen Ausbruch sind mitunter noch die Erregungsursachen nötig. Diese werden ab Organon 4 zunehmend als Nebenbedingung charakterisiert, was in Organon 3 noch nicht so klar definiert ist. Der allöopathische Begriff der nächsten Ursache und seine Vermischung mit der inneren Veränderung, die für Hahnemann ab Organon 5 eine Verstimmung der Lebenskraft ist, wird abgelehnt.

Zur Symptomenentstehung führt Hahnemann zwei Modelle an. Wenn er die (miasmatische) Ursache zu kennen glaubt, greift er auf das neuraltheoretische Modell zurück. In Organon 3 und wieder vermehrt ab Organon 5 erklärt er – allgemein – die Lebenskraft als Verursacherin der Symptome und weist auf die Unerforschbarkeit des Wie und Warum ihrer

Produkte hin. Ab Organon 5 kommt es schließlich zu einer Gleichsetzung zwischen Verstimmung der Lebenskraft und Symptomeninbegriff. Im Zuge der Erklärung, warum chronisch-miasmatische Krankheiten, obwohl sie aus einer Ursache entspringen, so verschiedenartige Symptome zeigen können, verweist Hahnemann auf modifizierende Faktoren, zu denen insbesondere Diät und Lebensordnung sowie, ab CK 1^1, die Zivilisation zählen.

Die Symptome präsentieren in ihrer Gesamtheit die Krankheit selbst, und damit alles, was der Arzt zum Heilen kennen muß, wobei hier ab Organon 4 die Grundursache an Bedeutung hinzugewinnt. Sie soll nun bei jeder chronischen Krankheit eruiert werden. Ansonsten bleibt die Anamnese aber die schon vorher gelehrte, mündliche Exploration mit dem Ziel, alle Symptome des Menschen zu erfragen.

In der Lehre von der Krankheit ist damit die entscheidende Entwicklung die verstärkte Einbeziehung der Kausalität und die daraus resultierende Rückführung fast aller Krankheiten auf beinahe eine Ursache, die Psora. Durch einen solchen Unitarismus verbaut sich Hahnemann die Möglichkeit, weitere Ursachen erforschen und in sein Konzept eingliedern zu können. Wo eine Ursache beinahe alles erklärt, ist eine Weiterentwicklung in diesem Bereich unnötig geworden. Hahnemanns Entwicklung – von allen akzeptiert – hätte schließlich zu einem Stillstand in der Krankheitslehre führen müssen.

3. Die Lehre von der Behandlung

> *„Aecht homöopathische Heilung ist ein wahrer Cultus, eine heilige Handlung, in welcher der gute Homöopathiker die Stelle der schaffenden Gottheit vertritt, um das durch Krankheit verdorbene Menschen-Geschöpf wieder neu umzubilden, indem er ihm die Gesundheit wieder verschafft durch die aechte Heilkunst".[1]*

3.1 Grundlagen

3.1.1 Das Ziel der Behandlung

Das Ziel kann in der Heilkunst den Weg bestimmen. Deswegen soll es gleich zu Beginn dieses Abschnittes definiert werden und nicht erst an seinem Ende. Unter allen möglichen Zielen, wie z.B. Linderung, Bewältigungshilfe für den Alltag, Ablenkung usw., wählt Hahnemann kein geringeres als die Heilung im Einzelfall: „Des Arztes höchster und **einziger** Beruf ist, kranke Menschen gesund zu machen, was man Heilen nennt".[2] Abgesehen von äußerlichen Bagatellverletzungen (Splitter o.ä.) gilt: „Jede ächt ärztliche Behandlung [...] muß daher auf das Ganze, auf die Vernichtung und Heilung des allgemeinen Leidens [...] gerichtet seyn."[3]

Den vieldeutigen Begriff der Heilung definiert Hahnemann – allgemein – als eine „nicht von Nachwehen getrübte Genesung"[4] und – genauer – als eine „**Befindensveränderung des Kranken** in den **gesunden Zustand**",[5] wobei er unter gesundem Zustand den „gesunden, ehemaligen Zustande",[6] der „gerade diesem Kranken in seinen ehemaligen gesunden Tagen eigen gewesen"[7] ist, versteht. Deswegen „folgt, daß der Heilkünstler bloß den Inbegriff der Symptome hinwegzunehmen hat, um [...] die **Krankheit selbst**, aufzuheben und zu vernichten."[8] Heilung besteht demzufolge „nur" in einer „Hinwegnahme des ganzen Inbegriffs der wahrnehmbaren Zeichen und Zufälle der Krankheit".[9] Dieser Punkt ist wichtig, weil er das Behandlung-

---

[1] Samuel Hahnemann, zitiert nach Gypser 1987, S. 72.
[2] Organon § 1/1/1/1.
[3] Organon § 199/187/190/190.
[4] RAL 3^1, S. 37 und RAL 3^2, S. 104.
[5] Organon § 13/14/19/19.
[6] Organon § 7/8/6/6.
[7] Organon § 229/207/210/210.
[8] Organon § 11/12/17/17.
[9] Ebd.

sende definiert. Der Patient ist dann als gesund zu entlassen, wenn er sich so fühlt wie vor seiner Krankheit. Das Ziel ist also nicht, wie es das Eingangszitat zu diesem Abschnitt nahe legen könnte, ein besserer Gesundheitszustand als derjenige vor der Krankheit. Die Meßlatte ist der frühere Gesundheitszustand des Kranken, nicht eine bestimmte, von der jeweiligen Weltanschauung beeinflußte Vorstellung, was Gesundheit zu sein habe. Der Mensch kann also durchaus gesund sein und „trotzdem" in seinem Verhalten von „Undankbarkeit, Hartherzigkeit, ausgesuchte[r] Bosheit und [den] die Menschen entehrendsten und empörendsten Launen"[1] zeugen.

Diese vor Einführung der Theorie der „Chronischen Krankheiten" relativ eindeutige Anzeige zur Beendigung der Therapie verändert sich mit Einführung derselben. Nun wird der Patient auch dann noch weiterbehandelt, wenn er seinen vormaligen Zustand längst erreicht hat, weil dieser bereits von Psora geprägt und damit behandlungsbedürftig ist. Hahnemanns Definition von Heilung kann aber dem erweiterten Krankheitsbegriff auch weiterhin problemlos angepaßt werden.

Nach Hahnemann unterscheidet sich „das direct Geheiltwerden [...] vom Genesen auf indirectem Wege",[2] so daß als therapeutischer Erfolg nur die unmittelbare Heilung zählt. Daß er seine Ansprüche noch höher schraubt, wird deutlich, wenn man sich sein Ideal von Heilung vor Augen führt:

> Das höchste Ideal der Heilung ist schnelle, sanfte, dauerhafte Wiederherstellung der Gesundheit, oder Hebung und Vernichtung der Krankheit in ihrem ganzen Umfange auf dem kürzesten, zuverlässigsten unnachtheiligsten Wege, nach deutlich einzusehenden Gründen.[3]

Die in diesem Paragraphen genannten Attribute (schnell, sanft, dauerhaft, nachvollziehbar) sind hochgesteckte Ziele. Auf welchem Weg glaubte Hahnemann, den dadurch geweckten Erwartungen gerecht werden zu können?

---

[1] Organon § 229/207/210/210. Vgl. auch Klunker 1992.
[2] Organon S. –/52/63/55.
[3] Organon § 2/2/2/2. Vgl. die Formel des antiken Arztes Asklepiades von Bithynien: „cito, tuto et jucunde", die Hahnemann sicherlich gekannt hat.

3.1.2 Die Art der Behandlung

Hahnemann läßt keinen Zweifel daran, daß für ihn der beste Weg zur Heilung der medikamentöse ist. Der Schwerpunkt der Behandlung liegt auf der Arznei. Im Gegensatz zu den Krankheitsursachen, die „nicht Jeden und nicht zu jeder Zeit krank"[1] machen, wirkt eine

> Arznei nämlich zu jeder Zeit, unter **allen** Umständen auf **jeden** lebenden Menschen [...], so daß offenbar jeder lebende menschliche Organismus jederzeit und durchaus (**unbedingt**) von der Arzneikrankheit behaftet und gleichsam angesteckt werden muß, welches, wie gesagt, mit den natürlichen Krankheiten gar nicht der Fall ist.[2]

Die Arzneien besitzen also „**eine absolute, unbedingte, jene** (die krankhaften Schädlichkeiten) **weit überwiegende Macht** [...], **das menschliche Befinden krankhaft umzustimmen.**"[3] Warum Hahnemann in diesem Punkt so sicher ist, bleibt offen. Es spricht jedoch viel dafür, daß seine Vorstellung eines gütigen Gottes, der den Menschen die bestmöglichen Werkzeuge in die Hände legt, hier entscheidend in die Therapie hereinspielt.

Der zweite große Vorteil der Arzneien liegt in der gezielt möglichen Anwendung. Sie sind, je nach Krankheit, auszuwählen und in der Gabengröße genau zu bestimmen.[4] Der Arzt hat an ihnen exakt handhabbare Werkzeuge, bei deren Einsatz nichts dem Zufall überlassen bleiben muß. Aus den genannten Gründen benutzt Hahnemann in seinem „Fundamentalsatz" auch das Wort „Arznei" und nicht etwa „Potenz" oder „Kraft", was ebenfalls hätte sinnvoll sein können:

> **Wähle, um sanft, schnell, gewiß und dauerhaft zu heilen, in jedem Krankheitsfalle eine Arznei, welche ein ähnliches Leiden** (ὅμοιον πάθος) **für sich erregen kann, als sie heilen soll!**[5]

Auch die immense Arbeit, die Hahnemann in die Erforschung der Arzneien investierte und seine bis zur vierten Auflage des Organons angeführten Beispiele (s.u.) über zufällige homöopathische Heilungen, von denen die

---

[1] Organon § 26/26/31/31.
[2] Organon § 27/27/32/32.
[3] Organon § 28/28/33/33.
[4] Organon § 46/46/51/51.
[5] Organon S. 1/51/62/54.

weitaus meisten medikamentös bedingt sind, bekunden den großen Stellenwert, den die Arzneien in seinem Konzept besitzen.

Daneben kennt Hahnemann auch andere, selbständige, also nicht nur als Ergänzung zur Arznei gedachte, therapeutische Maßnahmen, die zur Heilung führen können. Sie stehen an Bedeutung zwar weit hinter den Arzneien zurück,[1] sollen aber dennoch Erwähnung finden:

Den landläufigen Gegensatz zur konservativen, pharmakologischen Behandlung, die Chirurgie, erwähnt Hahnemann an mehreren Stellen im Organon. Meist benutzt er sie zur Abgrenzung seiner Definition von Krankheit, indem er die homöopathisch zu behandelnden Krankheiten den „einzig der Chirurgie anheim fallende[n]"[2] Krankheiten gegenüberstellt – „(und was könnte sie [die Homöopathie, M.W.] nicht, außer den nicht manuell-chirurgischen Uebeln, heilen?)".[3] Bei diesen „manuell-chirurgischen Uebeln"[4] handelt es sich um Verletzungen,[5] die

> z.B. durch Einrenkungen, Wundlippen vereinigende Heft-Nadeln und Binden, mechanische Hemmung und Stillung der Blutflüsse aus geöffneten Arterien, Ausziehung fremder, in die lebenden Theile gedrungener Körper, Oeffnung einer Körperhöhlung, um eine belästigende Substanz herauszunehmen, oder um den Ergießungen ausgetretener oder gesammelter Flüssigkeiten einen Ausgang zu verschaffen, die Aneinanderfügung der Bruch-Enden eines zerbrochenen Knochens und Befestigung ihres Aufeinander-Passens durch schicklichen Verband, u.s.w.[6]

behandelt werden können. Wie in Kapitel I.4.2 bereits geschildert, spielten diese Fälle aber in der ärztlichen Praxis kein große Rolle, weil sich die Patienten damit in der Regel an einen Bader oder Barbier wandten. So ist der angeführte Paragraph auch die einzige Stelle, an denen Hahnemann die Indikationen einer operativen Behandlung näher einkreist. Er schränkt die Stellung der alleinigen chirurgischen Therapie aber umgehend wieder ein, weil

---

[1] Es darf nicht vergessen werden, daß Hahnemann in seinem Organon anderen Verfahren auch aus taktischen Gründen nur einen geringen Raum zugesteht.
[2] Organon § –/24/29/29. Vgl. auch Organon § –/–/13/13 und –/–/109/109
[3] Organon § –/–/287/–.
[4] Ebd.
[5] „Diejenigen sogenannten Local-Uebel, welche erst ganz kürzlich bloß von einer äußern Beschädigung entstanden". Organon § 195/183/186/186.
[6] Ebd.

bei solchen Beschädigungen der ganze lebende Organism, wie stets, thätige dynamische Hülfe verlangt, um in den Stand gesetzt zu werden, das Werk der Heilung zu vollführen.[1]

Die damalige Chirurgie hatte also durchaus ihren Platz, benötigte aber immer noch die medikamentöse Hilfe. Selbst wenn man die seinerzeit höhere Komplikationsrate bei der operativen Behandlung bedenkt, bleibt dennoch zu bezweifeln, ob wirklich bei jeder kleinen Platzwunde und bei jedem unkomplizierten Knochenbruch eine zusätzliche medikamentöse Therapie erforderlich war. Die postulierte Unabdingbarkeit der Arznei scheint hier nicht genügend begründet worden zu sein.

Als nächstes ist der Mesmerismus zu nennen. Dieses Verfahren wendet Hahnemann sowohl alleine als auch ergänzend an. Weil der Mesmerismus unter den Hilfsmitteln eine herausragende Rolle spielt, sei auf das entsprechende Kapitel (II.3.2.4) verwiesen, in dem ihm und anderen hier nicht genannten Methoden eigene Abschnitte gewidmet sind.

Von allen anderen Möglichkeiten einer nicht-medikamentösen Therapie im Krankheitsfalle[2] erwähnt Hahnemann nur noch die „psychische[n]"[3] und „moralischen Heilmittel"[4]. Darunter versteht er „Zutraulichkeit, gütliches Zureden, Vernunftgründe, oft aber auch [...] eine wohlverdeckte Täuschung".[5] Diese Maßnahmen reichen aus, um neue und von der Seele ausgehende Geistes- und Gemütskrankheiten erfolgreich zu behandeln,[6] oder um einen

> ahnungsartige[n] Traum, eine abergläubige Einbildung, oder eine feierliche Schicksal-Prophezeiung des, an einem gewissen Tage oder zu einer gewissen Stunde unfehlbar zu erwartenden Todes [...] durch eine künstliche Täuschung oder Gegenüberredung[7]

aufzuheben. Diese nicht-medikamentösen Maßnahmen dürfen nicht verwechselt werden mit Hahnemanns Forderung, daß

---

[1] Ebd.
[2] Das Abstellen von Fehlern in der Diät und Lebensordnung des Kranken gehört nicht hierher, das es sich bei diesen „sich selbst zugezogenen Ungesundheiten" nicht um Krankheiten im eigentlichen Sinn handelt. Organon § –/70/77/77.
[3] Organon § 242/223/226/226.
[4] Organon § 10/11/17/17.
[5] Organon § 242/223/226/226.
[6] Ebd.
[7] Organon § 10/11/17/17.

seine [des chronisch Kranken, M.W.] Gemüths- und Denkungsart, ob sie die Cur hindere, oder ob sie psychisch zu leiten, zu begünstigen oder abzuändern sey, nicht aus der Acht gelassen werden[1]

darf. Hier geht es um eine Hilfsmaßnahme in der Betreuung, nicht um eine alternative Behandlungsmöglichkeit. Ab Organon 4 schränkt Hahnemann aber auch für die psychischen und moralischen Heilmittel die Indikation zur alleinigen nicht-medikamentösen Therapie ein, indem er das „Psora-Miasm"[2] zugrunde legt, das mit einer „antipsorischen Cur"[3] – also einer medikamentösen – behandelt werden muß.

3.1.3 Grundsatz, Leitfaden, Prinzip der Behandlung

Die nächste Frage, die zu klären ist, ist die Frage nach der Anwendung der Arzneien. Gibt es ein durchgängiges Prinzip, nach dem die Arzneien angewendet werden, und wenn ja, gilt dieses Prinzip nur für Arzneien oder auch „universell"?

Der erste Teil der Frage ist leicht zu beantworten, schließlich handelt es sich hier um den springenden Punkt der Homöopathie. Sieht man einmal von dem allzu unbestimmten „si non juvat, modo ne noceat"[4] als Grundsatz ab, liegt der Schlüssel zur Homöopathie im bereits oben (S. 150) zitierten „Fundamentalsatz" Hahnemanns:

> **Wähle, um sanft, schnell, gewiß und dauerhaft zu heilen, in jedem Krankheitsfalle eine Arzney, welche ein ähnliches Leiden ($\mathrm{\H{o}\mu οιον\ πάθος}$) für sich erregen kann, als sie heilen soll!**[5]

Es gibt also die *eine* therapeutische Forderung: „Heile durch Symptomen-Aehnlichkeit!"[6] – *„similia similibus curentur"*[7] bzw. kurz *„similia similibus"*.[8] Diese therapeutische Richtlinie, die „auf einem ewigen, untrüglichem Naturgesetze beruht",[9] ist für Hahnemann der Leitstern in der

---

[1] Organon § –/205/208/208.
[2] Organon § –/224/227/227.
[3] Ebd.
[4] Organon § –/–/246/–. „Wenn etwas nicht hilft, dann soll es zumindest nicht schaden."
[5] Organon S. 1/51/62/54.
[6] Organon S. 1/51/–/–.
[7] „Ähnliches möge mit Ähnlichem behandelt werden". Ebd. und Organon S. –/–/62/54.
[8] Organon S. –/–/VIII/3.
[9] Organon § 65/49/53/53.

„dicken ägyptischen Finsterniß"¹ der Heilkunde. Dieser vorderhand praktisch erscheinende Grundsatz birgt jedoch das Problem, daß der wesentliche Begriff der Ähnlichkeit nicht eindeutig bestimmt werden kann. Was Hahnemann unter ähnlich versteht und verstanden wissen möchte, wird in den Kapiteln „Indikation" und „Konkrete Arzneimittelwahl" näher angeführt.

Ebenso wie die Therapie für ihn fast ausschließlich eine medikamentöse ist, verläßt er sich in der Wahl der Arznei, wiederum fast ausschließlich, auf das Simile-Prinzip. Es gibt aber einige wenige Ausnahmen, wobei er sich nicht an seinen, ansonsten optimistisch und treu befolgten Grundsatz hält, „da der homöopathische Arzt keine Partheilichkeit kennt, sondern nur nach der Vervollkommnung seiner Kunst strebt."² Neben den erwähnten chirurgischen Verfahren empfiehlt er mitunter auch solche, die er sonst strikt ablehnt, unter bestimmten Umständen aber nicht missen möchte. Sie zählen im Prinzip zu den Hilfsmitteln, einige sollen aber bereits hier erwähnt werden.

Bei hartnäckiger Verstopfung rät er

> (**zu Anfange der Kur**, ehe die antipsorische Arznei noch Zeit gehabt, Besserung [...] zu Stande zu bringen), wenn der Stuhl 3, 4 Tage ausbleibt, ein Klystier von reinem, lauen Wasser, ohne den mindesten Zusatz, einzuspritzen, auch wohl ein zweites wenn binnen einer Viertelstunde noch kein Abgang erfolgt ist. Dieß ist eine unschädliche, meist bloß mechanisch, durch Ausdehnung des Darmes, wirkende, nützliche Hülfs-Leistung, wenn sie nur nach 3, 4 Tagen, wo nöthig, wiederholt wird.³

Im ersten Band der „Chronischen Krankheiten" (CK1¹) empfiehlt er

> bei alter Bewegungslosigkeit und lang verlorner Empfindung in einem oder mehren Körpertheilen [..., z. B.] bei einer gänzlich, oder fast gänzlich gelähmten Hand, einem gelähmten Arme oder Fuße, einem schwarzen Staare, einer alten, fast totalen Taubheit [...] u. s. w., [...] die kleinsten Erschütterungs-Funken"⁴ mittels einer einfachen „Elektrisir-Maschine".⁵

---

[1] Christoph Girtanner: Ausführliche Darstellung des Brownschen Systems. Göttingen 1797–1798, S. 608, 609. Zitiert nach Tischner 1932–1939, S. 211. Vgl. Kapitel I.4.2.
[2] CK 1, S. 238/–.
[3] CK 1, S. 236/175.
[4] CK 1, S. 238f./–.
[5] CK 1, S. 241/–.

Dadurch sollte die Wirkung der homöopathischen Arznei verbessert werden. Sieben Jahre später vertritt er dazu im ersten Band der zweiten Auflage (CK2[1]) eine andere Meinung:

> Zu Ende dieser Einleitung, chronische Krankheiten zu heilen, erster Ausgabe, hatte ich die kleinsten elektrischen Schlag-Funken als Beihülfs-Mittel zur Belebung alter Lähmungen und empfindungsloser Theile, neben der antipsorischen Kur lokal anzubringen empfohlen. Es gereuet mich, und ich nehme hier diesen Rath wieder zurück [...], zumal da wir uns auch dieses entfernten Scheins von enantiopathischer Beihülfe füglich entäußern können, indem es eine wirksame, **homöopathische** lokale Beihülfe für gelähmte und empfindungslose Theile schon im im örtlich angebrachten kalten Wasser [...] giebt.[1]

Diese „homöopathische lokale Beihülfe"[2] spricht er auch in Organon 6 an, hier jedoch bezeichnet er das kalte Wasser als Palliativ,[3]

> welches, weil es nur physisch wirkt, nicht mit dem Nachtheile eines hintendrein zu befürchtenden Gegentheils verbunden ist, wie bei dynamisch arzneilichen Palliativen stattfindet.[4]

An anderer Stelle weist er noch ausdrücklicher auf den Nutzen von Palliativen hin.

> Bloß in höchst dringenden Fällen, wo Lebensgefahr und Nähe des Todes, einem homöopathischen Hülfsmittel zum Wirken keine Zeit, nicht Stunden, oft nicht einmal Viertelstunden und kaum Minuten verstattet, in plötzlich entstandnen Zufällen, bei vorher gesunden Menschen, z.B. bei Asphyxien, dem Scheintode vom Blitze, vom Ersticken, Erfrieren, Ertrinken u.s.w., ist es erlaubt und zweckmäßig; durch ein Palliativ, z.B. durch gelinde elektrische Erschütterungen, durch Klystiere von starkem Kaffee, durch ein excitirendes Riechmittel, allmälige Erwärmungen u.s.w., vorerst wenigstens die Reizbarkeit und Empfindung (das physische Leben) wieder aufzuregen; ist's dann einmal wieder aufgeregt, so geht das Spiel der Lebensorgane seinen vorigen gesunden Gang fort, weil hier keine Krankheit sondern bloß Hemmung und Unterdrückung der an sich gesunden Lebenskraft zu beseitigen war. Hieher gehören auch verschiedne Antidote jählinger Vergiftungen: Alkalien gegen

---

[1] CK 1, S. –/176.
[2] Ebd.
[3] Unter einem Palliativ versteht Hahnemann ein Mittel, das einen Befindenszustand im Menschen hervorruft, der der Krankheit genau entgegengesetzt ist (vgl. S. 165).
[4] Organon § –/–/–/291.

verschluckte Mineralsäuren, Schwefelleber gegen Metallgifte, Kaffee und Campher (und Ipecacuanha) gegen Opium-Vergiftungen, u.s.w.[1]

Ab Organon 5 versieht Hahnemann diese Anmerkung mit einer weiteren Anmerkung, die die unerlaubte Ausweitung dieser Ausnahmeregelung auf eine Vielzahl von Krankheiten durch die „freien" Homöopathen anprangert.[2] Dies verdeutlicht Hahnemanns Pragmatismus sehr schön. Denn statt die zitierte Stelle komplett zu streichen und damit einer Berufung der „Freien" auf diesen Paragraphen vorzubeugen, grenzt er lieber die Bedeutung der Palliative näher ein, ohne sich gänzlich von ihnen distanzieren zu müssen.

Zusammenfassend läßt sich sagen, daß Hahnemann im allgemeinen *nur* das Ähnlichkeitsprinzip gelten läßt, im Notfall (in des Wortes doppelter Bedeutung) aber auch auf andere Maßnahmen zurückgreift, solange keine bessere, d. h. homöopathische Lösung zur Verfügung steht. Er räumt ihnen aber nur eine geringe Stellung ein, was aus taktischen Gründen geschehen sein mag, zumal bei der Präsentation einer neuen Lehre die Ausnahmen zwangsläufig in den Hintergrund treten.

Der zweite Teil der eingangs gestellten Frage nach der Universalität des Simile-Prinzips ist schwieriger zu beantworten. Im Zuge seiner Begründung des Simile-Satzes erklärt Hahnemann, daß eine stärkere dynamische Affektion eine schwächere im menschlichen Organismus auslöscht, **„wenn diese (der Art nach von ihr abweichend) jener sehr ähnlich in ihrer Aeußerung ist".**[3] Weiter heißt es (in Organon 4 noch als eigener Paragraph, ab Organon 5 in einer Anmerkung): „So werden auch physische Affektionen und moralische Uebel geheilt."[4] Dazu führt Hahnemann Beispiele an, die belegen sollen, daß stärkere ähnliche Einflüsse einen schwächeren auslöschen. Die Beispiele stammen überwiegend aus dem sinnesphysiologischen Bereich und spiegeln damit Hahnemanns Krankheitsvorstellung, die neuraltheoretischen Seiten seines Menschenbildes und die Erklärung der Arzneiwirkung wider:

> Wie kann in der Frühdämmerung der helleuchtende Jupiter dem Sehnerven des ihn Betrachtenden verschwinden? Durch eine stärkere, sehr ähnlich auf den Sehnerven einwirkende Potenz, die Helle des anbrechenden Tages! –
> Womit pflegt man in, von übeln Gerüchen angefüllten Oertern, die beleidigten

---

[1] Organon § 78/63/67/67.
[2] Organon § –/–/67/67.
[3] Organon § 20/21/26/26.
[4] Organon § 21/21/26/26.

Nasennerven wirksam zufrieden zu stellen? Durch Schnupftabak, der den Geruchssinn ähnlich, aber stärker ergreift! Keine Musik, kein Zuckerbrod, die auf die Nerven andrer Sinne Bezug haben, würde diesen Geruchs-Ekel heilen. – Wie schlau wußte der Krieger das Gewinsel des Spitzruthen-Läufers aus den mitleidigen Ohren der Umstehenden zu verdrängen? Durch die quiekende, feine Pfeife mit der lärmenden Trommel gepaart! Und den in seinem Heere Furcht erregenden, fernen Donner der feindlichen Kanonen? Durch das tief erbebende Brummen der großen Trommel! Für beides würde weder die Austheilung eines glänzenden Montirungsstücks, noch irgend ein dem Regimente ertheilter Verweis geholfen haben. – So wird auch Trauer und Gram durch einen neuen, stärkeren, jemand Anderm begegneten Trauerfall, sey er auch nur erdichtet, im Gemüthe ausgelöscht. Der Nachtheil von einer allzu lebhaften Freude wird durch den Ueberfreudigkeit erzeugenden Kaffeetrank gehoben. – Völker wie die Deutschen, Jahrhunderte hindurch allmälig mehr und mehr in willenlose Apathie und unterwürfigen Sklavensinn herabgesunken, mußten erst von dem Eroberer aus Westen noch tiefer in den Staub getreten werden, bis zum Unerträglichen, und hiedurch erst ward ihre Selbst-Nichtachtung überstimmt und aufgehoben, es ward ihnen ihre Menschenwürde wieder fühlbar, und sie erhoben ihr Haupt zum ersten Male wieder als deutsche Männer.[1]

Solche Beispiele finden sich auch an anderen Stellen des Organons,[2] und auch hier ist die ursprünglich innerhalb des Paragraphen stehende Stelle in die Anmerkung verschoben worden.

Zur Allöopathie lassen sich ebenfalls verwandte Beispiele finden. Hahnemann vergleicht sie mit „vernunftlosen, despotischen Regierungen"[3] und ihre Art von Behandlung mit sinnloser Brandschatzung im Rücken des Feindes.[4] Die schädliche Wirkung der Palliative verdeutlicht er schließlich anhand des folgenden Beispiels:

---

[1] Ebd. Man beachte eine der seltenen politischen Stellungnahmen Hahnemanns am Ende! Jütte (1997, S. 11–14) weist auf die Gefahr einer metaphorischen Ausweitung der Simile-Regel hin. Auf S. 12 zitiert er aus einem offenen Brief, den Hans Wapler, der damalige Herausgeber der AHZ, 1933 an den neuen Reichskanzler Adolf Hitler richtet: „Das Ähnlichkeitsgesetz gilt sogar in Politik und Völkerleben. So wird z.B. das deutsche Volk ein Sklavenvolk bleiben und nicht wieder hochkommen, wenn es nicht lernt, dem Nationalbewußtsein der Polen, Tschechen, Engländer und Franzosen ein ähnliches völkisches Deutschbewußtsein entgegenzusetzen. [...] Heil Ihnen und Heil uns, daß Sie in diesem Sinne das Ähnlichkeitsgesetz in der deutschen Politik so erfolgreich zur Geltung gebracht haben."
[2] Vgl. Organon § 40/40/45/45.
[3] Organon S. –/30/35/37, jeweils in der Anmerkung.
[4] Ebd.

Dem Traurigen werden durch ein lustiges Schauspiel nur auf kurze Zeit die Thränen getrocknet; er vergißt aber die Possen bald und seine Thränen fließen dann nur um desto reichlicher.[1]

Aber nicht nur die Wirkung der drei Anwendungsarten der Arzneien wird mit solchen Beispielen erläutert, sondern auch das leicht störbare Verhältnis zwischen homöopathischer Arznei und Diät.[2]

Festzuhalten bleibt, daß Hahnemann wichtige Punkte seines Konzeptes mit Beispielen aus dem täglichen Leben veranschaulicht, und daß diese Beispiele spätestens ab Organon 4 in die Fußnoten verschoben wurden. Das sind einerseits Indizien dafür, daß Hahnemann von einer Analogie zwischen Grundprinzipien der medikamentösen Behandlung und anderen Phänomenen ausging. Andererseits sind das aber auch Indizien, die gegen eine Überbewertung der zitierten Stellen sprechen. Nicht jeder, der ein Beispiel anführt, geht von einem hermetischen Weltbild aus. Er benutzt die Beispiele zur Erläuterung seiner Ideen, nicht um ihnen metaphysische Konsequenzen zuzugestehen. Auch von einer „para-medikamentösen" Anwendung des Simile-Prinzips kann bei Hahnemann nicht die Rede sein.[3] Er war viel zu stark auf Arzneien und die Erforschung ihrer Wirkungen fixiert, als daß er diese Dinge weiter hätte ausbauen können.

Die von Hahnemann genannten Beispiele sind natürlich nur wackelige Argumente für ein therapeutisches Leitprinzip. Hahnemanns schwerer wiegende Gründe werden im nächsten Abschnitt angeführt.

3.1.4 Begründung des homöopathischen Heilgesetzes

Hahnemanns Argumentationsstrategie besteht aus zwei aufeinander aufbauenden Teilen. Zunächst belegt er die Gültigkeit des Simile-Gesetzes

---

[1] Organon § 80/65/69/69.
[2] Organon § 283/259/259/259, jeweils in der Anmerkung.
[3] Zumindest die Berufung auf Hahnemann kann in diesen Fragen nicht unwidersprochen bleiben. Fritsche z.B. versichert, Hahnemann habe sowohl eine metaphysische (Fritsche 1941) als auch eine para-medikamentöse (Fritsche 1944) Ausweitung der Ähnlichkeitsregel im Sinn gehabt. Das Problem, daß eine homöopathische Therapie ohne Prüfung am Gesunden für Hahnemann undenkbar ist, umgeht Fritsche. Hier sei aber schon darauf hingewiesen, daß Hahnemann für alle therapeutischen Hilfsmittel Prüfungsergebnisse einfordert, ohne die eine Anwendung unsicher bleiben und die deshalb vermieden werden muß. Einzig der Mesmerismus und die Kaltwasseranwendungen sind dieser Forderung ab Organon 6 enthoben. Siehe Kapitel II.3.2.4. sowie Jütte 1997, S. 8 und 11f.

anhand von Beispielen aus der Literatur, anschließend wagt er einen Versuch, den Wirkmechanismus zu erklären.

Die literarischen Belege lassen sich in drei Gruppen gliedern:

1. „Beispiele unwillkürlicher, homöopathischer Heilungen bisheriger Aerzte der alten Schule"[1]
2. Beispiele aus der „Hausmittel-Praxis"[2]
3. Beispiele von „Vorahnungen" älterer Ärzte

zu 1.: In den ersten vier Organon-Auflagen führt Hahnemann Beispiele aus der Literatur von Ärzten an, die mit bestimmten Arzneien bzw. Einflüssen[3] Krankheiten heilten, die nach Meinung anderer Autoren gerade von diesen Arzneien erzeugt werden.[4] Ziel ist es, zu zeigen, daß in

> allen Zeitaltern [...] die Kranken, **welche wirklich, schnell, dauerhaft und sichtbar durch Arznei geheilt wurden,** [...] bloß (obgleich ohne Wissen des Arztes) durch ein (homöopathisches) Arzneimittel geheilt worden[5]

sind. Er zitiert zu 46 Therapeutika nicht weniger als 425 Autoren aus allen Epochen der Medizingeschichte[6] und beweist damit eine außerordentliche Belesenheit.[7]

Von der dritten zur vierten Auflage verändert sich nicht viel. Zwei Belege fallen in Organon 4 weg. Zum einen wird die homöopathische Beziehung zwischen Tabak und „Convulsionen"[8] gestrichen, zum zweiten diejenige zwischen Faulbeer-Kreutzdorn und „einer Art von Wassersucht".[9] In

---

[1] Organon S. XIII/VII/–/–.
[2] Organon S. 46/98/67/57.
[3] Z.B. Wein, Elektrizität, heiße Bäder etc.
[4] Organon S. 3–44/53–95/–/–.
[5] Organon S. 2/52/63/55.
[6] Schmidt 1988, S. 164, rechnet hier auch die 9 von Hahnemann bei den Beispielen aus der Hausmittelpraxis zitierten Autoren hinzu. Die genaue Zahl der angeführten Autoren ist nicht anzugeben, „weil es manchmal nicht ganz eindeutig ist, ob es sich z.B. bei gleichen Nachnamen und nur geringfügig voneinander abweichenden Initialen der Vornamen tatsächlich um verschiedene Personen oder lediglich um einen orthographischen Flüchtigkeits- bzw. Druckfehler handelt." Ebd., S. 166, Anm. 25.
[7] Das widerspricht nicht der in Kapitel I.4.1 aufgestellten Behauptung einer „wissenschaftlichen Isolation". Die angeführten Belege sind in der Köthener Zeit kaum noch ergänzt oder bearbeitet worden. Vgl. auch die Anmerkung zu S. 163.
[8] Organon S. 4/–/–/–.
[9] Organon S. 9/–/–/–.

beiden Fälle handelt es sich um Beschwerden, die Hahnemann ab 1828 der Psora zurechnet,[1] und um Arzneien, die nicht in seiner Arzneimittellehre verzeichnet sind. Es könnte daraus geschlossen werden, daß diese Stellen gestrichen wurden, weil sie der Theorie, daß bestimmte Symptome Anzeichen für eine zugrunde liegenden Psora sind und deswegen nur durch antipsorische Mittel geheilt werden können, widersprechen. Andererseits führt Hahnemann aber weiterhin Belege an für eine homöopathische Beziehung zwischen „Elektrisität" und „Convulsionen"[2] sowie zwischen Schwarznachtschatten und Wassersucht,[3] wobei sich jeweils das gleiche Problem stellt. Neu in Organon 4 sind sechs weitere Bestätigungen für bereits angeführte Belege.[4] Neu ist auch die genauere Bewertung zum Stellenwert der literarischen Belege. Sie werden nun mit der Vorbemerkung versehen, daß sie nur

> ihre unleugbare Deutung erhalten durch die nun gefundene und ins Leben getretene Homöopathie, nicht aber zur Stütze für letztere dienen sollen, da sie ohne fremde Stütze fest steht.[5]

In einer Anmerkung zu diesem Satz geht Hahnemann auf die in den Beispielen benutzten Gabengrößen ein, die im deutlichen Gegensatz zu der von ihm in den späteren Organon-Auflagen geforderten Kleinheit steht. Er erklärt ihre dessenungeachtete Wirkung mit einem Kraftverlust der Arznei durch zu lange Aufbewahrung, durch eine starke „Ausleerung [...] oder auch dadurch, daß zugleich andre Substanzen in den Magen kamen, welche antidotisch die Stärke der Gabe um Vieles minderten".[6] Diesen Erklärungen haftet etwas Gezwungenes an. Im Zusammenhang mit dem großen Raum, den die literarischen Belege im Organon in Anspruch nehmen, mögen die Unterschiede dieser Behandlungen zu der von Hahnemann gelehrten Vorgehensweise und die daraus sich ergebenden Schwierigkeiten hinsichtlich der Bedeutung derselben ihn schließlich bewogen haben, die Bei-

---

[1] „Konvulsionen" CK 1, S. 51/37, bzw. „Wassersuchten" CK 1, S. 130/93.
[2] Organon S. 42/94/–/–.
[3] Organon S. 11/62/–/–.
[4] Organon 4, S. 60, Anm. 3; S. 61, Anm. 6; S. 73, Anm. 8; S. 74, Anm. 2; S. 79, Anm. 1 und S. 87, Anm. 6. (Ein Flüchtigkeitsfehler unterläuft Hahnemann in Organon 4 auf S. 83, Anm. 2, wo der Querverweis aus Organon 3 auf die Anmerkung zum § 220 nicht gestrichen wird, obwohl die entsprechende Anmerkung zur Feigwarzenkrankheit nur in Organon 3 behandelt wird.)
[5] Organon S. –/53/–/–.
[6] Ebd.

spiele ab der fünften Auflage ganz zu streichen. Indem er aber auf die früheren Auflagen verweist,[1] distanziert er sich nicht völlig von ihnen.

zu 2.: Die Beispiele aus der Hausmittelpraxis führt Hahnemann hingegen in allen Auflagen an,[2] z.b. das Einreiben von Erfrierungen mit Schnee,[3] oder das Behandeln von Verbrennungen mit Weingeist.[4] Hier ändert sich in den letzten vier Ausgaben nichts Wesentliches.

zu 3.: Auch dieser Punkt bleibt unverändert. Hahnemann zitiert sieben Autoren, die das „Naturheilgesetz"[5] in ihren Schriften bereits andeuteten. Auch die Bedeutung dieser Angaben wird, wie bei den eingangs erwähnten Belegen, abgeschwächt. Ab Organon 4 weist er ausdrücklich darauf hin, er

> führe [diese Stellen] nicht als Erweise der Gegründetheit dieser Lehre an, die wohl durch sich selbst fest steht, sondern um dem Vorwurfe zu entgehen, als hätte [er] diese Ahnungen verschwiegen, um [sich] die Priorität der Idee zu sichern.[6]

Es bleibt festzuhalten, daß die angeführten Punkte sowohl der Verdeutlichung der Gültigkeit von Hahnemanns Fund dienen sollen als auch Beweise für die Sorgfältigkeit des Begründers der Homöopathie im Umgang mit der medizinschen Literatur sind – zumindest was die Zeit vor seinem Umzug nach Köthen betrifft. Darüber hinaus sind sie für Hahnemann aber nur zweitrangig. Das wichtigste Kriterium, ob eine Therapie begründet ist oder nicht, bleibt der Nachweis ihrer Wirksamkeit in der Erfahrung – für Hahnemann „das einzige und untrügliche Orakel der Heilkunst".[7] Wo die Erfahrung aber etwas lehrt, ist das Wie und Warum nebensächlich. Deswegen nimmt er zu einem Versuch einer Erklärung des Wirkmechanismus eine ambivalente Haltung ein. Einerseits schreibt er:

> Da dieses Naturheilgesetz sich in allen reinen Versuchen und allen ächten Erfahrungen der Welt beurkundet, die Thatsache also besteht, so kommt auf die

---

[1] Organon S. –/–/63/56.
[2] Organon S. 46–49/98–102/67–74/57–62.
[3] Organon S. 46/98/67/58.
[4] Organon S. 47/99/71/60.
[5] Organon § 23/23/28/28.
[6] Organon S. –/102/74/62.
[7] Organon § 19/20/25/25.

scientifische Erklärung, **wie dieß zugehe**, wenig an und ich setze wenig Werth darauf, dergleichen zu versuchen.[1]

Andererseits beendet er denselben Paragraphen mit den Worten: „Doch bewährt sich folgende Ansicht als die wahrscheinlichste, da sie sich auf lauter Erfahrungs-Prämissen gründet."[2] Es folgen nun einige Paragraphen,[3] in denen dieses „Naturheilgesetz" begründet werden soll. Der Ton ist apodiktisch und von einem Erklärungs*versuch* ist keine Rede mehr. Auch der große Platz, den Hahnemann der Erklärung der Wirkung einräumt, spricht für deren Bedeutung und für Hahnemanns Überzeugung von ihrer Richtigkeit. In Organon 6 sind immerhin 35 Seiten diesem Problem gewidmet, also rund 1/7 des gesamten Buches.

Der in den vier letzten Auflagen im wesentlichen unveränderte Gedankengang soll kurz skizziert werden. Hahnemann geht von folgendem Axiom aus:

> **Eine schwächere dynamische Affection wird im lebenden Organism von einer stärkern dauerhaft ausgelöscht, wenn diese (der Art nach von ihr abweichend) jener sehr ähnlich in ihrer Aeußerung ist.**[4]

Dieses Axiom versucht er in drei Schritten zu begründen:[5] Zunächst soll die größere Stärke der Arzneien gegenüber den Krankheiten bewiesen werden, dann die Notwendigkeit einer homöopathischen Beziehung zwischen Arznei und Krankheit und schließlich die Überlegenheit der homöopathischen Therapie im Vergleich mit anderen Verfahren.

Auf die „überwiegende Macht"[6] der Arzneien gegenüber Krankheiten ist bereits oben (S. 150) im Zusammenhang mit der Festlegung der Homöopathie auf eine medikamentöse Therapie eingegangen worden. Hier

---

[1] Organon § 23/23/28/28. An dieser Stelle sei eine Anmerkung zum wissenschaftlichen Selbstverständnis der heutigen Homöopathie erlaubt. Die zitierte Einstellung zwischen Erfahrung und Erklärung einer „Tatsache" mag zu Hahnemanns Zeiten genügt haben. Heute manövriert man sich mit dieser „Es-ist-halt-so"-Devise eher in eine wissenschaftliche Sackgasse. Natürlich ist die Frage, *ob* eine Therapie überhaupt erfolgreich ist, wichtiger als die Frage, *warum* und *wie* sie wirkt. Beide Antworten blieb die Homöopathie bislang aber weitgehend schuldig. Es wäre wünschenswert, wenn sie sich in größerem Maße als bisher derselben statistischen Erfolgskontrolle unterzöge wie die „naturwissenschaftlichen" Therapien.
[2] Organon § 23/23/28/28.
[3] Organon § 23–80/23–65/28–69/28–69.
[4] Organon § 20/21/26/26.
[5] Organon § 23–80/23–65/28–69/28–69.
[6] Organon § 28/28/33/33.

möopathie auf eine medikamentöse Therapie eingegangen worden. Hier soll deswegen nur noch einmal auf die große Bedeutung, die dieses – vorwissenschaftliche – Vertrauen Hahnemanns für sein Homöopathie-Konzept besitzt, hingewiesen werden. Näher eingegangen werden soll aber auf die Begründung seiner Forderung, daß die Arznei ähnliche Symptome erzeugen können muß. Die Argumentation ruht auf zwei Pfeilern: Zum einen werden Vorgänge in der Natur beim Zusammentreffen zweier Krankheiten in einem Organismus betrachtet, zum anderen Vorgänge, die bei der Behandlung von Krankheiten mit Arzneien zu beobachten sind. Weil für Hahnemann Arzneien aber Arznei-*Krankheiten*[1] erzeugen, besitzen die beiden Pfeiler das gleiche Fundament, nämlich die Beeinflussung des Befindenszustandes durch eine Kraft (Arzneikrankheit/Krankheit), die einen anderen Befindenszustand hervorrufen kann.

Anhand eines Rasters mit den Koordinaten ähnlich-unähnlich und stärker-schwächer spielt er die Möglichkeiten, die sich durch das Zusammentreffen zweier feststeständiger Krankheiten in einem Organismus ergeben können, durch. Zur Untermauerung seiner Thesen führt Hahnemann, erneut Zeugnis seiner großen Belesenheit gebend, wieder die Beobachtungen anderer Autoren an.[2] Er unterscheidet vier verschiedene Vorgänge in der Natur:

1. Die alte Krankheit hält eine unähnliche neue ab, wenn diese gleich stark oder schwächer ist.[3]
2. Die neue, stärkere, unähnliche Krankheit unterdrückt die alte, bis diese nach Vergehen der neuen, ungeheilt wieder zum Vorschein kommt.[4]
3. Eine neue Krankheit tritt zu der alten hinzu, es entsteht eine komplizierte Krankheit.[5]
4. Zwei ähnliche Krankheiten treffen aufeinander.[6] Weil sie sich nicht verhalten können, wie unter 1–3. geschildert, vernichtet die stärkere Krankheit die schwächere, weil

---

[1] Der Begriff der Arznei-Krankheit taucht öfter im Organon auf, z.B. Organon S. – /24/28/33. Nicht nur Hahnemann benutzte ihn, sondern auch andere tonangebende Hochschulmediziner seiner Zeit, u.a. Johann Christian Reil, Friedrich Albert Schill und (1850!) Carl Reinhold August Wunderlich. Vgl. Brunn 1964, S. 137.
[2] Insgesamt 31. Nur in Organon 4 (§ 41) wurde ein neues Beispiel hinzugefügt. Es stammt aus dem Buch von Gottlieb Ludwig Rau: Ueber den Werth des homöopathischen Heilverfahrens. Heidelberg 1824. Vgl dazu auch die Anmerkung auf S. 159.
[3] Organon § 31–32/31–32/36–37/36–37.
[4] Organon § 33–34/33–34/38–39/38–39.
[5] Organon § 35–37/35–37/40–42/40–42.
[6] Organon § 38–41/38–41/43–46/43–46.

die stärkere hinzukommende Krankheitspotenz, ihrer Wirkungs-Aehnlichkeit wegen, **dieselben** Theile im Organism, und zwar **vorzugsweise** in Anspruch nimmt, die von dem schwächern Krankheits-Reize bisher afficirt waren, welcher folglich nun nicht mehr einwirken kann, sondern erlischt.[1]

Seiner Grundhaltung gemäß rühmt er den Vorzug des Menschen „vor der rohen Natur ungefähren Ereignissen",[2] weil der Mensch „viel tausend homöopathische Krankheitspotenzen mehr"[3] zur Verfügung hat und diese vernünftig und gezielt anwenden kann, indem er die Gabe der Arzneien so einrichtet, daß „deren Kraft nach vollendeter Heil-Anwendung, durch die Lebenskraft besiegt, von selbst verschwindet".[4]

Der zweite Pfeiler, die Beobachtung von Vorgängen bei Anwendung der Arzneien, wird ohne die Koordinaten stärker-schwächer betrachtet, weil die Arzneien ohnehin stärker sind als die natürlichen Krankheiten. Nach Hahnemann sind neben der homöopathischen Anwendung der Arznei nur noch zwei weitere Methoden möglich, die allöopathische und die antipathische. Ab Organon 5 erwähnt er in diesem Zusammenhang auch noch das isopathische Verfahren, jedoch nicht, um die Überlegenheit der Homöopathie zu demonstrieren, sondern weil die inhaltliche Auseinandersetzung mit dem neuen Verfahren hier am besten einzuschalten war. Im Rahmen der vorliegenden Arbeit wird die Isopathie in Kapitel II.4.4.5 behandelt.

Zur allöopathischen Methode: Unter Allöopathie versteht Hahnemann diejenige Anwendungsart,

> welche, ohne pathischen Bezug auf das eigentlich Krankhafte im Körper, die von der Krankheit freiesten Theile angreift, um das Uebel durch diese abzuleiten und auf diese Weise, wie man wähnt, fortzuschaffen,[5]

also z.B. die Behandlung eines Kopfschmerzes mittels vieler Einläufe. Da diese Maßnahmen keine direkte Wirkung auf die Symptome haben, also weder ähnliche noch entgegengesetzte, sondern nur andersartige Beschwerden erzeugen können, erübrigt sich die Auseinandersetzung mit der Allöopathie im Rahmen einer Beweisführung zur Überlegenheit der Homöopathie. Hahnemann verweist folgerichtig dann auch auf die Einlei-

---

[1]Organon § 40/40/45/45.
[2]Organon § 46/46/51/51.
[3]Ebd.
[4]Ebd.
[5]Organon § 66/51/55/–.

tung,[1] wo er die Allöopathie ausführlich abhandelt. Bevor in Kapitel II.4.4 auf Hahnemanns Verhältnis zur Allöopathie näher eingegangen wird, sei hier bereits erwähnt, daß aus der ursprünglicher Dreiteilung der Therapie in Organon 6 eine Zweiteilung wird, und daß somit das palliative Verfahren keine Eigenständigkeit mehr besitzt, sondern nunmehr bloß als allöopathische Variante gilt.

Unter der **„palliativen (antipathischen, enantiopathischen) Methode"**[2] versteht Hahnemann die Auswahl der Arznei „nach **Galen's** Lehre: *contraria contrariis*".[3] Gegen ein hervorstechendes Symptom wird eine Arznei gereicht, die das gerade Gegenteil dieses Symptoms erzeugt, z.b. Opium gegen Schmerz, Durchfall oder Schlaflosigkeit. Die Überlegenheit der homöopathischen Therapie begründet Hahnemann mit Hilfe der Begriffe Erst- und Nachwirkung.[4] Erstwirkung definiert Hahnemann als diejenige Wirkung, die jede „auf das Leben einwirkende Potenz, jede Arznei"[5] auf die Lebenskraft ausübt und somit eine „gewisse Befindens-Veränderung im Menschen auf längere oder kürzere Zeit"[6] erregt. „Sie gehört, obgleich ein Product aus Arznei- und Lebenskraft, doch **mehr** der einwirkenden Potenz an."[7]

> Dieser Einwirkung bestrebt sich unsre Lebenskraft ihre Energie entgegen zu setzen. Diese Rückwirkung gehört unserer Lebens-Erhaltungs-Kraft an und ist eine automatische Thätigkeit derselben, **Nachwirkung** oder **Gegenwirkung** genannt.[8]

Diese Nachwirkung besteht in dem, soweit vorhandenen, genau entgegengesetzten Zustand. Der zuvorderst günstige Einfluß der palliativen, antipathischen Arznei wird von der Lebenskraft demzufolge in sein Gegenteil, eine Verschlimmerung des ursprünglichen Leidens, verwandelt. Bei der homöopathischen Arznei ist dieser Vorgang genau umgekehrt, die Krankheit wird in der Nachwirkung überwunden, woraus sich die Überlegenheit der homöopathischen Methode gegenüber dem anderen Verfahren erklärt.

---

[1] Organon § –/47/52/–. Aus Organon 3 werden die §§ 49–63 in die Einleitung verschoben (Organon S. –/13–28/16–32/26–36).
[2] Organon § 67/52/56/56.
[3] Organon § –/–/–/56.
[4] Organon § 74–76/59–61/63–65/63–65. Vgl. Kapitel II.1.1.
[5] Organon § 74/59/63/63.
[6] Ebd.
[7] Ebd.
[8] Ebd.

Aus heutiger Sicht erscheint Hahnemanns Erklärungsversuch als nur bedingt gelungen. Sieht man einmal von Therapieformen ab, die Hahnemann nicht kannte und die nicht in sein strenges Schema der möglichen Anwendungsarten passen (z.B. Substitution, Antibiose, Antidepressiva[1]), ist die Erklärung anhand der Begriffe Erst- und Nachwirkung zu einfach, als daß damit alle physiologischen und psychologischen Probleme, die mit einer Arzneieinnahme verbunden sind, gelöst werden könnten. Hahnemanns Erklärungsversuch spielt in der Literatur dementsprechend eine nur untergeordnete Rolle. Sein Verdienst liegt möglicherweise vielmehr darin, überhaupt einen Versuch gewagt zu haben. Daß dieser Versuch das Problem nicht lösen kann, sollte heutige Homöopathen nicht davon abhalten, dieses Feld erneut zu bearbeiten.

3.1.5 Zusammenfassung

Das Ziel der Krankenbehandlung ist für Hahnemann die Heilung im Einzelfall, wobei er unter Heilung die Rückführung in den ehemaligen, gesunden Zustand des Patienten versteht. Erreicht werden soll die Heilung auf möglichst schnellem, sanftem, dauerhaftem und begründetem Weg unter Anwendung von Arzneien. Diese Arzneien kann man auf drei Arten einsetzen, allöopathisch, palliativ und homöopathisch. Die homöopathische Anwendung ist den anderen Methoden bei weitem überlegen, *similia similibus curentur* gilt als ewiges Naturheilgesetz.

Hahnemann stützt seine Begründung dieses Leitprinzips, das für ihn durch die Erfahrung bereits ausreichend bewiesen ist, einerseits durch literarische Belege der Gültigkeit, andererseits durch einen Erklärungsversuch des Wirkmechanismus. Ebenso, wie eine stärkere Krankheit eine schwächere ähnliche Krankheit auslöscht, vernichtet auch eine ohnehin stärkere Arznei-Krankheit eine ähnliche natürliche Krankheit in der Nachwirkung.

---

[1] Antidepressiva sind weder „antipathisch" noch „allöopathisch". Sie sind nicht „antipathisch" in Hahnemanns Sinne, weil sie bei Gesunden keinen entgegengesetzten Einfluß auf die Stimmung haben (vgl. Laux et al. 1995, S. 75). Sie sind auch nicht „allöopathisch" im Sinne Hahnemanns, weil sie bei depressiven Patienten eine Stimmungsaufhellung erzeugen, also einen entgegengesetzten, nicht einen andersartigen Zustand.

3.2 Ausführung der Behandlung

Hahnemanns größtes Interesse gilt der Umsetzung der bisher beschriebenen, theoretischen Grundlagen in die Praxis. Da die Arznei im Mittelpunkt der Praxis steht, werden Pharmazie und Pharmakologie im folgenden den größten Raum beanspruchen. Anschließend soll auf Diätetik und Hilfsmittel eingegangen werden.

3.2.1 Pharmazie

Im Rahmen der Pharmazie werden folgende Punkte abgehandelt:

A)	Herkunft der Arznei
B)	Herstellung der Arznei
C)	Aufbewahrung der Arznei
D)	Haltbarkeit der Arznei

A) Herkunft der Arznei

Oberstes Gebot beim Umgang mit der Arznei ist für Hahnemann deren genaue Kenntnis:

> Der wahre Heilkünstler muß die **vollkräftigsten, ächtesten Arzneien** in seiner Hand haben, um sich auf ihre Heilkraft verlassen zu können, er muß sie **selbst** nach ihrer Aechtheit kennen.[1]

Hahnemanns Mißtrauen gegenüber den Apothekern ist bekannt. In der entscheidenden Frage: „Welche Arznei wird in welchem Krankheitsfall gegeben?" darf sich der Arzt nicht blindlings auf andere verlassen. Ist er dennoch auf den Apotheker angewiesen, z.B. bei bestimmten ausländischen Drogen, die er nicht selber frisch besorgen kann, muß er sich „von ihrer Aechtheit in ihrem rohen, ungepülverten Zustande vorher überzeugen, ehe er die mindeste arzneiliche Anwendung von ihnen macht".[2]

Aus welchen Bereichen sollen die Arzneien genommen werden? Hahnemann gibt darauf im Organon keine geschlossene Antwort, aus verstreuten Hinweisen und aus der Zuhilfenahme seiner Arzneimittellehren läßt sich eine solche aber rekonstruieren. Er spricht im allgemeinen von „Substanzen des Thier- und Pflanzenreiches"[3] und erwähnt auch „Metallsalze"[4]

---

[1] Organon § 288/264/264/264.
[2] Organon § 292/268/268/268.
[3] Organon § 290/266/266/266.
[4] Organon § 293/269/–/–.

sowie „Krankheits-Stoffe".[1] Außerdem billigt er den Nahrungsmitteln eine „Arzneikraft"[2] zu, im übrigen ein weiterer Grund für das sorgsame Achten auf eine angemessene Diät. Ein Blick auf die Arzneimittellehre kann das Gesagte ergänzen und die Verschiebung des Blickpunktes auf die verschiedenen Substanzklassen im Laufe der Jahre verdeutlichen.

1824 überwiegen in der RAL die gängigen Pflanzen der damaligen Medizin. Daneben finden sich tierische Produkte, Metalle und andere in der Natur vorkommende Stoffe und der Magnet. In der Arzneimittellehre der „Chronischen Krankheiten" überwiegen die Mineralien und die chemisch veränderten Stoffe, wohingegen die Bedeutung der Pflanzen abnimmt. Ein Tierprodukt (Sepia) ist neu aufgenommen worden.

Das ergibt folgende tabellarische Übersicht:[3]

Herkunft	vor 1824	1824–1843	Gesamt
Pflanzen	50[4]	5[5]	55
Tierische Stoffe	2[6]	2[7]	4
Metalle, Mineralien und chemisch veränderte Stoffe	23[8]	26[9]	49
Sonstiges	3[10]	-	3
Gesamt	82	29	111

---

[1] Organon § –/–/–/56.
[2] Organon § 130/118/125/125.
[3] Herangezogen wurden alle Arzneien, die in einer der drei Arzneimittellehren (FVMP, RAL, CK) gesondert aufgeführt sind. Es gilt das Stichjahr der Erstveröffentlichung. Vgl. hierzu und zu den folgenden Angaben Schmidt 1987, von dem auch die Abkürzungen der einzelnen Arzneien übernommen wurden.
[4] Acon., Ang., Arn., Asar., Bell., Bry., Camph., Cann-s., Caps., Cham., Chel., Chin., Cic., Cina, Cocc., Coloc., Con., Cop., Cycl., Dig., Dros., Dulc., Euphr., Guaj., Hell., Hyos., Ign., Ip., Led., Meny., Mez., Nux-v., Olnd., Op., Puls., Rheum., Rhus-r./Rhus-t., Ruta, Samb., Sars., Spig., Spong., Squil., Staph., Stram., Tarax., Thuj., Valer., Verat., Verb.
[5] Agar., Anac., Clem., Euph., Lyc.
[6] Canth., Mosch.
[7] Ambr., Sep.
[8] Arg., Arg-n., Ars., Aur., Aur-fu., Aur-m., Bism., Calc-ac., Caust., Cinnb., Cupr., Ferr., Hep., Mang., Merc., Merc-ac., Merc-c., Merc-d., Merc-p-r., Mur-ac., Ph-ac., Stann., Sulph.
[9] Alum., Am-c., Am-m., Ant-c., Aurpt., Bar-ac., Bar-c., Bor., Calc., Carb-an., Carb-v., Graph., Iod., Kali-c., Kali-n., Mag-c., Mag-m., Nat-c., Nat-m., Nit-ac., Petr., Phosph., Plat., Sil., Sul-ac., Zinc.
[10] Mgs., Mgs-arct., Mgs-aust.

Warum die pflanzlichen Arzneien mit den Jahren in den Hintergrund treten, läßt sich nur vermuten. Einerseits hatte Hahnemann einen Großteil der gängigen Arzneipflanzen in ihrer Wirkung erforscht, so daß sein Wissensdrang neue Wege einschlagen mußte. Andererseits stellten sich gerade die Mineralien und Metalle als besonders hilfreich in der Behandlung chronischer Krankheiten heraus. Es lag also nahe, diese Substanzklasse weiter zu untersuchen. Hinzu kommt, daß eine Vielzahl dieser Mittel erst zu Beginn des 19. Jahrhunderts entdeckt und isoliert werden konnte und bei Beginn von Hahnemanns Forschungen also noch gar nicht zur Verfügung stand.

Auch einzelne Inhaltsstoffe der Pflanzen konnten nun erstmalig isoliert werden, z.B. Morphium, Chinin, Coffein, Strychnin etc. Im Gegensatz zu den einzelnen Elementen und ihren Verbindungen hielt Hahnemann von der Anwendung dieser Stoffe aber nicht viel. Die Isolierung der einzelnen Bestandteile sei zu aufwendig und obendrein unnötig, da sie ohnehin in der Ausgangssubstanz enthalten seien.[1] Außerdem seien sich die

> Scheidekünstler [...] unter einander uneins sowohl in Hinsicht der Trennungs-Weise mittels einer Menge verschiedener und komplicierter Verfahrungs-Anstalten, theils auch in Angabe der chemischen Natur dieser Bestandtheile, sowie auch in ihren Meinungen über die relative Wirksamkeit derselben,[2]

so daß die Anwendung dieser einzelnen Inhaltsstoffe zu unsicher und unzuverlässig ist.

Eine ähnliche Meinung vertritt er auch in Organon 6, wo er die Alkaloide nicht als „einfache, sich gleichbleibende Arzneien"[3] ansieht, weil sie „großer Verschiedenheit in ihrer Bereitung unterworfen"[4] sind. An gleicher Stelle wiederholt er seine Bedenken gegenüber der Reduzierung der Arzneiwirkung ausschließlich auf Einzelstoffe.[5] Seinen Äußerungen liegt auch

---

[1] „Auch die in neuern Zeiten durch viele, mühsame chemische Arbeiten aus einigen Gewächs-Arzneien gezogenen und abgesondert dargestellten, theils sauern, theils basischen Bestandtheile (Morphin, Strychnin, Chinin u.s.w.) sind in den einfachen, weingeistigen Tinkturen vorhanden, ohne daß man zum Behufe für Kranke sie mit so viel Künstelei abgesondert darzustellen nöthig hätte, wenn man sie nicht in so concentrirter Gestalt verlangt, daß man Menschen und Thiere schnell damit tödten könne – ein Zweck, der das gerade Gegentheil von den Heilbemühungen des redlichen, behutsamen Arztes ist." Organon § 294/269/–/–.
[2] RAL 1³, S. 264.
[3] Organon § –/–/–/273.
[4] Ebd.
[5] „[...] zumahl da er [der Arzt] an den Pflanzen selbst, in ihrer natürlichen Beschaffenheit (Chinarinde, Krähenaugen, Opium) schon alles besitzt, was er zum

ein ganz pragmatischer Gedanke zugrunde. In der Vorrede zu Kalium carbonicum schreibt er:

> Ich bin, um diess einmal für allemal zu erinnern, beflissen gewesen, das arzneiliche Material zu homöopathischem Behufe, wo es sich nur irgend thun liess, auf dem einfachsten, ungekünsteltsten Wege zu erlangen und dazu die Vorschrift zu geben, damit jeder Arzt, an jedem Orte, gleichen Stoff sich verschaffen könne. Aus dieser Rücksicht, die mir die höchste war [...] musste ich Vorschriften zu mühsamen, chemischen Arbeiten, mittels kostbarer Apparate [...] möglichst vermeiden.[1]

Hier klingt bereits die Forderung an, der Arzt möge seine Arzneien selbst bereiten, auf die weiter unten (S. 173) eingegangen wird.

Auf S. 168 wurden die von Hahnemann erwähnten „Krankheits-Stoffe" als mögliche Arzneien angeführt, jedoch verschwiegen, daß er sie im großen und ganzen ablehnt. Im Rahmen der Auseinandersetzung mit der Isopathie geht er auf die 1796 von Edward Jenner eingeführte Kuhpockenimpfung und deren wohltätige Einflüsse ein. Er betont, daß durch die Einimpfung eines tierischen Krankheitsstoffes die ähnliche Menschenpockenkrankheit abgehalten würde. Dies läßt ihn hoffen, daß

> auch ferner einige, den Thieren eigne Krankheiten uns Arznei- und Heil-Potenzen für **sehr ähnliche**, wichtige Menschen-Krankheiten darreichen, und demnach unsern homöopathischen Arznei-Vorrath glücklich ergänzen.[2]

Die Betonung liegt auf *tierischem* Krankheitstoff, denn

> mit einem **menschlichen** Krankheits-Stoffe (z. B. einem Psorikum von Menschen-Krätze genommen) gleiche menschliche Krankheit (Menschen-Krätze oder davon entstandne Uebel) heilen wollen – das sei fern! Es erfolgt nichts davon, als Unheil und Verschlimmerung der Krankheit![3]

Diese Aussage enthält zwei beachtenswerte Bezüge, denjenigen zu Arzneien aus menschlichen Krankheitsprodukten und denjenigen zur isopathischen Anwendung derselben. Letzterer, der eigentliche Hauptpunkt, soll im Kapitel „Isopathie" näher beleuchtet werden. Hier soll nur auf den ersten Bezugspunkt eingegangen werden.

Heilen von ihnen bedarf. Ueberdieß sind ja die Alkaloïden nicht die einzigen Arznei-Bestandtheile der Pflanzen." Ebd.

[1] CK 4^2, S. 1. Ähnlich CK 4^1, S. 207.
[2] Organon § –/–/–/56.
[3] Ebd. (Hervorhebung vom Verfasser).

Inspiriert durch die Pockenimpfung sucht Constantin Hering (1800–1880) zu Beginn der 30er Jahren des 19. Jahrhunderts nach einem allgemeinen „Schutzmittel gegen die Krätze".[1] Er experimentiert mit Krätzgift („die Feuchtigkeit aus juckenden Krätzpusteln potenzirt"[2]) und nennt diesen Stoff Psorin.[3] Hahnemann wünscht, daß diese Versuche zunächst nicht an die Öffentlichkeit getragen werden.[4] Als das Psorin in Homöopathenkreisen schließlich doch bekannt wird, erhebt er seine Stimme und lehnt den isopathischen Gebrauch desselben – wie gesehen – ab.

Welche Meinung vertritt er aber gegenüber dem homöopathischen Gebrauch des Psorin und anderer Nosoden? Im Spätwerk selbst bezieht Hahnemann dazu keine Stellung. Ein Blick über den Tellerrand der Veröffentlichungen hinaus zeigt uns, daß er in seiner Hausapotheke neben dem Psorin noch ein Mittel namens Scarlatina besaß, die Scharlach-Nosode.[5] Daß er auch bereit war, derartige Mittel einzusetzen, belegen seine Krankenjournale aus der Pariser Zeit. Im DF5 (1838–1842) finden sich Angaben zur Verordnung von Antiepileptikum[6] und Isopathikum[7] sowie zu Psorin, das aber in einem Fall lediglich in Erwägung gezogen wird.[8] Diese Angaben sind allerdings so selten,[9] daß weder von einer gezielten experimentellen Anwendung noch von einer Gleichberechtigung gegenüber den herkömmlichen homöopathischen Arzneien ausgegangen werden kann, zumal diese Stoffe nicht gründlich geprüft worden sind. Ihr Einsatz darf deswegen als letzter Versuch und Notbehelf in schwierigen Fällen interpretiert werden.

---

[1] Constantin Hering: Einige Bemerkungen über das Psorin. Stapfs Archiv 13 (1833), 32–66. Zitiert nach Gypser 1988, S. 389.
[2] Ebd., S. 394.
[3] 1852 bezeichnet Hering die übergeordnete Stoff-Klasse als „Nosoden". Vgl. Keller 1984, S. 17.
[4] „Daß ich so lange geschwiegen habe, und meine Erfahrungen zurückgehalten, geschah aus Ehrerbietung gegen Hahnemann, weil ich erst seine Stimme darüber hören wollte, und weil ich erfuhr, er wünsche, daß nichts weiter darüber öffentlich würde, bis die Sache zur Reife gediehen sey." Gypser 1988, S. 389.
[5] Haehl 1922 II, S. 439.
[6] Michalowski et al. 1989, S. 173. Die genaue Herkunft ist unklar, aus dem Namen kann aber mit einiger Wahscheinlichkeit auf eine Nosode geschlossen werden.
[7] Ebd. Nach Handley 1985, S. 158, wird diese Nosode aus dem eigenen Sputum eines Tuberkulose-Kranken hergestellt.
[8] Michalowski et al. 1989, S. 175.
[9] Antiepileptikum wird zwei Patienten zusammen insgesamt 5mal gegeben (ebd., S. 177), Isopathikum einem Patienten 4mal (ebd.). Beide Mittel werden nur als ein Mittel neben vielen anderen gegeben.

B) Herstellung der Arznei

Nachdem die Herkunft der Stoffe geklärt wurde, stellt sich die Frage, wie sie bearbeitet werden sollen. Hahnemann gibt darauf Antworten in allen drei Hauptwerken, also in der RAL, in den CK und natürlich im Organon, wo er bei Bedarf auch auf eine der Arzneimittellehren verweist.

Die Bedeutung der Beantwortung dieser Fragestellung nimmt mit den Jahren immer mehr zu. Von eher groben Angaben in Organon 3, über genaue Angaben in den CK, bis hin zu außerordentlich detaillierten Angaben in Organon 6, lassen sich die Vorschriften zur Herstellung „dieser göttlichen Werkzeuge"[1] nachvollziehen. Welcher Wert diesen Angaben beigemessen wird, läßt sich aus § 3 ersehen. Dieser Paragraph, der die zum Heilen unbedingt nötigen Kenntnisse auflistet und damit die Marschroute für die restlichen Paragraphen vorgibt, bleibt in allen sechs Auflagen im wesentlichen unverändert. Die einzige Ergänzung ist die Forderung nach einer notwendigen Kenntnis der „genau erforderlichen Zubereitung"[2] der Arzneien ab Organon 5.

Im ersten Teil dieses Kapitels soll auf die Gründe der Bedeutungszunahme abgehoben werden, ehe im zweiten Teil die Entwicklung der Herstellung im einzelnen beleuchtet wird.

Der Schlüssel zum Verständnis, warum Hahnemann der Herstellung immer größeren Raum zuweist, liegt in dem Satz: „bei Verfertigung der Arzneien kann man nicht einfach genug zu Werke gehen".[3] Zeugt diese Devise einerseits erneut von Hahnemanns Pragmatismus, liegt ihr andererseits ein ganz konkreter Sachverhalt zugrunde. Wie weiter oben erwähnt, verläßt Hahnemann 1821 Leipzig, weil man ihm dort das Recht auf die Verordnung selbst zubereiteter Arzneien verweigert.[4] Dieses „Grundprincip"[5] ist für ihn von so ausschlaggebender Wichtigkeit, daß er 1825 die im Titel eines Aufsatzes sich selbst gestellte Frage: „Wie ließe sich wohl die Homöopathie am gewissesten wieder ausrotten?"[6] gleich im ersten Satz

---

[1] Organon § –/–/–/271.
[2] Organon § –/–/3/3.
[3] CK 1, S. 154/112.
[4] In Organon 6 schreibt er in einer Anmerkung zum § 265 zurückblickend: „Um dieses wichtige Grundprincip meiner Lehre aufrecht zu erhalten, habe ich seit dem Beginne ihrer Entdeckung viele Verfolgungen erduldet."
[5] Organon § –/–/–/265.
[6] Hahnemann KMS II, S. 204.

beantwortet mit: „Doch wohl nicht gewisser, als durch das Machtgebot des Gesetzes: '**Du sollst nicht selbst dispensiren.**'"[1]

Im Organon 3 deuten zwei Paragraphen auf Hahnemanns Forderung, der Arzt möge die Arznei selbst bereiten, hin. Beide werden im wesentlichen unverändert bis zur sechsten Auflage weitergeführt. In dem einen Paragraphen spricht die bereits erwähnte Forderung, der Arzt müsse die Arzneien „**selbst** nach ihrer Aechtheit kennen"[2] für die vom Arzt im Umgang mit der Arznei zu übernehmende Verantwortung. Im zweiten Paragraphen wird diese Verantwortung dahingehend erweitert, daß es unabdingbar sei, zu wissen, „daß der Kranke jederzeit die rechte Arznei einnehme".[3]

Im Laufe der Jahre betont Hahnemann seine Forderung immer direkter,[4] so daß er schlußendlich den bereits erwähnten Paragraphen 265 in Organon 6 ergänzt: „und deßhalb muß er die richtig gewählte Arznei dem Kranken **aus seinen eignen Händen** geben; auch sie selbst zubereiten".[5] In Organon 6 äußert er außerdem die Hoffnung, der Staat werde dereinst die Zubereitung der Arzneien kontrollieren und sie „durch eine fähige, unpartheiische Person verfertigen lassen".[6] Bis dahin aber richten sich alle Angaben zur Zubereitung der Arzneien direkt an den Arzt, so daß sich dieser dadurch vom Apotheker, der die Herstellung normalerweise übernahm, unabhängig machen kann.[7]

---

[1] Ebd. Hahnemann versteht unter Selbstdispensieren sowohl die Herstellung als auch die Verabreichung der Arznei an den Kranken. Zum Bergriff „dispensare" vgl. Michalak 1991, S. 13. Michalak betont, eine „Personalunion zwischen Dispensor und Produzent" sei möglich, aber nicht in des Wortes ursprünglicher Bedeutung inbegriffen.
[2] Organon § 288/264/264/264.
[3] Organon § 289/265/265/265.
[4] Ab Organon 5 schreibt Hahnemann, der Homöopath gebe nur „mit eigner Hand *nur selbst bereitete*, einfache Arznei". Organon S. –/–/VII/3 (Hervorhebung vom Verfasser). In CK 5², S. V, heißt es: „der Homöopath [...] sollte seine Waffen gegen Krankheiten selbst schmieden, selbst schleifen".
[5] Organon § –/–/–/265.
[6] Organon § –/–/–/271. Eine nicht veröffentlichte Passage verdeutlicht Hahnemanns Vorstellung: Der Arzt sollte die Arzneien „so lange **selbst** zubereiten, bis der Staat eine öffentliche Anstalt errichtet hat, von welcher aus, jedem **legitimirtem** homöopathischen Arzte die ächtesten, gewissenhaft, selbst unter den Augen unterrichteter Zeugen zubereiteten und dynamisirten Arzneien, unentgeltlich ausgetheilt werden, zur Überzeugung daß dabei keine Unvorsichtigkeit und kein merkantilischer Betrug statt fand." Organon 6, S. 289, Anm. 1274 zu § 265.
[7] In einer Anmerkung zum Riechenlassen an einer Arznei heißt es: „**und wenn er nicht will, bedarf er so keines Apothekers mehr zu seinen Heilungen.**" Organon § –/–/288/–.

Damit ist der Kernpunkt der Debatte fixiert: Hahnemann möchte vermeiden, den Apothekern die Herstellung der Arznei zu überlassen. Deswegen müssen die Herstellungsvorschriften einfach sein, und deswegen müssen immer genauere Angaben gemacht werden. Auf Hahnemanns Argumente im „Apothekerstreit" soll hier nicht eingegangen werden, weil sie im einzelnen nichts zum Verständnis beitragen.[1] Es soll aber erwähnt werden, daß die Beanspruchung eines Rechtes auf Selbstdispensieren keineswegs ein ausschließlich homöopathisches Phänomen war, denn auch andere Ärzte stellten ähnliche Forderungen. Selbst die schärfsten Kritiker Hahnemanns stimmten ihm hierin in der Regel zu oder tolerierten seine Meinung stillschweigend.[2] So uneins die Ärzte auch sonst untereinander waren, so einig waren sie sich in der Beurteilung des Zustandes der damaligen Apotheken als miserabel. Mögen bei ihrer Bewertung auch professionspolitische Motive eine Rolle gespielt haben, so kann sie im allgemeinen doch als treffend gelten: In kleinen Orten waren die Apotheken häufig mit Materialwarenhandlungen vereinigt, die Kenntnisse des Apothekers galten als mangelhaft, und dieser überließ wichtige Arbeiten, wie „Receptur und Arzneiverkauf seinem 'Gesellen'".[3] Bei solcherlei Zuständen ist es nicht verwunderlich, daß Hahnemann den Apothekern stets mißtrauisch gegenüber blieb. Bedenkt man zudem noch die Feinheit der homöopathischen Arzneibereitung, wird seine Haltung allzu verständlich. Es gab jedoch auch einige wenige Apotheker, denen er sein Vertrauen schenkte, z.B. Theodor Lappe in Neudietendorf bei Erfurt und Müller in Schöningen bei Braunschweig, an die er z.B. während der Cholera-Epidemie verwies.[4]

Der eine Grund, warum die Angaben zur Herstellung der Arzneien im Laufe der Jahre an Bedeutung gewinnen, ist demnach der schlechte Zustand der Apotheken. Ein anderer ist Homöopathie-intern zu finden: 1825 erschien das erste homöopathische Dispensatorium von Carl G. Caspari,[5] das sich nicht in allen Punkten an Hahnemanns Vorschriften hielt.[6] Es ist zu vermuten, daß Hahnemann mit seinen Werken ein Gegengewicht gegen diese und weitere Pharmakopöen in die Waagschale legen wollte.

Ein dritter Grund schließlich liegt darin, daß Hahnemann die Zubereitung der Arzneien in seinen letzten zwei Jahrzehnten immer mehr verfei-

---

[1] Vgl. dazu Michalak 1991, Kap. II, und Nachtmann 1987, S. 106.
[2] Michalak 1991, S. 41.
[3] Ameke 1884, S.141.
[4] Hahnemann 1831c; vgl. Stahl 1997, S. 273.
[5] C.G. Caspari: Homöopathisches Dispensatorium für Aerzte und Apotheker. Leipzig 1825.
[6] Steinbichler 1957, S. 38.

nerte und es somit einfach mehr darüber zu berichten gab. Der Grund für die verfeinerte Ausarbeitung liegt in dem bereits erwähnten Umstand, daß eine neue Substanzklasse in den Mittelpunkt des Interesses getreten war, die eine andere Bearbeitung als die herkömmliche, für Pflanzen ausreichende, benötigte.

Das leitet über zum zweiten Teil dieses Kapitels, der sich der Entwicklung der Herstellung widmet. Es sei vorweg betont: Die Herstellung der Arzneien ist dasjenige Feld, auf dem Hahnemann am meisten experimentiert hat. Nur wenige Vorschriften bleiben unangetastet, und es vergeht kaum ein Jahr, das nicht Neues bringt. Weil die letzten vier Organonausgaben jeweils mehrere Jahre auseinander liegen, ergibt sich die Unmöglichkeit, allein aus diesen die Entwicklung der Zubereitung nachzuvollziehen, wozu erschwerend der Umstand hinzukommt, daß Hahnemann in den Ausgaben 3–5 für nähere Angaben auf verschiedene Bände seiner Arzneimittellehren verweist.

Zum Gang der Darstellung: Der Übersichtlichkeit halber wird der Vorgang der Herstellung der Arznei in drei Phasen und ihre Entwicklung in drei Epochen grob gegliedert. Die drei Phasen im einzelnen sind:

1. Erste Bearbeitung der ursprünglichen, rohen Substanz zur Haltbarmachung und Weiterverarbeitung (Stichwort: Tinktur),
2. Zerteilung und mechanische Einwirkung durch Verreiben und Schütteln (Stichwort: Potenzierung),
3. Weiterverarbeitung zur verschreibbaren Arzneiform (Stichwort: Streukügelchen).

Die drei Epochen im einzelnen sind:

1. Gründung (1824–1828)
2. Konsolidierung (1829–1834)
3. Aufbruch (1835–1842)

Zunächst sollen die drei Phasen chronologisch im Verlauf der drei Epochen untersucht werden, bevor anschließend, unter Hinsicht auf Einzelaspekte der Bearbeitung und Hahnemanns Erläuterungen, ein möglicher roter Faden aufgezeigt wird (s. S. 195). Die folgenden Tabellen soll der Orientierung dienen:

1. Epoche (1824–1828) Gründung

Jahr	Werk	Phase 1 Behandlung der Ausgangssubstanz	Phase 2 Zerteilung und mechanische Bearbeitung – Verreibung	Phase 2 Schütteln und flüssige Weiterbearbeitung	Phase 3 Weiterverarbeitung zur verschreibbaren Arznei
1824	RAL 2²	Metallsalzauflösung zur flüssigen Form durch Kochen, 1:1000, dann 1:10.		1 Tropfen Arznei mit 100 Tr. Weingeist, wohl umgeschüttelt bis C30	Streukügelchen: in der Hand benetzen mohnsamengroß
	Organon 3	Tier- und Pflanzen: roh, frische: Weingeisttinktur gepulverte: Wasserbad Arzneien nur ausnahmsweise als Pulver, sonst möglichst in Auflösung evtl. in versüßtem Salpetergeist oder Naphten Metalle am ehesten in essigsaurer Auflösung Metallsalzauflösung: Verweis auf RAL 2²	1. Gran mit 100 Gran Milchzucker, eine Stunde 2. Gran eine Stunde 3. Gran weniger als 2 Stunden	1:100, 2x schütteln	Streukügelchen, 1 Hundertstel eines Tropfens
1825	RAL 3²			10x schütteln (Squilla) und Verdünnen bis C12	Kleiner Teil eines Tropfens
	RAL 4²		Aur.: durch ferneres Reiben Sulph.: 1:100, 1 Stunde lang, 1:100, 1 Stunde bis C2		
1826	RAL 5²			Mur-ac.: 1:100, 2x schütteln Thuj.: 1:100, 10x schütteln	Streukügelchen bei mehreren Arzneien neu erwähnt
1827	RAL 6²		Ambr, Carb-an., Carb-v.: Verreibung bis C3, 1:100 ungeteilt eine Stunde. Zinn-Verreibung bis C3 (statt C6)	Dros.: flüssig bis C30 Caps.: neu: nur 2x schütteln	Streukügelchen
1828	CK 2¹		Irgendeine, bes. die trockenen (Pulver), aber auch Merc. und Petr. (flüssig): Verreibung in Dritteln 1:100 bis C3 Ausnahme nur bei Phosph.	Auflösung der Verreibung: in 100 Tropfen Wasser/Weingeist-Gemisch, 2x schütteln, 1:100 Tropfen Weingeist, 2x schütteln bis C30. Nit-ac.: flüssig bis C30	Streukügelchen: mohnsamengroß 200 wiegen 1 Gran mit Stöpsel zu benetzen.

2. Epoche (1829–1834) Konsolidierung

Jahr	Werk	Phase 1 Behandlung der Ausgangssubstanz	Phase 2 Zerteilung und mechanische Bearbeitung		Phase 3 Weiterverarbeitung zur verschreibbaren Arznei
			Verreibung	Schütteln und flüssige Weiterbearbeitung	
1829	Organon 4	Tier- und Pflanzen: roh, frische: Weingeisttinktur gepulverte: Wasserbad Arzneien nur ausnahmsweise als Pulver, sonst möglichst in Auflösung Metallsalzauflösung: Verweis auf RAL 2[2]	Alle Substanzen Verweis auf CK 2[1] 3x: 1 Stunde		Streukügelchen: 3 Hundertstel eines Tropfens
1830	CK 4[1]			Caust.: flüssig bis C30 Con. (wie alle Pflanzensäfte): flüssig bis C30, Sulph.: Tinctura sulphuris.	
	RAL 1[3]		Nux-v.: einfacher als flüssige Bearbeitung: Verreibung bis C3, Op., Mosch., Merc.: Verreibung	Nux-v.: dann flüssig bis C30 (Verweis auf CK 2[1]). Alle Pflanzensäfte: flüssig bis C30, 2x geschüttelt	Streukügelchen: 300 wiegen 1 Gran 1 Tausendstel eines Tropfens
1833	RAL 2[3]		Verreibung bei Ars. genau geschildert, Ign. u. Rheum.: Verweis auf Ars.	Puls.: Saft bis C30 flüssig, Rhus-t. u. Bry.: Verweis auf Puls.	Streukügelchen: feinste (300 wiegen 1 Gran) senfsamengroß (20 wiegen 1 Gran) zum Riechen zum Vorrat tingieren
	Organon 5	Tier- und Pflanzen: roh, frische: Weingeisttinktur gepulverte: Wasserbad	Meistens: Verreibung bis C3 Ausnahme: Schwefel	Frische Pflanzensäfte: flüssig, 1:100 bis C30, 2x schütteln 1 halbe Stunde schütteln ≙ C30	Streukügelchen: 3 Hundertstel eines Tropfens

3. Epoche (1835–1842)
Aufbruch

Jahr	Werk	Phase 1 Behandlung der Ausgangssubstanz	Phase 2 Zerteilung und mechanische Bearbeitung		Phase 3 Weiterverarbeitung zur verschreibbaren Arznei
			Verreibung	Schütteln und flüssige Weiterbearbeitung	
1835	CK1[2]		Auch frische Pflanzensäfte: Verreibung bis C3		1 Gabe auf mehrere verteilen, vorher jeweils umrühren Streukügelchen: zum Vorrat tingieren
	CK 2[2]		Alle Substanzen verrieben. Agar.: 1 Gran getrockneter, 2 Gran frischer bis C1		
1837	CK 3[2]		Con., Dig.: auch Verreibung bis C3	Wieder 10x schütteln, da Gabe aufgeteilt wird. Con., Dig.: auch durchgehend flüssig.	1 Gabe auf mehrere verteilen: 10 o. mehr Globuli auflösen vor jeder Einnahme 5,6x schütteln
1833	CK 4[2]			Verweis auf CK 1[2], ohne 10x schütteln zu erwähnen. Nit-ac.: 5x schütteln	Streukügelchen hanfsamengroß zum Riechen
1839	CK 5[2]		Auch Sulph. jetzt Verreibung bis C3	10, 20, 50 und mehr Schüttelschläge Zinc.: Verweis auf CK1[2], jedoch mehr Schüttelschläge als dort.	Feinste Streukügelchen in viel Wasser auflösen
1842	Organon 6	Tier- und Pflanzen: roh, frische: Weingeisttinktur gepulverte: Wasserbad	Verreibung bis C3 ausführlich geschildert. Pflanzen evtl. frisch, sonst Verreibung bis zur C3	1Gran C3 in 500 Tr. Wasser/Weingeist-Gemisch auflösen, davon 1 Tr. in 100 Tr. Weingeist, 100x schütteln, Streukügelchen benetzen (Q1). 1 Kügelchen hiervon in 100 Tr. auflösen, 100x schütteln, Streukügelchen benetzen (Q2), (Verhältnis 1:50000) usw. bis Q30.	Streukügelchen 100 wiegen 1 Gran 5 Hundertstel eines Tropfens

Ein Schlüssel zum Verständnis von Hahnemanns Vorgehensweise liegt in den folgenden Sätzen:

> Da jede Arznei am bestimmtesten und vergleichbarsten in Auflösung wirkt, so wendet der verständige Heilkünstler in Auflösung alle Arzneien an, deren Natur nicht durchaus verlangt, daß man sie in Pulverform anwende. Alle andre Formen, wodurch sie bisher eingehüllt zu werden pflegten (Pillen, Latwergen u.s.w.), sind verwerflich, da die Einwirkung der Arzneien auf die lebende Faser hiedurch unsicher und unbestimmt wird.[1]

Darüber hinaus ist es Hahnemanns Ziel, „eine *Gleichförmigkeit* in Bereitung der homöopathischen und namentlich der antipsorischen Arzneien wenigstens in der Pulverform einzuführen".[2] Ein weiterer Schlüssel liegt in dem Satz, daß man die Kleinheit der Arzneigaben niemals so klein einrichten kann, daß sie nicht dennoch stärker als die natürliche Krankheit bleiben.[3] Diese drei Maximen (Auflösung, Gleichförmigkeit und Kleinheit der Gabe) werden im Verlauf der Jahre konsequent verfolgt.

1. Epoche (1824–1828) – Gründung

Die Angaben in Organon 3 sind relativ unpräzise. Kein Arzt und kein Apotheker könnte nach diesen Angaben eine Arznei selbst zubereiten.

Phase 1 (Bearbeitung der Ausgangssubstanz) nimmt den größten Raum ein (§ 290–296). Hahnemann lehrt hier, wie man bei Verfertigung der Ausgangssubstanz in Hinsicht auf ihre Herkunft vorgehen soll. Er unterscheidet bei den pflanzlichen und tierischen Stoffen diejenigen, die frisch zu erhalten sind, von denjenigen, die nur trocken und gepulvert verfügbar sind. Darüber hinaus bespricht er die erste Bearbeitung von Metallen und ihren Salzen sowie weiteren, natürlich vorkommenden Substanzen.

Die Angaben zur ersten Bearbeitung der „Substanzen des Thier- und Pflanzen-Reiches",[4] mit dem Ziel, sie haltbar zu machen, sind die einzigen Angaben zur Herstellung, die sich bis in die sechste Auflage hinein weitgehend unverändert verfolgen lassen. Diese Substanzen sind „in ihrem rohen Zustande am arzneilichsten",[5] weil sie durch jede Bearbeitung

---

[1] Organon § 293/169/–/–.
[2] CK 2^1, S. 7 und CK 1^2, S. 185 (Hervorhebung vom Verfasser).
[3] Organon § 304/277/279/279.
[4] Organon § 290/266/266/266.
[5] Ebd.

(z.B. „Trocknen [...,] langes Stehen an der Luft [...,] Schwitzen"[1]) an Arzneikraft verlieren. Deswegen soll der Arzt den frischen, ausgepreßten Pflanzensaft sofort mit Weingeist im Verhältnis 1:1 mischen.

> Von dem nach Tag und Nacht in verstopften Gläsern abgesetzten Faser- und Eiweißstoffe wird dann das Helle abgegossen, zum Verwahren für den arzneilichen Gebrauch.[2]

Diese Mischung mit Weingeist garantiert eine Erhaltung der Arzneikräfte durch Verhinderung der Gärung „auf immer".[3] In einer Anmerkung geht Hahnemann auf Pflanzen ein,

> welche viel zähen Schleim (z.B. Beinwellwurzel, Freisam-Veilchen u.s.w.) oder ein Uebermaß an Eiweißstoff enthalten (z.B. Hundsdill-Gleiß, Schwarz-Nachtschatten u.s.w.),[4]

und die deswegen eine doppelte Menge Weingeist benötigen. An gleicher Stelle beschreibt er das Vorgehen bei „sehr saftlosen [Pflanzen], wie Oleander, Buchs- und Eibenbaum, Porst, Sadebaum u.s.w.",[5] diese

> müssen zuerst für sich zu einer feuchten, feinen Masse gestoßen, dann aber mit einer doppelten Menge Weingeist zusammengerührt werden, damit sich mit letzterm der Saft vereinige, und so ausgezogen, durchgepreßt werden könne.[6]

Die nicht einheimischen, also nicht frisch erhältlichen und somit auch nicht auspressbaren Pflanzen, die es nur in Pulverform zu erwerben gibt, sollen im Wasserbad getrocknet werden, um ein Verschimmeln durch zurückgebliebene Feuchtigkeit zu verhindern.[7] Ziele der ersten Phase, um es noch einmal zu erwähnen, sind die Haltbarkeitsverlängerung der Arznei und die Herstellung einer weiterzuverarbeitenden Arzneiform. Zumindest was die Pflanzen- und Tiersubstanzen anlangt, ist Hahnemann mit dem Vorgehen so zufrieden, daß er später keinen Grund für eine Modifizierung sieht.

---

[1] Ebd.
[2] Organon § 291/267/267/267.
[3] Ebd.
[4] Ebd.
[5] Ebd.
[6] Ebd.
[7] Organon § 292/268/268/268.

Die Bearbeitung der übrigen Substanzklassen ist jedoch noch nicht zum Abschluß gekommen. Der Stein des Anstoßes liegt in Hahnemanns Vorsatz, die Arzneien, wenn irgend möglich, in einer Flüssigkeit aufzulösen, um jede Beeinflussung durch einen Trägerstoff zu vermeiden. Deswegen soll die Arznei entweder in Pulverform[1] oder – besser – in Auflösung angewendet werden,[2] so daß im folgenden das Ziel (Phase 3) die Herangehensweise in Phase 1 bestimmt! Vergleichsweise einfach ist die Herstellung einer Auflösung der im Wasserbad getrockneten Pulver, die „am besten in Weingeiste von bestimmter, gleicher Stärke aufgelöset [werden]. Diese sogenannten Tinkturen enthalten die Arzneikräfte derselben im reichsten Maße".[3] „Einige wenige Substanzen verlangen zur (ersten, ganzen) Auflösung versüßten Salpetergeist oder Naphten (z.B. Phosphor)",[4] wiederum andere „lassen sich bloß durch Destillation erlangen, z.B. die Mineralsäuren, die reine Essigsäure, die Naphten, die Blausäure u.s.w."[5] Das Entscheidende aber ist die Bereitung der Metallsalze mit der Fragestellung, wie diese ursprünglich trockenen Substanzen verflüssigt werden können, um der geforderten Gleichförmigkeit näher zu kommen, oder mit anderen Worten, wie man aus vormalig fest nachgehend flüssig macht. In Organon 3 verweist Hahnemann zur Beantwortung dieser alchimistisch anmutenden Frage auf die „Vorrede zu den Arsenik-Symptomen im zweiten Theile [s]einer reinen Arzneimittellehre".[6] Dort beschreibt er, wie ein Gran[7] Arsen in sechs Quentchen[8] destilliertem Wasser in einer Art Reagenzglas zur Auflösung gekocht wird. Das verdampfte Wasser wird durch Weingeist ersetzt und das Glas mit einer Mischung aus Weingeist und Wasser (1:1) auf 1000 Tropfen aufgefüllt und geschüttelt. Diese Auflösung

---

[1] Z.B. der „Schwefel, die kalkartige Schwefelleber, die Metalle [wenn möglich, M.W.] und die geschwefelten Metalle" (Organon § 296/–/–/–) sowie „die mehligen Samen aus der Gras- und Schmetterlingsblumen-Familie" (Organon § 295/–/–/–).
[2] Organon § 293/169/–/–, s.o. S. 179.
[3] Organon § 294/–/–/–.
[4] Organon § 295/–/–/–.
[5] Ebd.
[6] Organon § 293/296/–/–. In den Vorreden zu den einzelnen Arzneien finden sich u.a. stets genauere Angaben zur Herstellung in der ersten, verschiedentlich auch zu den weiteren Phasen. Dieses Schema behält Hahnemann in allen seinen Arzneimittellehren bei. Auf Einzelheiten zur ersten Phase, die entsprechend der jeweiligen Arznei u.U. sehr ausführlich angegeben sind, soll im folgenden nur dann eingegangen werden, wenn sie zum Verständnis der Entwicklung beitragen und einen allgemeinen Aspekt widerspiegeln.
[7] Ein Gran = 60,9 mg.
[8] Ein Quentchen = 3,65 g, ab 1858 meist 1,67 g (Bayr 1990, S. 100).

von 1:1000 wird nun im Verhältnis von 1:10 verdünnt, so daß „nach gehörigem Umschütteln, eine Mischung, welche 1/10000 eines Grans Arsenik in sich enthält",[1] entstanden ist.

Insgesamt erscheinen die Angaben zur ersten Phase sowohl im Organon als auch in den Vorreden zur RAL als ein Versuch, Ordnung in das Chaos der unterschiedlichen Herangehensweisen zu bringen, das durch die verschiedenen Ausgangsmaterialien bedingt ist.

Die Angaben zur Phase 2 (Zerteilung und mechanische Einwirkung) sind in Organon 3 in einer Anmerkung zu § 312 versteckt. Im Hauptteil des Paragraphen spricht Hahnemann von einer Mischung der in Phase 1 vorbereiteten Arznei, und zwar möglichst „gleichförmig und [...] innig bewerkstelligt".[2] In der Anmerkung werden zwei Mischungstechniken vorgestellt, das Verreiben einer Substanz in einer Reibeschale mit Milchzucker und Pistill sowie das Schütteln in einem mit einer Weingeistlösung gefüllten Fläschchen. Zum Schütteln bemerkt Hahnemann, daß ein Tropfen einer arzneilichen Flüssigkeit mit 100 Tropfen Weingeist zweimal geschüttelt werden solle.[3] Zum Verreiben heißt es:

> Und so wird man [...] einen Gran der rohen, ganzen Arzneisubstanz, bei seiner Vermischung mit den ersten 100 Gran Milchzucker nur Eine Stunde mit Kraft [...] reiben, ferner die Verdünnung eines Grans dieser Mischung mit andern 100 Gran Milchzucker (zu 1/10000 Verdünnung) ebenfalls nur Eine Stunde, die dritte Verdünnung aber (zu 1/1000000) höchstens durch zweistündiges kräftiges Zusammenreiben eines Grans der vorigen Mischung mit 100 Gran Milchzucker zu einer solchen Verdünnung der Arznei [...] bringen, daß die Kraftentwicklung derselben gemäßigt bleibt.[4]

Die erste Substanz, die Hahnemann verrieb, war Gold. In der entsprechenden Vorrede schildert er seinen Wunsch, Metalle nicht in Säuren auflösen und ihre Wirkung dadurch abändern zu müssen, und seine Freude, in den Büchern arabischer Ärzte über eine Pulverform des Goldes zu lesen.[5] Er beschreibt sein damaliges Vorgehen und erwähnt bis 1824 noch weitere Stoffe, die verrieben werden können, z.B. Silber,[6] Wismut[7] und Zinn.[8] Inte-

---

[1] RAL 2², S. 79.
[2] Organon § 312/285/287/–.
[3] „so thut man nicht wohl, jedem der 20, 30 u.s.w. Verdünnungsgläser mehr als zwei solche Schüttelungs-Schläge zu geben." Ebd., zitiert nach Organon 3.
[4] Ebd., zitiert nach Organon 3.
[5] RAL 4¹, S. 89.
[6] RAL 4¹, S. 266.
[7] RAL 6¹, S. 173.
[8] RAL 6¹, S. 204.

ressanterweise wird Zinn bis zur billionenfachen Verdünnung (C6) verrieben[1] und Schwefel gleich im ersten Arbeitsgang mit 10000 Teilen Milchzucker vermischt.[2] Die genannten Angaben sind also uneinheitlich und im Vergleich mit den späteren ungenau.

Um sich ein klareres Bild von der „Schüttelprozedur" machen zu können, dient erneut die Vorrede zum Arsen in der RAL 2^2, wo auf S. 79f. der genaue Vorgang angegeben ist. Demnach werden 28 Gläschen mit 100 Tropfen Weingeist gefüllt, in das erste der Gläschen ein Tropfen der oben beschriebenen Lösung (1/10000) gegeben, zweimal geschüttelt, ein Tropfen hiervon in das nächste Glas gegeben, zweimal geschüttelt usw., bis zur dezillionfachen Verdünnung (C30). Die Schüttelprozedur entspricht also bereits der späteren Vorgehensweise, wohingegen die Verreibung noch uneinheitlich ist und sich von der späteren unterscheidet.

Zur dritten Phase. Diese Phase gilt der Weiterverarbeitung der zerkleinerten und mechanisch bearbeiteten Arznei. Sie gelangt erst 1824 zur genaueren Ausarbeitung. Bis dahin verschrieb Hahnemann in der Regel einen Tropfen bzw. einen kleinen Teil desselben oder einen kleinen Teil eines Grans Pulver.[3] Auch diese Angaben sind zu ungenau und verlangen

---

[1] Der Übersichtlichkeit halber finden im weiteren in der Regel die heute gebräuchlichen Bezeichnungen nach untenstehender Tabelle Verwendung. Es sind ab der C3 nur die von Hahnemann (CK 2^1, S. 10 und CK 1^2, S. 186f.) zur Benutzung vorgeschlagenen Bearbeitungsstufen erwähnt. („C" steht für Centesimal und bezeichnet den Verdünnungsgrad 1:100.)

Zerteilung	Hahnemanns Bezeichnung		Heute übliche Bezeichnung
	CK 2^1, S. 10.	CK 1^2, S. 187	
Hundertfach			C 1
Zehntausendfach			C 2
Millionfach	I	3.	C 3
Billionfach	II	6.	C 6
Trillionfach	III	9.	C 9
Quadrillionfach	IV	12.	C 12
Quintillionfach	V	15.	C 15
Sextillionfach	VI	18.	C 18
Septillionfach	VII	21.	C 21
Oktillionfach	VIII	24.	C 24
Nontillionfach	IX	27.	C 27
Decillionfach	X	30. Kraft-Entwickelung	C 30

[2] RAL 4^1, S. 241.
[3] Z.B. „ein sehr kleiner Theil eines Tropfens" Bryonia (RAL 2^2, S. 458) oder „ein sehr kleiner Theil eines Grans" Wismut (RAL 6^1, S. 173).

eine Präzisierung. Zur Lösung des Problems führt Hahnemann sogenannte Streukügelchen ein, heute meist Globuli oder schlicht Kügelchen genannt,

> theils damit man die Gabe gehörig klein einrichten könne, theils damit die homöopathischen Aerzte auch hierin, wie in der Bereitung der Arznei, so auch in der Gaben-Ertheilung gleichmäßig verfahren und so den Erfolg von ihrem Verfahren mit dem der andern Homöopathen auf die gewisseste Weise vergleichen können.[1]

Der erste publizierte Hinweis[2] auf diese Arzneiform, die heutzutage beinahe als untrügliches Indiz für ein „homöopathisch" zubereitetes Medikament gilt, findet sich ebenfalls in der schon mehrfach erwähnten Vorrede zum Arsen in einer Anmerkung:

> Um einen so kleinen Theil eines Tropfens zu erlangen, [...] läßt man sich vom Conditor so feine Streukügelchen (aus Zucker und Stärkemehl) verfertigen, welche die Größe des Mohnsaamens haben. Hievon wird eins in die linke flache Hand gelegt, mit der rechten aber das die verdünnende Arznei enthaltene Gläschen umgekehrt, damit der innere Theil des Stöpsels befeuchtet werde, mit welchem man dann das Streukügelchen benetzt.[3]

Das Verfahren findet auch in Organon 3 Erwähnung, wobei Hahnemann ergänzt, daß ein Streukügelchen ungefähr den hundertsten Teil eines Tropfens aufnimmt.[4]

Die wichtige Ausgangsposition von 1824 soll noch einmal kurz zusammengefaßt werden: Die Bearbeitung der rohen Tier- und Arzneisubstanzen zwecks verlängerter Haltbarkeit ist bereits zu Hahnemanns Zufriedenheit gelöst. Die Umwandlung zur wünschenswerten Auflösung gelingt hingegen nur bei einigen Substanzen, mitunter wird auf die RAL 2^2 (Vorrede Arsen) verwiesen.

---

[1] CK 1^2, S. 187. Vgl. auch CK 2^1, S. 11.
[2] In seiner Praxis beschäftigte sich Hahnemann bereits 1807 mit dieser Arzneiform (Braun 1987, S. 192). Braun 1987 und Baur 1983, S. 112, geben als erste publizistische Erwähnung Organon 3 an, der Verweis von Organon 3 auf RAL 2^2 bezüglich der Metallsalzauflösung (s. S. 181) spricht jedoch für ein Erscheinen der RAL 2^2 vor Organon 3.
[3] RAL 2^2, S. 80.
[4] Organon § 310/–/–/–. Die unklare Angabe, daß „ein solches [Streukügelchen], mit einer Arznei befeuchtet, *in das Vehikel geschoben*, eine Arzneigabe bewerkstelligt" (ebd., Hervorhebung vom Verfasser), wird erst in den CK 2^1 aufgeklärt (s.u. S. 190).

In Phase 2 verreibt Hahnemann bereits mit Milchzucker und verschüttelt mit Weingeist, jeweils im Verhältnis 1:100. Er rät zu zwei Schüttelschlägen und zu einer maximal vierstündigen Verreibung bis zur C3. Mit der Auflösung werden mohnsamengroße Streukügelchen vor der Verabreichung einzeln befeuchtet.

1825, ein Jahr später, erscheint RAL 3^2, derzufolge die Meerzwiebel (Squilla maritima) in der zweiten Phase bis zur ersten Verdünnung (C1) zehnmal geschüttelt wird.[1] Streukügelchen finden keine Erwähnung, es ist weiterhin von einem „kleine[n] Theil eines Tropfens"[2] die Rede, genau wie in RAL 4^2, die ebenfalls 1825 erscheint. Neu in dieser Auflage ist die Verreibung des Schwefels mit zweimal 100 Teilen Milchzucker zur C2,[3] statt wie bisher mit 10000 Teilen. In der Vorrede zum Gold findet sich folgende hinzugefügte Passage: „Durch *ferneres Reiben und Verdünnen* wird die Kraft des Goldes noch weit mehr entwickelt und vergeistigt".[4] Dies ist möglicherweise der erste Hinweis auf eine flüssige Weiterverarbeitung nach vorgängiger Verreibung. Das gesteckte Ziel, aus Fest Flüssig zu machen, scheint in unmittelbar greifbarer Nähe zu liegen.

1826 erscheint RAL 5^2. Die Angaben zur zweiten Phase unterscheiden sich nicht vom bisher Gesagten. Bei Acidum muriaticum wird der genaue Vorgang von der Ausgangssubstanz bis zur C30 angegeben, d.h. eine durchgängig „flüssige" Verarbeitung im Verhältnis 1:100, statt 1:1000 wie bisher.[5] Die Streukügelchen werden jetzt häufiger erwähnt, z.B. bei Acidum muriaticum,[6] wo auch die Größe der Globuli neu bestimmt wird, in dem nun 200 (statt 100 wie in Organon 3) ein Gran wiegen, desweiteren bei Staphisagria[7] und Kalkerde.[8]

Wiederum ein Jahr später erscheint RAL 6^2. Jetzt fallen neue und genauere Angaben zur Verreibung ins Auge, insbesondere bei den hier erstmals vorgestellten Arzneien Ambra und Holz- bzw. Tierkohle. Der Vorgang stellt sich folgendermaßen dar: Ein Gran der zu bearbeitenden Substanz wird mit 100 Gran Milchzucker verrieben, wobei jeweils sechs

---

[1] RAL 3^2, S. 265. Der Passus ist gegenüber dem entsprechenden in RAL 3^1, S. 188, überarbeitet, so daß von einem Flüchtigkeitsfehler abgesehen werden kann. Allenfalls möglich erscheint eine Bearbeitung des Vorwortes vor 1824, wo noch zehnmal geschüttelt wurde, und eine erst spätere Veröffentlichung.
[2] Z.B. RAL 3^2, S. 289.
[3] RAL 4^2, S. 276.
[4] RAL 4^2, S. 104 (Hervorhebung vom Verfasser).
[5] RAL 5^2, S. 97 und RAL 5^1, S. 90.
[6] RAL 5^2, S. 97.
[7] Ebd., S. 293.
[8] Ebd., S. 25.

Minuten Reiben mit vier Minuten Aufscharren des an der Reibeschale festgesetzten Pulvers abwechseln. Von diesem Pulver wird ein Gran auf die angegebene Weise erneut mit 100 Gran Milchzucker zur C2 verrieben, worauf der Vorgang ein drittes Mal wiederholt wird, so daß in drei Stunden eine millionenfache Zerteilung entsteht.[1] Auch Zinn wird nun nur noch bis zur C3 verrieben, nicht mehr zur C6.[2] Ansonsten ist die geschilderte Tendenz zu genaueren Angaben in Phase 2 und zu Streukügelchen in Phase 3 auch in diesem Band gut zu erkennen. Die Größe der Streukügelchen wird neu bestimmt, indem nun 200–300 einen Tropfen aufnehmen können.[3]

Das Jahr 1828 beendet die Gründungsepoche. In diesem Jahr erscheinen die ersten drei Bände der CK. In CK 2^1 stellt Hahnemann erstmals zusammenfassend und detailliert denjenigen Herstellungsprozeß dar, dessen grundlegende Komponenten bis zu seinem Lebensende unverändert bleiben. Nach jahrzehntelangen Versuchen münden die verschiedenen experimentellen Stränge in einer einheitlichen Vorgehensweise. Das alchimistische Rätsel scheint gelöst!

Um es vorwegzunehmen: Hahnemanns Ei des Kolumbus ist die Verreibung fast aller Substanzen bis zur C3, eine anschließende Auflösung dieses Pulvers und dessen Weiterverarbeitung in flüssiger Form bis zur C30. Dieser Prozeß, der sich bereits in der RAL 4^2 andeutete (s. S. 185), enthält keine gänzlich neuen Elemente, neu ist allein die konsequente Hintereinanderschaltung der bisherigen Vorgehensweisen.

Die Verreibung unterscheidet sich von der oben dargestellten Variante nur darin, daß 100 Gran Milchzucker nicht mehr in einem Arbeitsschritt mit einem Gran bzw. einem Tropfen Ausgangssubstanz vermischt werden, sondern in drei Arbeitsgängen, mit einem Drittel der 100 Gran beginnend und nach 20 Minuten jeweils ein weiteres Drittel hinzufügend. Dieser Vorgang wird zweimal bis zur C3 wiederholt, worauf ein Gran dieses Pulvers in einem Verhältnis 1:100 in einem Wasser/Weingeist-Gemisch aufgelöst und zweimal geschüttelt wird. Ein Tropfen von dieser Lösung wird in ein jedesmal neues, mit 100 Tropfen reinem Weingeist zu zwei Dritteln gefülltes Fläschchen gegeben, zweimal geschüttelt usw. bis zur C30.[4] Für Hahnemann entwickeln die Arzneien ihre Kräfte durch diese Bearbeitung nicht nur „in einem unermeßlichen Grade",[5] worauf weiter unten zurückgekommen wird,

---
[1] RAL 6^2, S. 2, 121f., 161.
[2] RAL 6^2, S. 280.
[3] RAL 6^2, S. 227.
[4] CK 2^1, S. 5–10.
[5] CK 2^1, S. 1, CK 1^2, S. 180.

sondern sie verändern auch ihr physisch chemisches Verhalten dergestalt, daß, wenn man in ihrer rohen Stoff-Gestalt nie eine Auflösbarkeit derselben in Wasser und Weingeist wahrnehmen konnte, sie nach dieser besondern Umwandlung doch gänzlich sowohl in Wasser als in Weingeist auflöslich werden.[1]

In der dritten Phase werden dann schließlich mohnsamengroße Streukügelchen, von denen ca. 200 ein Gran wiegen sollen, mit dem Stöpsel befeuchtet.[2]

Wie bereits weiter oben erwähnt, gilt dieses Verfahren (Verreiben bis C3 und flüssig bis C30) für fast alle Substanzen. Welches sind die Ausnahmen? Diese Frage wird Hahnemann in den kommenden Jahren stets beschäftigen, und seine Antworten werden sich dementsprechend ändern. In CK 2^1 werden Ausnahmeregelungen für Phosphorus[3] angegeben sowie für Acidum nitricum, das durchgehend flüssig bis zur C30 verschüttelt wird.[4]

Mit seinen Angaben erfüllt Hahnemann zwei seiner wesentlichen Forderungen: Die Herstellung ist vergleichsweise einfach und für die meisten Substanzen ähnlich, so daß jeder Arzt seine Arzneien selbst bereiten kann.

2. Epoche (1829–1834) – Konsolidierung

Es erstaunt daher nicht, daß sich in den folgenden fünf Jahren nur wenig ändert. In Organon 4 bleiben die Vorschriften für Phase 1, was die frisch zu erlangenden Tier- und Pflanzenstoffe anbelangt, wie erwähnt, unverändert. Auch der Paragraph, der eine Auflösung aller Arzneien fordert, die nicht in Pulverform angewendet werden müssen – hier erwähnt Hahnemann nur noch Hepar sulphuris – ist geblieben.[5] In der Anmerkung wird zwar noch immer auf die Vorrede zum Arsen in RAL 2^2 verwiesen, sie wird aber durch folgenden Verweis ergänzt:

Allen diesen Schwierigkeiten wird auf folgende Weise abgeholfen: Im zweiten Theile meines Buchs von den chronischen Krankheiten habe ich die vollkommenste Bereitung der antipsorischen Arzneien angegeben, auch der aus trocknen Substanzen, um sie sämmtlich in flüssiger Gestalt, mit Erhaltung aller ihrer Arzneikräfte, zu homöopathischem Gebrauche in decillionfacher

---

[1] Ebd.
[2] CK 2^1, S.11.
[3] Ebd., S. 6 und CK 1^2, S. 184.
[4] Ebd., S. 307.
[5] Organon § 293/269/–/–.

Verdünnung und Potenzirung, auf die einfachste und gleichförmigste Weise darzustellen. Auch die nichtantipsorischen Arzneien werden am besten so zubereitet. Dann bedarf man keiner Metallsalze mehr zur Arznei – denn ihre Säuren verändern doch die Eigenthümlichkeit der Kräfte der Metalle. So können die Metalle in gediegener Gestalt zu Auflösungen in Weingeist gebracht werden, so die geschwelten Metalle, so alle brennbare Substanzen, Bergöl, Phosphor, Schwefel, vegetabilische, thierische und Mineral-Kohle (Graphit), alle Harze und Gummiharze, so alle Pflanzen-Pulver, Mehl-Arten u.s.w., *mit einem Worte, jede Arzneisubstanz*, ohne den mindesten, ihre Arzneikraft mindernden oder verändernden Zusatz. Was nur durch chemische Kunst zu erlangen ist, muß der Arzt entweder selbst verfertigen oder in seiner Gegenwart verfertigen lassen.[1]

In der dritten Phase wird die Größe der Streukügelchen abermals neu bestimmt. Nun nehmen 300 Globuli einen bzw. ein Globulus den dreihundertsten Teil eines Tropfens auf. Außerdem erwähnt Hahnemann erstmals neben den bisher üblichen mohnsamengroßen Streukügelchen solche, die senfsamengroß sind und zur Gabe der Arznei durch Riechenlassen dienen.[2]

1830 erscheint CK 4^1. Die Angaben in der Vorrede schränken die Regel, *alle* Stoffe zunächst zu verreiben, ein. Conium maculatum, der „Flecken-Schierling",[3] wird flüssig bis zur C30 potenziert, „wie [es] die Homöopathie mit allen ihren [...] Pflanzen-Säften thut",[4] ebenso Causticum.[5] Interessanterweise erfährt auch der Schwefel als antipsorische Arznei par excellence, um derentwegen die Herstellung nicht zuletzt die eingeschlagene Richtung nahm, eine Sonderbehandlung. Er wird, ohne auf Einzelheiten näher einzugehen, zunächst als rohes Pulver mit Weingeist vermischt, zweimal geschüttelt und eine Zeit lang stehen gelassen. Den hellen Überstand „(*spiritus vini sulphuratus*, oder, besser, *tinctura sulphuris* zu nennen)",[6] verarbeitet man dann flüssig weiter bis zur C30.

Im selben Jahr erscheint auch RAL 1^3. Hier zeigen sich ebenfalls Veränderungen. Verschiedene Substanzen, die bisher flüssig verarbeitet wurden, sollen nun, zuweilen als Alternative, verrieben werden, z.B. Moschus, Mercurius und Nux-vomica. In der Vorrede zu Belladonna wird die Herstellung einer C30 aus dem rohen Pflanzensaft geschildert und hinzugefügt: „Dieß ist die auch für die Verdünnung und Potenzirung der übrigen

---

[1] Organon § –/269/–/– (Hervorhebung vom Verfasser).
[2] Organon § –/283/–/–.
[3] CK 4^1, S. 156.
[4] CK 4^1, S. 156.
[5] CK 4^1, S. 82.
[6] CK 4^1, S. 338.

Pflanzensäfte anzuwendende Weise."[1] An gleicher Stelle geht Hahnemann erneut auf die Streukügelchen ein, deren 300 ein Gran wiegen, und die nunmehr den tausendsten Teil eines Tropfens fassen. 1833, in der RAL 2^3, modifiziert Hahnemann die Verreibung in der Vorrede zum Arsen dahingehend, daß nicht mehr ein Gran mit drei Dritteln von 100 Teilen verrieben wird, sondern mit jeweils 33, also insgesamt 99 Gran. Die weitere Verarbeitung bleibt gleich und gilt nun auch für Ignatia und Rheum.[2] Die einzige größere Neuerung besteht in einer Benetzung der Streukügelchen zum Vorrat, was

> dem jedesmal Befeuchten eines Streukügelchen bei Weitem vorzuziehn [ist], wobei das Glas oft geneigt werden muß, was eine höhere Potenzierung, fast wie mehrmaliges Schütteln bewirkt.[3]

Hahnemann unterscheidet erneut zwei Größen von Streukügelchen, die bekannten (300 wiegen ein Gran) und die senfsamengroßen, von denen 20 ein Gran wiegen und zum Riechenlassen dienen.[4]

In Organon 5 geht Hahnemann in Bezug auf Phase 1 nur noch auf die Tier- und Pflanzenstoffe ein. In einem neuen Paragraph schildert er die Zubereitung der frisch zu erlangenden Ausgangssubstanz bis zur C30[5] und verweist auf die RAL 2^3, wo er ähnliches in der Vorrede zu Pulsatilla schildert.[6] Alle anderen Substanzen, außer dem Schwefel, der weiterhin, wie auf S. 188 beschrieben, bearbeitet werden soll, durchlaufen zunächst den „Trichter" der C3-Verreibung, um dann wie üblich weiterpotenziert zu werden. Im Zusammenhang mit dem Riechen an einer Arznei erwähnt er nun Globuli, „wovon 10, 20 bis 100 einen Gran wiegen".[7] Bemerkenswert ist außerdem noch Hahnemanns Experiment, nach dem allein ein halbstündiges Schütteln einer Ausgangssubstanz eine Arzneiform ergibt, die der herkömmlichen C30 entspricht.[8]

Damit endet die Epoche der Konsolidierung. Hahnemann verändert seine Vorschriften nur geringfügig. Es werden zwei unterschiedliche Größen von Streukügelchen erwähnt, mohnsamen- und senfsamengroße, wo-

---

[1] RAL 1^3, S. 13.
[2] RAL 2^3, S. 139 und 343.
[3] RAL 2^3, S. 54 und 359.
[4] RAL 2^3, S. 54.
[5] Organon § –/–/270/–.
[6] RAL 2^3, S. 273.
[7] Organon § –/–/288/–.
[8] Organon § –/–/270/–.

bei letztere ca. 15x größer sind und im Zusammenhang mit dem Riechenlassen an einer Arznei erwähnt werden. Außerdem werden die Globuli nun auf Vorrat zubereitet, statt sie jedesmal einzeln zu befeuchten.

3. Epoche (1835–1842) – Aufbruch

Zwei Jahre später, 1835, erscheinen die ersten beiden Bände der zweiten Auflage der CK. Im ersten Band zerstreut Hahnemann Bedenken, durch das dreistündige Reiben würden sowohl der Milchzucker als auch die vom Mörser abgeriebene Silicea arzneiliche Kräfte entfalten. Er weist diese Annahmen zurück unter Verweis auf Versuche, die ihm das Gegenteil bewiesen hätten.[1]

Als wichtige Neuerung fällt die von 1830–1833 gültige Trennung in die durchgehende Verschüttelung der frischen Pflanzensäfte und die vorherige Verreibung fast aller übrigen Substanzen weg.[2] Eine weitere Neuerung ist die Bezeichnung der Verdünnungsstufen nach ihren Exponenten, also z.B. die 3., 6., 12., oder „30ste Kraft-Entwickelung".[3]

In der dritten Phase fordert Hahnemann erneut eine Befeuchtung der mohnsamengroßen Streukügelchen, von denen nun 200 ein Gran wiegen, auf Vorrat.[4] Auch das bisher nur unzulänglich beschriebene „Vehikel"[5] findet seine Aufklärung. Es handelt sich aller Wahrscheinlichkeit nach um ein Päckchen mit zwei, drei Gran Milchzucker, in das „ein oder ein Paar solcher Kügelchen"[6] gegeben und mit dem Fingernagel zerquetscht werden, damit sie sich im Wasser bei der Einnahme besser auflösen lassen.[7] Diese Einnahme in Wasser beschreibt Hahnemann in einer neuen Anmerkung genauer. Die Gabe wird nun aufgelöst in etwas Wasser und „nur theilweise, erst auf mehre Male"[8] ausgetrunken, wobei die Auflösung vor

---

[1] CK 1, S. –/161f.
[2] „so wie man auch mit den frisch ausgepreßten Kräuter-Säften am besten thut, einen Tropfen davon sogleich [...] zur millionfachen Pulver-Verdünnung zu reiben." (CK 1, S. –/182).
[3] CK 1, S. –/187. S.o. S. 183.
[4] CK 1, S. –/187f.
[5] Organon § 310/283/285/–.
[6] CK 1, S. –/188. Vermutlich wählt Hahnemann diese Applikationsform, damit der Patient ein Pulver mit zerdrücktem Arzneikügelchen nicht von einem Placebopulver unterscheiden kann (vgl. Fischbach Sabel 1990/II, S. 108f.). Weil die Arznei, wie wir sehen werden, später täglich wiederholt wird, tauchen die entsprechenden Angaben in Organon 6 nicht mehr auf.
[7] Vgl. Braun 1987, S. 193.
[8] CK 1, S. –/171.

der Einnahme jeweils umgerührt werden muß. Damit wird hier erstmals die Aufteilung der Gabe auf mehrere Einzelportionen angegeben, weshalb dieses Jahr bereits zur Aufbruchphase gezählt werden kann.

In zweiten Band werden alle Arzneien nach dem bekannten Schema verrieben. Eine Ausnahmeregelung besteht lediglich für Agaricus muscarius, wo vom getrockneten Pilz ein Gran verrieben wird, vom frischen jedoch zwei.

1837 erscheint CK 3^2. Conium und Digitalis können nun sowohl flüssig potenziert als auch verrieben werden.[1] Aus der strikten Trennung wird eine Alternative. Das Besondere in diesem Band betrifft aber die Zahl der Schüttelschläge. Über 20 Jahre lehrte Hahnemann das Verdünnen mit zwei Schüttelschlägen, ab 1837 kehrt er zurück zu zehn pro Arbeitsschritt[2], eine Anzahl, die er bereits vor 1824 schon einmal gefordert hatte.[3] Der Grund für diesen Gesinnungswandel liegt in den Vorschriften zur dritten Phase. Hahnemann gibt die Gabe nun nicht mehr „ungetheilt",[4] sondern in kleinen Portionen, was er 1835 bereits andeutete und hier näher ausführt:

> Die Erfahrung zeigte mir, wie gewiss auch den besten meiner Nachfolger, dass es hülfreicher sei, [...] das kräftige oder die kräftigen homöopathischen Arzneikügelchen nur in Auflösung in getheilten Gaben dem Kranken einzugeben, z.B. eine Auflösung aus 7 bis 20 Esslöffeln Wasser bestehend.[5]

Es folgt ein Hinweis, daß die Lebenskraft zweimal die gleiche Gabe nicht gut vertrage, und daß deswegen vor der Einnahme eine jedesmalige Abänderung der Gabe nötig sei. Dazu wird das Fläschchen, in dem sich die Arzneiauflösung befindet, fünf- oder sechsmal geschüttelt.[6] Die ehemals festen Grenzen zwischen der zweiten und der dritten Phase sind somit brüchig geworden. Die fertige C30 in Streukügelchenform wird erneut einer Behandlung unterworfen, die an die zweite Phase erinnert.

1838, in CK 4^2, werden die neuen Erkenntnisse nicht eingearbeitet. Statt dessen wird auf die CK 1^2 verwiesen,[7] ohne die ein Jahr zuvor gefor-

---

[1] CK 3^2, S. 174 und 230.
[2] CK 3^2, S. XII.
[3] Vgl. auch S. 185 (Squilla maritima).
[4] CK 3^2, S. XII.
[5] CK 3^2, S. VI.
[6] CK 3^2, S. XI. Dieses Verfahren wendet Hahnemann erstmals 1835 in Paris bei der brieflichen Behandlung von Lord d'Anglesea an (Seiler 1988, S. 154f.). Überhaupt scheint die nervöse Reizbarkeit eines größeren Teils seiner Pariser Patienten Hahnemanns Entwicklung mitbeeinflußt zu haben (vgl. Balzi 1922, S. 56).
[7] CK 4^2, S. 69.

derten zehn Schüttelschläge zu erwähnen. Lediglich bei Acidum nitricum wird ein fünfmaliges Schütteln angegeben.[1] In der dritten Phase benutzt Hahnemann nun Streukügelchen in der Größe eines Hanfsamens zum Riechenlassen.[2]

1839 erscheint Hahnemanns letztes zu Lebzeiten veröffentlichtes Buch, die CK 5[2]. Aus CK 3[2] wird die Auflösung der Arznei, deren Bearbeitung nun sogar bis zur C50 getrieben wird, in Wasser übernommen.[3] Ansonsten verweist Hahnemann auch hier[4] auf die CK 1[2]. In der Vorrede zu Zincum gibt er jedoch die Anweisung, mehr Schüttelschläge durchzuführen als dort angegeben sind.[5] Über die genaue Anzahl ist sich Hahnemann zu diesem Zeitpunkt jedoch noch nicht sicher, so daß er in der Vorrede zu diesem Band fragt:

> Wer wehrt dem Verfertiger der homöopathischer Arzneien [...], daß er, sage ich, zur Bereitung jeder Potenz dem jedesmaligen Glase, welches 1 Tropfen der niedern Potenz mit 99 Tropfen Weingeist enthält, *10, 20, 50, und mehr starke Schüttel-Schläge* gebe, etwa gegen einen etwas harten, elastischen Körper geführt?[6]

Neu ist auch die Verreibung und weitere Bearbeitung von Sulphur nach dem herkömmlichen Schema.[7]

Dies sind die letzten Angaben zur Herstellung der Arznei, die Hahnemann selbst veröffentlicht. Sie zeugen von einem Stadium neuerlichen Experimentierens, dessen Ergebnisse Hahnemann einer Veröffentlichung in der letzten Auflage seines Organons vorbehalten wollte bzw. mußte.

In Organon 6 präsentiert sich – nach dem bisher Gesagten nicht unerwartet – eine Vielzahl von neuen Handlungsvorschriften in nicht dagewesener

---

[1] CK 4[2], S. 406. Daraus könnte gefolgert werden, daß Hahnemann zumindest Teile des vierten Band der zweiten Auflage vor dem dritten bearbeitet hat. Die Arzneien sind von Band 2 (Agaricus) bis Band 5 (Zincum. Arsen am Ende des Bandes wurde nur nachträglich eingeschoben) alphabetisch sortiert und nicht, wie in der RAL, pro Band. Es ist anzunehmen, daß Hahnemann sich bei der Bearbeitung nicht an die strenge alphabetische Vorgabe hielt, bei der Herausgabe der einzelnen Bände jedoch sehr wohl.
[2] CK 4[2], S. 500. Ein Hanfsamen ist etwa so groß wie ein Sonnenblumenkern.
[3] CK 5[2], S. V.
[4] CK 5[2], S. 1.
[5] CK 5[2], S. 428.
[6] CK 5[2], S. V (Hervorhebung vom Verfasser).
[7] CK 5[2], S. 334.

Genauigkeit. Die Phase 1 bleibt unverändert. In Phase 2 empfiehlt er die Verreibung der frischen Pflanzen und anderer roher Substanzen,

> weil dazu wenig roher Stoff nöthig ist, [...] indem er etwa ein Paar Gran davon in die Reibeschale thut, um sie mit dreimal 100 Gran Milchzucker zur millionfachen Verreibung zu bringen.[1]

Eine Ausnahme bilden diejenigen Fälle, wo der Arzt „den ausgepreßten Saft zum Behufe der Heilung [...] nöthig hat",[2] wobei Hahnemann offen läßt, ob es sich um eine therapeutische Anwendung des ausgepreßten Saftes oder eine Anweisung zur Herstellung handelt. Es bleibt dabei, daß Hahnemann bis in Organon 6 hinein keine eindeutigen Angaben macht, welcher Stoff verrieben werden soll und welcher nicht. Die C3-Verreibung selbst bleibt unangetastet und wird erstmals im Organon detailliert beschrieben – mit der nur geringfügigen Modifikation, daß nun sechs, sieben Minuten gerieben und drei, vier Minuten aufgescharrt werden soll, statt genau sechs und genau vier Minuten.[3] Ein Grund für die erstmalig so genaue Schilderung hängt sicherlich mit der schlechten Abnahme der CK in Homöopathenkreisen zusammen.[4] Andererseits aber weichen die restlichen Vorschriften von den bisherigen ab, so daß eine geschlossene Darstellung die erneute Angabe rechtfertigt.

Ein Gran der C3-Verreibung wird in 500 Tropfen eines Gemisches aus vier Teilen destilliertem Wasser und einem Teil Branntwein aufgelöst. Von dieser Lösung wird ein Tropfen in einem neuen Fläschchen mit 100 Tropfen Weingeist vermischt und hundertmal geschüttelt. Mit dieser Flüssigkeit werden Streukügelchen befeuchtet, deren 100 ein Gran wiegen und von denen eines den fünfhundertsten Teil und weniger eines Tropfens auf-

---

[1] Organon § –/–/–/271. Barthel 1990, S. 58, möchte unter ein Paar Gran genau *zwei* Gran verstanden wissen und verweist auf entsprechende Wörterbücher. Diese Interpretation ist fragwürdig, da Hahnemann andernorts z.B. von „ein Paar Ungenannte[n]" (Organon S. 22/73/–/–) und „ein Paar Stunden" (Organon § 133/121/–/–) spricht und es unwahrscheinlich ist, daß er genau zwei damit meint. Zwar verändert Hahnemann ab Organon 5 die Schreibweise öfters von „Paar" zu „paar" (z.B. Organon § 157/144/150/150 und im jeweiligen Folgeparagraphen), die Benutzung bleibt aber insgesamt im Organon zu uneinheitlich, als daß der Majuskel eine unbedingte Bedeutung beigemessen werden könnte.
[2] Organon § –/–/–/271.
[3] Organon § –/–/–/270.
[4] Der Verleger Schaub schreibt am 18.07.1838 über den Verkauf des Werkes an Hahnemann: „als Buchhändler kann ich nur sagen, dieser Artikel geht nicht." Haehl 1922 II, S. 179.

nimmt. Die getrockneten Globuli werden „in einem zugestopften Gläschen aufbewahrt, [und] mit dem Zeichen des ersten (I) Potenz-Grades"[1] versehen (Q1).

Ein Kügelchen hiervon wird in einem neuen Fläschchen mit einem Tropfen Wasser zum Auflösen und 100 Tropfen Weingeist vermischt und hundertmal geschüttelt, wonach mit dieser Lösung erneut Streukügelchen benetzt werden (Q2) usw. bis zum „Dynamisations-Grad XXX"[2] (Q 30). Diese Potenzen heißen heute Q–Potenzen bzw. Quinquagintamillesimalpotenzen (Quinquaginta mille = 50000), weil ab der Q1 bei jedem Schritt im Verhältnis 1:50000 weiterverarbeitet wird – zunächst 1:100 im Fläschchen, dann 1:500 beim Benetzen der Streukügelchen.[3]

Neben dem veränderten Verdünnungsgrad sind die 100 Schüttelschläge von Interesse. Auf sie soll weiter unten eingegangen werden. Daneben fällt auf, daß die Phase 3 in die zweite Phase einbezogen wird. Zum ersten Mal werden Streukügelchen, die bis dahin stets das Ende der Herstellung bezeichneten, als Grundlage für einen weiteren Arbeitsschritt herangezogen. In diesem Sinne ist auch Hahnemanns Bezeichnung der neuen Arzneiform als „Médicaments au globule"[4] verständlich, im Gegensatz zu den vorherigen „Médicaments à la goutte",[5] bei denen tropfenweise weiterverarbeitet wurde.

Die dritte Phase schließlich greift ein Thema aus CK 3^2 auf. Ein Streukügelchen kann zwar noch immer trocken gegeben werden, jedoch besser „unter etwas Milchzucker zerquetscht, in vielem Wasser [...] aufgelöset und vor jedem Einnehmen wohl geschüttelt",[6] d.h. mit „8, 10, 12 Schüttel-Schlägen", wie § 248 präzisiert. In diesem Paragraphen werden auch die Angaben zur Auflösung vervollständigt, indem die Arznei in „40, 30, 20, 15 oder 8 Eßlöffeln Wasser mit Zusatz von etwas Weingeist oder einem Stücke Holzkohle, um die Auflösung unverdorben zu halten", gegeben wird.

Eine andere Möglichkeit der Auflösung besteht in der Verdünnung in nur sieben, acht Eßlöffeln Wasser in einem Fläschchen, das stark geschüt-

---

[1] Organon § –/–/–/270.
[2] Organon § –/–/–/270.
[3] Vgl. Künzli 1960 sowie Braun 1979, Flury 1981, Grimm 1991 u. 1993 und Keller 1988. Hochstetter 1972 und Adler 1994 weisen darauf hin, daß der Verdünnungsschritt wesentlich höher sei als 1:50000. Einzelheiten siehe dort. Zur Geschichte der Q-Potenzen: vgl. Schmidt 1993c, S. 228–230.
[4] Haehl 1922 I, S. 360.
[5] Ebd.
[6] Organon § –/–/–/272.

telt wird und woraus ein Eßlöffel in ein mit sieben, acht Eßlöffeln Wasser gefülltes Trinkglas gegossen wird. Diese Mischung wird „mehrmals **stark um[ge]rührt**".[1] Eventuell muß aus diesem Glas noch einmal ein Eßlöffel in ein zweites, drittes und sogar viertes Trinkglas gegeben und jeweils stark umgerührt werden.[2]

In gewisser Hinsicht ist also eine Phasenverschiebung, ein Phasentausch eingetreten. Die Globuli dienen nicht mehr ausschließlich zur direkten Arzneigabe, sondern auch der Weiterpotenzierung. Die direkte Gabe hingegen wird durch Auflösung und mechanische Bearbeitung (Schütteln und Umrühren) eingerichtet.

Damit enden Hahnemanns Angaben zur Herstellung der Arzneien. Der Versuch, einen roten Faden in diesem Gewirr zu finden, ist zum Scheitern verurteilt, wenn nicht Hahnemanns Standpunkt zu seinem ungewöhnlichen Verfahren in Betracht gezogen wird. Erst seine verstreuten Erklärungen bezüglich der Arzneiveränderung im Laufe der Bearbeitung machen es im Zusammenhang mit einer Betrachtung von Einzelaspekten der Herstellung möglich, eine gewisse Folgerichtigkeit im Entwicklungsgang aufzuzeigen.[3]

Der rote Faden besteht aus zwei Teilen: aus einem Problem bzw. seinem Lösungsversuch und aus einem Ziel. Das erklärte Ziel Hahnemanns ist es, genau soviel Arznei zu geben, daß diese gerade eben die Krankheit überstimmt. Die

> reine Erfahrung nun zeigt *durchgängig* daß, [...] **die Gabe des homöopathisch gewählten hoch potenzirten [...] in der Regel nie so klein bereitet werden kann, daß sie nicht noch stärker als die natürliche Krankheit wäre**.[4]

Das angesprochene Problem stellt sich folgendermaßen dar: Durch bloßes Verdünnen zur Gabenverkleinerung nimmt die Wirkung der Arznei logischerweise ab, durch die umfassende Bearbeitung nach Hahnemanns Vorschriften aber insgesamt zu, so daß ein Gegenspiel zweier Parameter entsteht, das es auszubalancieren gilt. Weder darf die eine Komponente zu stark ab- noch die andere zu stark zunehmen. Jacobi hat die Lösung dieses paradoxen Problems, zeitgleich eine Wirkungsverminderung und – steige-

---

[1] Organon § –/–/–/248.
[2] Organon § –/–/–/248.
[3] Vgl. Schmidt 1993c, der zu ganz ähnlichen Schlußfolgerungen kommt wie den nachstehend ausgeführten. Die genannte Arbeit lag dem Verfasser bei Ausarbeitung dieses Kapitels noch nicht vor.
[4] Organon § 304/277/279/279.

rung zu erreichen, treffend als „Quadratur des Kreises" bezeichnet.[1] Ebendort bietet sie auch eine schlüssige Erklärung zum Verständnis von Hahnemanns Vorgehensweise an, indem sie darauf hinweist, er habe eine materielle und u.U. toxische Komponente von einer geistigen unterschieden. Die materielle Wirkung nimmt durch die Verdünnung ab, wohingegen die geistartige Wirkung durch die mechanische Bearbeitung zunimmt.

Hahnemann geht vielerorts und im Laufe der Jahre immer öfter auf diese Zweiteilung ein. Exemplarisch seien die deutlichsten Aussagen zitiert:

> Arzneistoffe [...] sind nicht todte Substanzen im gewöhnlichen Sinne; vielmehr ist ihr wahres Wesen blos dynamisch geistig, ist pure Kraft.
> So todt sie uns scheinen, wenn sie blos roh und massiv da vor uns liegen, so gewiß ist dies doch nur ein Scheintod.
> Die da auf meiner Hand liegende, todtscheinende Arzneisubstanz besteht dennoch aus nichts Anderm, als aus konkreter, reiner Kraft in einem gebundenen (latenten), gleichsam erstarrten Zustande, bis sie zur Ausübung dieser ihrer Kraft gelanget, bis ihr inneres Geistigdynamisches durch Hülfe menschlicher Kunst entfaltet, entwickelt ist und in diesem neuen, ihrer Bestimmung angemessenern Zustande zur Wirkung gebracht, und zu ihrem eigentlichen Zwecke angewendet wird.
> Zwar zeigen in ihrem Gebrauche bei Menschen die meisten Arzneistoffe schon in ihrem rohen, massiven Zustande Wirkung auf das menschliche Befinden; aber diese Aeußerung ist nur ein Schatten von ihrer Wirksamkeit, von dem oft unermeßlichen Umfange und Gehalte ihrer arzneilichen Kraft und Wirksamkeit.
> Durch Zerstückeln und Zerkleinern erhöhet sich zwar schon in etwas ihre Wirksamkeit; dann ist schon eine kleinere Dosis kräftiger als ein weit schwereres **ganzes** Stück. Von Verschluckung eines zwanzig Gran schweren Krähenaugensamens empfindet man bei Weitem weniger Wirkung als von einem einzigen Grane in gewöhnlichem Pulver und von einem noch weit länger geriebenem Pulver bedarf man wohl nur ein zehnmal kleineres Gewicht zur Gabe, um dieselbe Wirkung hervorzubringen.[2]

1826 bezeichnet es Hahnemann als seine

---

[1] Jacobi 1995, S. 23.
[2] RAL 6¹, S. IX–X. Der letzte Absatz scheint der oben vorausgesetzten Wirkungsabnahme durch Verdünnung zu widersprechen. Die Betonung liegt hier aber auf der Verabreichung in Pulverform und berührt damit eher das Problem der Resorption, weil von einer verriebenen Substanz mehr Nerven berührt werden als von einer unverriebenen.

Entdeckung, daß die rohen Arzneisubstanzen (trockene und flüsssige) durch Reiben oder Schütteln mit unarzneilichen Dingen ihre Arzneikraft immer mehr entfalten [...], so daß aller materielle Stoff derselben sich nach und nach in lauter arzneilichen Geist aufzulösen und zu verwandeln scheint.[1]

Durch die besondere Bearbeitung, die Hahnemann im Organon erstmals in der vierten Auflage „Potenzirung"[2] nennt, werden „die in ihrem rohen Zustande verborgen und gleichsam schlafend gelegnen Kräfte bis zum Unglaublichen entwickelt und zur Thätigkeit erweckt",[3] es entsteht „gleichsam eine neue Welt von Kräften, die in den rohen Substanzen, von der Natur bisher verschlossen, lagen".[4] Dem Vorwurf, in den Arzneien sei in diesen Verdünnungsgraden „gar nichts mehr drin", begegnet er im Organon 6:

Man hört noch täglich die homöopathischen Arznei-Potenzen **bloß Verdünnungen** nennen, da sie doch das Gegentheil derselben, d. i. wahre Aufschließung der Natur-Stoffe und zu Tage-Förderung und Offenbarung der in ihrem innern Wesen verborgen gelegenen, specifischen Arzneikräfte sind, durch Reiben und Schütteln bewirkt, wobei ein zu Hülfe genommenes, unarzneiliches Verdünnungs Medium bloß als **Neben-Bedingung** hinzu tritt. Verdünnung allein, z.B. die, der Auflösung eines Grans Kochsalz, wird schier zu bloßem Wasser; der Gran Kochsalz verschwindet in der Verdünnung mit vielem Wasser und wird nie dadurch zur **Kochsalz-Arznei**, die sich doch zur bewundernswürdigsten Stärke, durch unsre wohlbereiteten Dynamisationen erhöhet.[5]

In Organon 6 zieht Hahnemann an mehreren Stellen eine Parallele zu Vorgängen beim Reiben eines Stahlstabes, der erst dadurch magnetisch wird,

und ebenso entwickelt Reiben der Arznei-Substanz und Schütteln ihrer Auflösung (**Dynamisation, Potenzirung**) die medicinischen, in ihr verborgen lie-

---

[1] RAL 5^2, S. 123. Vgl. auch CK 2^1, S. 1/CK 1^2, S. 179 und RAL 6^2, S. XI.
[2] Organon § –/269/–/–. Noch 1825 beklagt er sich, daß es für „diese homöopathischen Arzneiverdünnungen [...] kein angemesseneres Wort [...] in irgend einer Sprache" gibt (KMS II, S. 215). 1827 hat Hahnemann ein solches Wort gefunden und erklärt, daß die Arzneien „potenzirt" werden (RAL 6^2, S. XI), wobei zu beachten ist, daß er den Potenzbegriff in anderem Zusammenhang bereits 1801 als allgemeinen Ausdruck für irgendeine Kraft verwendet (vgl. Dellmour 1993). 1837 nennt Hahnemann die Potenzen dann vermehrt Dynamisationen (CK 3^2, S. V).
[3] Organon § –/–/128/128.
[4] CK 4^2, S. 348.
[5] Organon § –/–/–/269.

genden Kräfte und enthüllt sie mehr und mehr, oder vergeistigt vielmehr die Materie selbst, wenn man so sagen darf.[1]

Diese Sätze machen die große Bedeutung, die dem Reiben und Schütteln zukommt, greifbar. Das Reiben führte Hahnemann, wie erwähnt, 1818 bei Aurum ein. Obwohl auch hier eine Kraftentwicklung zu beobachten ist, diente es ursprünglich vor allem zum Auflösen eines normalerweise unlöslichen Stoffes. Bedenkt man die Zeit, die eine Verreibung zum nächsten Potenz-Grad benötigt, nimmt es nicht wunder, daß Hahnemann das wesentlich schneller zu bewerkstelligende Schütteln für die Herstellung ab C3 bevorzugt.

Das Schütteln, so darf angenommen werden, hatte zunächst lediglich den Zweck, die Verdünnung möglichst gut zu mischen, um sicher zu gehen, daß bei einer Weiterverdünnung der Arzneistoff gleichmäßig auf die folgende Lösung verteilt wird. Zudem besitzt Schütteln den Vorteil, daß es, im Gegensatz zu anderen mechanischen Bearbeitungsverfahren, einfach, kostenlos und ohne Hilfsmittel auszuführen ist. Deswegen sind Hahnemanns Angaben zur Häufigkeit desselben auch anfänglich ungenau: 1801 schüttelt er minutenlang, 1814 drei Minuten und 1821 zehnmal.[2] Durch das Schütteln, so nimmt Hahnemann später an, entsteht eine dermaßen innige Arzneimischung, daß „der Geist dieser Arznei [sich] immer mehr entfaltet, entwickelt und in seiner Wirkung auf die Nerven weit eindringlicher gemacht wird."[3]

Bei der – möglicherweise aus Gründen der Einfachheit[4] – geforderten Verdünnung von 1:100 ist ein zu häufiges Schütteln gefährlich, weil die Arzneikräfte zu stark auf die Flüssigkeit übertragen werden,[5] weswegen

---

[1] Organon § –/–/–/269. Vgl. Organon 6 S. 70. Bemerkenswerterweise führt Hahnemann auch die heilsame Wirkung geschwefelten Mineralwassers auf eine „geologische" Potenzierung zurück „weil diese Substanz [der Schwefel, M.W.] da im Schoosse der Erde auf ähnlich mechanische Weise, wie der Homöopath es thut, verfeinert und sein innerer Arznei-Gehalt entwickelt worden war." CK 5^2, S. 324.

[2] Barthel 1993, S. 111.

[3] Organon § 312/285/287/–.

[4] Scheible 1992, S. 14, vermutet, Hahnemann sei hier durch die Alchemie inspiriert worden. Das ist unwahrscheinlich, zumal Hahnemann diese indirekt als „Lügenkunst" (Hahnemann 1801, zitiert nach KMS I, S. 117) bezeichnet. Vgl. dazu auch das Zitat auf S. 49.

[5] „Ein Tropfen von Drosera in dreißigster Verdünnung mit 20 Armschlägen bei jeder Verdünnung geschüttelt, bringt zur Gabe einem am Keichhusten kranken Kinde gereicht, dasselbe in Lebensgefahr, während, wenn die Verdünnungsgläser nur zweimal geschüttelt werden, ein Mohnsamen großes Streukügelchen mit der letzten Verdünnung befeuchtet, dasselbe leicht heilt." RAL 6^2, S. XI. Auch deswegen ist

Hahnemann ab Organon 3 ein zweimaliges Schütteln empfiehlt. Die große Bedeutung des Schüttelns wird besonders deutlich in einer Anmerkung zu Organon 5, § 270, derzufolge eine halbstündig geschüttelte Auflösung von Salz in Wasser ohne jede weitere Verarbeitung einer C30 entspricht. Auf die sich anbietende Frage, warum die kostenintensive Einglasmethode zur Herstellung dann überhaupt noch nötig sei, antwortet er in CK 5^2. Die Verdünnung ist auch weiterhin erforderlich,

> damit das Reiben oder Schütteln noch tiefer in das Wesen der Arznei-Substanzen eingreifen und so auch den feinern Theil der noch tiefer liegenden Arznei-Kräfte freimachen und zu Tage fördern könne, was durch alles Reiben und Schütteln der Substanzen in konzentrirtem Zustande nicht möglich wäre.[1]

Es bleibt festzuhalten, daß die Anzahl der Schüttelschläge bei einem Verdünnungsverhältnis von 1:100 niedrig zu halten ist, weil eine größere Wirkungssteigerung durch öfteres Schütteln durch weitere Verdünnungen nicht aufgefangen werden kann.[2]

Diese Gedanken bestimmen Hahnemanns Vorgehen, sie führen konsequent auf den Weg zu den Q-Potenzen. Ab CK 1^2 rückt die Auflösung einer Gabe und ab Organon 5 die häufigere Wiederholung einer Arznei in den Blickpunkt des Interesses. Durch die Auflösung ergibt sich eine höhere Verdünnung, und diese höhere Verdünnung verträgt wiederum mehr Schüttelschläge. Wenn dieses, vorerst der dritten Phase angehörige Verfahren, sich bei C-Potenzen bewährt, liegt es nahe, eine Herstellungsform zu entwickeln, die diese Komponenten von Anfang an und in jedem Arbeitsschritt verbindet. Folgerichtig erhöht Hahnemann in Organon 6 den Verdünnungsgrad auf 1:50000, was durch Einbeziehen der Streukügelchen in

---

die Einführung der Streukügelchen für Hahnemann ein großer Fortschritt, weil sie beim Transport nicht mechanischen Einwirkungen ausgesetzt sind.

[1] CK 5^2, S. IVf.
[2] CK 2^1, S. 10/CK 1^2, S. 186. Deswegen lehnt Hahnemann auch die ab 1834 benutzten Potenziermaschinen zur Herstellung von C-Potenzen ab: „Werden aber bei einem so geringen Verdünnungs-Medium, wie 100. zu 1. der Arznei sehr viele Stöße mittels einer kräftigen Maschine gleichsam eingezwungen, so entstehen Arzneien, welche, vorzüglich in den höhern Dynamisations-Graden fast augenblicklich, aber mit stürmischer, ja gefährlicher Heftigkeit, besonders auf den schwächlichen Kranken einwirken, ohne dauernde, gelinde Gegenwirkung des Lebens-Princips zur Folge zu haben." Organon § –/–/–/270.

den Arbeitsprozeß leichter möglich ist, und gleichzeitig die Zahl der Schüttelschläge auf 100.[1]

Zusammenfassend kann man also formulieren: Weil Hahnemann die Arzneigabe so klein wie eben nötig einrichten möchte, verdünnt er die Arznei zunächst im Verhältnis 1:100. Um sie gut zu vermischen, schüttelt er die Lösung und beobachtet eine Wirkungszunahme, die er auf das Schütteln zurückführt. Um diese Wirkungszunahme gering zu halten, schüttelt er zunächst nur zweimal. Später zwingt ihn die Praxis, die Arznei häufiger zu wiederholen, wozu die Einzelgabe aufgelöst und auf mehrere Portionen verteilt wird. Diese Auflösung verträgt häufigeres Schütteln, ohne die geistartige Wirkung allzusehr zu steigern. Dies leitet über zum Verdünnungsgrad 1:50000 und zu 100 Schüttelschlägen.

Die aufgezeigte Entwicklung mit dem Ziel, eine Abnahme der materiellen bei gleichzeitig sanfter Zunahme der geistartigen, dynamischen Arzneiwirkung zu erreichen, ist also, unter Zugrundelegung von Hahnemanns Weltbild, durchaus nachvollziehbar und alles andere als „eine völlig sinnlose Tiftelei des Hochbetagten".[2] Es ist eher verwunderlich, warum Hahnemann diese Richtung nicht schon früher eingeschlagen hat. Vielleicht fehlte der Anstoß aus der Praxis zur öfteren Wiederholung, so daß die bewährte C-Potenz gute Dienste leistete und ein Forschen um des Forschens willen unnütz erscheinen mußte. Vielleicht bedurfte es aber auch eines Anstoßes von außen, den z.B. Hering 1834 in Stapfs Archiv gegeben haben könnte: „Ich habe nemlich das Gesetz entdeckt: **daß, je größer die Masse** (des Vehikels), **je leichter die Wirkung** (des Arzneistoffs)."[3]

C) Aufbewahrung und Haltbarkeit der Arznei

Die in Phase 1 hergerichteten Pulver und Tinkturen empfiehlt Hahnemann, „in wohl verstopften Gläsern vor dem Sonnenlichte"[4] geschützt, aufzube-

---

[1] Organon § –/–/–/270. An dieser Stelle sei der Hinweis auf eine kuriose Parallele zwischen der Biographie Hahnemanns und der Entwicklung der Arzneiherstellung erlaubt. Im engen Köthen, mit den Spaziergängen im kleinen Garten, schüttelt Hahnemann vorsichtig nur zweimal und verdünnt 1:100. Im weiten Paris, mit Spaziergängen über die großen Straßen der Weltstadt, schüttelt er immer häufiger, zuletzt hundertmal und verdünnt 1:50000. Es scheint, als näherte sich Hahnemann der Pariser Hegemonie hier auf seine Weise an.
[2] Hans Ritter: Aktuelle Homöopathie. 2. unveränderte Aufl. Stuttgart 1976, S. 62. Zitiert nach Jacobi 1995, S. 68.
[3] Gypser 1988, S. 464. Vgl. Künzli 1989, S. 229.
[4] Organon § 291/267/267/267, zitiert nach Organon 5.

wahren. Dadurch behielten sie ihre Arzneikräfte „**auf immer**".[1] Das „wohl verstopft" wird in Organon 6 präzisiert: Die Aufbewahrung solle „in wohl verstopften, an der Mündung mit geschmolzenem Wachse gegen alle Verdünstung des Inhalts wohl verdichteten und vor dem Sonnenlichte verwahrten Gläsern"[2] erfolgen.

Die späteren Streukügelchen sollen natürlich nicht in fest verschlossenen Gläsern aufbewahrt werden, weil sie stündlich zur Hand sein müssen. Die Forderung nach Schutz vor Sonnenlicht und Hitze gilt aber auch für sie.[3] Korrekt zubereitete Globuli behalten ihre Wirkung nach Hahnemann „Jahre lang",[4] „**viele Jahre lang**",[5] d.h. mindestens „18 bis 20 Jahre (so weit reichen meine Erfahrungen)".[6]

D) Erforschung der Arznei

Die Erforschung der Arznei ist eine der Säulen, auf denen Hahnemanns Homöopathie-Konzept ruht. Das zentrale Motiv, die Arzneimittelprüfung am Gesunden, bleibt auch in den letzten Organonauflagen unangetastet, jedoch wird der Begriff „gesund" der Psora-Lehre entsprechend modifiziert. Auch der konkrete Ablauf einer Prüfung fügt sich in die veränderten Rahmenbedingungen ein. Außerdem spiegeln Hahnemanns hinzugefügte Aussagen Homöopathie-interne Entwicklungen und Probleme wider.

> Ein Haupt-Grundsatz für den homöopathischen Heilkünstler (wodurch er sich vor jedem sogenannten Arzt aller ältern Schulen auszeichnet) ist, daß er bei keinem seiner Kranken irgendein Arzneimittel anwendet, dessen krankhafte Einwirkungen auf den gesunden Menschen nicht vorher sorgfältig ausgeprüft und ihm bekannt worden wären.[7]

Dieser Grundsatz impliziert wenigstens vier Axiome:

1. Die Arzneien müssen am gesunden Menschen geprüft werden, weil ihre Wirkung beim Kranken nicht deutlich von anderen Einflüssen unterschieden werden kann.[8]

---

[1]Ebd.
[2]Organon § –/–/–/267.
[3]Organon § –/–/288/– und –/–/–/272.
[4]Organon § –/283/–/–.
[5]Organon § –/–/–/272.
[6]Organon § –/–/288/–. Zur Inspiration Hahnemanns durch Korsakoff bezüglich der Aufbewahrung der Streukügelchen in einem Gläschen vgl. Baur 1983.
[7]Organon § –/–/–/285.
[8]Organon § 112/110/107/107 und der jeweilige Folgeparagraph.

2. Eine solche Forschungsrichtung kann nur verfolgt werden, wenn die Arzneien eine jeweils gleichbleibende und voneinander unterscheidbare Wirkung produzieren. Änderte sich ihre Wirkung sprunghaft und unvorhersehbar, wären die Ergebnisse für eine gesicherte Anwendung wertlos.[1]
3. Jede Arznei ist grundsätzlich in der Lage, alle Symptome in einem Menschen hervorzurufen. Wäre sie das nicht, müßte für jeden Menschen eine individuelle Arzneimittellehre erarbeitet werden.[2]
4. Die während der Prüfung wahrgenommenen Symptome stammen von der Arznei, nicht von einem anderen Einfluß. Andernfalls wäre es unmöglich, die einzelnen Ursache-Wirkungsgefüge auseinanderzudividieren.[3]

Das vierte Axiom kollidiert mit dem ersten, denn es bleibt unklar, warum der Prüfer dann unbedingt gesund sein muß. Wenn ohnehin alle neuen Symptome von der Arznei herrühren, stehen einer Prüfung am Krankenbett nur noch ethische Bedenken im Wege.

Das leitet über zur Frage: Wer darf an einer Arzneimittelprüfung teilnehmen? Hahnemann differenziert seinen Standpunkt im Laufe der letzten zwei Jahrzehnte seines Lebens. Unverändert bleibt seine Einstellung, daß die besten Prüfungen diejenigen sind, die „der gesunde, vorurtheillose, gewissenhafte feinfühlige **Arzt an sich selbst** [...] anstellt",[4] wodurch sowohl Selbsterkenntnis („$\gamma\nu\hat{\omega}\theta\iota$ $\sigma\epsilon\alpha\upsilon\tau\acute{o}\nu$")[5] als auch Beobachtungsgabe, Arzneimittelkenntnisse und die eigene Gesundheit vermehrt werden.

Beteiligen sich fremde Personen an der Prüfung, ist auf zwei Dinge zu achten, zum einen auf ihre Vertrauenswürdigkeit, zum anderen auf ihren Gesundheitszustand. Das Ideal des vollkommen gesunden Menschen als tabula rasa, auf die die Arznei deutlich lesbare Zeichen schreibt, muß auch Hahnemann mit der Zeit in Frage stellen. Spätestens aber mit Ausarbeitung

---

[1] Organon § 123/111/118/118 und der jeweilige Folgeparagraph.
[2] Organon § 142/130/136/136. Hahnemann versucht dies damit zu begründen, daß eine Arznei, auch wenn sie in einer Prüfung nicht bei jedem Gesunden alle Symptome hervorruft, trotzdem grundsätzlich dazu in der Lage ist, weil sie im Krankheitsfall die Symptome durch Erzeugung eines ähnlichen Krankheitszustandes bei jedem Menschen heilen kann. Diese Erklärung ist zumindest fragwürdig.
[3] Organon § 144/132/138/138. Diese Annahme stimmt mit Hahnemanns sonstigen Vorstellungen von der unbedingten Macht der Arzneien überein. Außerdem standen weder vielschichtige statistische Verfahren noch die Möglichkeit ihrer Auswertung zur Verfügung, um die Arzneiwirkung von anderen Einflußfaktoren zumindest ansatzweise auseinanderhalten zu können.
[4] Organon § 147/135/141/141.
[5] „Erkenne Dich selbst". Ebd.

der Psora-Lehre und der damit einhergehenden Verschiebung des Krankheitsbegriffes, demzufolge nun fast jeder an zumindest latent-psorischen Symptomen leidet, wird eine Korrektur nötig. Im Organon selbst wird diesem Umstand keine Rechnung getragen, dafür aber an zwei Stellen in der RAL. Bereits 1822 heißt es: Die Versuche „wurden an *möglichst* gesunden Personen und bei *möglichst* gleichen und gemäßigten äußern Verhältnissen angestellt."[1] Noch deutlicher wird Hahnemann 1824:

> Blos dieses setze ich hinzu, daß, da die Versuchs-Person, so gewiß kein Mensch es ist, nicht absolut und vollkommen gesund seyn kann, sie, wenn kleine Beschwerden während solcher Prüfungen der Arzneikräfte mit zum Vorschein kommen, denen sie sonst wohl unterworfen war, dieselben als unbestätigt und zweifelhaft in Klammern einzuschließen hat, wiewohl dieß nicht oft der Fall seyn wird, da bei der Einwirkung einer gehörig starken Arzneigabe auf unser übrigens gesundes Befinden blos die Arzneikraft in uns vorherrscht und selten ein anderes Symptom die ersten Tage sich zeigen kann, was nicht das Werk der Arznei wäre.[2]

Das vierte Axiom läuft hier dem ersten also sozusagen den Rang ab. Von dieser Einschränkung ist es dann nicht mehr weit zur Arzneimittelprüfung auch am Kranken. In allen Organonausgaben betont Hahnemann die grundsätzliche Möglichkeit, auch während einer Krankheit neue, von der Arznei produzierte Symptome zu beobachten. Allerdings ist dies „ein Gegenstand höherer Beurtheilungskunst und bloß Meistern in der Beobachtung zu überlassen."[3] In der RAL 1[2] erwähnt er die Aufnahme einiger solcher, von anderen Autoren beobachteter Symptome in die Materia medica. Er rechtfertigt dies mit einer sauberen Trennung der neuen Symptome von den ursprünglichen und sieht ihren Wert in einer weiterer Bestätigung bedürftigen Vorläufigkeit.[4] Daß Hahnemann selbst in diesen Dingen eher großzügig verfährt, belegt Hickmann, der 150 Symptome nachweist, die ihren Weg allein aus der Behandlung einer einzigen Patientin in die Arzneimittellehre genommen haben.[5] Die Frage, ob Hahnemann nicht sogar groß angelegte Arzneimittelversuche an seinen (aufgeklärten?) Patienten durchgeführt hat, muß, trotz einiger Fingerzeige, noch ungeklärt bleiben.[6]

---

[1] RAL 1[2] und 1[3], jeweils S. 5 (Hervorhebung vom Verfasser).
[2] RAL 2[2], S. 29f. Vgl. auch RAL 2[3], S. 29f.
[3] Organon § 149/136/142/142.
[4] RAL 1[2], S. 4f. und RAL 1[3], S. 5f.
[5] Hickmann 1996, S. 418 und 440.
[6] Hickmann 1996, S. 418.

Im Organon selbst entzieht sich Hahnemann einer Diskussion dieser Probleme und verharrt bei seinen theoretischen Idealen. Die zweite Voraussetzung zur Teilnahme an einer Prüfung, die Vertrauenswürdigkeit einer Person, wird dagegen zur Sprache gebracht. Mit der Zeit griffen natürlich auch andere Ärzte Hahnemanns Forderung nach Erforschung des Arzneireiches auf und publizierten ihre Ergebnisse.[1] Einige dieser Bemühungen betrachtete Hahnemann mit Wohlwollen,[2] andere mit großem Mißtrauen:

> Man hat in neuern Zeiten entfernten, unbekannten Personen, die sich dafür bezahlen ließen, aufgetragen, Arzneien zu probiren, und diese Verzeichnisse drucken lassen. Aber auf diese Weise scheint das allerwichtigste, die einzig wahre Heilkunst zu gründen bestimmte, und die größte moralische Gewißheit und Zuverlässigkeit erheischende Geschäft in seinen Ergebnissen, leider, zweideutig und unsicher zu werden und allen Werth zu verlieren.[3]

Hierbei handelt es sich um eine Anspielung auf Ludwig Griesselich, der durch öffentliche Anzeigen freiwillige Probanden mit einem Honorar lockte. Auch Cajetan Nenning gerät in die Schußlinie von Hahnemanns Kritik. Nenning steuerte einen Großteil der Symptome zu einer Alumina-Prüfung bei, die Carl Georg Christian Hartlaub (1795–1839) und Carl Friedrich Trinks (1800–1868) in ihren „Annalen der homöopathischen Klinik (1830–1833)" veröffentlichten. Alle Symptome wurden nicht, wie sonst üblich, mit dem vollen Namen ihres Prüfers gekennzeichnet, sondern nur mit „Ng". Hahnemann übernimmt einige dieser Symptome in seine Arzneimittellehre, jedoch nur unter Hinweis darauf, daß diese „Anonymität [...] kaum zu entschuldigen"[4] sei. Außerdem spottet er hier und an anderer Stelle über die Vielzahl der Symptome und spricht von der „allezeit fertigen Symptomen-Fabrik des *Ng*."[5] Der unrühmliche Karl-Wilhelm Fickel schließlich veröffentlichte sogar gänzlich frei erfundene Prüfungsergebnis-

---

[1] Vgl. Tischner 1932–1939, S. 498.
[2] „nachgehends ist noch einiges Aechte dieser Art, von wenigen Andern gethan worden" (Organon § –/–/–/145). Es handelt sich hierbei wahrscheinlich um die Veröffentlichungen in Stapf's Archiv.
[3] Organon § –/–/143/143.
[4] CK 2², S. 35.
[5] CK 4², S. 135. Nenning wehrt sich dagegen in der AHZ. Er verteidigt dort die Prüfungsergebnisse, die an Familienmitgliedern und Freunden gewonnen wurden, und daß diese dafür als Gegenleistung „Kost und Bezahlung" erhielten (Nenning 1839, S. 264). Vgl. hierzu Wegener 1989 und Sarkar 1987, S. 587f.

se von Osmium.¹ Hahnemann appelliert hier an die Verantwortlichkeit der Herausgeber für die Glaubwürdigkeit und Gewissenhaftigkeit der Versuchspersonen.²

Nachdem die Teilnahmebedingungen festgelegt sind, kann der eigentliche Versuchsablauf in den Blickpunkt treten. Organon 3 schreibt vor, die Arzneien zunächst so zu präparieren, wie bei der Herstellung in Phase 1 beschrieben wurde, und diese Zubereitungen als Einzelsubstanz, ohne fremde Reizbeimengung, anzuwenden.³ Deswegen sollen auch in Diät und Lebensordnung Einflüsse, die die Arzneimittelwirkung verzerren könnten, möglichst vermieden werden.⁴ Die Einnahmeform richtet sich nach der Arznei: Von frischen Pflanzen wird der Saft mit Weingeist vermischt, die ausländischen und trockenen werden als Pulver eingenommen oder zur Tinktur mit Weingeist ausgezogen und mit Wasser (1:10) gemischt, andere Stoffe werden direkt in Wasser aufgelöst oder als Aufguß bereitet.⁵

> Die zur gehörigen Ausführung des Versuchs geschickte, bereitwillige, gesunde Person nimmt zu dieser Absicht früh nüchtern eine solche Gabe der zu prüfenden Arznei, *als man in der gewöhnlichen Praxis in Recepten gegen Krankheiten zu brauchen pflegt*, am besten in Auflösung, und mit etwa zehn Theilen nicht ganz kalten Wassers gemischt, ein.⁶

Diese Angabe ist ungenau, da sie offen läßt, ob die gewöhnliche homöopathische Praxis oder die gewöhnliche allöopathische Praxis mit ihren viel höheren Dosen gemeint ist. Die Vorrede zu Spigelia in der RAL 5¹ legt letztere Deutung nahe. Dort heißt es, daß „schon 60, 80 bis 100 Tropfen der Tinktur bedeutende Wirkungen bei sonst robusten, gesunden Personen hervorbringen",⁷ wohingegen bei „der homöopathischen Anwendung [...] die decillionfache Verdünnung noch mehr als zu stark"⁸ ist.

Die genaue Dosis hängt einerseits ab von der individuellen Reaktionsbereitschaft der Versuchsperson, andererseits von der Arznei selbst. Da die individuelle Reaktionsbereitschaft nicht vorauszusehen ist, beginnt man am

---

¹Unter dem Pseudonym J.T. Hofbauer: Homöopathisches Heilverfahren in chirurgischen Krankheitsfällen. Nebst den reinen Arzneiwirkungen eines neuen Antipsorikums. Leipzig 1835. Vgl. hierzu auch Hahnemann 1839, Sp. 2367f.
²Organon § –/–/139/139 und –/–/126/126.
³Organon § 128/116/123/123.
⁴Organon § 130/118/125/125 und der jeweilige Folgeparagraph.
⁵Organon § 128/116/123/123.
⁶Organon § 132/120/–/– (Hervorhebung vom Verfasser).
⁷RAL 5¹, S. 207 und 5² S. 239f.
⁸RAL 5¹, S. 207. Vgl. RAL 5² S. 240.

besten mit einer kleinen Gabe und verdoppelt diese noch am gleichen oder am nächsten Tag.[1] Stark wirkende Substanzen müssen in niedriger und milde in höherer Dosis gegeben werden.[2] Die Dosis soll so lange gesteigert werden, bis eine deutliche Wirkung zu erkennen ist.

Ab Organon 4 ändern sich die Angaben zur Gabenstärke, vorerst noch „nur" in einer Anmerkung:

> In neuern Zeiten fand ich es zweckmäßiger, der Versuchs-Person nur jeden Morgen nüchtern, wenn die Gabe des vorigen Tages nicht schon viele Symptome erregt hatte, eine, wo nöthig, stärkere Gabe des zu prüfenden Arzneimittels einnehmen zu lassen und in den neuesten Zeiten nur kleine, aber hoch verdünnte und hoch potenzierte, weil deren Kräfte am vielfachsten entwickelt sind.[3]

Zwei Elemente sind hier wichtig. Zum einen fällt die Wiederholung zur „Symptomen-Erzwingung" noch am gleichen Tag weg, obwohl sie weiter unten nach wie vor empfohlen wird.[4] Zum anderen empfiehlt Hahnemann statt der bisherigen allöopathischen Gaben nun die potenzierten, homöopathischen. Ein Jahr zuvor, 1828, sind bereits die ersten drei Bände der CK erschienen mit den Prüfungssymptomen vieler neuer Medikamente, von denen die meisten zur „Entfaltung ihrer Arzneikraft" der Potenzierung bedurften. Die Vorschrift in Organon 4 kommt also a posteriori, so daß die Angabe „in den neuesten Zeiten" verwirrend ist. Vermutlich sind die meisten dieser Arzneien in potenzierter Form geprüft worden,[5] sicher ist, daß Hahnemann 1828 die C30 benutzte.[6]

Ab Organon 5 wird diese Vorgehensweise in einem eigenen Paragraphen gelehrt:

> So erforscht man jetzt am besten selbst die für schwach gehaltenen Substanzen auf ihre Arzneikräfte, wenn man 4 bis 6 feinste Streukügelchen mit der 30sten, potenzirten Verdünnung einer solchen Substanz die Versuchs-Person täglich, mit ein wenig Wasser angefeuchtet, nüchtern einnehmen und dieß mehre Tage fortsetzen läßt.[7]

---

[1] Organon § 133–135/121–123/129/129.
[2] Organon § 126/114/121/121.
[3] Organon § –/121/–/–.
[4] Organon § 135/123/–/–. Ab Organon 5 wird dieser mutmaßliche Flüchtigkeitsfehler korrigiert (Organon § –/–/129/129).
[5] Haehl 1922a, S. 33.
[6] Haehl 1922 II, S. 498.
[7] Organon § –/–/128/128, zitiert nach Organon 5.

Bei zu schwacher Wirkung ist es ratsam,

> täglich etliche Kügelchen mehr zur Gabe nehmen, bis die Befindensveränderung wahrnehmbarer werden [...] und wo es angemessen und erforderlich [ist], von Tage zu Tage zu einer höhern und höhern Gabe zu steigen.[1]

Auch in Organon 6 rät Hahnemann zur „30sten Potenz",[2] läßt aber offen, ob es sich um C- oder Q-Potenzen handelt. Jedenfalls soll die Gabe nun in Wasser aufgelöst und geschüttelt eingenommen werden.[3] Es ist anzunehmen, daß er mit der „30sten Potenz" noch immer die C-Potenz meint, weil seine praktischen Erfahrungen mit der Q30 zu gering waren,[4] um sie hier generell empfehlen zu können, und daß die Angaben in Organon 6 folglich aus der Übergangsphase „von C zu Q" stammen.

Die Vorschrift, alle Arzneien in einer bestimmten Dosis (C30) zu prüfen, widerspricht dem § 126/114/121/121, demzufolge die Höhe der Gabe von der Substanz abhängig ist. Warum Hahnemann an diesem Paragraphen bis zuletzt festhält, ist unklar. Weil für ihn aber auch sonst jeweils die neuesten Erkenntnisse verpflichtend sind, kann dieser Paragraph als überholt und damit überflüssig betrachtet werden. Festzuhalten bleibt die Tendenz, ab Organon 4 zur Prüfung eine arzneiunabhängige Verabreichung zu wählen, sowohl was die Form als auch was die Dosis betrifft.

Fragwürdig bleibt, warum Hahnemann in den späten Jahren bis auf wenige Ausnahmen[5] ausgerechnet Substanzen prüfte, die er später den antipsorischen zuzählte. Von metaphysischen Erklärungen abgesehen, ist die naheliegendste, daß Hinweise aus der Literatur auf Heilung von Psora-Symptomen seine Aufmerksamkeit erregten.[6] Ein zweiter Grund liegt darin, daß sich manche Arzneien in der Erfahrung als antipsorisch erwiesen haben. Weil diese Arzneien oft bestimmten Arzneiklassen angehörten, z.B. die Mineralien, lag es nahe, diese Klassen näher zu untersuchen. Diesen Analogieschluß erwähnt er ausdrücklich in den CK[7] und im Briefwechsel mit Bönninghausen.[8]

---

[1] Organon § –/–/129/129.
[2] Organon § –/–/–/128.
[3] Ebd.
[4] Adler 1994, S. 164.
[5] Ambr., Aurpt.
[6] CK 1, S. –/178.
[7] CK 1, S. –/179.
[8] „Da natrum muriaticum ein Antipsorikum ist, so muß es auch acid. muriaticum seyn, da Natron carb. sich als dergleichen erwiesen hat. Von acid. sulph weiß ich es auch aus Erfahrung, so wie von acid. phosphoricum. Indem nun ac. mur. dergleichen seyn muß und ist, ammonium aber sich als ein solches schon erwiesen hat, so muß

Eine etwas kompliziertere, deswegen aber nicht unwahrscheinlichere Erklärung ist auf Hahnemanns veränderten Blickwinkel zurückzuführen. Im Zuge der Psora-Erforschung rückten bestimmte chronische Symptome in den Mittelpunkt seines Interesses, die bis dahin eher ausgeklammert blieben. Bei der Prüfung einer neuen Substanz könnte er diesen Symptomen nun eine besondere Beachtung geschenkt haben. Wo aber etwas gesucht wird, wird meist auch etwas gefunden, so daß die Deckung der Arzneisymptome mit den Psorasymptomen eine Zuordnung zu den antipsorischen Mitteln gerechtfertigt erscheinen ließ.

Dieser Einwand schmälert Hahnemanns Leistung aber nur unwesentlich. Unter den damaligen Gegebenheiten folgten seine Arzneimittelprüfungen einem hohen wissenschaftlichen Standard und bedeuteten einen großen Fortschritt. Nicht zuletzt zählen die antipsorischen Arzneien noch heute zu den weltweit und täglich mit Erfolg verschriebenen Medikamenten. Auch muß bedacht werden, wie sehr die Prüfung der 111 Arzneien (s. S. 168) Hahnemanns Zeit in Anspruch nahm, so daß es für derartige Fragestellungen weder Zeit nach Anlaß gab. Haehl berichtet sogar von weiteren 68 Arzneien, die Hahnemann an sich selbst prüfte und deren Symptome er in einer „Arzneimittellehre (nach ihren erfahrungsmäßigen Wirkungen) nach Beobachtung" handschriftlich zusammenstellte,[1] ein bis heute weitgehend ungehobener Schatz!

Abschließend seien die Worte Sloterdijks über diese immense Arbeitsleistung nicht vorenthalten:

> Hahnemann war in seiner Experimentalzeit ein Genie der Selbstvergiftung, er stellte seinen Körper als Monitor für Arzneigifte aller Art zur Verfügung. Vielleicht war es seine Dämonie, mit künstlichen Krankheiten den natürlichen zuvorzukommen. Durch seine extensiven Selbstversuche wurde er zu einem Athleten der Symptomenproduktion – ein wahrer Hyperpatient und Experimentalhypochonder; er studierte seinen eigenen Körper, rücksichtslos ohnegleichen und beispiellos behutsam, wie ein pan-pathologisches Medium, auf dem die Lebenskraft ihre Morbiditätsetüden spielte. Man könnte ihn mit einem Chopin vergleichen, der auf sich selber in eine neue Dimension von Virtuosenkunst vordrang. In jahrelanger prekärer Askese baute er seinen Körper

---

Salmiak (amm. mur.) durchaus eins seyn und es hat sich schon vielfach mir so erwiesen; aus gleichem Grunde ist auch nitrum ein (gewaltiges) Antipsorikum und so vermuthlich alle unsre Salze mehr oder weniger." Stahl 1997, S. 56, Brief vom 11.12.1831.

[1] Haehl 1922a, S. 23f. Das ergibt für den Zeitraum 1796–1842 durchschnittlich vier Arzneimittelprüfungen pro Jahr!

und seine Aufmerksamkeit für dessen kleinste Zeichen zu einer großen Symptomen-Orgel aus, auf der alle Töne und Klangfarben des menschlichen Verstimmungsspektrums vielfach durchgespielt waren. Daher konnte er seinen Patienten mit einer abgehärteten Brüderlichkeit gegenübertreten, wie ein allkranker Zwilling eines jeden, und zugleich als jedermanns übergesunder Begleiter und charismatischer Beobachter.[1]

3.2.2 Pharmakologie

A) Indikation

Mit der Erforschung der Arzneien kann das Kapitel Pharmazie geschlossen und das Kapitel Pharmakologie eröffnet werden. Die „Waffen"[2] sind geschmiedet, und es stellt sich die Frage, wie sie eingesetzt werden sollen. Wonach soll der Arzt die Arznei wählen? Was gibt es für Merkmale, die auf diese und keine andere Arznei hinweisen, und welche Rolle spielt die Ursache dabei?

Hahnemanns Antworten haben, besonders im Zuge der Psora-Lehre, für einige Verwirrung gesorgt. Deswegen sollen zuerst die beiden Stränge herausgearbeitet werden, die für ihn grundsätzliche Bedeutung bei der Indikation zur Arzneimittelwahl besitzen. Danach kann dann auf die umstrittene Frage nach dem Einfluß der Miasma-Konzeption auf die konkrete Praxis eingegangen werden.

Die Gesamtheit der Symptome

Besonders in Organon 3 stellt die Gesamtheit der Symptome die alleinige Indikation dar:

> Da an einer Krankheit sonst **nichts** wahrzunehmen ist, als diese; so müssen es auch einzig die Symptomen seyn, durch welche die Krankheit die zu ihrer Hülfe geeignete Arznei fordert und auf dieselbe hinweisen kann – so muß die Gesammtheit dieser ihrer Symptome, **dieses nach außen reflektirte Bild des innern Wesens der Krankheit** das einzige seyn, wodurch die Krankheit zu erkennen geben kann, welches Heilmittel sie bedürfe, das Einzige, was die Wahl des angemessensten Heilmittels bestimmen kann, – so muß, mit einem Worte, die Gesammtheit der Symptome für den Heilkünstler das einzige seyn, was er an jedem Krankheitsfalle zu erkennen und durch seine Kunst **hinwegzunehmen** hat, damit er geheilt und in Gesundheit verwandelt werde.[3]

---

[1] Sloterdijk 1996, S. 33f.
[2] CK 5², S. V.
[3] Organon § 8/9/7/7, zitiert nach Organon 3.

Also nicht nach Krankheitsnamen[1] oder *einem* Symptom[2] darf sich die Indikation richten, sondern nach der Gesamtheit *aller* sich zeigender Symptome[3] bzw. dem „Inbegriff der Symptome".[4]

Die Ursache der Krankheit

Ab Organon 4 wird diese allein am Phänomen orientierte Indikation ergänzt durch eine kausale Betrachtungsweise:

> Als Beihülfe der Heilung dienen dem Arzte die Data der wahrscheinlichsten **Veranlassung** der acuten Krankheit, so wie die bedeutungsvollsten Momente aus der ganzen Krankheits-Geschichte des langwierigen Siechthums, um dessen **Grundursache**, die meist auf einem chronischen Miasm beruht, ausfindig zu machen.[5]

Diese beiden Betrachtungsweisen, die phänomenologische der Symptomengesamtheit und die kausale der „Hinsicht auf die Entstehungs-Ursache",[6] widersprechen sich vordergründig, denn wozu soll die Kenntnis der Ursache nötig sein, wenn ohnehin der Inbegriff aller Symptome – unter Mißachtung des Wie und Warum – die Indikation bestimmt? Um verstehen zu können, warum Hahnemann hier keinen Widerspruch sieht, sondern vielmehr eine Ergänzung und Vervollkommnung seiner Lehre, soll dieser zweite Strang erneut aufgegriffen werden.

Zur Erinnerung: Hahnemann unterscheidet drei Arten von Ursache, erstens die allöopathische, „nächste" Ursache, die er ablehnt, zweitens die Erregungs- und drittens die Entstehungs- bzw. Grundursache. Entstehungsursachen sind die drei chronischen Miasmen, die den Menschen durch Ansteckung unbedingt krank machen. Erregungsursachen hingegen können Symptome einer bereits bestehenden Krankheit nur hervorlocken und diese somit zum Ausbruch bringen. Schon in Organon 3 fordert Hahnemann eine Kenntnis der Entstehungsursache, um das richtige Heilmittel auswählen zu können:

> Bloß solche Entstehungsursachen der Krankheiten sind uns zu erkundigen unumgänglich nöthig, die eine specifische Ansteckung von einem sich gleichbleibenden Miasm zum Grunde haben, z.B. ob von venerischer Schanker-

---

[1] Organon § 83/74/81/81 und –/69/73/73.
[2] Organon § 8/9/7/7.
[3] Organon § 282/258/258/258 und 201/189/192/192.
[4] Organon § 11/12/17/17, 9/10/8/8 und 190/178/181/181.
[5] Organon § –/7/5/5. Vgl. § –/9/7/7.
[6] Organon § –/–/–/24.

Krankheit, vom Feigwarzen-Tripper, von Wollarbeiter-Krätze u.s.w. der Kranke ursprünglich befallen gewesen sei, [...] weil jede dieser fürchterlichen, chronischen Krankheiten eigenartigen Miasms, einer großen Menge besondrer Symptome fähig ist, wovon sich aber, sobald das Lokal-Symptom vernichtet worden, bei dem einzelnen Kranken nur Ein [!] Theil offenbaret (der eine bei diesem, der andere bei jenem u.s.w.) – ein Theil, der kein vollständiges Bild vom Umfange der ganzen Krankheit geben, folglich nicht bestimmt auf das homöopathische Heilmittel hinweisen kann. Bloß also bei diesen verstümmelten und ihres bedeutungsvollen Lokal-Symptoms beraubten miasmatisch chronischen Krankheiten ist zugleich ihr wahrer Ursprung zu erkundigen, wenn man ohne Fehl das homöopathisch specifische Heilmittel ergreifen will.[1]

Diese Forderung hängt zusammen mit Hahnemanns Lehre von den festständigen Krankheiten, auf die hier stichpunktartig noch einmal zurückgekommen werden soll, weil sie so wichtig ist (vgl. Kapitel II.2.3.1 D):

1. Viele Ursachen in unterschiedlicher Mischung → vielfältige, einzigartige Krankheiten → keine Namensgebung möglich → individuelle Behandlung.
2. Eine Ursache (Miasma) → feststehende, „vorprogrammierte", gleichartige Krankheit → eventuell verschiedene Krankheits-Formen → Namensgebung für die zugrundeliegende Krankheit möglich → feststehende Behandlung.

Präziser wird Hahnemanns Vorgehen aber erst ab 1828. Nun gelten die chronischen Miasmen, v.a. die Psora, als wahre Grundursachen der allermeisten Krankheiten, und Hahnemann preist den Fortschritt durch diese Entdeckung „auch in Hinsicht der Auffindung der *specifischern, homöopathischen Heilmittel,* namentlich für die Psora".[2] Erst so sei eine „wahre Causal-Cur"[3] möglich geworden:

---

[1] Organon § 228/–/–/–.
[2] Organon § –/75/82/82 (Hervorhebung vom Verfasser). Vgl. auch Organon § –/72/80/80: „Um wie viel zufriedner kann sie [die Menschheit] nun seyn, daß sie dem gewünschten Ziele um so näher kommt, indem ihr die nun hinzu gefundenen, für die aus Psora hervorkeimenden, chronischen Leiden *noch weit specifischern homöopathischen Heilmittel* und die specielle Lehre sie zu bereiten und anzuwenden, mitgetheilt worden, unter denen nun der ächte Arzt diejenigen wählt, deren Arznei-Symptome der zu heilenden, chronischen Krankheit am meisten (homöopathisch) entsprechen, und so fast durchgängig, vollständige Heilungen bewirken" (Hervorhebung vom Verfasser).
[3] Hahnemann 1831a, S. 11.

Wir gehen nun zur ärztlich homöopathischen Behandlung der unübersehlich großen Zahl der chronischen Krankheiten über, die nach [...] Erkennung der Natur ihres dreifachen Ursprungs, wo nicht leicht, doch – was *ohne Erkennung desselben bisher durchaus unmöglich* war – nun zu heilen **möglich** werden, nachdem die für jede dieser drei Miasmen homöopathisch-spezifischen Heilmittel größtentheils ausfindig gemacht worden sind.[1]

An diesem Punkt stellt sich die Frage nach dem Einfluß der Psora-Lehre auf die konkrete Arzneimittelwahl, ein Punkt, der in der Literatur kontrovers diskutiert wird. Klunker vertritt die Meinung, Hahnemann habe seiner theoretischen Konzeption der chronischen Miasmen keinerlei Einflußnahme auf die Praxis, d. h. auf die Arzneimittelwahl, gestattet. Diese beruhe immer noch, nach wie vor, ausschließlich auf der Symptomatik des Patienten.[2] Auch Seiler sieht den Einfluß der Psora-Theorie lediglich in neu hinzugekommenen Medikamenten[3] und der Weiterbehandlung des Patienten auch nach Ablauf einer akuten Krankheit.[4] Ritter hält die Therapie hingegen für schematischer als zuvor, in dem Sinne, daß Hahnemann „unmotiviert" andere Medikamente bevorzugt.[5] Dazu paßt, daß Hahnemanns Verordnungen in den späten Jahren in über 70% aus Sulphur bestanden.[6]

Hahnemann ist an der herrschenden Verwirrung nicht ganz unbeteiligt. Den oben genannten Passagen, die auf einen Einfluß der Miasmen-Lehre auf die konkrete Arzneimittelwahl schließen lassen, stehen andere gegenüber, in denen er nach wie vor die „speciellste Individualisirung"[7] fordert, ohne die eine homöopathische Behandlung nicht möglich sei. Aus diesem Grund verweist er in den CK auch auf das Organon:

> Die homöopathisch ärztliche Behandlung der chronischen Krankheiten [...] kommt, ihrem Wesentlichen nach, im Allgemeinen überein mit der homöopathischen Behandlung der menschlichen Krankheiten überhaupt, wie sie im **Organon der Heilkunst** gelehrt wird.[8]

In der Erstauflage bedeutet dies einen vorübergehenden Verweis auf Organon 3, zumindest solange, bis Organon 4 erschienen ist. Erst in dieser Auf-

---

[1] CK 1, S. 143/103 (Unterstreichung vom Verfasser).
[2] Klunker 1988, bes. S. 140 und 143 sowie Klunker 1991, S. VIII–X.
[3] Seiler 1988, S. 119f.
[4] Seiler 1988, S. 223.
[5] Ritter 1978, S. 3f. Vgl. auch Ritter 1976, S. 238f.
[6] Vgl. Adler 1994, S. 164f. und Sauerbeck 1990, S. 225.
[7] Organon S. –/–/6/20. Vgl. Organon § –/75/82/82.
[8] CK 1, S. 189/131.

lage wird sich die gesamte neue Lehre niederschlagen, so daß man 1828 tatsächlich davon ausgehen konnte, daß sich aus den präsentierten Befunden kein wesentlicher Unterschied in der Behandlung ergibt.[1] Einen Schlüssel zur Lösung des Problems formuliert Hahnemann erst in Organon 5 in einer bislang nur wenig beachteten Anmerkung:

> Dem gesunden Menschenverstande und der Natur der Sache weit angemessener würde es gewesen seyn, wenn sie [die Allöopathen, M.W.], um eine Krankheit heilen zu können, als *causa morbi* die Entstehungs-Ursache derselben ausfindig zu machen gesucht hätten, und so *den Heilplan, der bei Krankheiten aus derselben Entstehungs-Ursache sich hülfreich erwiesen, auch bei jenen von demselben Ursprunge mit Erfolg hätten anwenden können,* wie z.B. bei einem Geschwüre an der Eichel, nach einem unreinen Beischlafe dasselbe Quecksilber hülfreich anzuwenden ist, wie bei allen bisherigen venerischen Schankern – wenn sie, sage ich, von allen übrigen chronischen, (unvenerischen) Krankheiten die Entstehungs-Ursache in einer frühern oder spätern Ansteckung mit Krätz-Miasm (mit Psora) entdeckt, und für alle diese *eine gemeinsame Heilmethode mit den therapeutischen Rücksichten auf jeden individuellen Fall,* gefunden hätten, wonach alle, und jede einzelne dieser chronischen Krankheiten hätte geheilt werden können. Dann hätten sie mit Recht sich rühmen mögen, daß sie *die zum Heilen chronischer Krankheiten* **allein brauchbare und fruchtbringende** *causam morborum chronicorum (non venereorum)* vor Augen gehabt, und, diese zum Grunde angenommen, solche Krankheiten mit dem besten Erfolge heilen könnten. Aber alle die Millionen chronischer Krankheiten konnten sie in den vielen Jahrhunderten nicht heilen, weil sie deren Entstehung von Krätz-Miasm nicht kannten (die erst durch die Homöopathie entdeckt und **hienach** mit einer hülfreichen Heilmethode versehen ward).[2]

Die geforderte „gemeinsame Heilmethode mit den therapeutischen Rücksichten auf jeden individuellen Fall" ist ein Kompromiß zwischen der kausalen und der phänomenologischen Betrachtungsweise. Bei Syphilis und Sykosis ist die Sachlage relativ klar. Kennt man die Ursache, gibt man Quecksilber bzw. Thuja und Acidum nitricum. Bei der Psora ist die Lage komplizierter. Der Clou liegt darin, daß nicht nur ein oder zwei Arzneien die Psorasymptome homöopathisch abdecken, sondern mehrere, aber eben nicht alle. Aus dieser endlichen Zahl sogenannter antipsorischer Arzneien wird dann das passendste ausgewählt. Damit behandelt Hahnemann so-

---

[1] Allerdings gibt es auch schon in Organon 3 vereinzelte Hinweise auf den Einfluß der Ursache auf die Arzneimittelwahl. Vgl. die oben (S. 210) zitierten Angaben aus § 228–/–/–.

[2] Organon S. –/–/4f./19 (Unterstreichungen vom Verfasser).

wohl die Ursache als auch die individuell schattierte Wirkung gleichermaßen. Die kausale, an der Krankheit orientierte Perspektive bringt von allen Arzneien eine bestimmte Gruppe in den Blick, und die phänomenologische wählt daraus die beste aus, so daß beide Betrachtungsweisen, beide Indikations-Arten, Hand in Hand gehen. Was sich anfangs wie ein Widerspruch in Hahnemanns Werk ausnahm, entpuppt sich bei genauerem Hinsehen eher als Coincidentia oppositorum. Weil dieser wichtige Punkt gerne mißverstanden wird, soll es nicht beim Gesagten bleiben, sondern eine detaillierte Begründung gegeben werden, wobei wir uns auf die Psora als wichtigstes und am schwierigsten zu verstehendes Miasma beschränken können.

Für Hahnemann steht fest, daß die Psora nur durch Medikamente geheilt werden kann, die bestimmte Fähigkeiten aufweisen. Eine Substanz muß deswegen, um in Frage zu kommen, die Symptome der Psora, die er inzwischen erforscht hat, in ihrem Arzneimittelbild enthalten, sie muß also die meisten der latenten und sekundären Symptome dieses Miasmas im Gesunden erzeugen können.[1] Im Anfang also war das Bild der Psora, dann die Arzneimittelprüfungen und zuletzt der Vergleich beider Symptomenreihen und die endgültige Zuordnung:[2]

> Zuvörderst bleibt die große Wahrheit feststehen, daß alle chronische Beschwerden, alle große, und größte, langwierige Krankheiten – wenn man die wenigern, venerischen ausnimmt – sämmtlich einzig aus der Psora entsprießen und nur durch gründliche Heilung der Psora ihre Heilung finden, folglich meist nur mit antipsorischen Arzneien zu heilen sind, das ist, solchen, welche bei ihrer Prüfung auf ihre reinen Wirkungen im gesunden menschlichen Körper die meisten Symptome äußern von denen, die bei latenter sowohl als bei entwickelter Psora am häufigsten wahrgenommen werden.[3]

---

[1] CK 1, S. 43/103, –/100 und –/146.
[2] Zur Frage, warum Hahnemann genau die Substanzen prüfte, die sich gegen die Psora wirksam erweisen sollten, s. S. 207.
[3] CK 1, S. 205/146. Man beachte, daß Hahnemann durch „meist" eine kleine Einschränkung macht.
Den Begriff der antipsorischen Arznei benutzt Hahnemann bereits in Organon 3 in einer Fußnote zu § 220, wohlgemerkt vier Jahre vor Veröffentlichung der CK! Das spricht einerseits für Hahnemanns Vorsicht, unreife Lehren der Öffentlichkeit zu präsentieren. Andererseits kann aus der fehlenden Nachfrage homöopathischer Kollegen auf die Gewissenhaftigkeit des Organonstudiums geschlossen werden: Von einer öffentlichen Diskussion, was Hahnemann damit wohl gemeint haben könne, ist nichts bekannt.

Hat eine Substanz diese erste Ähnlichkeitshürde genommen, ist sie aufgenommen in den Kreis der antipsorischen Arzneien und kommt in zukünftigen Fällen für psorische Leiden in die nähere Auswahl. Daß Hahnemann bei dieser zweiten Selektion so häufig Sulphur verordnet, verwundert nun nicht mehr, weil Sulphur die meisten psorischen Krankheitssymptome, zumindest zu Beginn der Krankheit,[1] homöopathisch abdecken kann.

Über die Anzahl antipsorischer Arzneien ändert Hahnemann seine Meinung im Laufe der Zeit. 1827 schreibt er an Johann Ernst Stapf (1788–1860):

> **Sie haben nun das Räthsel aufgelöst vor sich**, warum weder Nux, noch Puls., noch Ign. u.s.w. helfen will und helfen kann, während doch das homöopathische Prinzip feststeht. Sie wissen selbst die verehrungswerthen Mittel und haben sie, und können sie wenigstens empirisch anwenden, da Ihnen auch die Gaben bekannt sind. [...] Seyn Sie also billig und thun sie mit Ihren Antipsoricis [sic], was sie können. Ich hab´s ja auch vorher nicht gewußt, was sie wirkten, als ich sie schon hatte.
>
> Sie können dabei herrliche Beobachtungen über ihre eigenthümlichen Wirkungen machen – und gewinnen schon hiedurch, so wie durch manche schöne, damit zu machende Curen, *da Sie doch nur unter 6, 8 Mitteln zu wählen haben und nicht aus dem ganzen Reiche der Arzneimittel.* **Sie und Groß sind die einzigen**, denen ich dieß **offenbarte**. Bedenken Sie, welchen Vorsprung Sie vor allen übrigen Ärzten der Welt haben![2]

Sechs bis acht Mittel für die Heilung aller chronischen Krankheiten, das konnte nicht ausreichen: In den CK 2^1–4^1 veröffentlicht Hahnemann denn auch bereits 21 antipsorische Arzneien und erwähnt, daß es noch mehrere geben könne.[3] Zum Schluß ist die Zahl auf 49 angestiegen (CK 2^2–5^2). Dennoch ist die Zahl nicht nach oben offen. Quecksilber z.B. gilt eindeutig nicht als Antipsorikum[4] und kann sogar die Psora verschlimmern.[5] Auf die von Bönninghausen aufgeworfene Frage: „Sollten nicht Merc. und Thuja ebenfalls antipsorische Kräfte haben, und in einigen Fällen entwickelter Psora mit Nutzen angewendet werden können?"[6] antwortet Hahnemann,

---

[1] CK 1, S. 177/128.
[2] Haehl 1922 II, S. 159 (Unterstreichung vom Verfasser). Vgl. CK 1, S. 8/6, wo Hahnemann erneut erwähnt, er habe nur zwei seiner Schüler in seine neuen Erkenntnisse eingeweiht. Der zweite ist Gustav Wilhelm Groß (1794–1857).
[3] CK 2^1, S. 16.
[4] CK 2^1, S. 12f.
[5] RAL 1^3, S. 353.
[6] Stahl 1997, S. 68, Brief vom Juli 1832.

zumindest für das Quecksilber, mit einem klaren Nein,[1] wenn er auch zugibt, daß es für „gewisse Zustände in psorischen Krankheiten nicht zu entbehren"[2] ist. Auch Nux-vomica zählt für Hahnemann nicht zu den antipsorischen Arzneien,[3] sondern zu einer zweiten, der „allgemeinen Classe"[4] nicht-antipsorischer Mittel, wozu im wesentlichen die Mittel aus der RAL gehören. Diese Arzneiklasse ist in Fällen auflodernder Psora indiziert, wozu neben den meisten akuten Krankheiten auch bestimmte Geistes- und Gemütskrankheiten[5] sowie Wechselfieber zählen, wobei im Anschluß an die akute Krankheit gegebenenfalls noch eine antipsorische Kur erfolgen muß:

> Bei denjenigen, oft sehr bösartigen Wechselfiebern, die, außer in den Sumpfgegenden, eine einzelne Person befallen, muß zwar **anfangs** ebenfalls, wie bei den acuten Krankheiten überhaupt, denen sie in Rücksicht ihres psorischen Ursprungs ähneln, zuerst ein aus der Classe der übrigen, geprüften, (nicht antipsorischen) Arzneien, homöopathisch für den speciellen Fall gewähltes Heilmittel, einige Tage über angewendet werden, zur möglichsten Hülfe; wenn aber hiebei die Genesung dennoch zögert, so muß man wissen, daß man es mit der ihrer Entwickelung nahen Psora zu thun habe und daß hier bloß antipsorische Arznei gründliche Hülfe schaffen kann.[6]

Eine verwandte Betrachtungsweise findet sich bereits in Organon 3. Hier empfiehlt Hahnemann, den Verlauf der Krankheit mit der Wirkungsdauer der Arznei in Übereinstimmung zu bringen:

> Hat man die Wahl, so sind zur Heilung chronischer Krankheiten, Arzneien von langer Wirkungsdauer, hingegen zur Heilung schneller, acuter Fälle, das ist, solcher Krankheiten, die schon für sich zu öfterer Aenderung ihres Zustandes geartet sind, Arzneien von kurzer Wirkungsdauer vorzuziehen.[7]

---

[1] Stahl 1997, S. 80, Brief vom 09.03.1833.
[2] CK 1, S. –/179.
[3] CK 2^1, S. 13f.
[4] Organon § –/232/235/235.
[5] Organon § –/218/221/221.
[6] Organon § –/238/243/243 (Unterstreichung vom Verfasser).
[7] Organon § 280/–/–/–.

Im Abschnitt „Wirkungsdauer" wird gezeigt werden, daß diese Art von Indikation ab Organon 4 hinfällig wird, weil Hahnemann dann davon ausgeht, daß sich die Wirkungsdauer einer Arznei an den Krankheitsverlauf anpaßt. Durch die schon erwähnte vermehrte Komplikation von Psora und Syphilis, besonders in Organon 6, wird neben der antipsorischen zusätzlich eine antisyphilitische Kur erforderlich.[1] Überhaupt weicht Hahnemann in der sechsten Auflage die Vormachtstellung der Psora etwas auf. In zwei Paragraphen wird das ursprüngliche Gebot, antipsorische Arzneien zu benutzen, gestrichen[2] oder eingeklammert und mit einem „u.s.w."[3] versehen. Es bleibt unklar, wie diese Änderungen zu interpretieren sind. Im Zusammenhang mit der häufigeren Nennung einer Syphilis-Psora-Komplikation erscheinen sie als systemimmanente Varianten und weniger als eine Abkehr oder gar Aufgabe. Andererseits aber könnte Hahnemann im Laufe der Zeit die Begrenztheit seiner Vorstellungen deutlich geworden sein. Die künstliche Trennung in antipsorische und nicht-antipsorische Arzneien wird ab einer bestimmten Anzahl von antipsorischen Medikamenten sinnlos. Wenn immer mehr Arzneien, darunter z.b. auch Mercurius, sich in psorischen Krankheiten als hilfreich erweisen, muß das Konstrukt entweder ganz aufgegeben oder modifiziert werden. Weil Hahnemann es aber keineswegs verläßt, ist die Interpretation dieser Passagen als systemimmanente Modifikation letzten Endes wahrscheinlicher.

Anstelle einer wiederholenden Zusammenfassung soll das Gesagte durch ein Beispiel illustriert werden. In diesem Beispiel soll die Tatsache, daß die Psora-Lehre bereits in Organon 3 ihre Schatten vorauswirft, übergangen und stattdessen so getan werden, als handele Hahnemann 1824 grundsätzlich anders als ab 1828. Die Zweiteilung ist also künstlich und spiegelt die fließenden Übergänge nicht wider.

Stellen wir uns Hahnemann im Jahre 1824 vor: Ein Patient betritt seine Praxis und bittet um Hilfe. Er berichtet seine Leiden, und Hahnemann notiert sich alles sorgsam, fragt eventuell nach und kommt irgendwann zum Schluß, alle Symptome dieses Krankheitsbildes aufgezeichnet zu haben. Aus allen bislang geprüften Arzneien wählt er nun nach dem Ähnlichkeitssatz eine Arznei. Fragt der Patient nach Name und Ursache der Krankheit, antwortet Hahnemann, die Ursache könne er nicht nennen, weil

---
[1] Organon § –/–/–/222 und –/–/–/227. Die daraus folgenden Behandlungsschemata sind in Kapitel II.2.1.5 angegeben.
[2] Organon § –/73/80/80 und –/252/252/252.
[3] Organon § –/218/221/221 und –/206/209/209.

die meisten Krankheiten aus einem Zusammenfluß unterschiedlichster Ursachen entstünden, der deswegen die verschiedenartigsten Krankheiten zur Folge habe, weswegen diese auch namenlos bleiben müßten.

1828/1829: Hahnemann hat in der Zwischenzeit das Krankheitsbild der Psora erforscht und ein Register ihrer Symptome angelegt. Unermüdlich hat er währenddessen neue Arzneien an sich und anderen geprüft und ihre Symptome ebenfalls geordnet. In der Annahme, daß nur solche Substanzen etwas gegen die Psora ausrichten, die ähnliche Symptome in der Arzneimittelprüfung erzeugen können, vergleicht er nun die Arzneimittelbilder mit der Symptomengesamtheit der Psora. Erkennt Hahnemann bei dieser ersten Selektion eine Ähnlichkeit, nennt er die Arznei antipsorisch, erkennt er keine, nennt er sie nicht-antipsorisch. Er hat also, zunächst im Kopf und später auch auf seinem Schreibtisch in Form der RAL und der CK, zwei „Schubladen" mit unterschiedlichem Inhalt.

Nun kommt ein Patient, klagt sein Leiden, und Hahnemann nimmt die übliche Anamnese auf. Weil er aber noch nicht genau weiß, in welcher „Schublade" er die indizierte Arznei suchen muß, fragt er den Patienten nach einer früheren Ansteckung mit Krätze. Bleibt die Antwort unklar, vergleicht Hahnemann dessen Symptome mit den Psorasymptomen. Besteht eine Ähnlichkeit oder bejaht der Patient die Ansteckung von vornherein, kommen nun *nur noch antipsorische* Arzneien in Betracht. Von diesen wird dann, in einer zweiten Selektion, die ähnlichste Arznei ausgewählt. Fragt der Patient nun nach Name und Ursache seiner Krankheit, bekommt er zur Antwort, die Ursache liege in einer Ansteckung mit dem Krätz-Miasma, und er leide an einer der unzähligen Formen der Psora.

Hahnemann ist mit dieser Vorgehensweise sehr zufrieden, weil er einerseits die Grundursache in seinen Behandlungsplan mit einbezieht (im Gegensatz zur Allöopathie), andererseits die Arzneien aber weiterhin nach dem Ähnlichkeitsprinzip auswählt. Er glaubt, damit den von Beginn an gesuchten „Stein der Weisen (die Kenntniß der Grundursache jeder Krankheit und ihrer Abhülfe)"[1] gefunden zu haben. Für ihn bedeutet die Aufnahme der kausalen Indikation keine Restriktion des homöopathischen Fundamentalgedankens, sondern eine Erweiterung. Durch die Vorselektion kommen nämlich nur solche Arzneien in die nähere Wahl, die der Psora grundsätzlich trotzen können und von denen in der anschließenden Feinauswahl die beste gewählt werden kann.

Dieses Vorgehen erinnert entfernt an die Benutzung der sogenannten „Therapeutischen Leitfäden", in denen zu einzelnen Krankheiten oder

---

[1] Hahnemann 1796, zitiert nach KMS I, S. 149.

Syndromen die in Frage kommenden Arzneien mit ihren diesbezüglich wesentlichen Symptomen aufgelistet sind.[1]

B) Konkrete Arzneimittelfindung

Bisher blieb unerwähnt, an welche Symptome aus der Vielzahl der in der Anamnese erforschten sich der homöopathische Arzt halten soll, wenn es um die konkrete Arzneimittelwahl geht. Müssen alle Symptome gleichermaßen berücksichtigt werden, oder sind einige wichtiger als andere? Und wie soll sich der Arzt schließlich im unüberschaubaren Terrain der unzähligen Prüfungssymptome bewegen?

Grundsätzlich nennt Hahnemann zwei Kriterien, die bei der Symptomenauswahl zu berücksichtigen sind. Das eine Kriterium ist quantitativ, das andere qualitativ. Beim rein quantitativen Vergleich zwischen Krankheits- und Arzneisymptomen wird diejenige Arznei gewählt, die „die meisten Symptome in **Aehnlichkeit** erzeugen zu können bewiesen hat":[2]

> Bei welcher unter diesen, nach ihrer Menschenbefindens-Veränderungs-Kraft ausgeforschten Arzneien, man nun in den von ihr beobachteten Symptomen, *das meiste Aehnliche von der Gesammtheit der Symptome* einer gegebnen natürlichen Krankheit antrifft, dieser Arznei wird und muß das passendste, das gewisseste homöopathische Heilmittel derselben seyn; in ihr ist das Spezifikum dieses Krankheitsfalles gefunden.[3]

---

[1] Vgl. z.B. Tyler 1989 und Lilienthal 1993.
Eine angemessenere Aneignung der Vorgehensweise Hahnemanns für die heutige Homöopathie könnte vielleicht folgendermaßen aussehen: Eine schulmedizinisch lege artis diagnostizierte Krankheit wird zunächst auf ihre typischen Symptome hin untersucht. Diese werden im nächsten Schritt mit den einzelnen Arzneimittelbildern verglichen, so daß am Ende einige Arzneien ausgewählt werden, die grundsätzlich ähnliche Symptome aufweisen wie die Krankheit. Im nächsten Schritt wird aus diesen Arzneien dann diejenige gewählt, die den individuellen Symptomen eines Patienten, der an der entsprechenden Krankheit leidet, am besten entspricht.
Ein solches Vorgehen hätte – bei aller sich daraus ergebenden Problematik – zumindest den Vorteil, daß schulmedizinische Erfahrungen über den Verlauf einzelner Krankheiten mühelos in die homöopathische Therapie integriert werden könnten, ohne daß das Fundament der Ähnlichkeit gänzlich aufgeben werden müßte. Natürlich fließen schulmedizinische Erfahrungen auch heute schon in die Therapie ein; wer würde z.B. einem Patienten mit M. Bechterew neben einer homöopathisch gewählten Arznei nicht auch zur Krankengymnastik raten? Das geschieht in der Regel aber nicht im Bewußtsein einer Vermischung zweier medizinischer Konzepte. Eine diesbezüglich genauere Positionsbestimmung ist deswegen wünschenswert.
[2] Organon § 19/20/25/25.
[3] Organon § 154/141/147/147 (Hervorhebung vom Verfasser). Vgl. § 22/22/27/27.

Der Unzulänglichkeit dieses Kriteriums ist sich Hahnemann freilich von Anfang an bewußt, sie wird ihn aber besonders bei der Behandlung chronischer Krankheiten mit ihrer Vielzahl von Symptomen frappiert haben, so daß das qualitative Kriterium zwar nicht neu hinzukommt, aber wichtiger wird. Heißt es in Organon 3 noch, das Arzneimittel müsse die „Symptomen-Gesammtheit"[1] der Krankheit abdecken, ist ab Organon 4 präziser von der „Haupt-Symptomen-Gesammtheit" die Rede.[2] Diese Ergänzung deutet an, daß nicht alle Symptome gleich wichtig sind, sondern daß innerhalb der Gesamtheit ein hierarchisches Gefälle besteht. In der Homöopathie Bewanderte denken bei diesen Stichwörtern natürlich an den berühmten § 153, dessen erster Teil hier zitiert werden soll:

> Bei dieser Aufsuchung eines homöopathisch specifischen Heilmittels, das ist, bei dieser Gegeneinanderhaltung des Zeichen-Inbegriffs der natürlichen Krankheit gegen die Symptomenreihen der vorhandnen Arzneien, um unter diesen eine, dem zu heilenden Uebel in Aehnlichkeit entsprechende Kunstkrankheits-Potenz zu finden, sind die **auffallendern, sonderlichen, ungewöhnlichen** und **eigenheitlichen** (charakteristischen) Zeichen und Symptome des Krankheitsfalles, **besonders** und fast einzig fest in's Auge zu fassen; denn **vorzüglich diesen, müssen sehr ähnliche, in der Symptomenreihe der gesuchten Arznei entsprechen**, wenn sie die passendste zur Heilung seyn soll.[3]

Neben den genannten Attributen, die ein Symptom wichtig machen, führt Hahnemann noch weitere an, die hier zusammengefaßt aufgelistet werden sollen: Um die Arzneimittelwahl prägen zu können, soll ein Symptom folgendermaßen sein:

- auffallend[4]
- sonderlich, besonders, sonderbar, besonders auszeichnend, ausgezeichnet[5]
- ungewöhnlich, ungemein[6]
- eigenheitlich, eigentümlich[7]

---

[1] Organon § 110/–/–/–.
[2] Organon § –/98/105/105.
[3] Organon § 160/147/153/153.
[4] Organon § 159/146/152/152, 187/175/178/178, –/206/209/209 und CK 1, S. –/150.
[5] Organon § 161/148/154/154, 78/63/67/67, 170/158/164/164 und der jeweilige Folgeparagraph, 187/175/178/178, –/106/109/109 und CK 1, S. –/150
[6] Organon § 161/148/154/154, 170/158/164/164 und der jeweilige Folgeparagraph, 187/175/178/178.
[7] Organon § 161/148/154/154, 83/–/–/–, 208/195/198/198 und CK 1, S. –/150.

- charakteristisch[1]
- bezeichnend[2]
- bestimmt[3]

Wenn diese Symptome von einer Arznei abgedeckt werden, ist sie angezeigt, auch wenn andere, unwichtigere Symptome antipathisch zu den Krankheitssymptomen sind.[4]

Die genannten Attribute grenzt Hahnemann im zweiten Teil des § 153 gegen solche ab, die nicht zur Mittelwahl hinzugezogen werden dürfen:

> Die allgemeinern und unbestimmtern: Eßlust-Mangel, Kopfweh, Mattigkeit, unruhiger Schlaf, Unbehaglichkeit u.s.w., verdienen *in dieser Allgemeinheit und wenn sie nicht näher bezeichnet sind*, wenig Aufmerksamkeit, da man so etwas Allgemeines fast bei jeder Krankheit und jeder Arznei sieht.[5]

Gerade diese „Negativbeispiele" verdeutlichen, was Hahnemann unter einem wertvollen Symptom versteht. Appetitlosigkeit alleine zählt nichts, Appetitlosigkeit aber z.b. nach wenigen Bissen ist auffallend (oder liegt am Essen, was den Wert des Symptoms einschränken würde). Es müssen also gar nicht so sehr die ausgefallenen Symptome sein, als vielmehr die irgendwie näher charakterisierten. Beispiele für näher charakterisierte Arzneisymptome, die analog auch für Krankheiten gelten, gibt Hahnemann für Nux-vomica und Sulphur an: Nux-vomica ist besonders angezeigt, „wenn der Kranke von der freien Luft Beschwerden erleidet, übermäßig geneigt ist zum Sitzen und Liegen und einen Unmuth zeigt, der hartnäckig den Wünschen Anderer widerstrebt."[6] Sulphur ist besonders angezeigt, wenn „das so lästige Symptom mehrtägiger Leibverstopfung und harten, knotigen Stuhls, **zugleich mit öfterm vergeblichem Drange dazu**, gewöhnlich ist."[7]

---

[1] Organon § 78/63/67/67, 101/88/95/95, 161/148/154/154, 170/158/164/164 und der jeweilige Folgeparagraph, 187/175/178/178, 208/195/198/198 und –/206/209/209.
[2] Organon § 101/88/95/95.
[3] Organon § 187/175/178/178.
[4] Organon § 78/63/67/67.
[5] Organon § 160/147/153/153 (Hervorhebung vom Verfasser). Vgl. § 171/159/165/165, 210/196/199/199 und RAL 4^1, S. 21, 4^2, S. 25.
[6] CK 1, S. 186/–.
[7] Ebd. Vgl. auch die Angaben in den Repertorien, die Hahnemann in der Anmerkung zu § 160/147/153/153 erwähnt (s. S. 224). So fein und detailliert diese Symptome damals erschienen, so grob und undifferenziert müssen sie sich aus der Sicht einiger heutiger Homöopathen ausnehmen.

Zu den auffallenden Symptomen zählt auch der Geist- und Gemütszustand:

> Dieß geht so weit, daß bei homöopathischer Wahl eines Heilmittels der Gemüthszustand des Kranken oft am meisten den Ausschlag giebt, als Zeichen von bestimmter Eigenheit, welches dem genau beobachtenden Arzte unter allen am wenigsten verborgen bleiben kann.[1]

Der Geist- und Gemütszustand ist also nicht alleinentscheidend, sondern *ein* wichtiges Kriterium neben anderen:

> Man wird daher nie naturgemäß, das ist nie homöopathisch heilen, wenn man nicht bei jedem, selbst acuten Krankheitsfalle, **zugleich** mit auf das Symptom der Geistes- und Gemüths-Veränderungen siehet, und nicht zur Hülfe eine solche Krankheits-Potenz unter den Heilmitteln auswählt, welche **nächst** der Aehnlichkeit ihrer andern Symptome mit denen der Krankheit, **auch** einen ähnlichen Gemüths- oder Geistes-Zustand **für sich** zu erzeugen fähig ist.[2]

Was Hahnemann unter einem Geist- und Gemütszustand versteht, verdeutlichen seine Angaben zu Organon § 96/83/90/90, die solche Zustände näher beschreiben. Der Arzt solle darauf achten, ob der Kranke z.B. „verdrießlich, zänkisch, hastig, weinerlich, ängstlich, verzweifelt oder traurig, oder getrost, gelassen, u.s.w." sei.[3] Mit der zweiten Auflage der CK gewinnen diese Symptome zumindest in der Arzneimittellehre an Bedeutung. Hahnemann stellt sie nun dort, der Bedeutung des menschlichen Geistes in seinem Weltbild entsprechend, direkt an den Anfang und nicht mehr, wie in der RAL und der ersten Auflage der CK, an das Ende. Möglicherweise haben hierbei aber nicht nur konzeptionelle, sondern auch rechtliche Fragen eine Rolle gespielt: Hahnemann wollte die zweite Auflage der CK ab dem zweiten Band beim Verleger Schaub erscheinen lassen, noch bevor die erste Auflage (bei Arnold erschienen) vergriffen war. Dieses Vorgehen stieß auf Kritik:

> So gehört denn die Bemerkung hierher, daß Hahnemann die zweite Auflage drucken ließ, ehe die erste vergriffen war, ohnfehlbar gegen den Willen des Verlegers derselben, die ihm auf dem Lager bleibt. Das ist das erstemal, daß sich ein Autor selbst nachdruckt und da das nur geschehen kann, wenn er einen andern Verleger findet, so fürchte ich, daß ein so böses Beispiel bei meh-

---

[1] Organon § 230/208/211/211. Vgl. § 244/227/230/230.
[2] Organon § 230/210/213/213 (Unterstreichungen vom Verfasser).
[3] Von den heutigen „Essenzen" und „Basic Delusions" war Hahnemann also weit entfernt. Vgl. Vithoulkas 1991 und Sankaran 1991.

rern Autoren Nachahmung findet; denn daß ein doppeltes Honorar mehr ist, als das einfache, ist leicht ausgerechnet. [...] Hahnemann scheint die Rechte nicht studirt zu haben, die Gesetze über contractlichen Verlag und über Nachdruck nicht zu kennen; auch scheint er nicht zu wissen, daß man ohne erlangte Einwilligung der Eigenthümer fremde Werke nicht so benutzen darf, wie er Stapfs Archiv, die Annalen und Arzneimittellehre von Trinks und Hartlaub benutzt – abgeschrieben – hat. Aus einem andern Gesichtspunkte betrachtet, kann es freilich dem homöopathischen Arzte angenehm sein, alle Krankheitszeichen eines Arzneimittels beisammen zu haben.[1]

Vielleicht wollte Hahnemann solchen Einwänden durch eine formale Umgestaltung zuvorkommen. Eine Bedeutungszunahme der Geistessymptome von Organon 3 bis Organon 6 ist jedenfalls nicht zu erkennen.[2]

Mit zunehmender Anzahl geprüfter Arzneien wird natürlich auch die Auswahl immer schwieriger. Besonders die antipsorischen Arzneien gleichen sich untereinander sehr. Hahnemann selbst behilft sich mit zwei dicken Folianten, in die er die Symptome der einzelnen Arzneien alphabetisch und nach einer bestimmten Ordnung einträgt.[3] Hahnemann veröffentlicht dieses erste Repertorium jedoch nicht, sei es aus Zeitmangel, sei es aus einer Vorahnung heraus, daß dadurch die Arzneimittelwahl unzulässig vereinfacht werden könnnte. Von den bis 1842 erschienenen Repertorien benutzt er eines zumindest 1830 in seiner Praxis,[4] und zwei erwähnt er im Organon sogar lobend, dasjenige von Bönninghausen[5] und später auch das von

---

[1] Müller 1839, S. 344f.

[2] Nicht verwechselt werden darf damit die vermehrte Rücksichtnahme im Organon auf den Geist- und Gemütszustand in der Kur des chronisch Kranken, der nicht heilungs- und damit arznei-, sondern korrekturbedürftig ist und deswegen keinen Einfluß auf die Arzneimittelwahl nehmen kann.

[3] Beide Bücher werden z.Z. im Institut für Geschichte der Medizin der Robert Bosch Stiftung in Stuttgart ausgewertet (Dinges, Schüppel 1996, S. 23). Ein solches Symptomenregister wird Repertorium genannt. Dort werden die einzelnen Symptome nicht nach der Arznei aufgelistet (Arzneimittellehre), sondern zu den einzelnen Symptomen diejenigen Arzneien angeführt, die gerade bei diesem Symptom beachtet werden müssen. Neben den beiden erwähnten Folianten beschäftigte sich Hahnemann mit einem Repertorium der antipsorischen Arzneien, das er sogar zur Veröffentlichung vorgesehen hatte (Haehl 1924, S. 225–227).

[4] Weber 1830, vgl. Fischbach Sabel 1990/II, S. 100.

[5] Bönningausen 1833 und ²1835. Eine Einschränkung der Gebrauchsfähigkeit dieses Buches sieht Hahnemann dort, wo „starke[] Gemüthsbewegungen obwalten" (Haehl 1922 II, S. 504).

Jahr.[1] Gleichzeitig betont er aber, daß derartige Repertorien lediglich „leichte Winke"[2] auf die in Frage kommenden Arzneien geben, das Studium der Quellen aber keinesfalls entbehrlich machen:

> Ist der gute Homöopathiker vorher schon mit den Kräften der Arzneimittel wohl bekannt, was man mit Recht von ihm erwarten und fordern kann, wenn er die besten Schriften von der reinen Arzneimittel-Lehre täglich studirt und seinem Gedächtnisse die charakteristischen, sonderlichen Zeichen jeder der vorzüglich ausgeprüftesten Arzneien eingeprägt hat (ein unersetzliches, sich ungemein belohnendes Studium!), so wird er jedesmal, fast ohne Beihülfe eines der bekannten Repertorien, das homöopathische (specifisch hülfreiche) Heilmittel für den gegenwärtigen Krankheits-Zustand treffen und in gehörig kleiner Gabe anwenden.[3]

Abschließend sei erwähnt, daß Hahnemanns Angaben aus der ersten Hälfte des 19. Jahrhunderts für seine Zeitgenossen in diesem wichtigen Punkt offenbar ausführlich genug waren, so daß es keine größere Uneinigkeit darüber gab, welche Symptome nun wahlanzeigend sind und welche nicht. Besonders dieser Punkt aber hat in der Folgezeit innerhalb der Homöopathie zur Ausbildung unterschiedlicher „Schulen" geführt, die alle den § 153 (Organon 5 und 6) auf ihre eigene Art und Weise interpretieren und somit in der zentralen Frage: „Was ist besonders ähnlich?" eigene Wege gehen. Diese Eigenständigkeit ist natürlich mehr als legitim, die Berufung auf und Rechtfertigung mit Hahnemann erscheint dagegen unangebracht.

C) Zeitpunkt der Einnahme

Zum Einnahmezeitpunkt macht Hahnemann unterschiedliche Angaben. Zunächst ist der Zeitpunkt abhängig von der Arznei. Ignatia z.B. soll „am besten **früh**"[4] gegeben werden, Nux-vomica hingegen spät, „einige Stunden vor Schlafengehen [...]; doch macht das dringende Bedürfniß Ausnahme."[5]

Für die antipsorischen Arzneien setzt Hahnemann dagegen einen Normzeitpunkt fest, der zuerst in den Morgenstunden liegt: „Die beste Zeit zur Einnahme einer Gabe antipsorischer Arznei scheint weniger Abends,

---

[1] Jahr 1840.
[2] CK 1, S. –/150. Vgl. Organon § –/–/148/148.
[3] Gypser 1987, S. 69.
[4] RAL 2³, S. 143. Vgl. RAL 2², S. 165 und RAL 2¹, S. 130.
[5] RAL 1³, S. 193. Vgl. RAL 1², S. 199 und RAL 1¹, S. 78.

eine Stunde vor Schlafengehn, als früh, nüchtern zu seyn".[1] Später verlegt Hahnemann den optimalen Zeitpunkt dann aber doch auf die Abendstunden:

> Oefterer ist es in Behandlung langwieriger Krankheiten dienlich, das Einnehmen, so wie das Einreiben Abends, kurz vor Schlafengehen verrichten zu lassen, weil dann weniger Störung von aussen her zu fürchten ist, als wenn es früh vorgenommen wird.[2]

Festzuhalten bleibt also der Blickwechsel von der Arznei zur Krankheitsform. Hahnemann differenziert zwar nicht ausdrücklich zwischen akuten und chronischen Krankheiten, weil er aber in der zitierten Passage von langwierigen Krankheit spricht, kann davon ausgegangen werden, daß die Einnahme in akuten Krankheiten so schnell wie möglich erfolgen soll, so daß es hier keinen Normzeitpunkt gibt.

D) Anzahl der Medikamente

Wieviele Arzneien dürfen in einem Krankheitsfall gegeben werden, und wenn es mehrere sind, dürfen sie gleichzeitig verabreicht werden oder nicht? Diese Frage berührt einen der Grundpfeiler in Hahnemanns Homöopathie-Konzept, der über die Jahre hinweg feststeht, für einige Monate aber vorübergehend gehörig ins Wanken gerät. Dieser Grundpfeiler ist Hahnemanns Diktat, immer nur *eine* Arznei auf einmal zu geben, um unbekannte, störende Einflüsse möglichst zu vermeiden:

> In keinem Falle von Heilung ist es nöthig, und deßhalb allein schon unzulässig, mehr als **eine einzige, einfache** Arzneisubstanz auf einmal beim Kranken anzuwenden. Es ist nicht einzusehen, wie es nur dem mindesten Zweifel unterworfen seyn könne, ob es naturgemäßer und vernünftiger sey, nur einen **einzelnen, einfachen**, wohl gekannten Arzneistoff auf einmal in einer Krankheit zu verordnen, oder ein Gemisch von mehren, verschiednen. In der einzig wahren und einfachen, der einzig naturgemäßen Heilkunst, in der Homöopathie, ist es durchaus unerlaubt, dem Kranken zwei verschidne Arzneisubstanzen **auf einmal** einzugeben.
> Da der wahre Heilkünstler bei ganz einfachen, einzeln und unvermischt angewendeten Arzneien schon findet, was er nur irgend wünschen kann, [...] so wird es ihm nach dem Weisheitsspruche: 'daß es unrecht sei, durch Vielfaches

---
[1] CK 1, S. 231/171.
[2] CK 3², S. XII.

bewirken zu wollen, was durch Einfaches möglich,' nie einfallen, je mehr als einen einfachen Arzneistoff als Heilmittel auf einmal ein zu geben, schon deßhalb nicht, weil, gesetzt auch, die einfachen Arzneien wären auf ihre reinen, eigenthümlichen Wirkungen, im ungetrübten, gesunden Zustande des Menschen **völlig ausgeprüft**, es doch unmöglich vorauszusehen ist, **wie** zwei und mehre Arznei- Stoffe in der Zusammensetzung einander in ihren Wirkungen auf den menschlichen Körper hindern und abändern könnten, und weil dagegen ein einfacher Arzneistoff bei seinem Gebrauche in Krankheiten, deren Symptomen-Inbegriff genau bekannt ist, schon vollständig und allein hilft, wenn er homöopathisch gewählt war, und selbst in dem schlimmsten Falle, wo er der Symptomen-Aehnlichkeit nicht ganz angemessen gewählt werden konnte, und also nicht hilft, doch dadurch nützt, daß er die Heilmittel-Kenntniß befördert, indem durch die in solchem Falle von ihm erregten neuen Beschwerden, diejenigen Symptome bestätigt werden, welche dieser Arzneistoff sonst schon in Versuchen am gesunden menschlichen Körper gezeigt hatte; ein Vortheil, der beim Gebrauche aller zusammengesetzten Mittel wegfällt.[1]

Im Zweifelsfall, wenn zwei Arzneien gleich gut zu passen scheinen, soll erst die eine, dann die andere gegeben werden.[2]

Die Forderung nach der Einzelmittelgabe richtet sich zum einen gegen die Praxis der Allöopathie und ihre aus einer Vielzahl verschiedener Arzneien scheinbar wahllos zusammengesetzten Rezepte. Zum anderen erfüllt sie Hahnemanns Ideal, das angestrebte Ziel auf kürzestem und einfachstem Wege zu erreichen. Dieses Ideal, das Hahnemann nicht nur im oben zitierten § 299/272/274/274 zum Ausdruck bringt, sondern auch noch andernorts, kann für Hahnemanns Homöopathie-Konzept in seiner Bedeutung gar nicht hoch genug veranschlagt werden. Ein Großteil seiner Entwicklung kann auf das Bemühen um Erfüllung dieses „Weisheitsspruche[s]" zurückgeführt werden (vgl. Kapitel II.4.3.3).

Die angegebenen Paragraphen verdeutlichen, daß es Hahnemann besonders auf die *eine* Arznei zu *einem* gegebenen Zeitpunkt ankommt. Damit ist nicht gesagt, daß auch nur eine Arznei im gesamten Krankheitsverlauf angewendet werden darf. Im Gegenteil weist Hahnemann ausdrücklich darauf hin, daß besonders zur Heilung der Psora ein Mittel alleine in der Regel nicht ausreicht:

In den unvenerischen, folglich am gewöhnlichsten, aus Psora entstandenen, chronischen Krankheiten bedarf man zur Heilung oft mehrer, nach einander anzuwendender, antipsorischer Heilmittel, doch so, daß jedes folgende dem

---

[1] Organon § 297–299/270–272/272–274/273, 274.
[2] Organon § 175–177/163–165/169/169.

Befunde der, nach vollendeter Wirkung des vorgängigen Mittels übrig gebliebenen Symptomen-Gruppe gemäß, homöopathisch gewählt werde.[1]

Auch in akuten Krankheiten ist zuweilen mehr als ein Medikament nötig, z.b. Aconit, Spongia und Hepar sulphuris bei der „häutige[n] Bräune",[2] einem Krankheitsbild, das unserem heutigen Verständnis von Krupp- und besonders Pseudokrupphusten nahe kommt.

Eine Variante dieses Nacheinanders ist die Zwischenmitteln-Gabe, die einmal bei akuten Zwischenkrankheiten eingesetzt werden kann, ein andermal zur Vorbereitung der Wiederholung des „Hauptmittel[s]"[3] dient. In dieser Funktion können die Zwischenmittel als Vorstufe zur häufigeren und zuletzt täglichen Wiederholung angesehen werden.

Wo demnach nicht sogleich ein durchaus angemessenes, einzig specifisches (homöopathisches) Mittel, aus Mangel auf ihre reine Wirkung geprüfter Arzneien, zu finden ist, da wird es gewöhnlich doch noch eine oder noch ein Paar für die charakteristischen Ursymptome der Krankheit nächst beste Arzneien geben, wovon – nach dem jedesmaligen Krankheitszustande – die eine oder die andre als Zwischenarznei dienlich seyn wird, so daß ihr mit der Hauptarznei wechselnder Zwischengebrauch die Herstellung weit sichtbarer fördert, als die, bei ihrer Unvollkommenheit, unter den vorhandenen noch am angemessensten befundene Hauptarznei zwei oder mehrmal hinter einander allein gebraucht.[4]

1828 empfiehlt Hahnemann, z.B. Nux-vomica C30 vor einer zweiten Gabe Sulphur zu geben.[5] Im Laufe der weiteren Entwicklung wird der Einsatz von Zwischenarzneien mehr und mehr überflüssig, so daß sich dieses Verfahren nur noch bis 1838 nachweisen läßt,[6] nicht aber in der letzten Organonauflage. Dort findet sich aber noch der zweite erwähnte Einsatzbereich der Zwischenarznei: die während der Behandlung eines chronischen Leidens akut auftretenden Krankheiten oder Symptome. Hahnemann rät z.B. zur Zwischengabe von China bei bestimmten Wechselfiebertypen,[7] von

---

[1] Organon § –/168/171/171. Die wahlanzeigenden Symptome sind also in der Regel unter den Symptomen des Ist-Zustandes zu suchen. Vgl. Organon § 178/166/170/170.
[2] RAL 6^2, S. 199.
[3] Organon § 272/–/–/–.
[4] Organon § 270/–/–/–.
[5] CK 1, S. 185/–.
[6] CK 4^2, S. 352.
[7] Organon § –/231/234/234.

Nux-vomica bei „krankhafte[r] Beschaffenheit des Monatlichen",[1] von Veratrum album bei Geistes- und Gemütskrankheiten[2] oder schließlich von Aconit in „großen, akuten entzündlichen Fiebern".[3]

Mitunter sind die Krankheiten aber so gelagert, daß weder die Verabreichung einer Zwischenarznei noch die Nacheinanderreichung mehrerer Mittel zum Ziel führt. Für diese Fälle empfiehlt Hahnemann eine zweite Variante des Nacheinanders, die Abwechslung zweier Arzneien. Auf die Abwechslung in chronischen Krankheiten, besonders der Sykosis, ist bereits oben eingegangen worden.[4] Dort wurde auch auf die schematische Behandlungsfolge im Falle einer Komplikation mehrerer chronischer Miasmen hingewiesen, die u.U. nach einem durchlaufenen Zyklus erneut von vorne begonnen werden muß. Eine besondere Rolle spielt die Abwechslung aber in akuten Krankheiten. Hier empfiehlt Hahnemann z.B. einen Wechsel von Cina mit Capsicum bei epidemischen Fiebern[5] oder Pulsatilla mit Nux-vomica „zur Stillung hoher Reizbarkeit".[6] Als Hahnemann einmal selbst akut erkrankte, griff er dementsprechend abwechselnd zu Arsenicum album und Staphisagria.[7]

Von der Abwechslung, bei der immer noch *eine* Arznei zu *einem* Zeitpunkt gegeben wird, ist es nicht mehr weit zum Doppelmittel, bei dem beide Arzneien *gleichzeitig* verabreicht werden. 1833 erwähnt Karl Julius Aegidi (1795–1874) Hahnemann gegenüber 233 durch Doppelmittel geheilte Fälle[8] und führt zu Erklärung an, daß bei der Mischung potenzierter Arzneien keine chemische Reaktion die Wirkung der einzelnen Partner beeinflussen könne.[9] Hahnemann akzeptiert diese Begründung zunächst, denn auch die Gabe von Hepar sulphuris sei eigentlich die Gabe eines Doppelmittels von Kalzium und Schwefel.[10] Angespornt durch Aegidis Erfolge ist Hahnemann dann schließlich neugierig und mutig genug, das Verfahren in seiner

---

[1] CK 1, S. 233/172.
[2] RAL 3², S. 326.
[3] RAL 1³, S. 437. Vgl. RAL 1², S. 446.
[4] Thuja abwechselnd mit Acidum nitricum (CK 1, S. 25/18 und 146/106), oder die „zeitgemäße Abwechselung des besten antisyphilitischen mit den die Krätze heilenden Mitteln" (Organon § 35/35/40/40). Vgl. § 180/–/–/– und –/229/232/232.
[5] CK 1, S. 224/165.
[6] CK 2¹, S. 15.
[7] Haehl 1922 II, S. 187.
[8] Haehl 1922 II, S. 88.
[9] Eppenich 1995, S. 339.
[10] Haehl 1922 II, S. 88.

eigenen Praxis auszuprobieren und damit das Fundament der Einzelmittelgabe auszuhöhlen. Im Juni 1833 berichtet er Bönninghausen gegenüber von ersten Versuchen und ihren positiven Ergebnissen, die ihn veranlaßt hätten, dieser Methode in der fünften Organonauflage einen Platz zu reservieren:

> Auch ich habe schon den Anfang mit zwei zusammenpassenden Arzneien, auf einmal gerochen, gemacht und hoffe auf guten Erfolg. Auch habe ich in der nun eben in Druck zu gebenden fünften Ausgabe des Organons diesem Verfahren einen eignen Paragraph gewidmet und es so gehörig zur Kenntniß der Welt gebracht.[1]

Im September 1833 erfährt Hahnemann noch vor Veröffentlichung der fünften Auflage, daß dieser sogenannte Doppelmittelparagraph dem „orthodoxe[n] Pabst [!] der alten Schule",[2] Hufeland, zu Ohren gekommen sei und dieser darin eine erfreuliche Rückkehr der Homöopathie zur Allöopathie sich anbahnen sehe. Hahnemann streicht daraufhin den Paragraphen aus dem Manuskript. Erst 1865 druckt ihn Arthur Lutze (1813–1870) in seiner sechsten Auflage des Organons als § 274b ab:

> Einzelne zusammengesetzte (complicirte) Krankheitsfälle gibt es, in welchen das Verabreichen eines **Doppelmittels** ganz homöopathisch und echt rationell ist; wenn nämlich jedes von zwei Arzneimitteln dem Krankheitsfalle homöopathisch angemessen erscheint, **jedes jedoch von einer andern Seite**; oder wenn der Krankheitsfall auf mehr, als einer der von mir aufgefundenen drei Grundursachen chronischer Leiden beruht, und ausser der Psora auch Syphilis oder Sykosis mit im Spiele ist. Ebenso wie ich bei sehr rapiden akuten Krankheiten zwei oder drei der passendsten Mittel in Abwechslung eingebe, z.B. bei der Cholera Cuprum oder Veratrum, oder bei der häutigen Bräune Aconit, Hepar sulph. und Spongia, so kann ich bei chronischen Leiden zwei von verschiednen Seiten wirkende, homöopathisch genau angezeigte Mittel, in **kleinster Gabe, zusammen** verabreichen.
> Warnen muß ich hierbei auf das bestimmteste vor jeder gedankenlosen Mischung oder leichtsinnigen Wahl zweier Arzneien, welches der allöopathischen Vielmischerei ähnlich kommen würde. Auch muß ich noch einmal besonders hervorheben, dass dergl. homöopathisch richtig gewählte Doppelmittel nur in den **höchstpotenzirten, feinsten Gaben** verabreicht werden dürfen.[3]

---

[1] Stahl 1997, S. 86, Brief vom 17.06.1833.
[2] Stahl 1997, S. 88f., Brief vom 15.09.1833.
[3] Hahnemann 1865, S. 266f.

Hahnemann streicht aber nicht nur diesen Paragraphen, sondern fügt der fünften Auflage noch eine Anmerkung bei, in der er die Gabe von Doppelmitteln ausdrücklich verbietet:

> Es haben zwar einige Homöopathiker versucht, in Fällen, wo sie für den einen Theil der Symptome eines Krankheits-Falles das eine, für den andern Theil derselben aber ein zweites Arzneimittel passend homöopathisch erachteten, beide Arzneimittel zugleich, oder fast zugleich einzugeben; aber ich warne ernstlich vor einem solchen Wagstück, was nie nöthig seyn wird, wenn's auch zuweilen dienlich schiene.[1]

Dieser Maßnahme liegen natürlich auch taktische Erwägungen zugrunde. Einerseits mußte sich Hahnemann gegenüber Hufeland und der Allöopathie abgrenzen, andererseits war die Gefahr einer unerlaubten Ausweitung dieses Paragraphen in Richtung homöopathischer Komplexmittel offensichtlich. Zu den taktischen Gründen gesellen sich wissenschaftliche. Im Oktober 1833 schreibt Hahnemann an Bönninghausen: „Allein von mehren Versuchen dieser Art sind mir nur einer oder zwei gut gerathen, was zur apodiktischen Aufstellung eines neuen Lehrsatzes nicht hinreicht."[2] Auch die Erklärung, Mineralsalze seien eigentlich „natürliche" Doppelmittel, läßt Hahnemann nun nicht mehr gelten, weil sie, im Gegensatz zu den künstlichen, keinerlei Veränderung bei Zubereitung der Gabe unterworfen seien.[3] Am selben Ort bezeichnet Hahnemann die Gabe von Doppelmitteln dann abschließend als „gräuliche Ketzerei".

Die geschilderte Entwicklung ist deswegen so interessant, weil sie mehrere Rückschlüsse zuläßt. Zum einen spricht es für Hahnemanns Offenheit gegenüber neuen Verfahren, einen so wichtigen Grundsatz wie die Einzelmittelgabe, wenn auch nur vorübergehend und in Ausnahmesituationen, in Frage zu stellen und mitunter sogar aufzugeben. Zweitens wird deutlich, wieviele Gedanken hinter der Neuaufnahme eines Paragraphen in das Organon stehen, sowohl taktischer als auch wissenschaftlicher Art. Und drittens wird klar, daß die Frage, ob zwei Mittel nacheinander gegeben werden oder gleichzeitig, für Hahnemann keineswegs eine „Haarspalterei"[4] ist, sondern vielmehr eine Gretchenfrage, die an den Grundfesten seiner (neuraltheoretischen) Vorstellungen rüttelt. Es ist für Hahnemann nicht einerlei, ob man zwei Reize gleichzeitig verordnet, die zusammen den Organismus in einen unbekannten Zustand versetzen, oder einen be-

---

[1] Organon § –/–/272/–. Vgl. –/–/–/169.
[2] Stahl 1997, S. 89, Brief vom 16.10.1833.
[3] Stahl 1997, S. 125, Brief vom 18.09.1836. Vgl. Organon § –/–/–/273.
[4] Ritter 1986, S. 136.

kannten Reiz nach dem anderen. Hahnemann entscheidet sich, nach kurzem Zögern, in dieser Frage für die Sicherheit der Einzelmittelgabe und bewahrt damit ein bis heute gültiges Identifikationsmerkmal Klassischer Homöopathie.[1]

E) Arzneimittelgabe, Wahl der Potenz und Modifikation

Vorab sei bemerkt, daß wesentliche Entwicklungen unter besonderer Berücksichtigung der jeweiligen Neuerungen in der Tabelle am Ende dieses Abschnittes (S. 240) zusammengefasst werden.

Hahnemann unterscheidet bei der Arzneimittelgabe zwei Komponenten, eine materielle (Stichwort: Streukügelchen) und eine dynamische (Stichwort: Potenz). Die dynamische Wirkung gewinnt erst mit der Verfeinerung der Zubereitung an Bedeutung, so daß in Organon 3 noch die materielle im Vordergrund steht. In Organon 6 überlappen sich beide, eine genaue Trennung ist deswegen nicht immer möglich. In der Regel nennt Hahnemann die materielle Komponente „Gabe" und die dynamische „Potenzierung", „Verdünnung" oder „Dynamisation". Er rät z.B., „die kleinsten Gaben der tiefsten Verdünnungen der Arzneien"[2] bzw. „die kleinsten Gaben der höhern Dynamisationen"[3] zu geben. Damit ist zugleich das Ziel angesprochen, „die Gabe **gehörig** (d. i. möglichst) **klein**"[4] einzurichten, weil eine zu große Gabe schaden muß:

> Die Angemessenheit einer Arznei für einen gegebnen Krankheitsfall, beruht nicht allein auf ihrer treffenden homöopathischen Wahl, sondern eben so wohl auf der erforderlichen, richtigen Größe oder vielmehr Kleinheit ihrer Gabe. Giebt man eine **allzu starke Gabe** von einer, auch für den gegenwärtigen Krankheitszustand völlig homöopathisch gewählten Arznei, so muß sie, ungeachtet der Wohlthätigkeit ihrer Natur an sich, dennoch schon durch ihre Größe und den hier unnöthigen, überstarken Eindruck schaden, welchen sie auf die Lebenskraft und durch diese gerade auf die empfindlichsten und von der na-

---

[1] Auf die in der Zeitschrift Homoeopathic Links 2 (1992), S. 6, von Ramanlal P. Patel aufgeworfene Frage: „Classical Homoeopathy, what is it?", antwortete ein Leserbriefschreiber: „So my conclusion is that the 'unique dose' is as important as the name 'classical' to indicate the real Hahnemannian, Unitarian homoeopathy in every country of the World." (Fons Vanden Berghe in: Homoeopathic Links 3 (1992), S. 6)
[2] Organon § 275/253/253/–.
[3] Organon § –/–/–/253.
[4] Organon § 275/253/253/253.

türlichen Krankheit schon am meisten angegriffenen Theile im Organism, vermöge ihrer homöopathischen Aehnlichkeits-Wirkung macht.[1]

Die Gefahr einer zu großen Gabe liegt somit in einer zu starken homöopathischen Verschlimmerung,[2] einer neu hinzugefügten Arznei-Krankheit[3] sowie einer Übertönung der zu allererst auf der Geistes- und Gemütsebene bemerkbaren Besserung.[4] Gibt man z.b. Schwefel gar in rohem Zustand, wird

> das Krankseyn in einigen Fällen verstärkt, oder doch eine neue Krankheit hinzugefügt, theils weil ihn [den Schwefel, M.W.] die Lebenskraft als ein heftig angreifendes Mittel durch Purgirstühle, oder Erbrechen ausstößt, ohne seine Heilkraft sich zu Nutze gemacht zu haben.[5]

Zu groß also darf die Gabe nicht sein, aber kann sie nicht andererseits zu klein sein, um überhaupt noch eine Wirkung zu entfalten? Diese Möglichkeit ist für Hahnemann beinahe ausgeschlossen, weil

> nach allen Erfahrungen, fast keine Gabe einer hoch potenzirten, specifisch passenden, homöopathischen Arznei bereitet werden kann, welche zur Hervorbringung einer deutlichen Besserung in der angemessenen Krankheit zu klein wäre.[6]

Während die Grenze nach oben folglich rasch überschritten ist, ist sie nach unten quasi offen, was mit Hahnemanns Vorstellung von der unendlichen Teilbarkeit der Materie zusammenhängt.[7]

Damit ist aber noch nicht gesagt, wie klein *genau* die Gabe denn nun sein soll, „wie klein also, zum Behufe der besten Heilung die Gabe jeder einzelnen, für einen Krankheitsfall homöopathisch gewählten Arznei seyn müsse".[8] Für Hahnemann kann diese Frage nur durch die reine Erfahrung beantwortet werden, nicht aber durch theoretische Mutmaßungen:

> Diese reine Erfahrung zeigt **durchgängig**, daß [...] **die Gabe des homöopathisch gewählten Heilmittels nie so klein bereitet werden kann, daß sie nicht noch stärker, als die natürliche Krankheit wäre, und sie nicht, wenigstens zum Theil, zu überstimmen, auszulöschen und zu heilen ver-**

---

[1] Organon § 300/273/275/275.
[2] Organon § 301/274/276/276.
[3] Ebd.
[4] Organon § 275/253/253/253.
[5] CK 1, S. 176/127.
[6] Organon § 267/248/249/249. Vgl. § 167a/154/160/160.
[7] Organon § 305/278/280/–. Vgl. § –/40/51/51.
[8] Organon § 303/276/278/278.

möchte, so lange sie noch einige, obschon geringe Erhöhung ihrer Symptome über die ihr ähnliche Krankheit (geringe homöopathische Verschlimmerung [...]) **gleich nach ihrer Einnahme zu verursachen im Stande ist.**[1]

Hier präsentiert Hahnemann einen Zirkelschluß, an dessen Ende der Leser genauso klug ist wie zuvor und immer noch wissen möchte, wie klein denn nun endlich die Gabe sein soll. Hahnemann antwortet darauf in Organon 3 und 4 mit einem Verweis auf die Vorreden zu den einzelnen Arzneien in der RAL.[2] Dort finden sich zu jeder Arznei eigene Angaben, wobei meist ein ganzer oder ein kleiner Teil eines Grans bzw. eines Tropfens gegeben werden soll und zwar je kleiner, je empfindlicher der Patient ist. Diese Angaben mußten Hahnemann, wie bereits gezeigt, zu ungenau erscheinen, weswegen er schließlich die Streukügelchen einführte.

Ab 1828 ist die kleinste Gabe *ein* solches, mit der potenzierten Arznei befeuchtetes, mohnsamengroßes Streukügelchen.[3] Diese Definition zieht sich bis Organon 6 durch:

> Ein solches Kügelchen, trocken auf die Zunge gelegt, ist eine der kleinsten Gaben für einen mäßigen, so eben entstandnen Krankheits-Fall. Hier werden nur wenige Nerven von der Arznei berührt, aber ein gleiches Kügelchen unter etwas Milchzucker zerquetscht, in vielem Wasser [...] aufgelöset und vor jedem Einnehmen wohl geschüttelt, giebt eine weit stärkere Arznei zum Gebrauche auf viele Tage. Jede noch so kleine Menge hievon als Gabe gereicht, berührt dagegen sogleich viele Nerven.[4]

Die im letzten zitierten Satz geäußerte Vorstellung, daß eine Arznei bei der Einnahme mit Wasser stärker wirkt, weil dann mehr Nerven berührt wer-

---

[1] Organon § 304/277/279/279, zitiert nach Organon 5. In Organon 6 fällt die Verschlimmerung als Kriterium im Zuge einer allgemeinen, in Kapitel II.3.2.2 H geschilderten Entwicklung weg.
Hahnemann nennt zu dieser Regel eine Einschränkung und eine Ausnahme. Die Einschränkung liegt in der Bedingung einer fehlerfreien Diät und Lebensordnung (CK 1, S. –/149), die Ausnahme bildet die Behandlung der Lokalsymptome chronisch-miasmatischer Krankheiten, also Krätze, Feigwarzen und Schanker: „Diese vertragen nicht nur, sondern sie erfordern sogar, gleich Anfangs, große Gaben ihrer specifischen Heilmittel von immer höherem und höherem Dynamisations-Grade, täglich, auch wohl mehrmal [!] täglich eingenommen." (Organon § –/–/–/282)
[2] Organon § 305/278/–/–.
[3] CK 1, S. 185/–. Vgl. Organon S. –/9f./13/24 und § –/–/246/–. An anderer Stelle nennt Hahnemann einen mesmerischen Strich die kleinste homöopathische Gabe (§ 319/291/293/–).
[4] Organon § –/–/–/272.

den, findet sich nicht erst in Organon 6, sondern bereits in Organon 3.[1] Neu im Organon ist jedoch die geforderte Modifikation der Gabe vor dem jedesmaligen Einnehmen durch Schütteln. Diese Abänderung der Gabe lehrt Hahnemann zuvor schon in den CK 1[2], wo er die Auflösung einer Arznei in ein Glas Wasser und die Einnahme nach vorherigem Umrühren beschreibt:

> Soll die Gabe stärker wirken, so rührt man sie in etwas mehr Wasser bis zu deren Auflösung, ehe man sie einnimmt, und in noch mehr Wasser, wenn sie noch stärker wirken soll, und dann läßt der Arzt diese Auflösung auch wohl nur theilweise, erst auf mehre Male austrinken. Läßt er diese Auflösung auf 2, 3 Mal in eben so viel Tagen austrinken, so muß sie nicht bloß das erste Mal, sondern auch die andern beiden Male wieder umgerührt werden, wodurch jeder solcher aufs neue umgerührte Theil einen etwas andern, höhern Potenz-Grad erhält und so williger von der Lebenskraft aufgenommen wird.[2]

1837 erwähnt er dann das Schütteln der Arzneiauflösung in einem Fläschchen,[3] ein Verfahren, das er in der Praxis seit 1836 anwendete.[4] In Organon 6 bestimmen dann die Modifikation durch Schütteln und die löffelweise Einnahme der Arzneiauflösung das Bild:

> Zu dieser Absicht wird die Arznei-Auflösung **vor jedem Male Einnehmen** (mit etwa 8, 10, 12 Schüttel-Schlägen der Flasche) von Neuem potenzirt, wovon man den Kranken Einen, oder (steigend) mehre Kaffee- oder Thee-Löffelchen einnehmen läßt.[5]

In einer Anmerkung zum selben Paragraphen heißt es bezüglich der Auflösung:

> Die Auflösung des Arznei-Kügelchens (denn mehr als Ein Kügelchen braucht man von einer gehörig dynamisirten Arznei selten dazu) in einer sehr großen Menge Wassers, kann man dadurch ersetzen, daß man von einer Auflösung, z.B. in nur 7, 8 Eßlöffeln Wassers, **nach vorgängigem, starkem Schütteln der Flasche**, einen Eßlöffel in ein Trinkglas Wasser (von etwa 8, 10 Eßlöffeln Inhalt) gießt, letzteres mehrmals **stark umrührt** und dem Kranken hievon die bestimmte Gabe eingiebt. *Wenn der Kranke ungewöhnlich erregbar und empfindlich ist*, so nimmt man aus dem, so stark umgerührten Glase, einen Thee-

---

[1] Organon § 311/284/286/–.
[2] CK 1, S. –/171.
[3] CK 3[2], S. VII.
[4] Haehl 1922 II, S. 504.
[5] Organon § –/–/–/248. Vgl. § –/–/–/ 161, –/–/–/238 und –/–/–/246.

oder Kaffee-Löffel voll, den man in ein zweites Trinkglas stark einrührt, um davon dem Kranken einen Kaffeelöffel (oder etwas mehr) einzugeben. Es giebt Kranke von so hoher Erregbarkeit, daß man für sie ein drittes oder viertes Trinkglas zu gehöriger Verdünnung der Arznei-Auflösung, auf ähnliche Weise bereitet, anzuwenden nöthig hat.[1]

Ausgehend von einer mehr arznei- als patientenabhängigen Gabe, schlägt Hahnemann also zunächst den schematischen Weg einer Normdosis (ein Globulus) ein, um später zur jeweils modifizierten, patientenabhängigen Gabe überzugehen.

Eine ähnliche Entwicklung ist, bedingt durch die starke Verknüpfung zwischen materieller und dynamischer Gabe, auch in der Potenzierungsfrage zu erwarten und kann tatsächlich nachvollzogen werden. Auch hier, bei den stark verdünnten Potenzierungen, liegt die Vorstellung von der unendlichen Teilbarkeit der Materie zugrunde. Dabei beobachtet Hahnemann bis Organon 5 mit steigendem Verdünnungsgrad eine nicht proportionale Minderung der Gabe, so daß eine C30 demnach etwa halbsoviel wie eine C15 wirkt:

> und so wird [...] bei gleichem Volumen der Gaben, durch jede (vielleicht mehr als) quadratische Verkleinerung des Arzneigehalts die Wirkung auf den menschlichen Körper sich doch nur jedesmal etwa zur Hälfte mindern. Einen Tropfen einer Decillion-Verdünnung von Krähenaugen-Tinktur habe ich ziemlich genau **halbsoviel** als einen Tropfen quintillionfacher Verdünnung, **sehr oft**, wirken sehen, unter denselben Umständen und bei denselben Personen.[2]

Um es noch einmal ganz klar zu formulieren: Die Wirkungsminderung bei steigendem Potenzgrad ist bis Organon 5 zwar nicht proportional zur Verdünnung, aber trotzdem eine Minderung! In der gleichen Auflage scheint Hahnemann diese Position aber allmählich aufzugeben:

> Je höher man die, mit Potenzirung (durch zwei Schüttelschläge) verbundene Verdünnung treibt, desto schneller wirkend und eindringlicher scheint das Präparat die Lebenskraft arzneilich umzustimmen und das Befinden zu ändern, mit nur wenig verminderter Stärke, selbst wenn man diese Verrichtung sehr weit treibt.[3]

---

[1] Organon § –/–/–/248 (Unterstreichung vom Verfasser).
[2] Organon § 309/282/284/–.
[3] Organon § –/–/287/–.

Die hohen Potenzen wirken nun also fast gleich stark, aber immer noch kürzer. In Organon 6 hat sich Hahnemann schließlich vollends von diesen Vorstellungen gelöst, denn nun wirken die höheren Potenzen kräftiger als die tiefen:

> Es sind nicht die körperlichen Atome dieser hoch dynamisirten Arzneien noch ihre physische oder mathematische Oberfläche [...], vielmehr liegt unsichtbarer Weise in dem so befeuchteten Kügelchen oder in seiner Auflösung eine aus der Arznei-Substanz möglichst enthüllte und frei gewordene, specifische Arzneikraft, welche schon durch Berührung der lebenden Thierfaser auf den ganzen Organism dynamisch einwirkt (ohne ihm jedoch irgendeine, auch noch so fein gedachte Materie mitzutheilen) und zwar *desto stärker, je freier und immaterieller sie durch die Dynamisation [...] geworden war.*[1]

Dieser Gesinnungswandel hängt sicherlich mit der bereits beschriebenen Q-Potenzentwicklung und ihren 100 Schüttelschlägen zusammen. Weiter unten geschilderte Hinweise lassen vermuten, daß diese Vorstellung aber nicht nur für die neuen Q-, sondern auch für die C-Potenzen gilt. Eine Beantwortung der sich daraus ergebenden Fragen nach der Gültigkeit seiner früheren Beobachtungen umgeht Hahnemann in der sechsten Auflage des Organons.

Zur konkreten Potenzhöhe wollen wir zunächst die Situation in Organon 3 betrachten. Wie oben erwähnt, verweist Hahnemann auf die RAL, wo er nicht nur Angaben zur materiellen Gabe, sondern auch zur Potenzwahl macht. Von der Tinktur[2] bis zur C30[3] finden sich dort alle von Hahnemann zur Gabe vorgeschlagenen Zwischenstufen,[4] die je nach Arznei und Empfindlichkeit des Patienten variieren. In den CK 1^1–1^4 und im Organon 4 bietet sich ein ähnliches Bild, allerdings mit einer Neigung zu den höheren Potenzen.

1829 ändert sich dieses Bild und damit Hahnemanns Vorschriften zur Potenzwahl in Abhängigkeit von Arznei und Empfindlichkeit des Kranken. Er schreibt an Gustav Adolph Schréter (1803–1864):

> Ich billige es nicht, wenn sie die Arzneien höher (als zu XII [= C36, M.W.] und XXII [= C66, M.W.]) potenziren wollen – einmal muß doch die Sache ein Ziel haben und kann nicht ins Unendliche gehen. – Bei der festen Bestim-

---

[1] Organon § –/–/–/11 (Hervorhebung vom Verfasser).
[2] Z.B. Sarsaparilla, RAL 4^2, S. 224.
[3] Z.B. Belladonna, RAL 1^2, S. 14.
[4] Vgl. Tabelle S. 183.

mung aber, daß die homöopathischen Arzneien sämtlich bis X [= C30, M.W.] verdünnt und potenzirt werden sollten, entsteht ein gleichartiges Verfahren in den Kuren aller Homöopathiker, und wenn sie eine Heilung beschreiben, so können wir etwas davon nachmachen, da sie, wie wir, mit gleichen Werkzeugen operiren. Mit einem Worte, wir thun wohl, auf diesem gebahnten Wege unverrückt fortzugehen. Dann können uns auch die Feinde nicht vorwerfen, wir hätten nichts Bestimmtes, keine feste Norm.[1]

Diese Normdosis lehrt er auch in Organon 5, wo er „die 30ste Kraft-Entwickelung (potenzirte Decillion-Verdünnung, X) als die gebräuchlichste"[2] bezeichnet. Ausnahmen bilden lediglich die Behandlung der Cholera mit „dünner Kampher-Auflösung"[3] und die äußerliche Betupfung der Feigwarzen mit dem Saft des Lebensbaumes.[4] Die generelle Empfehlung der C30 läßt sich auch noch in den Bänden der zweiten Auflage der CK verfolgen, jedoch mit abnehmender Bedeutung.

Hahnemann legt sich auf die C30 fest, um durch diese Norm eine Vergleichbarkeit der Homöopathen untereinander zu garantieren; daraus darf jedoch nicht geschlossen werden, daß er keine Erfahrung mit höheren Potenzen besaß.[5] Bereits in Organon 3 erwähnt er die Herstellung einer Arznei mit „20, 30 *u.s.w.* Verdünnungsgläser[n]",[6] wobei ungeklärt bleibt, was unter dem „u.s.w." genau zu verstehen ist. Zwei Jahre später jedenfalls berichtet er über Versuche mit Thuja C60,[7] im Brief an Schréter erwähnt er die C66 und in Organon 5 neben der C60 sogar eine C150 und C300.[8] Sechs Jahre später, 1839, empfiehlt er die C50,[9] und Mélanie schließlich berichtet, er habe gegen Ende seines Lebens Potenzen bis zur C200 und C1000 verschrieben.[10]

Diese Experimentierfreude in den späten Jahren zeigt sich aber nicht nur in der Wahl der Einzelpotenzen, sondern besonders in Versuchen mit Potenzkaskaden, ein Vorgehen, das Hahnemann erstmals in den CK 1^2 er-

---

[1] Haehl 1922 I, S. 352.
[2] Organon § –/–/270/–. Vgl. § –/–/246/– und –/–/287/–.
[3] Organon § –/–/246/–.
[4] CK 1, S. 146/106.
[5] Der Begriff „Hochpotenz" wurde erst 1844 von Gustav Wilhelm Groß eingeführt, wobei zunächst kein Konsens bestand, ab welcher Zubereitungsstufe von einer Hochpotenz gesprochen werden soll. Eine C30 galt noch allgemein als unter bestimmten Umständen wirksam (vgl. Jacobi 1995, S. 33f.).
[6] Organon § 312/285/287/– (Hervorhebung vom Verfasser).
[7] RAL 5^2, S. 122.
[8] Organon § –/–/287/–.
[9] CK 5^2, S. V.
[10] Haehl 1922 I, S. 359.

wähnt. Dort weist Hahnemann darauf hin, daß unter bestimmten Bedingungen eine Wiederholung der Arznei angezeigt ist, wobei die Arznei in einem jedesmal anderen Verdünnungsgrad gegeben werden soll. Wenn der Arzt das Mittel dem Patienten

> z.B. zuerst in der 30sten Kraft-Entwickelung ihm gegeben, nimmt er dafür nun etwa die 18te, und wenn die Wiederholung abermals dienlich und nöthig befunden wurde, etwa die 24ste, weiterhin auch wohl die 12te oder 6te u.s.w.[1]

Diese, im Potenzgrad im wesentlichen herabsteigende Kaskade, erwähnt Hahnemann auch 1837 in einem Vorwort[2] und in der Vorrede zu Colocynthis, wo er angibt, diese Arznei bis zur C30 zuzubereiten, „um sich derselben in allen Graden der Dynamisation nach der Beschaffenheit der Krankheits-Umstände bedienen zu können."[3] Solche Potenzfolgen entsprechen der oben erwähnten Vorstellung, daß höhere Dynamisationen schwächer bzw. kürzer wirken als tiefere. Um eine homöopathische Verschlimmerung möglichst zu vermeiden, tastet sich Hahnemann vorsichtig und schrittweise immer näher an stärker wirkende Arzneien heran, wozu auch die wirkungsverstärkende Modifikation durch Schütteln vor der jedesmaligen Einnahme zählt.

Dieses Verfahren wendet er in Paris auch mit höheren Potenzen an, wovon vielfältige Experimente, vor allem mit Sulphur, zeugen.[4] Zu dieser Zeit muß Hahnemann klar geworden sein, daß er ab einer bestimmten Verdünnungsstufe den materiellen Bereich verlassen hat.[5] Diese Erkenntnis ebnet den Weg für die Vorstellung, daß höhere Dynamisationen stärker wirken als tiefere. Aus seinen Pariser Krankenjournalen läßt sich dieser Gesinnungswandel auf Ende 1838 datieren. Zuvor verschrieb er absteigende Potenzfolgen von C165 bis zur C150.[6] Ab dem 28.11.1838 verschreibt er aufsteigende Kaskaden von C190, C191, bis zur C198.[7] Wie bereits erwähnt, beginnt Hahnemann in

---

[1] CK 1, S. –/157. Vgl. S. –/112. Dort rät Hahnemann „in Fällen aber, wo noch eine zweite oder dritte Gabe, (wie doch selten) nöthig würde, da kann dann *ein niedrigerer Potenz-Grad* genommen werden." (Hervorhebung vom Verfasser).
[2] CK 3^2, S. VIII.
[3] CK 3^2, S. 159.
[4] Sauerbeck 1990, Adler 1994.
[5] Organon § –/–/270.
[6] Sauerbeck 1990, S. 230.
[7] Ebd. Zeitgleich verschreibt Hahnemann tiefere C-Potenzen noch immer in absteigender Reihenfolge. Dies könnte auf eine Unterscheidung in zwei Bereiche hinweisen: Während bis zu einem bestimmten, jedoch nicht näher definierten Verdünnungsgrad

dieser Zeit auch mit der Herstellung und Verwendung von Q-Potenzen.[1] Unter den genannten Voraussetzungen liegt es auf der Hand, die neuen Dynamisationen nicht in absteigender Reihenfolge zu verschreiben, sondern mit der Q1 zu beginnen und bis zur Q30[2] fortzuschreiten:

> Von diesen weit vollkommner dynamisirten Arzneibereitungen kann man in akuten Fiebern die kleinen Gaben von den niedrigsten Dynamisations-Graden selbst der Arzneien langdauernder Wirkung [...] auch in kurzen Zwischenräumen wiederholen, so wie in Behandlung chronischer Krankheiten *am besten mit den niedrigsten Dynamisations-Graden den Anfang machen und wo nöthig, zu den höhern Graden übergehen,* den immer kräftiger werdenden, obgleich stets nur gelind wirkenden.[3]

Dieselbe wohlgewählte Arznei kann nun täglich und zwar Monate lang, wo nöthig, fortgebraucht werden; und zwar so, daß wenn der niedre Potenz-Grad binnen einer oder zweier Wochen verbraucht ist (denn bei der, nachstehend gelehrten, neuen Dynamisations-Weise, fängt der Gebrauch mit den untersten Graden an), man bei Behandlung chronischer Krankheiten, in gleicher Art *zu den höhern Graden* übergeht.[4]

So kann in chronischen Krankheiten, jede richtig homöopathisch gewählte Arznei, selbst die, an sich von langer Wirkungsdauer, in täglicher Wiederholung, Monate lang eingenommen werden, mit steigendem Erfolge. Ist aber die Auflösung (in 7, 8, oder 14, 15 Tagen) verbraucht, so muß zu der folgenden Auflösung derselben Arznei – wenn ihr Gebrauch noch angezeigt ist – ein, oder (obwohl selten) mehre Kügelchen von *einem andern (höhern) Potenz-Grade* genommen werden.[5]

Diese Potenzwahl, bei der jeder zu Beginn die Q1 bekommt, ist also zunächst arznei- und patientenunabhängig. Durch die auf S. 234 geschilderten Modifikationen wird dem Einzelfall aber, im Gegensatz zu Organon 5, wieder vermehrt Rechnung getragen. Damit läßt sich auch hier der gleiche Weg wie bei der materiellen Gabe verfolgen: Von der arznei- und patientenabhängigen Potenzwahl in Organon 3 geht Hahnemann über die Normdosis (C30) in Organon 5 zur patientenabhängigen Modifikation einer Normdosis in Organon 6.

---

bei steigender Potenz die Wirkung nachläßt, dreht sich dieses Verhältnis irgendwann um, und die Wirkung steigt nun mit dem Potenzgrad an.

[1] Die erste Q-Potenz (Sulphur Q1) verschreibt Hahnemann am 09.03.1838 (Adler 1994, S. 140, Nr. 24).
[2] Hahnemann selbst ging nur bis zur Q8 (Adler 1994, S. 164).
[3] Organon § –/–/–/270 (Hervorhebung vom Verfasser).
[4] Organon § –/–/–/246 (Hervorhebung vom Verfasser).
[5] Organon § –/–/–/248 (Hervorhebung vom Verfasser).

Folgende Tabelle soll besonders die wesentlichen Neuerungen im Spätwerk zusammenfassen:

Jahr	Werk	Gabe	Potenz	Modifikation	Wirkungs-erklärung
1824	Organon 3	Verweis auf RAL. Dort: ein kleiner Teil eines Tropfens oder eines Grans, Streukügelchen	Verweis auf RAL. Dort: abhängig von Arznei, Tinktur bis C30		Wirkung nimmt mit zunehmendem Potenzgrad ab und in Auflösung zu
1826	RAL 5^2		Thuja C60		
1828	CK 1^1	Kleinste Gabe: 1 Globulus			
1829	Organon 4	Verweis auf RAL	Verweis auf RAL Neigung zu höheren Potenzen (bis C30)		
1833	Organon 5		Norm: C30, außerdem erwähnt: C60, C150, C300		
1835	CK 1^2	In Auflösung, löffelweise	Absteigende Potenzkaskaden: C30→C18→C24→C12→C6	Umrühren vor der jedesmaligen Einnahme	
1837	CK 3^2		Absteigende Potenzkaskaden	Schütteln	
1839	CK 5^2		C50		
1842	Organon 6	In Auflösung, Verdünnen in mehreren Gläsern	Aufsteigende Potenzkaskaden: Q1→Q30	Schütteln, Umrühren	Wirkung nimmt mit zunehmendem Potenzgrad und in Auflösung zu

F) Arzneimittelapplikation

Dieses Kapitel befaßt sich mit der Anwendung der nunmehr in Ähnlichkeit und Stärke ausgewählten Arzneien. Dabei sind Überlappungen zum bisher Gesagten nicht immer zu vermeiden. Hahnemanns Applikationsformen lassen sich grob aufgliedern in eine äußerliche und eine innerliche Verabreichung, bei der besonders die Auflösung in Wasser und das Riechenlassen an der Arznei von Interesse sind. Weil die innerliche Form der Applikation die Hauptrolle in Hahnemanns Werk spielt, wollen wir mit ihr beginnen.

Hahnemann läßt keinen Zweifel daran, daß er die innerliche Anwendung favorisiert. Ein Prüfstein dieser Einstellung sind die Lokalsymptome besonders der chronisch-miasmatischen Krankheiten, die eine äußerliche Behandlung am ehesten rechtfertigen könnten. Aus folgenden Gründen verbietet sich aber eine „**bloß örtliche Anwendung** der von innen heilkräftigen Arznei"[1] ebenso wie eine gleichzeitige Anwendung:

1. Auch hier ist immer der gesamte Organismus erkrankt (vgl. das Kapitel „Menschenbild").
2. Durch eine äußerliche Behandlung weicht das Lokalsymptom schneller als die innere Krankheit. Es steht somit nicht mehr als wichtigster Verlaufsparameter zur Verfügung.[2]
3. Das bloß äußerlich angebrachte Mittel hat zuwenig Einfluß auf die innere Krankheit.[3]
4. Die Gabe des Mittels ist schwerer zu bestimmen als die bei innerer Verabreichung.[4]

Daß Hahnemann in dieser Meinung auch abweichende Positionen vertritt, wird weiter unten ausgeführt.

Welche Organe sind zur innerlichen Applikation geeignet?

> Jeder Theil unsers Körpers, der nur *Tastsinn* besitzt, ist auch fähig, die Einwirkung der Arzneien aufzunehmen, und die Kraft derselben auf alle übrigen Theile fortzupflanzen.
> Außer dem *Magen* sind *Zunge* und *Mund* die empfänglichsten Theile für die arzneilichen Einwirkungen; doch ist auch das *Innere der Nase*, der *Mastdarm*, die *Zeugungstheile*, so wie *alle vorzüglich gefühligen Theile* unsers Körpers zur Aufnahme der Arzneiwirkung fast gleich geschickt, daher auch *hautlose, verwundete oder geschwürige Stellen* den Kräften der Arzneien eine fast eben so eindringliche Einwirkung auf den Organismus verstatten, als wenn die Arznei durch den Mund eingenommen worden wäre.
> Selbst die Theile, welche ihren eigenthümlichen Sinn verloren haben, z.B. eine Zunge und Gaumen, die den Geschmack, oder eine Nase, die den Geruch verloren hat, theilen die bloß auf sie zunächst einwirkende Kraft der Arznei in

---

[1] Organon § 206/195/198/198.
[2] Organon § 205–207/194/197/197.
[3] Organon § 207/–/–/–.
[4] Organon § 203/–/–/–.

nicht geringerer Vollständigkeit der Gesammtheit aller übrigen Organe des ganzen Körpers mit. Auch die *äußere mit Haut und Oberhaut umkleidete Körperfläche* ist nicht unempfänglich für die Aufnahme der Kräfte der Arzneien, vorzüglich der flüssigen, doch sind die empfindlichsten auch die empfänglichsten.[1]

Eine besondere Bedeutung gewinnen hiervon Zunge, Mund und Magen sowie das Innere der Nase. Für Zunge, Mund und Magen erwähnt Hahnemann zwei Applikationsformen, das trockene Streukügelchen als kleinste Gabe und eine Auflösung desselben in Wasser.[2] Die Auflösung verwendete Hahnemann bereits zu Beginn seiner Praxis,[3] und er hält an ihr bis in die letzte Organonauflage fest. Sie dient ihm zur Wirkungsverstärkung (!) der Arznei, weil in flüssiger Form mehr Nerven auf einmal gereizt werden können:

> Aus gleichem Grunde steigt die Wirkung einer homöopathischen Arzneigabe, je in einem größern Umfange von Flüssigkeit aufgelöst sie dem Kranken zum Einnehmen gereicht wird, obgleich der wahre innere Arzneigehalt derselbe blieb. Denn hier wird beim Einnehmen eine weit größere Fläche empfindlicher, die Arzneiwirkung annehmender Nerven berührt. Obgleich der Wahn der Theoristen in der Verdünnung einer Arzneigabe mit einer größern Menge Flüssigkeit beim Einnehmen eine Schwächung ihrer Wirkung finden möchte, so sagt doch die Erfahrung, wenigstens bei dem homöopathischen Arzneigebrauche, gerade das Gegentheil.[4]

Eine Auflösung bietet also dem Arzt die Möglichkeit, die Arzneigabe individuell auf seinen Patienten abzustimmen. Bleibt zu klären, wieviel Flüssigkeit verwendet werden soll. In Organon 3 gibt Hahnemann darauf keine genaue Antwort. 1828, in der ersten Auflage der CK, erwähnt er die Auflösung eines Streukügelchens in „2, 3 Tropfen Wasser",[5] in der zweiten Auflage bereits in „8 Loth"[6] und 1837 dann in „7 bis 20 Esslöffeln Wasser [...], oder bei Schwächlichen und Kindern selbst nur zu einem kleinen Theile eines Esslöffels (ein, zwei Thee- oder Kaffee-Löffelchen voll)".[7] Diese

---

[1] Organon § 314–317/287–290/289–292/284, zitiert nach Organon 5 (Hervorhebungen vom Verfasser).
[2] Die Auflösung hat den Vorteil, daß sie vergleichbar wirkt (Organon § 293/269/–/–), und daß sie notfalls dem Patienten ohne sein Wissen eingegeben werden kann (Organon § 243/225/228/228).
[3] Seiler 1988, S. 66.
[4] Organon § 311/284/286/–. Vgl. § –/–/–/272 und CK 2^2, S. 131.
[5] CK 1, S. 232/171.
[6] CK 1, S. –/157. Etwa 125 ml (1 Lot entspricht ca. 1/30 bis 1/32 Pfund).
[7] CK 3^2, S. VI.

243

Auflösung soll dann sukzessive, unter jedesmaliger Modifikation, eingenommen werden. 1839 verläßt Hahnemann die Angaben in Esslöffeln zwischenzeitlich und rät nur noch zur Auflösung „in vielem Wasser".[1] In der sechsten Organonauflage kehrt er aber wieder zu präziseren Angaben zurück; nun soll die Arznei in „40, 30, 20, 15 oder 8 Eßlöffeln Wasser"[2] aufgelöst werden. Als Alternative gibt er die Auflösung eines Kügelchens in weniger Wasser an, woraus unter Verwendung mehrerer Gläser eine individuell abgestimmte Arzneigabe hergestellt werden kann:

> Die Auflösung des Arznei-Kügelchens [...] in einer sehr großen Menge Wassers, kann man dadurch ersetzen, daß man von einer Auflösung, z.B. in nur 7, 8 Eßlöffeln Wassers, **nach vorgängigem, starkem Schütteln der Flasche**, einen Eßlöffel in ein Trinkglas Wasser (von etwa 8, 10 Eßlöffeln Inhalt) gießt, letzteres mehrmals **stark umrührt** und dem Kranken hievon die bestimmte Gabe eingiebt. Wenn der Kranke ungewöhnlich erregbar und empfindlich ist, so nimmt man aus dem, so stark umgerührten Glase, einen Thee- oder Kaffee-Löffel voll, den man in ein zweites Trinkglas stark einrührt, um davon dem Kranken einen Kaffeelöffel (oder etwas mehr) einzugeben. Es giebt Kranke von so hoher Erregbarkeit, daß man für sie ein drittes oder viertes Trinkglas zu gehöriger Verdünnung der Arznei-Auflösung, auf ähnliche Weise bereitet, anzuwenden nöthig hat.[3]

Ebenfalls neu im Organon ist die Arzneigabe für den Säugling durch die Milch der Mutter oder Amme, ein Verfahren, das Hahnemann zuvor schon in den CK erwähnt.[4]

Die zweite innerliche Applikationsart, die Hahnemann bevorzugt, ist das Riechen an einem mit der Arzneilösung befeuchteten Streukügelchen. Dieses Riechenlassen ist keineswegs ein homöopathisches Eigengewächs, und Hahnemann ist nicht der einzige Arzt seiner Zeit, der diese Applikationsform vorschlägt. Aufgrund der schleimhaut- und nervenreichen Zone des Nasen-, Rachen- und Lungenraumes hielt man diese Region allgemein für fähig, eine Arzneiwirkung aufzunehmen und dem ganzen Organismus mitzuteilen.[5] Auch Hahnemann gibt bereits in Organon 1 „das Innere der Nase"[6] als geeignet für die Applikation an. Es bleibt aber offen, ob damit das Riechen an oder das Auflegen von einer Arznei gemeint ist, was einen we-

---

[1] CK 5^2, S. V.
[2] Organon § –/–/–/248.
[3] Ebd.
[4] Organon § –/–/–/284. CK 1, S. 234/273.
[5] Brunn 1964, S. 144, und Tischner 1932–1939, S. 448.
[6] Organon § 257/315/315/288/290/284, zitiert nach Organon 5.

sentlichen Unterschied macht. Varady weist aber bereits im Krankenjournal 5 (1803–1806) ein Riechenlassen nach,[1] Ritter im Krankenjournal 10 von 1813/1814,[2] und Genneper errechnet schließlich einen prozentualen Anteil dieser Verordnungsform von 13% bei der Behandlung Friedrich Wiecks in den Jahren 1815/1816.[3]

Zum erstenmal ausdrücklich erwähnt wird das Riechenlassen aber erst 1818 in der RAL: „Oefteres Riechen in gesättigte Campherauflösung tilgt die beschwerlichen Zufälle von Bilsenkraut, wenn es in zu großer Gabe oder im unhomöopathischen Falle eingegeben worden ist."[4] Es ist kein Zufall, daß Hahnemann das Riechenlassen zuerst im Zusammenhang mit dem Kampfer und einer Antidotierung erwähnt. Die Erstwirkung des Kampfers wechselt nach Hahnemanns Beobachtung sehr schnell mit der Gegenwirkung ab, so daß bei einer allzu starken Gabe die Wirkung unsicher werden muß. Zum Antidotieren, wozu sich der Kampfer besonders gut eignet, ist aber ohnehin nur eine möglichst kleine Gabe einzusetzen.[5] Diese möglichste Kleinheit rechnet sich Hahnemann für das Riechen aus. Später empfiehlt er das Riechenlassen nicht mehr nur zum Antidotieren, sondern auch als reguläre Arzneigabe mit potenzierten Mitteln, z.B. mit Aurum C12[6] oder Aconit C30.[7] Erstmals ausführlich äußert sich Hahnemann 1828 im Zusammenhang mit der Behandlung von akuten, den chronischen Heilungsverlauf unterbrechenden Krankheiten:

> Um daher gedachtem, großem Nachtheile für antipsorische Heilung der chronischen Krankheiten durch die angegebnen, jählingen Störungen des Gemüths und des körperlichen Befindens, welche oft sehr bedenkliche Zufälle in den besten Gang der Cur einschieben, auf eine Art abzuhelfen, daß der Zwischengebrauch der in solchen Fällen nöthigen unantipsorischen Arznei nicht in substantieller Form geschehen dürfe, dient die Veranstaltung, daß ein etwa Senfsamengroßes Streukügelchen mit der hier nöthigen Arznei-Flüssigkeit in einer so verdünnten Potenzirung, als sie innerlich homöopathisch zu geben gebräuchlich ist, befeuchtet und in ein Quentchen-Gläschen gethan werde, in welches der Kranke, **nur einmal,** auf einen Augenblick hineinriecht [...]. Dieser so bloß durch augenblickliches Riechen an dieß kleine Kügelchen im Gläschen auf die Nerven gemachte Eindruck ist ohne Vergleich schneller in seiner Arznei-Wirkung zu der hier erforderlichen Zwischenhülfe, als die substan-

---

[1] Varady 1987, S. 114.
[2] Ritter 1986, S. 62.
[3] Genneper 1991, S. 79.
[4] RAL 4^1, S. 25. Vgl. ebd. S. 128 und 152 sowie RAL 4^2, S. 29, 151 und 176.
[5] RAL 4^1, S. 151f., sowie RAL 4^2, S. 150f.
[6] RAL 6^1, S. Xf. Vgl. RAL 6^2, S. XIV.
[7] RAL 6^2, S. 199.

tiell eingegebne Arznei seyn würde, dagegen aber nur so kurz dauern und überhin gehend in seiner Wirkung, als nur so eben zureicht, den Nachtheil von dem widrigen, neuen Begegnisse auszulöschen, ohne doch die Kraft zu haben, länger fortzuwirken, und die Fortwirkung der bisherigen, antipsorischen Arznei beträchtlich oder gänzlich zu hemmen – eine Wohlthat, die nicht genug zu schätzen ist.[1]

Hier ist das Riechen also eine Ausnahmeregelung für bestimmte Fälle und bestimmte Arzneien. Die oben erwähnten Passagen, in denen Hahnemann eine reguläre, therapeutische Anwendung mit Aconit C30 und Aurum C12 empfiehlt, deuteten bereits an, daß diese Ausnahmestellung kein Muß ist. In der vierten Organonauflage weicht Hahnemann dann auch etwas von seiner bisherigen Position ab und empfiehlt das Riechenlassen unabhängig von der Art der Krankheit und der Arznei. Wenn nun jedoch als Einschränkung die individuelle Empfindlichkeit des Kranken herangezogen wird, zeigt das, daß Hahnemann noch nicht zum allgemeinen Gebrauch übergegangen ist:

Hat man aber Ursache, bei einem sehr feinfühligen Kranken die möglichst kleinste Gabe anzuwenden und den schnellsten Erfolg herbeizuführen; da dient das bloße einmalige Riechen in ein kleines Gläschen, worin ein Senfsamen großes, mit der hoch potenzirten und verdünnten Arznei-Flüssigkeit befeuchtetes Streukügelchen liegt; nach dem Riechen wird es zugepfropft und zu wo nöthig mehrmaligem dergleichen Gebrauche, Jahre lang, ohne merkliche Minderung seiner Arzneikräfte aufbewahrt.[2]

Erst 1832, mehr als 25 Jahre nach der ersten praktischen Anwendung, kommt Hahnemann zu der Überzeugung, daß das Riechenlassen an einer Arznei die beste Applikationsform ist. Anläßlich einer Ergänzung zu einem Vorwort für ein Repertorium Bönninghausens[3] schreibt Hahnemann an diesen:

Unnmöglich kann ich etwas der Welt mittheilen, wovon ich nicht überzeugt bin, und von der Gegründetheit des Inhalts dieses Einschiebsels ward ich vollkommen erst in der neuesten Zeit überzeugt, so daß ich die schwersten Fälle der chronischen Krankheiten nur durch Riechen bezwingen kann, *und zwar in unglaublich kurzer Zeit.*[4]

---

[1] CK 1, S. 221f./–. Vgl. CK 2¹, S. 14f. und CK 1, S. –/159–161.
[2] Organon § –/283/285/–, zitiert nach Organon 4.
[3] Hahnemann 1832a.
[4] Stahl 1997, S. 73, Brief vom 21.08.1832.

Das genannte Vorwort, in dem Hahnemann auf die häufigere Wiederholung der Arzneien eingeht, wird noch im selben Jahr veröffentlicht. Dort heißt es ausdrücklich, daß das Riechen „unter allen die erfolgreichste Anwendung der homöopathischen und so auch der antipsorischen Arzneien seyn müsse".[1] Ein Jahr später, 1833, ist dann der Höhepunkt dieser Applikationsform erreicht. Hahnemann berichtet Bönninghausen gegenüber von der nunmehr ausschließlichen Verabreichung der Arznei durch Riechen, wobei nicht nur die Möglichkeit einer öfteren Wiederholung eine Rolle spielt, sondern auch die bereits auf S. 174 erwähnte Absicht, hierdurch die Arbeit der Apotheker überflüssig zu machen:

> Ich greife der Vorsehung nicht vor – sonst hätte ich schon eine siegende Revolte zu Gunsten des Selbstdispensirens erregen können, wenn ich darthäte, daß der homöopathische Arzt durchaus eine solche Vergünstigung nicht nöthig habe zu erbetteln, indem er nur sein Taschenetuis mit bloßen Riecharzneien bedürfe, um **alle heilbaren Krankheiten** damit zu heben, indem er das Fläschgen dem ihn besuchenden chronischen Kranken etwa alle 14 Tage einmal vor beide Nasenlöcher hält oder dem akut Kranken in seinem Bette, ohne je die mindeste materielle Arznei ihn verschlucken zu lassen wie ich und mein Gehülfe seit 3/4 Jahren mit allen Kranken **einzig** thun. Auch dem kleinsten Kinde wird das Fläschgen im Schlafe vor die Nase gehalten und bei Nasenverstopfung zwischen die Lippen. Aber das thue ich noch nicht, weil das Publikum noch an Pulver-Einnehmen gewöhnt ist, sei auch nichts darin. Meine fremden Kranken aber hier aus Dänemark, Rußland und mehre aus Frankreich, welche sich genauer mit der Kunst bekannt gemacht habe [!], bekommen und verlangen bloß zu riechen.[2]

Natürlich muß sich ein solches Vorgehen auch im Werk niederschlagen. Davon zeugt die fünfte Ausgabe des Organons, in der Hahnemann in einer längeren Anmerkung auf die Vorteile des Riechens eingeht:

> Vorzüglich in Dunstgestalt durch Riechen und Einziehung des stets ausströmenden Arzneidunstes eines mit hoher Kraft-Entwickelung einer Arznei-Flüssigkeit benetzten Streukügelchens, welches trocken in einem kleinen Fläschchen liegt, wirken die homöopathischen Mittel am sichersten und kräftigsten. Die Mündung des geöffneten Fläschchens läßt der homöopathische Arzt den Kranken erst in das eine Nasenloch halten und im Einathmen die Luft daraus in sich ziehen und dann wohl auch so, wenn die Gabe stärker seyn soll, mit dem andern Nasenloche riechen, mehr oder weniger stark, je nachdem er die Gabe bestimmt und steckt es dann verstopft wieder in sein Taschen-Etuis, auf daß kein Mißbrauch damit getrieben werden könne, **und**

---

[1] Hahnemann 1832a, S. XXVI. Vgl. Stahl 1997, S. 73, Brief vom 21.08.1832.
[2] Stahl 1997, S. 83f., Brief vom 28.04.1833.

wenn er nicht will, bedarf er so keines Apothekers mehr zu seinen Heilungen. [...] Dieses Einathmen des Arzneidunstes berührt die Nerven in den Wänden der geräumigen Höhlen, die er durchgeht, ungehindert und stimmt so die Lebenskraft auf die mildeste und doch kräftigste Weise heilkräftig um, weit vorzüglicher, als jede andre Art des Eingebens in Substanz durch den Mund. Alles was nur durch Homöopathik geheilt werden kann [...] wird am sichersten und gewissesten durch dieses Riechen geheilt. Schon seit einem Jahre weiß ich unter den so vielen Kranken, die meine und meines Gehülfen Beistand suchten, kaum einen vom Hundert zu nennen, dessen chronisches oder acutes Leiden wir nicht mit dem erwünschtesten Erfolge bloß mittels dieses Riechens behandelt hätten; in der letzten Hälfte dieses Jahres bin ich aber zur Ueberzeugung gelangt (was ich vorher Niemand geglaubt haben würde), daß dieß Riechen die Kraft der Arznei auf diese Weise, **wenigstens** in gleichem Grade von Stärke und zwar noch ruhiger und doch eben so lange auf den Kranken ausübt, als die durch den Mund genommene Gabe Arznei, und daß daher die Wiederholungs-Zeiten des Riechens nicht kürzer zu bestimmen seyen, als bei der Einnahme der materiellen Gabe durch den Mund.[1]

Von da an nimmt die Bedeutung des Riechens wieder ab. Zwischen 1833 und 1843 schwankt Hahnemann zwischen dieser Applikation und der Auflösung. Im Zuge der öfter nötigen Wiederholung war er ja nicht nur auf die Bedeutung des Riechens gestoßen, sondern auch auf die Aufteilung der aufgelösten Gabe und später dann auf die Q-Potenzen. Es wird zwar noch eine Phase erwähnt von „Ende 1841 bis mindestens November 1842",[2] in der Hahnemann *alle* Arzneien, statt nur einiger bestimmter, inhalieren läßt, in Organon 6 aber entscheidet er sich für einen Kompromiß zwischen beiden Verfahren mit eindeutiger Tendenz zur Auflösung. Das Riechen fällt damit keineswegs unter den Tisch, es nimmt aber auch keinen Platz mehr in vorderster Reihe ein.[3]

Auch hier lassen sich erneut bereits mehrfach geschilderte Entwicklungslinien nachvollziehen. Aus einer anfänglichen Experimentalphase drängt es Hahnemann in den 1830er Jahren schließlich dazu, eine Norm festzulegen, die in der Pariser Zeit wieder gelockert wird. Warum sich Hahnemann letztendlich für die Auflösung entscheidet, kann nur vermutet werden. Zum einen rief das Riechenlassen an hochpotenzierten Arzneien natürlich Spott hervor, den Hahnemann schon bei seiner ersten ausführlichen Stellungnahme vorausgesehen und in Kauf genommen hatte.[4] Obwohl man das Riechen an der Arznei durchaus für eine alternative Möglichkeit

---

[1] Organon § –/–/288/–.
[2] Sauerbeck 1990, S. 230.
[3] Organon § –/–/–/248, 269 und 286.
[4] CK 1, S. 221/–.

hielt und einer C30, zumindest unter Homöopathen, eine gewisse Wirkung nicht absprechen wollte, mußte die Kombination dieser beiden Unwägbarkeiten nicht nur bei Gegnern, sondern auch bei Anhängern auf Unverständnis und Ablehnung stoßen.[1]

Zum anderen spielen praktische Gründe eine Rolle. Zwar kann die genaue Gabe der Arznei durch unterschiedlich tiefes Einatmen dosiert werden,[2] die genauere Applikation aber ist der exakt abmeßbaren Auflösung vorbehalten. Ein zweiter Vorteil der Auflösung ist die Möglichkeit, die Arznei auf diese Weise zusätzlich äußerlich einreiben zu können, was Hahnemann in Organon 6 auch als dritte Applikationsform empfiehlt – eine der wenigen Forderungen Hahnemanns aus der letzten Organonauflage, die in der heutigen Homöopathie weitgehend unbeachtet geblieben ist.

Damit kommen wir zur äußerlichen Anwendung der Arzneien. Auch hier geht Hahnemann verschlungene Wege, und vielleicht wird nirgends deutlicher, daß er eine Sache, die er zwischenzeitlich ablehnt, nicht vollkommen aus den Augen verliert, sondern sie später bei Bedarf in modifizierter Form wieder neu belebt. Wie auf S. 241 gezeigt, hält Hahnemann die äußerliche Anwendung zur Arzneimittelgabe zwar für möglich, aber nicht für empfehlenswert. Dennoch wendet er die Arzneien mitunter gleichzeitig innerlich und äußerlich an, z.B. beim Gesichtskrebs und der Sykosis, denn:

> Hierin verlangen wenigstens die verschiednen Krankheiten verschiedne Maaßregeln. [...]
> Doch hat man in einigen Arten noch nicht sehr weit gediehenen Gesichtskrebses seit langen Zeiten den Arsenik äußerlich angewendet, zuweilen mit gutem Erfolge, wie es schien. [...] Wird nun das innere, allgemeine Siechtum, was dem Gesichtsgeschwüre zum Grunde lag, zugleich durch die ihm angemessene homöopathische, innerlich angewendete Arznei geheilt (denn außerdem bliebe der Mensch dennoch auf andre Weise noch krank und siech), so erfolgt eine vollständige Heilung der Gesammtkrankheit, indem der Arsenik hier für das Lokal-Symptom die nöthige Beihülfe leistete. [...]
> Bedient man sich aber wider dieses eigenartige miasmatische Siechthum [die Sykosis, M.W.], wie ich zuerst fand, des hier homöopathischen Lebensbaumsaftes [...] in sehr kleiner Gabe decillionfacher Verdünnung innerlich und bestreicht zugleich, *sobald das innere Mittel schon bedeutende Besserung gezeigt hat*, die Feigwarze äußerlich mit dem unverdünnten Safte des Lebensbaums, so wird der Zweck der vollkommnen äußern und innern Heilung desto gewisser erreicht, indem der milde Saft dieses homöopathischen Heilmittels,

---

[1] Haehl 1922 I, S. 355.
[2] Organon § –/–/288/– und CK 1, S. –/160.

zugleich unmittelbar an das Symptom angebracht, die innere Cur unterstützt und vervollständigt.[1]

Dieses Bestreichen unterscheidet Hahnemann vom Einreiben einer Arznei, das für ihn zunächst nur dadurch wirkt, daß

> das Reiben an sich die Haut empfindlicher, und so die lebende Faser empfänglicher macht, die Arzneikraft gleichsam zu fühlen und dieß Befinden umstimmende Gefühl dem ganzen Organism mitzutheilen.[2]

Auch 1825 empfiehlt Hahnemann eine äußerliche Kampferapplikation bei erysipelähnlichen Hauterscheinungen für den Fall, daß der Kampfer auch innerlich angezeigt wäre.[3] 1828 erlaubt er wiederum die äußerliche Behandlung alter Feigwarzen mit Lebensbaumsaft.[4]

Ein Wendepunkt ist die vierte Auflage des Organons. Nun wird die äußerliche Behandlung auch bei gleichzeitiger innerlicher Gabe abgelehnt, ohne auf die Ausnahme bei der Sykosisbehandlung hinzuweisen:

> Weder bei den schnell entstehenden, acuten Local-Leiden, noch bei den schon lange bestandenen örtlichen Uebeln, ist es dienlich, ein äußeres Mittel, und wäre es auch das specifische und, innerlich gebraucht, homöopathisch heilsame, äußerlich an die Stelle einzureiben oder aufzulegen selbst dann nicht, wenn es innerlich zugleich angewendet würde.[5]

Stattdessen wird die örtliche Behandlung der chronisch-miasmatischen Lokalsymptome durch die Allöopathie als „die allgemeinste Quelle aller der unzähligen, benannten und unbenannten, chronischen Leiden"[6] bezeichnet. Deswegen solle der Arzt auch niemals ein solches durch dynamische oder operativ-mechanische Mittel behandeln.[7] In diesem Zusammenhang verwirft Hahnemann jetzt auch die äußerliche Behandlung des Gesichtkrebses mit Arsen, die er in der dritten Organonauflage noch gelten ließ. Trotz dieser allgemeinen Ablehnung rät er 1830 dennoch zur zeitglei-

---

[1] Organon § 220/–/–/– (Hervorhebung vom Verfasser). Die „kräftigere, unverdünntere" Gabe für die äußerliche Behandlung lehrt Hahnemann auch andernorts als allgemeine Regel (Organon § 318/–/–/–).
[2] Organon § 318/290/292/–.
[3] RAL 4¹, S. 129 und RAL 4², S. 151.
[4] CK 1, S. 146/106.
[5] Organon § –/191/194/194. Wohlgemerkt geht es hier um die örtliche Behandlung direkt lädierter Hautpartien. Diese Präzisierung wird in Organon 6 noch wichtig werden.
[6] Organon § –/200/203/203.
[7] Organon § –/202/205/205.

chen innerlichen und äußerlichen Behandlung bei Quetschungen mit Arnika (äußerlich C1),[1] und bei der Cholerabehandlung empfiehlt er die Einreibung mit Kampferspiritus.[2] In der Regel aber hat die Homöopathie auch weiterhin „fast nie das Einreiben irgend einer Arznei und eben so wenig einer Quecksilbersalbe zu ihren Heilungen nöthig."[3]

Mit dem Umzug nach Paris ändert sich Hahnemanns Einstellung. Bisher hatte er immer davor gewarnt, die Arznei nicht auf die betroffene Stelle aufzulegen oder einzureiben. In bestimmten akuten Fällen aber hatte er davon dennoch gute Resultate gesehen, so daß er diese Ausnahmen auch publizierte. Warum sollte man dann nicht auch in chronischen Fällen einmal ausprobieren, die Arzneien zusätzlich äußerlich zu verordnen, mit der Modifikation, sie nicht an den lädierten Stellen, sondern an den gesunden einzureiben? Dieses Vorgehen erwähnt er erstmals 1837:

> Wird aber der kranke Organismus vom Arzte durch dieselbe angemessene Arznei zugleich noch auf andern empfindlichen Stellen afficirt, als an den Nerven im Munde und dem Speisekanale, wird, sage ich, dieselbe heilsam befundene Arznei in Wasser-Auflösung zugleich äusserlich (selbst nur in kleiner Menge) eingerieben an einer oder mehren Stellen des Körpers, welche am meisten frei von Krankheits-Beschwerden ist (z.B. an einem Arme, oder Ober- oder Unterschenkel, der weder auf der Haut, noch an Schmerzen, noch auch an Krämpfen leidet) so wird die heilsame Wirkung **um Vieles** vermehrt; man kann auch mit den dergestalt zu reibenden Gliedmassen abwechseln. So erhält der Arzt noch bei Weitem mehr Vortheil von der homöopathisch passenden Arznei für den langwierig Kranken und kann ihn weit schneller heilen als durch blosses Einnehmen durch den Mund.[4]

Dieses Verfahren lehrt Hahnemann dann auch in Organon 6:

> Daher kann die Heilung sehr alter Krankheiten dadurch befördert werden, daß der Arzt dieselbe Arznei-Auflösung, die innerlich eingenommen sich für den Kranken heilsam zeigt, auch äußerlich (an dem Rücken, den Armen, den Ober- und Unterschenkeln) täglich einreiben läßt, doch unter Vermeidung der Theile, welche an Schmerzen, oder Krämpfen oder an Haut-Ausschlägen leiden.[5]

---

[1] RAL 1³, S. 470.
[2] Haehl 1922 I, S. 192.
[3] Organon § -/-/292/-.
[4] CK 3², S. IXf. Ebd., S. XI, spricht Hahnemann sogar von einer mitunter sogar alleinigen Einreibung für einige Tage im Verlauf der Behandlung.
[5] Organon § -/-/-/285.

Neben dieser Einreibung an gesunden Stellen legt er aber auch wieder die bereits mehrfach genannte Betupfung der Feigwarzen nahe und kehrt damit, zumindest was die Organonauflagen angeht, zu einer alten und zwischenzeitlich verlassenen Applikationsweise zurück.

Vielleicht ist Hahnemanns Gesinnungswandel nur vor dem Hintergrund einer allgemeinen Entwicklung zu verstehen, in deren Rahmen er sich vermehrt dem Mesmerismus zuwendet. In diesem Zusammenhang erwähnt er auch erstmals im Organon die Massage, deren Wirkung er auf die „mesmerische Einwirkung"[1] zurückführt. Das Einreiben wiederum könnte eine – vielleicht sogar ideale – Vereinigung von Homöopathie und Mesmerismus sein, vorausgesetzt, der Einreibende besitzt mesmerische Fähigkeiten, oder es kommt, im Falle des Selbsteinreibens, zu einer Art „Selbstmesmerisierung".

Das Einreiben genießt, wie gesagt, in der heutigen Homöopathie keine besondere Reputation. Es hat, im Gegensatz zu den Q-Potenzen, weder einen größeren Einfluß auf die theoretische Diskussion noch auf die Praxis genommen. Deswegen ist es interessant zu erfahren, wie Hahnemann in seiner Praxis damit umgegangen ist. Seiler zufolge hat das Einreiben nur eine nebensächliche Rolle gespielt, weil die Auflösungen von Q-Potenzen einen größeren Handlungsspielraum erlaubt hätten.[2] Insofern wäre es gerechtfertigt, eine rein theoretische Satzung ungeprüft außer acht zu lassen. Dennoch bleibt unklar, warum Hahnemann einem Verfahren in seiner letzten Organonauflage einen ganzen Paragraphen widmen sollte, wenn er nicht – aus Erfahrung – davon überzeugt war. Wieviel Überlegungen hinter der Neuaufnahme eines einzigen Paragraphen stehen, zeigte bereits das Beispiel des Doppelmittelparagraphen (s. S. 230).

G) Wirkungsdauer der Arznei

In der bisherigen Darstellung klang bereits mehrmals das wichtige Motiv der Wiederholung an. Bevor es aufgegriffen und seinem Ende zugeführt werden kann, müssen noch zwei Vorbedingungen abgehandelt werden: Die Wirkungsdauer der Arznei und die Reaktion des Patienten auf das Mittel,

---

[1] „Bei dieser Verrichtung, die man bei denen, welche noch an reizbarem Gemüthe leiden, nicht übertreiben darf, ist natürlich die mesmerische Einwirkung die Hauptsache." Organon §-/-/-/290.
[2] Seiler 1988, S. 183. Tasächlich spielt das Einreiben im Krankenjournal DF5 keine erkennbare Rolle, abgesehen von der äußerlichen Anwendung einer Arnika-Tinktur nach einem Sturz auf das Knie (Hahnemann 1992, S. 1061).

zwei Faktoren, von denen der Wiederholungszeitpunkt unmittelbar abhängt. Hier soll zunächst die Wirkdauer abgehandelt werden.

Hahnemann unterscheidet die Wirkungsdauer einer Arznei beim gesunden Menschen von derjenigen im Krankheitsfalle. Für die Arzneimittelprüfung gilt: „Die Wirkungsdauer einer Arznei, wird erst durch Vergleichung mehrer Versuche bekannt."[1] Eine genauere Bestimmung scheint also grundsätzlich möglich zu sein. Dennoch heißt es in Organon 3, daß die genaue Wirkungsdauer unbestimmt bleibt:

> Diese Erinnerung ist um so wichtiger und nöthiger, da wir von keiner Arznei, auch in großer Gabe eingenommen, die **genauen** Gränzen ihrer Wirkungsdauer, nicht einmal im gesunden Körper, mit Gewißheit bestimmen können, unmöglich aber von den so kleinen Gaben zu homöopathischem Gebrauche in so verschiednen Krankheiten und bei Kranken von so sehr verschiedner Körperanlage.[2]

In einer Anmerkung weist Hahnemann auf die Abhängigkeit der Wirkungsdauer von der Gabengröße hin:

> Die ganz kleinen Arznei-Gaben in der homöopathischen Kunst wirken natürlich auch kürzere und weit kürzere Zeit, als die größern und großen. Doch läßt sich dieß, auch bei letzteren, bloß aus dem Erfolge in jedem besondern Falle erkennen, nie aber hypothetisch voraussetzen.[3]

Diese Vorstellung, daß die größeren Gaben länger wirken als die kleineren, beherrscht auch das Bild in der RAL 3^2 und 4^2, wo die Spannbreite von „ein Paar Stunden"[4] bis hin zu „mehre Wochen"[5] reicht, jeweils in Abhängigkeit von der Arznei und der Größe der Gabe. Mit zunehmender Verfeinerung der Zubereitung wirken die Arzneien in den folgenden Jahren jedoch immer länger, so daß z.B. 1828 einer Gabe Thuja C30 immerhin 20–40 Tage eingeräumt werden, genausoviel wie einer Gabe Acidum-nitricum C6.[6] Damit ist aber die Obergrenze noch nicht erreicht, Hahnemann hält eine Wirkungsdauer in chronischen Krankheiten von mehr als

---

[1] Organon § 136/124/130/130.
[2] Organon § 260/241/–/–.
[3] Organon § 260/–/–/–.
[4] RAL 3^2, S. 250. Vgl. RAL 3^1, S. 173.
[5] RAL 4^2, S. 68.
[6] CK 1, S. 146/106.

50 Tagen für möglich und verweist Kritiker auf die Erfahrung.[1] Überhaupt wirkt eine Arznei nun solange, wie die Besserung anhält. Damit kommt ein Gedanke ins Spiel, der schon oben aus § 260/241/-/- angeführt wurde und der auf die Abhängigkeit der Wirkdauer vom Krankheitsverlauf verweist:

> In der Regel also wirken die antipsorischen Arzneien in langwierigen Krankheiten desto länger anhaltend, je langwieriger letztere sind. Aber auch umgekehrt wirken selbst die Arzneien, welche im gesunden Körper eine lange Wirkungs-Dauer zeigen, (z.B. Belladonna, Schwefel, Arsenik u.s.w.) doch nur kurze Zeit und schnell in akuten und schnellläufigen [!] Krankheiten, und desto kürzer, je akuter letztere sind.[2]

Diese herauskristallisierte Sichtweise schlägt sich auch in Organon 4 und 5 nieder.[3] 1830 geht Hahnemann noch einmal ausführlich auf seine Unterscheidung zwischen der Wirkdauer im Gesunden und im Kranken ein und betont, daß die Angaben in den Vorworten nur auf die Arzneimittelprüfung zuträfen:

> Was die bei jedem einzelnen Arzneistoffe angegebene **Wirkungsdauer** anlangt, die ich durch vielfältige Versuch zu bestimmen suchte, so muß ich erinnern, daß sie nur in Versuchen an möglichst gesunden Personen erfahren ward, in Krankheiten aber, je nachdem der zu behandelnde Krankheits-Fall mehr oder weniger akut, mehr oder weniger chronisch ist, um Vieles schneller verläuft oder um Vieles länger anhält, als hier angegeben worden.[4]

Für chronische Krankheiten gibt Hahnemann in Organon 5 schließlich eine mitunter mögliche Wirkungsdauer von 100 Tagen an.[5] Daß er hierbei tatsächlich von einer Wirkungs-Dauer und nicht einer sichtbaren Wirkungs-Folge ausgeht, belegt eine Anmerkung aus den CK 1², wo er über eine Gabe Sepia bei chronisch-anfallsartigem Kopfschmerz berichtet, „welche die

---

[1] CK 1, S. 212f./153f. Auf die Zweifel an seinen Angaben, daß eine C30 „20, 30, 40 Tage und länger wirken und bis zum letzten Tage noch wichtige, unersetzlich wohlthätige Wirkungen hervorbringen" (CK , S. 213/153), soll, antwortet Hahnemann: „Indeß gehört dieser wahre Satz nicht unter die zu begreifen seyn sollenden, noch auch zu denen, für welche ich blinden Glauben fordre. Ich fordre gar keinen Glauben dafür, und verlange nicht, daß dieß Jemanden [!] begreiflich sey. Auch ich begreife es nicht; genug aber, die Thatsache ist so und nicht anders. Bloß die Erfahrung sagt's, welcher ich mehr glaube, als meiner Einsicht." (CK , S. 213/153f.)
[2] CK 1, S. 212/153. Vgl. RAL 6², S. 199.
[3] Organon § –/155/161/– und –/214/–/–.
[4] RAL 1³, S. 5f.
[5] Organon § –/–/246/246.

Anfälle 100 Tage aufhob (folglich so lange fortwirkte)".[1] Diese ungemein lange Wirkdauer, während der nichts anderes verordnet werden darf, muß für Arzt und Patient eine starke Belastungsprobe sein, weswegen Hahnemann in Organon 5 anmerkt:

> Aber theils ist dieß [die lange Wirkungsdauer, M.W.] selten der Fall, theils muß dem Arzte, so wie dem Kranken viel daran liegen, daß, wäre es möglich, dieser Zeitraum bis zur Hälfte, zum Viertel, ja noch mehr abgekürzt, und so weit schnellere Heilung erlangt werden könnte.[2]

Die Lösung dieses Problems gehört bereits zum Kapitel der Wiederholung und soll deswegen dort abgehandelt werden.

H) Reaktion auf das Medikament

Hahnemann unterscheidet zwei Reaktionen auf die Arznei: Weil eine vollkommene Ähnlichkeit zwischen Arznei- und Krankheitssymptomen in den meisten Fällen ein Ideal bleibt, erzeugt das Mittel in der Regel noch das eine oder andere zusätzliche und neue Symptom:

> Indessen giebt es selten ein, auch anscheinend passend gewähltes, homöopathisches Arzneimittel, welches, vorzüglich in zu wenig verkleinerter Gabe, nicht **eine**, wenigstens kleine, ungewohnte Beschwerde, ein kleines, neues Symptom während seiner Wirkungsdauer, bei sehr reizbaren und feinfühlenden Kranken, zuwege bringen sollte, weil es fast unmöglich ist, daß Arznei und Krankheit in ihren Symptomen einander so genau decken sollten, wie zwei Triangel von gleichen Winkeln und gleichen Seiten. Aber diese (im guten Falle) unbedeutende Abweichung, wird von der eignen Kraftthätigkeit (Autocratie) des lebenden Organisms leicht verwischt und Kranken von nicht übermäßiger Zartheit nicht einmal bemerkbar; die Herstellung geht dennoch vorwärts zum Ziele der Genesung, wenn sie nicht durch fremdartig arzneiliche Einflüsse auf den Kranken, durch Fehler in der Lebensordnung, oder durch Leidenschaften gehindert wird.[3]

---

[1] CK 1, S. –/152. In Organon 3 und 4 hält Hahnemann dagegen noch ein Andauern der Besserung über die Wirkdauer hinaus für möglich (§ 262/243/–/–).
[2] Organon § –/–/246/–.
[3] Organon § 163/150/156/156.

Für den Fall, daß dieses neue Symptom den Kranken zu stark belästigt und nicht von alleine verschwindet, rät Hahnemann zur Gabe eines besser gewählten Mittels, eventuell unter Vorausschaltung eines Antidots,[1] was der gute homöopathische Arzt allerdings fast nie nötig habe.[2]

Davon abzugrenzen ist eine Reaktion, die heute allgemein mit dem Begriff „Erstverschlimmerung" belegt wird. Hahnemann unterscheidet eine Erstverschlimmerung bei akuten und eine bei chronischen Krankheiten. Seine Angaben zu den akuten Krankheiten bleiben in den letzten vier Organonauflagen weitgehend gleich:

> So gewiß es aber auch ist, daß ein homöopathisch gewähltes Heilmittel, seiner Angemessenheit und der Kleinheit der Gabe wegen, ohne Lautwerdung seiner übrigen, unhomöopathischen Symptome, das ist, ohne Erregung neuer, bedeutender Beschwerden, die ihm analoge, acute Krankheit ruhig aufhebt und vernichtet, so pflegt es doch (aber ebenfalls nur bei nicht gehörig verkleinerter Gabe) gleich nach der Einnahme – in der ersten, oder den ersten Stunden – eine Art **kleiner** Verschlimmerung zu bewirken (bei etwas zu großen Gaben aber, eine mehre Stunden dauernde), welche so viel Aehnlichkeit mit der ursprünglichen Krankheit hat, daß sie dem Kranken eine Verschlimmerung seines eignen Uebels zu seyn scheint. Sie ist aber in der That nichts anderes, als eine, das ursprüngliche Uebel etwas an Stärke übersteigende, höchst ähnliche **Arzneikrankheit**.
> Diese kleine, **homöopathische Verschlimmerung**, in den ersten Stunden – eine sehr gute Vorbedeutung, daß die **acute** Krankheit meist von der ersten Gabe beendigt seyn wird – ist nicht selten, da die Arzneikrankheit natürlich um etwas stärker seyn muß als das zu heilende Uebel, wenn sie letzteres überstimmen und auslöschen soll; so wie auch eine ähnliche natürliche Krankheit, nur wenn sie stärker als die andre ist, dieselbe aufheben und vernichten kann. Je kleiner die Gabe des homöopathischen Mittels, desto kleiner und kürzer ist auch bei Behandlung **acuter** Krankheiten, diese anscheinende Krankheits-Erhöhung in den ersten Stunden.[3]

Bei chronisch Kranken lassen sich in Hahnemanns Homöopathie-Konzeption zwei Phasen differenzieren mit dem Jahr 1837 als Wendepunkt.

---

[1] Organon § –/–/249/249.
[2] Organon § –/–/–/249.
[3] Organon § 164–166/151–153/157–159/157–159.

Erste Phase: Bis 1837

Bis 1837 erzeugt die Arznei in chronischen Krankheiten nicht *eine* Verschlimmerung kurze Zeit nach der Einnahme, sondern mehrere, innerhalb der ersten sechs bis zehn Tage wellenförmig abnehmende:

> Wenn ich die sogenannte homöopathische Verschlimmerung, oder vielmehr die die Symptome der ursprünglichen Krankheit in etwas zu erhöhen scheinende Erstwirkung der homöopathischen Arznei hier auf die erste oder ersten Stunden setze, so ist dieß allerdings bei den mehr acuten, seit Kurzem entstandenen Uebeln der Fall; wo aber Arzneien von langer Wirkungsdauer ein altes und sehr altes Siechthum zu bekämpfen haben, eine Gabe also viele Tage allein fortwirken muß, da sieht man in den ersten 6, 8, 10 Tagen von Zeit zu Zeit einige solcher Erstwirkungen der Arznei, einige solche anscheinende Symptomen-Erhöhungen des ursprünglichen Uebels (von einer oder etlichen Stunden Dauer) hervorkommen, während in den Zwischenstunden Besserung des Ganzen sichtbar wird. Nach Verfluss dieser wenigen Tage erfolgt dann die Besserung von solchen Erstwirkungen der Arznei fast ungetrübt noch mehre Tage hindurch.[1]

Zweite Phase: Ab 1837

1835 lehrt Hahnemann die Auflösung der Arznei und Modifikation vor der jeweiligen Einnahme. 1837 rät er zur täglichen Einnahme dieser Auflösung. Damit ändern sich auch die Angaben zur Erstverschlimmerung. Die Wirkung der Arznei ist nun so gemildert, daß die Verschlimmerung erst gegen Ende der Kur auftritt, wenn die Krankheit sozusagen völlig ausgelöscht ist und die Arznei nun nur noch Symptome im Gesunden produziert:

> Erscheinen aber nur noch die Symptome der Krankheit, erhöhen sich aber unter diesem, selbst gemäßigtern Fortgebrauche bedeutend, dann ist es Zeit, eine bis zwei Wochen oder länger die Arznei auszusetzen und ansehnliche Besserung davon zu erwarten.[2]

Diese „Spätverschlimmerung" lehrt Hahnemann dann auch in Organon 6:

> wo aber Arzneien von langer Wirkungsdauer **ein altes** oder **sehr altes** Siechthum zu bekämpfen haben; da dürfen keine dergleichen, anscheinende Erhöhungen der ursprünglichen Krankheit, während des Laufes der Cur sich zeigen und zeigen sich auch nicht, wenn die treffend gewählte Arznei in gehörig kleinen, nur allmälig erhöheten Gaben, jedesmal durch neue Dynamisirung [...] um etwas modificirt wird; dergleichen Erhöhungen der ursprünglichen

---

[1] Organon § 167.b/155/161/–.
[2] CK 3², S. VIII.

Symptome der chronischen Krankheit, können dann nur zu Ende solcher Curen zum Vorscheine kommen, wenn die Heilung fast oder gänzlich vollendet ist.[1]

Für diesen Fall schreibt Hahnemann auch hier das Aussetzen der Arznei und die Gabe von „etwas Milchzucker-Pulver"[2] in den ersten ein oder zwei Wochen vor. Zeigen sich in dieser Zeit erneut Symptome der ursprünglichen Krankheit, soll der Patient weiter behandelt werden.

I) Wiederholung der Arznei und die zweite Gabe

Die Beantwortung dieser Frage hat Hahnemann außerordentliche Schwierigkeiten bereitet und seinen Schülern einige Verwirrung beschert. Der Übersichtlichkeit halber sollen drei Phasen unterschieden werden, eine erste, die bis 1829 dauert, eine zweite bis 1836 und eine dritte von 1837 bis 1842.

Erste Phase: Bis 1829

Solange die Besserung durch die erste Gabe der Arznei anhält, ist eine Wiederholung der Arznei verboten:

> Selbst auch eine Gabe derselben, sich bis dahin so hülfreich bewiesenen Arznei wird, **eher wiederholt, als die Besserung in allen Punkten still zu stehen anfing** – als Angriff zur Unzeit – den Zustand bloß verschlimmern können; denn schon die erste Gabe der bestgewählten Arznei wird nach Verfluß ihrer, der Beschaffenheit der Krankheit angemessenen Wirkungsdauer schon alles Gute, schon alle die gewünschten Veränderungen ausgeführt haben, als diese Arznei überhaupt für jetzt vermochte – den für jetzt durch sie erreichbaren Grad von Gesundheit -, und eine nun abermals gereichte Gabe derselben wird diesen guten Zustand ändern, also verschlimmern müssen, durch Hervorbringung ihrer übrigen unhomöopathischen Symptome, das ist, eine unhomöopathische Arzneikrankheit erschaffen mit dem Reste der Krankheits-Symptome gemischt, also eine Art verwickelter und vermehrter Krankheit. Man stört, mit einem Worte, die von der ersten Gabe erzeugte und noch zu erwartende Besserung, wenn die zweite Gabe desselben, auch ursprünglich wohlgewählten Heilmittels noch vor Verfluß der Wirkungsdauer der erstern gereicht wird, und verspätigt wenigstens hiedurch die Genesung.[3]

---

[1] Organon § –/–/161. Vgl. § –/–/280.
[2] Organon § –/–/281.
[3] Organon § 264/245/–/–. Vgl. § 259–267/240–248/–/– und CK 1, S. 160/116.

Sollte sich die akute Krankheit jedoch verschlechtern, muß die falsche Arzneimittelwahl innerhalb eines halben Tages korrigiert werden.[1] In chronischen Krankheiten ist statt der Wiederholung derselben Arznei die Gabe eines Zwischenmittels vorzuziehen und öfter angezeigt. Sollte der seltene Fall eintreten, daß die dieselbe Arznei noch immer angezeigt ist, muß jedesmal eine „noch kleinere Gabe"[2] gereicht werden. Aber auch hier gilt, daß man die meisten antipsorischen Mittel, selbst unter Einschaltung von Zwischenmitteln, nicht öfter als 2–4 mal zu geben braucht,[3] insbesondere nicht direkt hintereinander:

> Es darf in der Regel keine antipsorische Arznei, wenn sie die Besserung auch noch so erwünscht vorwärts gebracht hätte, in einer zweiten Gabe nochmals, unmittelbar nach der erstern, dem Kranken gegeben werden, *auch nicht in einem anders modificirten Präparate.*[4]

Zweite Phase: 1830–1836

Drei Gründe können für die allmähliche Aufgabe dieser Vorschriften angeführt werden:

1. Die relativ starre Regel: eine Arznei geben, abwarten und auswirken lassen und erst dann die Gabe einer meist anderen Arznei, läßt einen Einblick in Hahnemanns Vorstellungen vom Heilungsprozeß zu. Wenn schon die erste Gabe alles bewirkt, was sie bewirken kann, ist die Ausgangssituation bei der zweiten Gabe eine andere als zuvor, und die erste Arznei wird wahrscheinlich nicht mehr angezeigt sein.[5] Im Wechselspiel zwischen Arznei, Krankheit und Organismus liegt Hahnemanns Hauptaugenmerk auf der Arznei, die beiden anderen Faktoren spielen zunächst keine bedeutende Rolle. Mit zunehmender Besinnung auf die Lebenskraft wechselt Hahnemann den Blickwinkel auch in dieser Frage, so daß die Arzneiwirkung etwas von ihrer Unbedingtheit und Vormachtstellung verliert und Organismus und Krankheit vermehrt in den Brennpunkt treten.
2. Hinzu kommt die zunehmend längere Wirkungsdauer der Arzneien und die damit verbundene Neigung von Arzt und Patient zum Aktionismus. Zunächst behilft sich Hahnemann hier mit der Gabe von Scheinarznei-

---

[1] Organon § 268/249/250/250.
[2] Organon § 271/–/–/–.
[3] CK 1, S. 179/129. Vgl. Organon § –/168/–/–.
[4] CK 1, S. 218/– (Hervorhebung vom Verfasser).
[5] Organon § 264/245/–/–.

en aus rohem Milchzucker.[1] 1830 schreibt er aber an Ernst Stapf: „der homöopathische Arzt muß dahin kommen, daß er endlich nie mehr **Schein-Arznei gebe**, sondern **bloß das helfende** Mittel, wann und wo es noth thut".[2] Äußert Hahnemann diesen Wunsch vorerst zwar noch im Zusammenhang mit dem Selbstdispensieren, klingt doch bereits eine Ahnung des späteren Vorgehens an.

3. In akuten Krankheiten kennt Hahnemann bereits die Wiederholung nach Minuten[3] oder 1–2 Tagen.[4] In chronischen Krankheiten ist er bemüht, die lange Zeit zwischen den einzelnen Gaben abzukürzen und Scheinarzneien zu vermeiden. Es liegt also nahe, die Arznei auch in chronischen Krankheiten häufiger wiederholen zu wollen.

Erste Früchte seiner Bemühungen legt Hahnemann 1832 in einem Vorwort zu einem Repertorium Bönninghausens vor.[5] Dieses Vorwort ist fast identisch mit der langen Anmerkung zum § 246 in Organon 5, auf die im folgenden Bezug genommen wird. Das Problem, das sich Hahnemann stellt, ist die möglichst sanfte Beeinflussung der Lebenskraft. Wie kann diese

> zu dem Grade pathogenetisch umgestimmt und ihre heilkräftige Reaction so hoch gespannt werde[n], daß sie den ganzen Theil der ursprünglichen Krankheit, den zu tilgen überhaupt im Vermögen des wohlgewählten homöopathischen Mittels lag, vollständig durch ihre Gegenwirkung auslöschen könne?[6]

Weder eine zu große Gabe noch eine zu häufige Wiederholung kleiner Gaben (C30) führen zum erwünschten Erfolg, weil beide Verfahren die Lebenskraft allzusehr aufregen.

> Um daher nun, unter Vermeidung der hier von mir angedeuteten Fehlwege, gewisser als bisher zum Ziele zu gelangen und die gewählte Arznei so zu reichen, daß sie ohne Nachtheil für den Kranken zu ihrer größten Wirksamkeit gelangen müsse, damit sie im gegebenen Krankheits-Falle alles mögliche Gute ausrichte, was nur in ihrem Vermögen überhaupt liegt, befolgte ich in neueren Zeiten einen eigenen Weg.
> Ich erkannte, daß man, um *diese rechte Mittelstraße* zu finden, sich nach der Natur der verschiedenen Arzneimittel sowohl, als auch nach der Körper-Beschaffenheit des Kranken und der Größe seiner Krankheit richten müsse.[7]

---

[1] CK 1, S. 215f./161. Die Gabe von Placebos erwähnt Hahnemann bereits in Organon § 224/–/–/–.
[2] Haehl 1922 II, S. 275.
[3] RAL 4[1], S. 128 und RAL 4[2], S. 151 (Kampher zum Antidotieren).
[4] RAL 1[2], S. 445 und RAL 1[3], S. 437.
[5] Hahnemann 1832a.
[6] Organon § –/–/246/–.
[7] Ebd. (Hervorhebung vom Verfasser).

Als Beispiele für „diese rechte Mittelstraße" nennt Hahnemann die zehn- bis zwölfmalige Wiederholung von Sulphur C30 alle 7–14 Tage bei frischer Krätze oder die etwas seltenere Wiederholung von Sepia oder Silicea in ähnlichen Zwischenräumen bei der Behandlung chronischer Krankheiten. In akuten Krankheiten kann die Arznei innerhalb von Stunden und sogar öfter wiederholt werden.

Erstmals lehrt Hahnemann also hier die mehrmalige Gabe derselben Arznei hintereinander nicht mehr als seltene Ausnahme (s. S. 258), sondern als günstige Alternative, wenn es Arznei, Krankheit und Organismus des Patienten zulassen:

> Die Gabe derselben Arznei wird einige Mal, nach den Umständen, doch nur so lange wiederholt, bis entweder Genesung erfolgt, oder bis dasselbe Mittel aufhört, Besserung zu bringen und der Rest der Krankheit, in einer abgeänderten Symptomen-Gruppe, eine andre homöopathische Arznei erheischt.[1]

Die Angaben und wenigen Beispiele zu dieser wichtigen Frage sind aber recht ungenau und legen dadurch einen großen Ermessensraum und eine dementsprechend große Verantwortung in die Hände des jeweiligen Behandlers. Wie soll dieser in Fällen verfahren, die nicht den Beispielen entsprechen? Einer verunsicherten Patientin antwortet Hahnemann 1834 auf ihre Frage nach der korrekten Wiederholung homöopathischer Arzneien in einem Brief, dessen öffentlichen Gebrauch er ausdrücklich zugesteht:

> Die allgemeine Regel in der Behandlung der Krankheiten ist die, eine einzige winzige Gabe eines nach bestem Gewissen gewählten homöopathischen Mittels solange wirken zu lassen, als es in seiner guten Wirkung fortfährt, indem es die Krankheit ohne Unterbrechung mindert, in den chronischen Krankheiten 2, 3 Wochen lang und selbst einige Monate, während eine einzige Gabe des richtigen Mittels mitunter eine akute Krankheit vollständig heilt. Aber die Mehrzahl der Krankheiten verlangt eine Folge mehrerer verschiedener Mittel, um homöopathisch geheilt zu werden, da, nachdem die vorhergehende Medizin in ihrer Wirkung erschöpft ist, insgemein der wahre homöopathische Arzt die dann noch übrig bleibenden Symptome mit demselben Mittel nicht übereinstimmend findet. Infolgedessen ist es nicht passend, die unmittelbar vorhergehende Arznei zu wiederholen, obgleich sie vielleicht später nach zwei, drei, vier anderen Mitteln wieder angezeigt sein mag.
> Das sind in Kürze die **hauptsächlichsten Regeln**, um die homöopathischen Mittel zu verordnen.
> Aber mitunter gibt es **eine Ausnahme**, eine andere Art des hauptsächlichen eben erwähnten Vorgehens beim Heilen der Krankheiten, d.h., das genau nach

---

[1] Organon § –/–/248/–.

> der Ähnlichkeit der Symptome mit den Krankheitssymptomen gewählte Mittel zu wiederholen, eine Gabe nach der andern zu wiederholten Malen. Das ist in **jenem seltenen** Falle, wo die Lebenskraft des erkrankten Organismus es nötig hat, durch mehr als eine Gabe des nämlichen Mittels beeinflußt zu werden, um genügend von der Krankheit, die durch jenes Mittel geheilt werden kann, befreit zu werden. Aber dieses Mittel darf nur günstige Wirkungen hervorbringen (keineswegs neue und für den Kranken lästige Symptome), die, nachdem sie bald aufgehört haben, die chron. Krankheit in 2, 3 oder 4 Tagen wenig vermindert haben, ein Zeichen, nach diesem von der Natur angezeigten Zustand dieselbe Gabe desselben Mittels *(vielleicht besser in einer andern Potenz)* noch einmal zu wiederholen.[1]

Neben Altbekanntem erwähnt Hahnemann erstmals die unter Umständen nötige Wiederholung der Arznei in einem anderen Potenzgrad, ein Verfahren, das zu den erwähnten Potenzkaskaden führt und von Hahnemann ausführlich in den CK 1[2] behandelt wird.[2]

Es verwundert nicht, daß andere Homöopathen durch die Vielzahl uneinheitlicher Angaben und Ausnahmeregelungen verunsichert waren und eigene Erfahrungen veröffentlichten.[3] Dies steigerte die Verwirrung aber noch mehr, so daß Attomyr schließlich klagt:

> Beinah möchte ich Sie bitten, unsern Freunden zu rathen, über die **Wiederholung** der Gaben, wenn sie nichts Bestimmteres, Belehrendes darüber zu sagen wissen, lieber gar nichts zu schreiben. Mich wenigstens haben die vielen, verschiedenen Besprechungen dieses Gegenstandes vollends und so verwirrt, daß ich nicht weiß, wo, was, wie und warum ich wiederholen soll.[4]

1832 hatte Gross an Hahnemann geschrieben:

> Auch bin ich noch nicht damit auf dem Reinen, **wie viele Dosen im allgemeinen** zu geben sind und **wie lange nach der letzten die Wirkung** abzuwarten seyn mag. Daher wäre es sehr wünschenswerth, daß Sie der homöopathisch-ärztlichen Welt Ihre Ansichten über diese neue Arzneigebrauchs-Weise öffentlich bekannt zu machen die Güte hätten.[5]

1834 berichtet Rummel von der Feier des 10. August (Hahnemanns Doktorjubiläum), daß „die Isopathik, die Gabengröße und die Wiederholung der Dosen die Anwesenden"[6] am meisten beschäftigten.

---

[1] Haehl 1922 II, S. 258 (Unterstreichung vom Verfasser).
[2] CK 1, S. –/157f. Vgl. oben S. 237.
[3] Z.B. Rummel 1833.
[4] Attomyr 1833, S. 1.
[5] Haehl 1922 II, S. 257.
[6] Rummel 1834b, S. 112.

Dritte Phase: 1837–1842

Hahnemann war also gefordert, konkrete und verbindliche Angaben zu diesen Problemen zu machen. Deswegen verläßt er die in Organon 5 gelehrte „Mittelstraße" mit all ihren Unwägbarkeiten wieder und geht zum Gegensatz des ehemals geforderten Vorgehens über: Statt eine einzige Gabe mitunter monatelang ungestört wirken zu lassen, verordnet er nun in chronischen Krankheiten in der Regel *täglich* eine Gabe der aufgelösten Arznei in jeweils modifizierter Form:

> In langwierigen Krankheiten fand ich für's beste, eine Gabe (z.B. einen Löffel voll) von einer solchen Auflösung der passenden Arznei nicht seltner als alle zwei Tage gewöhnlicher aber alle Tage einnehmen zu lassen. [...] Wird aber zum wiederholten Einnehmen einer und derselben Arznei (was doch zur Erreichung der Heilung einer grossen, langwierigen Krankheit **unerlässlich** ist) die Gabe jedesmal in ihrem Dynamisations-Grade, wenn auch nur um ein Weniges verändert und modificirt, so nimmt die Lebenskraft des Kranken **dieselbe** Arznei, selbst in kurzen Zwischenzeiten, unglaublich viele Male nach einander mit dem besten Erfolge und jedesmal zum vermehrten Wohle des Kranken, ruhig und gleichsam gutwillig auf.[1]

Bemerkenswerterweise empfiehlt Hahnemann die Wiederholung zunächst mit den herkömmlichen C-Potenzen, so daß die Grundbedingungen für dieses Verfahren in der Verteilung der Gabe und ihrer jedesmaligen Modifikation liegen. Wenn Hahnemann in Organon 6 die tägliche Wiederholung der neuentwickelten Q-Potenzen vorschreibt, verknüpft er lediglich zwei ursprünglich getrennte Entwicklungsstränge miteinander. Auf das genaue Vorgehen Hahnemanns in Organon 6 ist bereits oben eingegangen worden. Eine Q1 wird in Wasser aufgelöst und vor der täglichen Gabe umgerührt bzw. geschüttelt. Nach Verbrauch des ersten Potenz-Grades wird sukzessive zu den höheren Potenzen der gleichen Arznei übergegangen und solange fortgefahren, bis sich eine Spätverschlimmerung einstellt. Probeweise muß dann die Arznei, eventuell unter Placebo-Gabe, ausgesetzt und bei Neuaufflackern der ursprünglichen Symptome bis zur vollständigen Heilung weitergegeben werden.[2]

Dieses Verfahren erleichtert zumindest theoretisch die praktische Handhabung enorm, weil die bange Frage nach dem richtigen Zeitpunkt zur Wiederholung sich damit nicht mehr stellt. Andererseits kann durch tageweises Auslassen der Arznei der Individualität des Patienten und seiner Krankheit verstärkt Rechnung getragen werden, so daß sich diese Neu-

---
[1] CK 3^2, S. VIf.
[2] Organon § –/–/246–248 und –/–/280–282.

erung für den unsicheren Praktiker unter dem Strich als Pyrrhussieg erwiesen haben könnte.

K) Heilungsverlauf

Auch Hahnemanns Angaben zum Heilungsverlauf lassen einen Blickwechsel von der Arznei zur Krankheit und zum Organismus des Patienten erkennen. In Organon 3 ist das Verschwinden der Symptome noch abhängig von ihrem Auftreten in der Arzneimittelprüfung. Die dort spät erschienenen Symptome weichen im Krankheitsfall entsprechend zuletzt.[1] 1828 ändert sich das. Nun weichen diejenigen Symptome zuerst, die sich im Krankheitsverlauf zuletzt entwickelt haben et vice versa. Die Symptome verschwinden also in der umgekehrten Reihenfolge ihres Auftretens.[2] Das Wieder-Erscheinen alter Symptome ist ein gutes Zeichen und deutet an, daß die Arznei tief und heilsam in das Krankheitsgeschehen eingreift.[3] Die sofortige Hinwegnahme aller Leiden, „wie durch einen Zauberschlag",[4] täuscht hingegen einen Heilungsverlauf nur vor, weil die Arznei in diesem Falle nur palliativ wirkt und deswegen nach einiger Zeit auch eine nachfolgende Verschlimmerung provoziert.

Als sichersten Hinweis auf einen günstigen Heilungsverlauf vor allem in akuten Krankheiten nennt Hahnemann allgemein eine frühe Besserung auf der Geistes- und Gemütsebene.[5]

L) Behandlungszeit

Je nach Verlauf der Krankheit unterscheidet sich die Behandlungszeit:

> Wird so die passend homöopathisch ausgewählte Arznei gehörig angewendet, so vergeht die zu überstimmende natürliche, auch schlimme, und mit viel Beschwerden beladene, **acute** Krankheit, wenn sie unlängst entstanden war, unvermerkt in einigen Stunden, die **etwas ältere** in einigen Tagen, mit allen Spuren von Uebelbefinden, und man wird von der künstlichen Arzneikrank-

---

[1] Organon § 279/–/–/–.
[2] CK 1, S. 228/168. Zur Heringschen Regel: vgl. Coulter 1994, S. 130–133, und Lucae 1998. Daß die Heringsche Regel kein für alle Krankheiten gültiges Gesetz ist, wird deutlich, wenn man sich z.B. den Masernverlauf vor Augen führt. Das Exanthem entsteht in kraniokaudaler Richtung und geht in derselben Reihenfolge wieder zurück, in der es gekommen ist – also nicht in der umgekehrten!
[3] CK 1, S. 217/162.
[4] CK 1, S. 217/162.
[5] Organon § 275/253/253/253.

heit nichts, oder fast nichts mehr gewahr; es erfolgt in schnellen, unbemerklichen Uebergängen nichts als wiederhergestellte Gesundheit, Genesung; die **alten** (und vorzüglich die complicirten) Siechthume erfordern zur Heilung verhältnißmäßig mehr Zeit.[1]

Die Einschätzung von der raschen Heilbarkeit akuter Krankheiten behält Hahnemann bis zur letzten Organonauflage bei: „eine Krankheit von nicht zu langer Dauer wird demnach gewöhnlich durch die erste Gabe"[2] der Arznei geheilt. Die Behandlungszeit für mehrere Jahrzehnte dauernde chronische Krankheiten präzisiert Hahnemann ab 1828 auf mindestens ein bis zwei Jahre,[3] wobei sie generell bei älteren Menschen höher veranschlagt werden muß als bei jüngeren. Ein die Heilung eventuell um Jahre verzögernder Faktor ist schließlich die allöopathische Behandlung.[4]

M) Erklärung der Arzneiwirkung

Auf die Frage: Wie wirkt die Arznei? wurde bereits weiter oben eingegangen. Die erforderliche Ähnlichkeit und die stets gegebene größere Stärke behandelte Kapitel II.3.1.2, die dynamische Wirkung potenzierter Arzneien das Kapitel über die Herstellung. Damit ist die Frage aber keineswegs beantwortet. Im Gegenteil schließen sich nun erst neue Fragen an, auf die es eine Antwort zu finden gilt. Wenn die Arznei stärker ist als die Krankheit, warum heilt sie dann? Warum belästigt dann nicht die Arznei-Krankheit den Patienten? Und wie kann eine kleine, homöopathische Gabe ein lebenslang wirkendes Miasma kurieren? Diese auf den ersten Blick spitzfindig anmutenden Fragen entpuppen sich bei näherem Hinsehen als ein zentrales Problem, das Hahnemann bis in die sechste Organonauflage hinein beschäftigt und auf das er immer wieder neuformulierte Antworten findet.

Im wesentlichen postuliert Hahnemann zwei Schritte der Heilwirkung. Zum ersten Schritt rechnet er die Überstimmung der natürlichen Krankheit durch die ähnliche Arznei-Krankheit, im zweiten Schritt befaßt er sich mit der anschließenden Beendigung der Arzneiwirkung. Hahnemanns Einstellung ändert sich im Laufe der Zeit nur wenig. Die ständige Überarbeitung der entsprechenden Passagen mit immer neuen und sich teilweise über-

---

[1] Organon § 156/143/149/148f., zitiert nach Organon 5 (Unterstreichung vom Verfasser).
[2] Organon § 161/148/154/154. Vgl. § 165/152/158/158, 202/190/193/193, 263/244/–/– und S. –/9/12/24 sowie S. –/–/52/48.
[3] CK 1, S. 230/170.
[4] Organon § –/–/149/149 und S. –/–/52/48.

schneidenden Formulierungen erschweren das Aufzeigen des Gedankenganges jedoch enorm. Darüber hinaus zeugen sie von der Bedeutung, die Hahnemann diesem theoretischen Problem schenkt, eine physiopharmakologische Wirkungsbegründung zu finden, obwohl derartige Erklärungsversuche für ihn nur eine nebensächliche Rolle spielen.

Im ersten Schritt überstimmt die Arznei die Krankheit, indem sie

> ihrer Wirkungs-Aehnlichkeit wegen, **dieselben** Theile im Organism, und zwar **vorzugsweise** in Anspruch nimmt, die von dem schwächern Krankheits-Reize bisher afficirt waren, welcher folglich nun nicht mehr einwirken kann, sondern erlischt.[1]

Der Begriff „Organismus" ist ab Organon 4 häufig ersetzt durch den Begriff „Lebenskraft", so daß diese nun, analog zur Krankheitsvorstellung, von der ähnlichen Kunstkrankheit verstimmt wird:

> Ein so ausgesuchtes Arzneimittel [...] ergreift bei seiner dynamischen Einwirkung auf die krankhaft verstimmte Lebenskraft des Menschen, in angemessener Gabe, eben die an der natürlichen Krankheit bisher leidenden Theile und Punkte im Organism und erregt in ihnen ihre eigne künstliche Krankheit, die dann der großen Aehnlichkeit und überwiegenden Stärke wegen an die Stelle der bisher vorhandnen, natürlichen Krankheits-Verstimmung vorzugsweise tritt, so daß die instinktartige, automatische Lebenskraft von nun an nicht mehr an der natürlichen, sondern allein an der stärkern, so ähnlichen Arzneikrankheit leidet.[2]

Inhaltlich ähnlich formuliert Hahnemann in Organon 6:

> Wird aber dann dem Lebensprincip das Gefühl von der Einwirkung dieses feindlichen Agens wieder entzogen, was diese Verstimmung zu bewirken und fortzusetzen strebte, das ist, läßt der Arzt dagegen eine das Lebensprincip ähnlichst krankhaft zu verstimmen fähige, künstliche Potenz (homöopathische Arznei), welche stets, auch in der kleinsten Gabe die ähnliche, natürliche Krankheit an Energie [...] übertrifft, auf den Kranken einwirken, so geht, während der Einwirkung dieser stärkern, ähnlichen Kunst-Krankheit für das Lebensprincip die Empfindung von dem ursprünglichen, krankhaften Agens verloren; das Uebel existirt von da an nicht mehr für das Lebensprincip, es ist vernichtet.[3]

---

[1]Organon § 40/40/45/45. Vgl. § 155/142/148/148.
[2]Organon § 155/142/148/–.
[3]Organon § –/–/–/148.

Die Arznei-Krankheit wird also dem Organismus sozusagen „untergeschoben",[1]

> um in ihm das Gefühl von der natürlichen Krankheits-Verstimmung nicht nur zu verdunkeln, sondern ganz zu verlöschen, und so zu vernichten.[2]

Hahnemann vermeidet an dieser Stelle eine Auseinandersetzung mit der parasitären Krankheitsvorstellung, derzufolge ein chronisches Miasma „allmählig, gleichsam in alle Fugen des zartesten Lebens-Baues seine parasitischen Wurzeln"[3] flechtet. Hier, bei der Wirkungserklärung, geht er von einem verstimmenden Reiz und dessen Überstimmung aus.

Wodurch wird aber die nunmehr herrschende Arznei-Krankheit beendigt? Hahnemann nennt zwei an der Lösung des Problems beteiligte Faktoren, zum einen die Gegenwirkung des Organismus bzw. der auch hier zunehmend an Bedeutung gewinnenden Lebenskraft, zum anderen das automatische Vorübergehen der Arzneiwirkung:

> Bei **homöopathischen** Heilungen zeigt uns die Erfahrung, daß auf die ungemein kleinen Arznei-Gaben [...], zwar zuweilen nach Vertilgung der letztern anfangs noch einige wenige Arzneikrankheit **allein** im Organismus fortdauert, aber, der außerordentlichen Kleinheit der Gabe wegen, so überhingehend, so leicht und so bald von selbst verschwindend, daß die Lebenskraft gegen diese kleine, künstliche Verstimmung ihres Befindens keine bedeutendere Gegenwirkung vorzunehmen nöthig hat, als die zur Erhebung des jetzigen Befindens auf den gesunden Standpunkt, (das ist, zur völligen Herstellung gehörige,) wozu sie nach Auslöschung der vorherigen krankhaften Verstimmung wenig Anstrengung bedarf.[4]

Die Bedeutung des automatischen Vorübergehens der Arzneiwirkung[5] fällt ab Organon 4 hinter die Bedeutung der Lebenskraft-Gegenwirkung etwas zurück. Damit ergibt sich eine neue Frage. Warum kann die Lebenskraft dann nicht vorher schon den ohnehin schwächeren Krankheitsreiz besiegen? Hahnemann antwortet darauf in einer Anmerkung zum § -/-/29/29:

> Die kurze Wirkungsdauer der künstlich krankmachenden Potenzen, die wir Arzneien nennen, macht es möglich, daß, ob sie gleich stärker als die natürlichen Krankheiten sind, doch von der Lebenskraft weit leichter überwunden werden, als die schwächern natürlichen Krankheiten, die bloß wegen ihrer

---

[1] Organon § -/-/29/-.
[2] Organon § -/-/-/34.
[3] CK 1, S. 230/170. Vgl. Kapitel II.2.2.
[4] Organon § 79/74/78/78. Vgl. 77/62/66/66.
[5] Organon § 307/280/282/-, 46/46/51/51, 155/142/148/- und CK 1, S. 176/127.

längern, meist lebenswierigen Wirkungsdauer (Psora, Syphilis, Sykosis) nie von ihr allein besieget und ausgelöschet werden können, bis der Heilkünstler die Lebenskraft stärker afficirt mit einer sehr ähnlich krankmachenden, aber stärkern Potenz (homöopathischer Arznei), welche, nach dem Eingeben (oder Riechen derselben), der bewußtlosen, instinktartigen Lebenskraft gleichsam aufgedrungen und ihr an die Stelle der bisherigen natürlichen Krankheits-Affektion untergeschoben wird, wovon sie dann bloß noch arzneikrank bleibt, doch nur kurze Zeit, weil die Wirkung der Arznei (die Verlaufszeit der von ihr erregten Arzneikrankheit) nicht lange anhält.[1]

1838, in den CK 4^2, geht Hahnemann noch einmal ausführlich auf die gesamte Problematik ein und betont die Vorläufigkeit aller bis dahin gegebenen Erklärungen:

Zweifelhaft gab ich meine Vermuthung darüber an, ohne es eine Erklärung, eine bestimmte Erklärung nennen zu wollen, die auch gar nicht durchaus nöthig war, da uns nur obliegt, nach dem erkannten und sich immerdar bestätigenden Natur-Gesetze durch Aehnliches richtig und mit gutem Erfolge zu heilen, nicht aber mit abstrakten Erklärungen zu prahlen und den Kranken dabei ungeheilt zu lassen, worin bisher das Thun der sogenannten Aerzte bestand.[2]

Der darauf folgende neue, „noch wahrscheinlicher[e] Erklärungs-Versuch",[3] weist der Lebenskraft eine unverzichtbare Rolle zu, die diese jedoch nur nach Anregung durch eine homöopathische Arznei spielen könne. Das wirklich Neue an diesem Erklärungsversuch ist aber eigentlich nur die Berücksichtigung der öfteren Wiederholung sowie der Spätverschlimmerung.

Können wir Aerzte aber dieser instinktartigen Lebenskraft ihren Krankheits-Feind, durch Einwirkung homöopathischer Arzneien auf sie, gleichsam vergrössert – selbst nur um etwas jedesmal vergrössert vorhalten und entgegenstellen – und vergrössern wir auf diese Art für das Gefühl des Lebens-Prinzips, das Bild des Krankheits-Feindes durch täuschend ähnlich die ursprüngliche Krankheit nachbildende homöopathische Arzneien, so veranlassen und zwingen wir nach und nach diese instinktartige Lebens-Kraft, allmälig ihre Energie zu erhöhen und immer mehr und so weiter zu erhöhen, dass sie endlich weit stärker, als die ursprüngliche Krankheit war, dass sie wieder Selbstherrscherin in ihrem Organism werden, selbst wieder die Zügel der Gesundheits-Führung halten und fernerhin leiten kann, indess die Schein-Vergrösserung der Krankheit, durch die homöopathischen Arzneien erzeugt,

---
[1] Organon § –/–/29/29, zitiert nach Organon 5.
[2] CK 4^2, S. Vf.
[3] Ebd. S. VI.

von selbst verschwindet, sobald wir, beim Erblicken der hergestellten Uebermacht der Lebenskraft, das ist, der hergestellten Gesundheit, aufhören, diese Mittel anzuwenden.[1]

In Organon 6 schließlich, wo viele diesbezügliche Passagen umgearbeitet werden, äußert Hahnemann ähnliche Ansichten.

Festzuhalten bleibt, daß Hahnemann die Beantwortung dieser Frage schwer fällt. Zu viele Implikationen, von der Krankheitsvorstellung bis zur Wiederholung der Arzneien, müssen berücksichtigt werden, so daß sich die Lösung dieses Problem nicht schlüssig und glatt formulieren läßt. Einer allgemeinen Tendenz folgend, verlagert Hahnemann auch hier den Schwerpunkt auf die Lebenskraft, ohne befriedigend erklären zu können, warum diese zwar die Arznei, nicht aber die Krankheit überwinden kann. Das Argument der kürzeren Wirkungsdauer der Arzneien scheint ihm nicht auszureichen, weil er sonst die Rolle der Lebenskraft nicht mehr und mehr betonen müßte.

N) Exkurs: Der Einfluß der Cholera auf die Entwicklung der Behandlung

1831, also zwischen der Herausgabe von Organon 4 und Organon 5, bricht die Weltseuche Cholera auch über Deutschland herein. Die Ärzte reagieren in ihrer Hilflosigkeit darauf mit einer Flut von Veröffentlichungen, die unzählige Therapievorschläge enthalten. Hierzu zählt auch der von Hahnemann empfohlene Kampfer, im allgemeinen aber greift man zu großen Gaben von Kalomel und Opium, außerdem läßt man den Patienten zur Ader und verbietet ihm mitunter sogar die Aufnahme jeglicher Flüssigkeit. Die Ergebnisse waren – aus heutiger Sicht verständlich – miserabel. Auch Hahnemann äußert sich schriftlich mehrfach zur Cholera,[2] ohne jedoch auf eigene Erfahrungen mit Cholerakranken zurückgreifen zu können. Sein Wissen bezieht er aus Mitteilungen von Kollegen, die ihm den Krankheitsverlauf schriftlich schildern. Insgesamt sind seine Therapievorschläge – und besonders auch das Unterlassen der allöopathischen Schwächung mittels Aderlaß – erfolgreicher als die anderen Verfahren, so daß der Homöopathie mehr als nur ein Achtungserfolg zuteil wird.

Hahnemanns Vorschriften verändern sich im Laufe der Zeit geringfügig.[3] Ohne auf Einzelheiten einzugehen, sei exemplarisch aus einer, von

---

[1] Ebd. S. VIII.
[2] Schmidt 1989, S. 87, nennt 10.
[3] Vgl. Scheible 1992, besonders S. 19–31.

Scheible als charakteristisch angesehenen Veröffentlichung zitiert, die sich auch mit der Anwendung des Kampfers befaßt:

> Dies einzige Mittel ist der Campher (...). Innerlich nimmt der Kranke, wenn er nicht schon zum Einnehmen unfähig ist, alle Minuten einen Theelöffel voll eines Gemisches von einem Quentchen Campherspiritus (gesättigte Auflösung Camphers in Weingeist) in vier Loth heißen Wassers, äußerlich wird ihm mittels eines wollenen Tuches ein Theil des Körpers nach dem anderen mit Campherspiritus eingerieben, während die übrigen Theile mit einer wohldurchwärmten und mit Campher durchräucherten Decke eingehüllt werden. Zugleich läßt man in der Krankenstube auf einem heißen Blech über einer kleinen Lampe ununterbrochen aufgelegten Campher verflüchtigen, so daß die Stubenluft stark damit geschwängert sei.[1]

Hier begegnen uns wichtige Tendenzen, die für die Entwicklung der Behandlung in Hahnemanns Spätwerk typisch sind: Die häufige Gabe, die Auflösung der Arznei, das Einreiben und die Applikation über die Nase. Ein Urteil über den Einfluß dieser Tendenzen auf Hahnemanns Spätwerk ist aber lediglich unter Vorbehalt möglich. Der große Erfolg der Homöopathie in der Cholerabehandlung würde einen augenfälligen Einfluß plausibel machen, so daß argumentiert werden könnte, die in den vorherigen Kapiteln aufgezeigten Entwicklungslinien seien letztlich auf das Jahr 1831 zurückzuführen. Hahnemann habe also seitdem auf Behandlungsprinzipien zurückgegriffen, die sich in der Therapie einer unmittelbar lebensbedrohlichen Krankheit als erfolgreich herausgestellt hätten.

Dagegen spricht jedoch folgendes: Hahnemann erwähnt den errungenen Triumph über die Allöopathie später mit keinem Wort. Gerade in Organon 5, in dem er sich ausführlich mit den sogenannten Halb-Homöopathen auseinandersetzt und immer wieder auf die Schädlichkeit nichthomöopathischer Verfahren hinweist, wäre es zu erwarten gewesen, daß er die Stärke, die sein Konzept hier bewiesen hat, für sich nutzt. Falsche Bescheidenheit gehörte schließlich nicht zu Hahnemanns hervorstechenden Wesenszügen. Warum also übergeht er die Cholera stillschweigend? Der Schlüssel liegt in der Stellung zum Kampfer. Hahnemanns Aussagen lösten, da sie seinen bisherigen Forderungen teilweise widersprachen, eine Diskussion über die Wirkungsweise des Kampfers aus. Man fragte sich, ob der Kampfer homöopathisch oder nicht doch vielleicht palliativ (antipa-

---
[1] Hahnemann 1831d, zitiert nach Scheible 1992, S. 22. Neben dem Kampfer empfiehlt Hahnemann andere Arzneien, die er nach homöopathischen Kriterien auswählt, z.B. Veratrum album, Bryonia und (besonders zur Prophylaxe) Cuprum. Außerdem gibt er diätetische Vorschläge.

thisch) wirke. Hahnemann nimmt dazu mehrmals widersprüchlich Stellung. In einem – wahrscheinlich nicht zur Veröffentlichung vorgesehenen – Brief an Bönninghausen beurteilt er den Kampfer abschließend als „antipathische[s] Hauptmittel"[1]. Danach umgeht er weitere Äußerungen zu diesem Thema.

Es ist also denkbar, daß Hahnemann die Erfolge seiner Therapievorschläge zur Cholerabehandlung nicht nur auf die Homöopathie zurückführt, sondern auch auf eine palliative, aber lege artis durchgeführte Anwendung des Kampfers. Ob er aus seinen Erfahrungen heraus trotzdem bestimmte Prinzipien dieser Anwendung bewußt in sein späteres Homöopathie-Konzept einbaut, bleibt Spekulation. Denkbar ist auch dies durchaus, konkrete Hinweise aber fehlen bislang.

3.2.3 Diätetik

Verlassen wir nun das Gebiet der Arzneien und kommen zu den Maßnahmen, die die Therapie flankieren können. Hierzu zählen die Hilfsmittel und die Diätetik, mit der begonnen werden soll.

Vielleicht ist kein Gebiet in Hahnemanns gesamter Praxis so unverändert geblieben, wie das der Diätetik. Die Angaben zur „Diät und Lebensordnung"[2] besitzen in Hahnemanns Homöopathie-Konzept aus zwei Gründen einen festen und hohen Stellenwert. Obwohl er die Arznei für „die Hauptsache"[3] in der Behandlung hält, was für ihn die Fälle beweisen, in denen sich erfolglos die Patienten ausschließlich der homöopathischen Diät unterziehen, ist Hahnemann zum einen weitsichtig genug, diesen wichtigen Faktor gebührend zu berücksichtigen, so daß kaum ein Patient ohne genauere Instruktionen bleibt.[4] Zum anderen zwingt die Zubereitungsart der homöopathischen Arzneien dazu, alles zu entfernen, was irgendeine arzneiliche Wirkung entfalten könnte. Neben der Nahrung gehören dazu auch andere störende Einflüsse aus dem täglichen Leben, so daß erst beide zusammen, Diät (= Nahrung) und Lebensordnung, die eigentliche Diätetik ausmachen.

> Bei der so nöthigen als zweckmäßigen Kleinheit der Gaben, im homöopathischen Verfahren, ist es leicht begreiflich, daß in der Cur alles Uebrige aus der **Diät und Lebensordnung** entfernt werden müsse, was nur irgend arzneilich

---

[1] Stahl 1997, S. 51, Brief vom 22.09.1831.
[2] Organon § 157/144/150/150.
[3] CK 1, S. 189/132.
[4] Hiervon zeugen seine Patientenbriefe, z.B. Haehl 1922 II, S. 54–65.

wirken könnte, damit die feine Gabe nicht durch fremdartig arzneilichen Reiz überstimmt und verlöscht, oder auch nur gestört werde.[1]
Für chronisch Kranke ist daher die sorgfältige Aufsuchung solcher Hindernisse der Heilung um so nöthiger, da ihre Krankheit durch dergleichen Schädlichkeiten und andre krankhaft wirkende, oft unerkannte Fehler in der Lebensordnung gewöhnlich verschlimmert worden war[2]).

Anm. 2) Kaffee, feiner chinesischer und andrer Kräuterthee; Biere mit arzneilichen, für den Zustand des Kranken unangemessenen Gewächssubstanzen angemacht, sogenannte feine, mit arzneilichen Gewürzen bereitete Liqueure, alle Arten Punsch, gewürzte Schokolade, Riechwasser und Parfümerieen mancher Art, stark duftende Blumen im Zimmer, aus Arzneien zusammengesetzte Zahnpulver und Zahnspiritus, Riechkißgen, hochgewürzte Speisen und Saucen, gewürztes Backwerk und Gefrornes mit arzneilichen Stoffen, z.b. Kaffee-Vanille- u.s.w. bereitet, rohe, arzneiliche Kräuter auf Suppen, Gemüße von Kräutern, Wurzeln und Keim-Stengeln (wie Spargel mit langen, grünen Spitzen, Hopfenkeime und alle Vegetabilien, welche Arzneikraft besitzen, Sellerie, Petersilie, Sauerampfer, Dragun, alle Zwiebel-Arten, u.s.w., alter Käse und Thierspeisen welche faulicht sind, oder (Fleisch und Fett von Schweinen, Enten und Gänsen, oder allzu junges Kalbfleisch und saure Speisen; Salate aller Art) welche arzneiliche Nebenwirkungen haben, sind eben so sehr von Kranken dieser Art zu entfernen als jedes Uebermaß, selbst das des Zuckers und Kochsalzes, so wie geistige, nicht mit viel Wasser verdünnte Getränke; Stubenhitze, schafwollene Haut-Bekleidung, sitzende Lebensart in eingesperrter Stuben-Luft, oder öftere, bloß negative Bewegung (durch Reiten, Fahren, Schaukeln), übermäßiges Kind-Säugen, langer Mittagsschlaf im Liegen (in Betten), Lesen in wagerechter Lage, Nachtleben, Unreinlichkeit, unnatürliche Wohllust, Entnervung durch Lesen schlüpfriger Schriften, Onanism oder, sei es aus Aberglauben, sei es um Kinder-Erzeugung in der Ehe zu verhüten, unvollkommner, oder ganz unterdrückter Beischlaf; Gegenstände des Zornes, des Grames, des Aergernisses, leidenschaftliches Spiel, übertriebne Anstrengung des Geistes und Körpers, vorzüglich gleich nach der Mahlzeit; sumpfige Wohngegend und dumpfe Zimmer; karges Darben u.s.w. Alle diese Dinge müssen möglichst vermieden oder entfernt werden, wenn die Heilung nicht gehindert oder gar unmöglich gemacht werden soll. Einige meiner Nachahmer scheinen durch Verbieten noch weit mehrer, ziemlich gleichgültiger Dinge, die Diät des Kranken unnöthig zu erschweren, was nicht zu billigen ist.[2]

Hahnemann steht mit seinen Ansichten in einer Tradition, deren Wurzeln bis in die Medizin des antiken Griechenlands hineinreichen und bis in das frühe 19. Jahrhundert hohes Ansehen genoß.[3] Seine Angaben lassen sich

---

[1]Organon § 283/259/259/259.
[2]Organon § 284/260/260/260.
[3]Vgl. Nachtmann 1986, S. 73. Nachtmann, an den sich dieses Kapitel anlehnt, weist darauf hin, daß Hahnemann weniger ein Erfinder oder Vorläufer der Hygiene im

den traditionellen „sex res non naturales" zuordnen. Zu diesen sechs nichtnatürlichen Dingen zählen

1. Luft
2. Speise und Trank
3. Bewegung und Ruhe
4. Schlafen und Wachen
5. Füllung und Entleerung (inklusive Beischlaf)
6. Stimmungen

Mit Einführung der Psora-Lehre und der daraus resultierenden langjährigen Behandlung gewinnen die Angaben zur Diätetik natürlich einen etwas größeren Stellenwert, der in den CK 1 entsprechend gewürdigt wird.[1] Besonderen Wert legt Hahnemann hier auf die Stimmungen, indem er Kummer, Ärger und sonstigen Verdruß möglichst vom Kranken zu entfernen sucht.[2]

Bleibt die Frage, wie streng Hahnemanns Vorschriften sind, und wie sehr er auf ihrer Ausführung beharrt.[3] Zunächst differenziert er zwischen akuten und chronischen Krankheiten. In akuten Krankheiten ist er eher nachgiebig. Hier

> entscheidet der feine, untrügliche, innere Sinn des hier sehr regen, instinktartigen Lebenserhaltungstriebes, so deutlich und bestimmt, daß der Arzt die Angehörigen und die Krankenwärter bloß zu bedeuten braucht, dieser Stimme der Natur kein Hinderniß in den Weg zu legen.[4]

Hahnemann weist jedoch darauf hin, daß die „Befriedigung"[5] der vom Kranken gewünschten Dinge „in mäßigen Schranken gehalten[]"[6] werden muß. Diese Mäßigkeit, diese „goldene Mittelstraße"[7] ist für ihn auch in

---

Sinne Max von Pettenkofers (1818–1901) gewesen sei, wie es die Aussagen Haehls nahelegen (Haehl 1922 I, S. 57–66 und 294–299), sondern vielmehr einer der letzten Vertreter klassischer Diätetik.
[1] CK 1, S. 189–196/131–139.
[2] CK 1, S. 199/140.
[3] Vgl. Stahl 1997, S. 46, Brief vom 16.03.1831, wo Hahnemann gesteht: „Die Anleitung über die Diät bedarf noch mancher Ventilation, da nicht Allen Alles schädlich, nicht Allen Alles zuträglich ist. Ich bin noch selbst mit mir nicht im Reinen, ob große Strenge hierin die gute Sache befördere oder nicht, auch nicht, ob sie überhaupt nöthig sei". In seinen Werken jedoch macht sich dieser Zweifel nicht bemerkbar.
[4] Organon § 286/262/262/262.
[5] Organon § 287/263/263/263.
[6] Ebd.
[7] Haehl 1922 II, S. 56.

chronischen Krankheiten oberstes Gebot: „Mäßigkeit in allen, selbst unschädlichen Genüssen ist eine Haupt-Pflicht für chronisch Kranke."[1] Daß sich dabei nicht Gleiches für alle schickt, macht Hahnemann an mehreren Stellen deutlich. So

> muß der homöopathische Heilkünstler bei seinen Vorschriften der **Diät und Lebensweise** den Umständen nachgeben, und so erreicht er den Zweck der Heilung weit gewisser und daher auch vollkommner, als beim hartnäckigen Bestehen auf strengen, in vielen Fällen unausführbaren Vorschriften.[2]

1828 warnt er gar davor, sich die Heilung „nicht durch übel angebrachte Pedanterie zu verscherzen."[3] Hierbei denkt Hahnemann mit Sicherheit auch an die Mitarbeit des Patienten, an seine Compliance, wie wir heute sagen würden. In diesen Zusammenhang paßt auch der Tadel: „Einige meiner Nachahmer scheinen durch Verbieten noch weit mehrer, ziemlich gleichgültiger Dinge, die Diät des Kranken unnöthig zu erschweren, was nicht zu billigen ist."[4]

Ein Wort noch zum Kaffee. Im Organon ist es durchweg verboten, Kaffee oder arzneilich wirkende Teesorten zu trinken. In den CK 1[1] jedoch schreibt Hahnemann:

> Der Kaffee besitzt größtentheils die Nachtheile für die Gesundheit Leibes und der Seele, die ich in meinem Büchelchen (**Wirkungen des Kaffees**, Leipzig, 1803[5]) angegeben habe; er ist aber dem größten Theile der sogenannten gebildeten Nationen dergestalt zur Gewohnheit und zum Bedürfnisse geworden, daß er so wenig, als Vorurtheil und Aberglauben, auszurotten seyn wird, folglich auch der homöopathische Arzt bei der Cur langwieriger Krankheiten nicht

---

[1] CK 1, S. –/138.
[2] CK 1, S. 189/132.
[3] CK 1, S. 196/–.
[4] Organon § –/–/260/260. Hahnemann nennt hier keine Namen, möglicherweise spielt er aber auf Carl Georg Christian Hartlaub (1795–1839) an, der z.B. glühende Kohlen im Zimmer (Hartlaub 1831, S. 111) und das von Hahnemann geliebte Bier rigoros verbieten möchte (ebd., S. 92 – Hahnemann verbot nur Bier mit Kräuterzusatz, CK 1, S. 196/137). Ebenfalls gemeint sein könnte Gustav Wilhelm Gross, der rote und gelbe Wände im Zimmer verbieten möchte (Gross 1824, S. 208) und sich außerdem gegen Seilchenspringen, Wettlaufen und Wiegen ausspricht (ebd., S. 203). Gross 1831 verbietet sogar Obstkuchen (S. 9), Schwimmen (S. 30) und Seife (S. 50). Insgesamt fällt beim Durchgehen der erwähnten Bücher zwar Hahnemanns Prägnanz im Gegensatz zur Weitschweifigkeit der anderen Autoren auf, inhaltlich aber stimmen alle mehr oder weniger überein.
[5] Der Kaffee in seinen Wirkungen. Nach eignen Beobachtungen von Samuel Hahnemann. Leipzig [auch: Dresden] 1803. (Anm. des Verfassers).

auf einem allgemeinen, unbedingten Verbote bestehen darf. Nur jungen Leuten bis zum zwanzigsten, höchstens dreißigsten Jahre kann er ihn jähling, sogleich und auf einmal hinwegnehmen, Personen aber über 30 und 40 Jahre, wenn sie ihn von Kindheit an tranken, kann er nur allmälig abgewöhnt werden, so daß sie ihn nur von Woche zu Woche etwas vermindern; und sollten sie zuletzt ihn nicht ganz entbehren wollen und noch auf einer Kleinigkeit davon bestehen, z.B. eine einzige Tasse halb Milch, halb schwachen Kaffee forttrinken zu dürfen, so wird man ihnen auch diese verstatten können, wenn ihre chronische Krankheit kein Unterleibs-Uebel ist und sie nur übrigens eine gesunde Lebensweise führen. Langjährige Gewohnheit an diesen Trank macht ihn fast unschädlich, wenn seine Menge zugleich zum Fünftel oder Sechstel herabgesetzt wird. Meine Erfahrung bestätigt mir dieß; die Heilung der größten chronischen Krankheiten ward dadurch weder unmöglich gemacht, noch aufgehalten.[1]

In den CK 1[2] kehrt Hahnemann jedoch zu seinem ehemaligen Verbot wieder zurück:

Der Kaffee besitzt größtentheils die Nachtheile für die Gesundheit Leibes und der Seele, die ich in meinem Büchelchen (**Wirkungen des Kaffees**, Leipzig, 1803) angegeben habe; er ist aber dem größten Theile der sogenannten gebildeten Nationen dergestalt zur Gewohnheit und zum Bedürfnisse geworden, daß er so wenig leicht, als Vorurtheil und Aberglauben, auszurotten seyn wird, wenn nicht der homöopathische Arzt bei der Kur langwieriger Krankheiten auf einem allgemeinen, unbedingten Verbote besteht. [...] Noch vor sechs Jahren wähnte ich, daß älteren Personen, die ihn nicht gern entbehren wollten, der Kaffee noch in geringer Maße [!] zu gestatten sey. Er wird aber, wie ich mich seitdem überzeugt habe, durch keine lange Gewohnheit unschädlich und da der Arzt bloß das Beste seinen Kranken erlauben kann, so bleibt es fest stehen, daß die chronisch Kranken sich dieses, als Diätstück schleichend nachtheiligen Getränks durchaus entäußern müssen.[2]

Stattdessen empfiehlt Hahnemann eine Art Ersatzkaffee.

Zusammenfassend beurteilt, räumt Hahnemann der traditionellen Diätetik einen gebührenden Raum in Theorie und Praxis ein, ohne ihre Bedeutung überbewerten zu wollen. Er selbst faßt seine Einstellung folgendermaßen zusammen:

---

[1] CK 1, S. 193f./–.
[2] CK 1, S. –/135.

Der Homöopathiker ordnet nach Beschaffenheit der Krankheiten Diät und Lebensordnung an, sucht aber nicht durch Verbietung einer grossen Menge gleichgültiger Dinge sich wichtig zu machen und die Kranken zu ängstigen. Er untersagt daher nur Dinge, von denen wir wirklich wissen, dass sie arzneilich wirken oder sonst der Cur hinderlich sind. So verbietet er auch mit Recht Nebengebrauch arzneilicher Hausmittel an Waschwassern, Zahnmitteln, Klystieren, warmen Bädern, Riechmitteln, u.s.w., ändert schädliche Bedeckung, Kleidung und Wohnung so wie er den Geistes- und Gemüths-Kranken das Lesen ihnen schädlicher Schriften untersagt und ihnen zweckmässige Unterhaltung mit verständigen Menschen verschafft. Er hält seine langwierig Kranken zum Genusse freier Luft an, so viel möglich mit Fussbewegung, ohne Ermüdung, verbunden, auch wohl zum Waschen mit kaltem Wasser an, oder zu augenblicklichen Eintauchungen. Ihr Gemüth sucht er zu erheitern und Gram von ihnen zu entfernen. Die Befriedigung des Geschlechtstriebes in der Ehe gestattet er mässig und sucht die Ehelosigkeit zu mindern, welche der Gesundheit so wie der Moralität gleich nachtheilig ist.[1]

3.2.4 Hilfsmittel

Während es bei der Diätetik gerade um die Vermeidung eines Eingriffes in den Heilungsproceß geht, stehen in diesem Kapitel Verfahren im Vordergrund, die die Heilung durch parallele und mitunter sogar alleinige Anwendung beschleunigen oder erleichtern sollen. Dazu zählen in Hahnemanns Homöopathie-Konzept:

1. Der Mesmerismus (inklusive Massage)
2. Elektrizität, Magnetismus und Galvanismus
3. Kaltwasseranwendungen
4. Die Kuhpockenimpfung
5. Die allöopathische Behandlung
6. Die Gabe von Placebos

1. Der Mesmerismus

Der Mesmerismus wurde um 1775 vom Wiener Arzt Franz Anton Mesmer (1734–1815) begründet. Er ist das einzige Hilfsmittel, das Hahnemann von Beginn seiner ärztlichen Laufbahn bis zu ihrem Ende mit wachsender Bedeutung in seinen Werken erwähnt und bei seinen Patienten anwendet bzw.

---

[1]Gypser 1987, S. 71. Zum verbotenen Nebengebrauch arzneilicher Hausmittel vgl. auch Organon § 299/272/275/275.

anwenden läßt.[1] Bereits in seiner 1779 in Erlangen vorgelegten Dissertation „Conspectus adfectuum spasmodicorum aetiologicus et therapeuticus" führt er den Mesmerismus als nervenheilendes Mittel bei Zahnschmerzen auf. In der „Heilkunde der Erfahrung" spricht er von der „heroische[n] Kraft des **Animalismus** (thierischen Magnetismus)"[2] und stellt eine Analogie zwischen dieser Kraft und der Kraft kleiner Arzneimittelgaben her. Im gleichen Sinn äußert er sich in Organon 1 und 2.[3] Noch vor der dritten Auflage veröffentlichte Ernst Stapf 1823 erste Früchte einer Strömung, die zu Beginn der 1820er Jahre versuchte, dem Mesmerismus einen Platz innerhalb der Homöopathie zuzuweisen.[4] Hahnemann greift diesen Gedanken auf und widmet dem Verfahren von der dritten Organonauflage an zwei eigene Paragraphen.[5] Er unterscheidet einen positiven Mesmerismus, bei dem die Lebenskraft vom Mesmerierer in den Patienten einströmt, von einem negativen, bei dem ein Zuviel an Lebenskraft durch „**Calmiren** und **Ventiliren**"[6] aus dem Patienten herausgezogen wird, ein Vorgang, den Hahnemann als „**Entladung**"[7] bezeichnet. Außerdem kann die Lebenskraft auch umverteilt werden, wozu, wie bei den anderen Möglichkeiten auch, je nach Fall die Hände aufgelegt oder in einigem Abstand über den Körper geführt werden (sogenannte „Striche"[8]). Abgelehnt wird die „Uebertreibung"[9] des Mesmerismus, „die man Somnambulism und Hellsichtigkeit (clairvoyance) nennt",[10] worunter ein hypnoseähnlicher Zustand verstanden werden kann.

Eine Indikation ist für Hahnemann gegeben „z.B. bei alten Geschwüren, bei Amaurose, bei Lähmungen einzelner Glieder u.s.w.",[11] besonders aber „bei Wiederbelebung einiger, geraume Zeit im Scheintode gebliebner Personen, [...] eine Art Todten Erweckung".[12] In Organon 3 bescheinigt er dem Mesmerismus „zur vollständigen Entfernung der Reste eines großen

---

[1]Zu Einzelheiten vgl.: Wittern 1985, Eppenich 1994 und 1995, S. 342–347.
[2]KMS II, S. 37. Die Begriffe Mesmerismus, tierischer bzw. animalischer Magnetismus, Zoomagnetismus etc. werden in der homöopathischen Literatur weitgehend synonym gebraucht (vgl. Eppenich 1995, S. 344f.).
[3]Organon § 247/–/–/–/– und 245/305/305/278/280/–.
[4]Stapf 1823.
[5]Organon § 319/291/293/288 und der jeweilige Folgeparagraph.
[6]Organon § 320/292/294/289.
[7]Ebd.
[8]Ebd.
[9]Ebd.
[10]Ebd.
[11]Organon § 319/291/193/288.
[12]Ebd.

Lokal-Uebels viel beitragen zu können".[1] 1828 hält er ihn in allen Fällen chronischer Krankheiten mit Nervenschwäche für indiziert, ausgenommen diejenigen, die zuvor mit einem mineralischen Magneten behandelt wurden.[2] In Organon 5 – als Reaktion auf die vorschnelle Mittelgabe unvorsichtiger und „neunmalkluger" Schüler – empfiehlt Hahnemann die Harmonisierung der durch zuviele homöopathische Arzneimittel aufgeregten Lebenskraft mittels eines sanften Striches oder das öftere Handauflegen.[3] In den CK 5^2 schließlich rät er zur Hinzuziehung eines Mesmerierers bei der Verabreichung von Phosphorus an Patienten mit Mangel an Lebenskraft.[4] Die Indikationen wechseln zwar mit der Zeit, sie bleiben aber weitgehend im neurologischen bzw. neuraltheoretischen Bereich und setzen die Annahme einer Lebenskraft voraus.

Innerhalb der letzten vier Organonauflagen wird Hahnemanns Charakterisierung eines Menschen mit mesmerischen Eigenschaften immer präziser, die es anderen Ärzten ermöglichen soll, anhand der „steckbriefartigen" Beschreibungen einen geeigneten Be-handler hinzuzuziehen.[5] Neben Gutmütigkeit und Willensstärke des „in voller Lebenskraft blühenden Mannes"[6] gilt ab Organon 4 ein geringer, leicht unterdrückbarer und in Organon 6 möglichst fehlender „Begattungs-Trieb"[7] als Gütezeichen, weil dann

> die, bei allen Menschen, auf Bereitung des Samens zu verwendenden, feinen Lebens-Geister in Menge vorhanden und bereit sind, sich durch Willenskräftige Berührung andern Personen mitzutheilen.[8]

In Organon 6 werden diese Angaben nochmals ergänzt:

> Ist die mesmerirende Person, des einen oder andern Geschlechts, zugleich eines gutmüthigen Enthusiasm's fähig (auch wohl gar seiner Ausartung, der

---

[1] Organon § 214/–/–/–.
[2] CK 2^1, S. 15f.
[3] Organon § –/–/293/–. Vgl. CK 1, S. –/159. Dort soll, im Gegensatz zu Organon 5, die Lebenskraft entzogen statt umverteilt werden.
[4] CK 5^2, S. 1f.
[5] Hahnemann verwies seine Patienten in der Regel zum Mesmerisieren an geeignete Menschen, ließ aber mitunter auch Familienmitglieder „Hand anlegen" (vgl. Eppenich 1994, S. 157). Daß der Mesmerismus nicht nur ausnahmsweise die Behandlung ergänzte, verdeutlicht ein Anteil von 33% aller therapeutischen Empfehlungen in der Kur Friedrich Wiecks (Genneper 1991, S. 92).
[6] Organon § 319/291/293/288.
[7] Ebd.
[8] Ebd.

Bigotterie des Fanatisms, des Mysticisms oder menschenliebiger) so ist sie um desto mehr im Stande, bei dieser philantropischen, sich selbst aufopfernden Verrichtung, nicht nur die Kraft ihrer vorherrschenden Gemüthlichkeit auf den ihrer Hülfe bedürfenden Gegenstand ausschließlich zu richten, sondern auch gleichsam dort zu koncentriren und so zuweilen anscheinende Wunder zu thun.[1]

Außerdem fügt Hahnemann hinzu, daß der Mesmerisierer möglichst auf Seide stehen soll, ein Hinweis, den er wahrscheinlich seiner Tochter Eleonore verdankt.[2]

Die wichtigste Entwicklung aber betrifft Hahnemanns Einstellung zum Mesmerismus. In der sechsten Auflage ändert sich dessen Position dahingehend, daß er nun als eigenständiges Heilverfahren seinen Platz *neben* der Homöopathie behauptet. In Organon 3–5 weist Hahnemann darauf hin, daß der Mesmerismus „theils homöopathisch, durch Erregung ähnlicher Symptome"[3] wirkt. Diese Einschätzung teilt er in Organon 6 nicht mehr. Dort wird die krampfhafte „Homöopathisierung", die auch seine Schüler propagierten, aufgegeben. Möglicherweise spielt ein Argument Johann Heinrich Hirzels die tragende Rolle, demzufolge der Mesmerismus im Gesunden keine Wirkung äußere.[4] Damit stellt sich Hirzel gegen die Versuche von Carl Gottlob Caspari (1798–1828), der den Mesmerismus wie jede andere pathogene Potenz auch einer Prüfung am gesunden Menschen unterzog.[5]

Weitere Indizien für die Annahme, daß der Mesmerismus in Organon 6 aus dem Schatten der Homöopathie herausgetreten ist, ist die Streichung einer Anmerkung zu § 319/291/293/-, in der Hahnemann den Mesmerismus als „keine geringe Beihülfe bei der wirklichen Cur des ganzen Siechthums durch homöopathische Arzneien" bezeichnet und explizit darauf hinweist, daß durch dessen alleinige Anwendung „keine bleibende Heilung erreicht werden kann". Stattdessen postuliert Hahnemann in der sechsten Auflage neben der Zugabe, Verteilung oder Minderung auch eine Auslöschung der krankhaften Verstimmung der Lebenskraft als Wirkprin-

---

[1] Organon § –/–/–/288. Erstmalig werden hier beide Geschlechter als möglicherweise geeignet erwähnt! Außerdem fällt auf, daß Hahnemann, ansonsten in vielen Dingen der Aufklärung verhaftet, Eigenschaften betont, die eher der Romantik zuzuordnen sind: Schwärmerei, Mysticismus etc.
[2] Organon § –/–/–/289. Vgl. Eppenich 1994, S. 155.
[3] Organon § 319/291/193/–.
[4] Eppenich 1994, S. 157.
[5] Caspari 1827.

zip¹ und führt damit den Erfolg von Mesmerismus und homöopathischer Arznei unabhängig voneinander auf die gleiche Erklärung zurück. So verwundert es nicht, wenn jener als „ein wundersames, unschätzbares dem Menschen verliehenes Geschenk Gottes"² bezeichnet wird. In Hahnemanns Nachlaß findet sich schließlich eine frühestens 1842 verfaßte Notiz, in der er schreibt, daß die

> Verbindung beider, die der homöopathischen Behandlung mit gehörig dynamisirter wohlgewählter Arznei in angemessner Gabe, mit zweckmäßiger zoomagnetischer Behandlung des Kranken zusammen erst die möglich vollkommenste Art, kranke Menschen herzustellen, bilden [wird], was wir jedoch erst nach Verfluß vieler Jahre zu erwarten haben.³

Klarer als in dieser, vielleicht sogar für die sechste Auflage vorgesehenen und aus taktischen Gründen dann doch nicht aufgenommenen Notiz, kann Hahnemanns Anerkennung des Mesmerismus nicht ausgedrückt werden.

Im Rahmen dieser Arbeit kann die ganze Reichweite dieser zunehmenden Wertschätzung und Hinwendung nicht ausgelotet werden. Stattdessen sollen einige Fragen aufgeworfen werden, die bei einer Bearbeitung dieses Themas berücksichtigt werden könnten:

- Hätte die aufgezeigte Entwicklung nicht sogar zu einer Bevorzugung des Mesmerismus führen können, weil hierbei weder lange Anamnesen noch umständliche Arzneimittelherstellung, -erforschung und -findung nötig sind?
- Gibt Hahnemann durch die Hinwendung zum Mesmerismus das Ideal einer rationalen, nachvollziehbaren Heilkunst zugunsten des Erfolges im Einzelfall auf?
- Verlagert sich damit der Schwerpunkt von der Arznei auf die Person des Arztes?
- Welchen Einfluß haben die Erfolge mesmerischer Behandlungen und die zugrundeliegende Lehre vom Menschen und seiner Krankheit auf die Entwicklung von Hahnemanns Homöopathie-Konzept, insbesondere auf die verstärkte Hinwendung zur Lebenskraft als physiologisches Patentrezept und anderen „dynamischen" Vorstellungen?

---

[1] Organon § –/–/–/288.
[2] Ebd.
[3] Eppenich 1994, S. 154.

- Stellt Hahnemann die Beeinflussung der Lebenskraft über die homöopathischen Grundprinzipien Ähnlichkeitsgesetz und Arzneimittelprüfung am Gesunden?
- Gibt es einen Grund dafür, daß sich Hahnemann ausgerechnet für ein Verfahren begeistert, das wie die Homöopathie einen charismatischen Begründer hat und sogar nach diesem benannt ist, worauf Hahnemann mehrmals hinweist?[1]
- Steht das direkte Behandeln in möglicherweise kompensatorischem Widerspruch zu Hahnemanns ansonsten autoritärer und eher distanzierter Patientenführung?
- Der Mesmerismus gilt aus heutiger Sicht als ein Vorläufer psychoanalytischer Therapieformen und sein Begründer als „Vermittler zwischen Paracelsus und Freud".[2] Welchen Stellenrang besitzen diese Verfahren in der heutigen Homöopathie?
- Betrachtet man den Indikationsbereich, den Hahnemann dem Mesmerismus zuweist, liegt besonders bei den neurologischen Beschwerden heutzutage der Gedanke an Konversionsneurosen auf der Hand. Stellen diese Krankheiten, bei denen einer psychosomatischen Theorie zufolge die Patienten unbewußte Konflikte meist im senso-motorischen Bereich „symbolisieren", ein besonders geeignetes Anwendungsgebiet für Homöopathie und Mesmerismus bzw. psychoanalytisch/psychosomatische Therapie dar? Oder soll hier sogar gänzlich auf die homöopathische Behandlung verzichtet werden?

Bevor auf Punkt 2 der Hilfsmittel eingegangen wird, soll abschließend noch kurz auf Hahnemanns Erwähnung der Massage in Organon 6 hingewiesen werden. Dort bezeichnet er das Massieren als Möglichkeit, die Lebenskraft anzuregen, jedoch nicht ohne zu betonen, daß bei „dieser Verrichtung [...] natürlich die mesmerische Einwirkung die Hauptsache"[3] ist. Auf die mögliche Verbindung zwischen dem Einreiben der Arznei und dem Mesmerismus wurde bereits oben (S. 251) eingegangen.

---

[1] Organon § 319/291/193/288: „Hier finde ich noch nöthig, des von der Natur aller übrigen Arzneien abweichenden, sogenannten **thierischen Magnetisms**, oder vielmehr des (dankbarer nach *Mesmer*, seinem ersten Begründer, zu benennenden) **Mesmerisms** Erwähnung zu thun". Vgl. auch CK 5², S. 1.
Tischner vermutet, daß Hahnemann „es als 'dankbar' empfunden hätte, wenn man auch seine Lehre nach ihrem Begründer 'Hahnemannismus' genannt haben würde." Tischner 1938c, S. 299.
[2] Schott 1996, S. 257.
[3] Organon § –/–/–/290.

2. Elektrizität, Magnetismus und Galvanismus

Auch diese drei Verfahren gehören zum Umkreis des Mesmerismus, sie erlangen jedoch nicht dessen Bedeutung, obwohl Hahnemann alle drei Verfahren als potentiell wirksam einstuft:

> Nicht weniger homöopathisch, als die eigentlich so genannten Arzneien, welche durch Einnehmen in den Mund, Einreiben in die Haut oder mittels Riechens Krankheiten aufheben, und nicht weniger mächtig wirkt die dynamische Kraft des mineralischen Magnets, der Electricität und des Galvanisms auf unser Lebensprincip und es können Krankheiten, vorzüglich der Sensibilität und Irritabilität, Krankheiten abnormen Gefühls und der unwillkürlichen Muskelbewegungen, dadurch geheilet werden.[1]

Ebenso wie den Mesmerismus erwähnt Hahnemann auch die Elektrizität bereits in seiner Dissertation,[2] später dann in der „Heilkunde der Erfahrung"[3] und in den ersten vier Organonauflagen, wo er sie neben den herkömmlichen Arzneien als Beleg für die Gültigkeit der homöopathischen Ähnlichkeitsregel abhandelt.[4] Als mögliche Erstwirkungen nennt Hahnemann die Beschleunigung des Pulsschlages, Konvulsionen, Muskelzuckungen, Hüftschmerzen, Augenentzündungen und Varizen, außerdem empfiehlt er sie als Antidot zum „Dunst des brennenden Schwefels"[5] und, vorübergehend (s. S. 154), als Hilfsmittel in der Behandlung gelähmter Teile.

Die magnetische Kur erfuhr 1775 eine gewisse Renaissance, 20 Jahre nachdem die Elektrizität die Menschen so zu faszinieren begonnen hatte, daß man sogar vom „elektrischen Zeitalter" sprach.[6] Auch Mesmer bediente sich dieser, besonders in der paracelsischen Tradition stehenden Heilmethode, bevor er auf mineralische Magnete verzichtete und sich ganz auf den tierischen Magnetismus konzentrierte. Hahnemann versucht schon frühzeitig, dieses im Gegensatz zur Elektrizität eher sanft und unspektakulär wirkende Verfahren in homöopathischem Sinne nutzbar zu machen. Hiervon zeugen die Prüfungsergebnisse der verschiedenen Pole des Mag-

---

[1] Organon § –/–/–/286.
[2] Wittern 1985, S. 108.
[3] KMS II, S. 42.
[4] Organon S. XLII–XLIV/77–79/41–43/93–95/–/–.
[5] RAL 4^2, S. 318.
[6] Schott 1987, S. 58. Auf die große Bedeutung des Magneten in der Öffentlichkeit und nicht zuletzt für Hahnemanns Homöopathie-Konzept wurde bereits auf S. 101f. hingewiesen.

neten in der RAL 2$^{1-3}$. Im Organon führt er die Kraft des Magneten ebenfalls als Analogie zur großen Wirkung kleiner Gaben an und fordert Kritiker auf,

> sie mögen einen hundert Pfund zu tragen fähigen Magnet nur eine Viertelstunde berühren, und durch die empfundnen Schmerzen sich belehren, daß auch gewichtlose Einflüsse die heftigsten Arzneiwirkungen im Menschen hervorbringen können.[1]

Als Indikation nennt er eine

> Ueberrreizung, wo Zittern, unstete Unruhe in den Gliedmaßen, große Aufgetriebenheit des Unterleibes und übertrieben ängstliche Bedenklichkeit und Besorgtheit des Gemüths der Wirkung der antipsorischen Arzneien in den Weg tritt" und empfiehlt „eine minütliche, und in Fällen von großer Nervenschwäche eine halbminütliche Berührung des nach Norden gekehrten Nordpols eines an seinen Polen etwa 4 Loth Eisen tragenden Magnetstabes.[2]

Der Galvanismus schließlich ist eine Modifizierung der Elektrotherapie. Er wurde benannt nach Luigi Galvani (1737–1798), dessen experimentelle Untersuchungen zur animalischen Elektrizität von Alessandro Volta (1745–1827) aufgegriffen wurden, der darauf aufbauend die Voltasche Säule, eine Art Batterie, entwickelte. Hahnemann erwähnt den Galvanismus als homöopathische Potenz in der ersten Organonauflage[3] und tadelt die palliative Anwendung in allen folgenden.[4]

Alle drei Verfahren – Magnetismus, Elektrizität und Galvanismus – waren Gegenstand nicht nur der fachlichen Diskussion. Man fragte sich, mit was für Kräften es der Mensch hier zu tun habe, und hielt eine Identität der zugrundeliegenden Potenzen ebenso für möglich wie eine Identität der galvanischen Kraft mit dem Nervenfluidum. Das erklärt auch das Überwiegen neurologischer Indikationen, z.B. Krämpfe, Lähmungen, Neuralgien usw., für die nicht nur Hahnemann die drei Methoden vorzugsweise in Erwägung zog. Er ist diesen Verfahren gegenüber also grundsätzlich offen. Sie entsprechen seinen neuraltheoretischen Vorstellungen und lassen eine direkte Möglichkeit der Lebenskraftbeeinflussung plausibel erscheinen. Ein abschließendes Urteil behält er sich für Organon 6 vor. Dort wird die An-

---

[1] Organon § 305/278/280/–.
[2] CK 2^1, S. 15.
[3] Organon S. XLV/–/–/–/–.
[4] Organon § –/70/70/55/59/59 und S. –/44/50/47.

wendung von Elektrizität und Galvanismus unter Hinweis auf fehlende Prüfungen am Gesunden eingeschränkt und die Benutzung des Magnets unter Hinweis auf die RAL empfohlen:

> Doch liegt die sichre Art der Anwendung der beiden leztern [Elektrizität und Galvanismus, M.W.], so wie der sogenannten elektro-magnetischen Maschine noch viel zu sehr im Dunkeln um von ihnen homöopathische Anwendung zu machen. Wenigstens hat man von Elektricität und Galvanism bisher nur palliative Anwendung, zu großem Schaden der Kranken, gemacht. Die positiven, reinen Wirkungen beider auf den gesunden menschlichen Körper, sind bisher noch wenig ausgeprüft.[1]
>
> Der Kräfte des Magnets kann man sich schon sichrer zum Heilen bedienen, nach den in der reinen Arzneimittellehre dargelegten positiven Wirkungen des Nord- und Süd-Pols eines kräftigen Magnetstabes. Obwohl beide Pole gleich kräftig sind stehen sie doch in der Art ihrer Wirkung einander gegenüber. Die Gaben lassen sich mäßigen durch die kürzere oder längere Zeit des Anlegens des einen oder des andern Pols, je nachdem mehr die Symptome des Süd- oder die des Nord-Pols angezeigt sind. Als Antidot einer allzu heftigen Wirkung, dient die Auflegung einer Platte blanken Zinks.[2]

Um so bemerkenswerter bleibt es, daß Hahnemann – bei der gegebenen Ähnlichkeit der Verfahren hinsichtlich Indikation und Wirkungserklärung – das Kriterium der Prüfung am Gesunden für den Mesmerismus nicht heranzieht.

3. Kaltwasseranwendungen

Auch bei der Wasseranwendung verzichtet Hahnemann auf Prüfungsergebnisse am Gesunden und auch sie lernt er bereits zu Beginn seiner ärztlichen Laufbahn schätzen. Ausführlich behandelt er sie in seiner 1784 in Leipzig erschienenen Arbeit „Anleitung alte Schäden und faule Geschwüre gründlich zu heilen." Danach schlägt er in den ersten drei Organonauflagen die Wasseranwendung zusätzlich zur homöopathischen Behandlung eines alten Lokalsymptoms (Schanker) vor.[3] In den nächsten 11 Jahren verschwindet dieses Hilfsmittel aus Hahnemanns Werk und taucht erst 1835 in den CK 2[1] wieder auf, wo Hahnemann die Kaltwasseranwendung statt der Elektrizität in Fällen alter Lähmungen empfiehlt und als „eine wirksame, **homöopathische** lokale Beihülfe für gelähmte und empfindungslose

---

[1] Organon § –/–/–/286.
[2] Organon § –/–/–/287.
[3] Organon § 174/214/214/–/–/–.

Theile"[1] kennzeichnet. Eine ähnliche Meinung vertritt er in Organon 6 im ganz am Ende hinzugefügten Paragraphen:

> Die Bäder von reinem Wasser, erweisen sich theils als palliative, theils als homöopathisch dienliche Beihülfs-Mittel, in Herstellung der Gesundheit bei akuten Uebeln, so wie bei der Rekonvalescenz so eben geheilter chronisch Kranken, unter gehöriger Rücksicht auf den Zustand des Genesenden, so wie auf die Temperatur des Bades, die Dauer und die Wiederholung desselben. Sie bringen aber, selbst wohl angewendet, doch nur physisch wohlthätige Veränderungen im kranken Körper hervor, sind also an sich keine eigentliche Arznei. Die lauen Wasserbäder von 25° bis 27° R. dienen zur Erweckung der, bei Scheintodten (Erfrornen, Ertrunkenen, Erstickten) schlummernden Irritabilität der Faser, wodurch das Gefühl der Nerven betäubte war. Obgleich hier nur palliativ, erweisen sich dieselben doch, zumal in Verbindung mit Kaffee-Trank und Reiben mit der Hand, oft hinreichend wirksam und können in Fällen wo die Irritabilität sehr ungleich vertheilt und in einigen Organen allzu sehr angehäuft ist, wie bei einigen hysterischen Krämpfen und Kinder-Convulsionen homöopathische Beihülfe leisten. Ebenso erweisen sich die kalten Wasserbäder von 10 bis 6° R. bei der Rekonvalescenz, arzneilich von chronischen Krankheiten hergestellter Personen, bei deren Mangel an Lebens-Wärme, als homöopathische Beihülfe durch augenblickliche und später, bei öfter wiederholten Eintauchungen, als palliative Wiederherstellung des Tons der erschlafften Faser, zu welcher Absicht solche Bäder von mehr als augenblicklicher, selbst minutenlanger Dauer und von immer niedrigerer Temperatur anzuwenden sind; ein Palliativ, welches, weil es nur physisch wirkt, nicht mit dem Nachtheile eines hintendrein zu befürchtenden Gegentheils verbunden ist, wie bei dynamisch arzneilichen Palliativen stattfindet.[2]

Wiederum fällt auf, daß die Indikation auch im neurophysiologischen Bereich liegt und eine Beziehung zum Mesmerismus zumindest angedeutet ist („Reiben mit der Hand"), so daß sich die Kaltwasseranwendung glatt in Hahnemanns Homöopathie-Konzept einfügt. Die Erklärung der unterschiedlichen Wirkungen von arzneilichen und physischen Palliativen erscheint hingegen etwas holprig. Der zitierte Paragraph verdeutlicht zugleich die untergeordnete Stellung des Wassers im Vergleich zum Mesmerismus, der mehr ist als nur ein „Beihülfs-Mittel".

Die seltene Erwähnung der Wasseranwendung in den ersten Organonauflagen, das gänzliche Verschwinden bis 1835 und ein neu hinzugefüg-

---

[1] CK 1, S. –/176 (s. S. 155).
[2] Organon § –/–/291. Notabene ist von der Anwendung des *reinen* Wassers die Rede, die Anwendung der Mineralbäder lehnt Hahnemann ab (Organon § –/204/207/207 und –/–/–/285).

ter Paragraph in Organon 6 legen die Vermutung nahe, daß Hahnemann hier auf eine außerhomöopathische Strömung reagiert, die in den 1830er Jahren an Einfluß gewann. Besonders Ferdinand Christian Oertel (1765–1850) und Vincenz Prießnitz (1799–1851) waren maßgeblich an der Verbreitung von Wasserkuren beteiligt, die freilich auch das Interesse einiger Homöopathen erregen mußten.[1] Hahnemann mußte also auf die zwangsläufig zu erwartende Frage nach der Stellung der Homöopathie in dieser Angelegenheit antworten. In einem Brief an Schréter vom 13.08.1840 reduziert er die Erfolge von Prießnitz vor allem auf die Diät und weist dem kalten Wasser lediglich eine – dem Homöopathen schon lange bekannte – Nebenrolle zu:

> Ein guter, vorzüglich homöopathischer Arzt hat von jeher zu rechter Zeit in gehörigen Fällen, **herrlichen Gebrauch von kaltem Wasser gemacht, ohne Übertreibung**, ohne Schaden damit anzurichten. – **Jedes an seinem Orte!** – **Das kalte Wasser** ist nur ein physisches **Beihilfsmittel** zur vollkommenen Herstellung durch die gehörige Arznei Geheilter, ehedem Verweichlichter.[2]

4. Die Kuhpockenimpfung

Hahnemanns positive Beurteilung der Jennerschen Impfung wurde bereits oben (s. S. 170) erwähnt. Davon, daß er sie selbst angewendet hat, ist jedoch nichts bekannt.

5. Die allöopathische Behandlung

Auch auf die Ausnahmen, in denen Hahnemann eine allöopathische Behandlung erlaubt, wurde weiter oben (s. S. 154) eingegangen.

6. Die Gabe von Placebos

Zur Gabe von Scheinarzneien s. S. 258/259 und 262.

3.2.5 Zusammenfassung

Sowohl auf pharmazeutischem als auch auf pharmakologischem Gebiet ändern sich Hahnemanns Vorschriften stark. Zur Pharmazie: Von der bei jedem Arbeitsschritt zweimal geschüttelten und im Verhältnis 1:100 zer-

---

[1] Besonders Stapf und Groß waren angetan von der Idee einer Wasseranwendung zusätzlich zur Homöopathie (Willfarth 1994, S. 59). Vgl. auch Kurtz 1835.
[2] Haehl 1922 II, S. 65.

teilten C-Potenz geht Hahnemann über zur 100mal geschüttelten und im Verhältnis 1:50000 verdünnten Q-Potenz. Beiden Verfahren gemeinsam ist die 1828 verbindlich eingeführte Verreibung fast aller Substanzen bis zur C3. Insgesamt gewinnen die Vorschriften zur gleichförmigen Bereitung mehr und mehr an Bedeutung und Raum, was vor allem mit Hahnemanns Forderung nach Selbstdispension zusammenhängt. Erforscht werden nun vorwiegend Substanzen aus dem mineralischem Bereich, wobei die konkrete Arzneimittelprüfung nicht mehr mit arzneiabhängigen Gaben aus der allöopathischen Praxis unternommen wird, sondern mit höheren Potenzen, zuletzt mit der C30. Hahnemann setzt hierzu den Versuchsablauf genau regelnde Normvorgaben fest.

Zur Pharmakologie: Auch hier ist in Teilbereichen eine Tendenz zu Normangaben nachzuvollziehen. Zunächst wird die ursprünglich phänomenologische, am Symptom orientierte Indikation um eine kausale Betrachtungsweise ergänzt. Beide bilden einen Kompromiß, demzufolge die kausale Sicht eine bestimmte Reihe endlich vieler Arzneien in den Blick bringt, aus der die phänomenologische die ähnlichste Arznei auswählt. Bei der konkreten Mittelwahl gewinnt das qualitative Kriterium an Bedeutung. Hier warnt Hahnemann vor dem unsachgemäßen Gebrauch von Repertorien und der Vernachlässigung der ursprünglichen Arzneimittellehren.

Beim Einnahmezeitpunkt wechselt Hahnemann seinen Standpunkt von einer arzneiabhängigen Wahl zur krankheitsabhängigen Normangabe. Zumindest in chronischen Krankheiten empfiehlt er zunächst den Morgen als günstigsten Zeitpunkt, später setzt er den Abend fest.

Bei der Zahl der Arzneien, die auf einmal gegeben werden dürfen, bleibt Hahnemann – trotz zwischenzeitlichen Schwankens – bei der Gabe von einem Medikament zu einem gegebenen Zeitpunkt. Bis zur sechsten Organonauflage erwähnt Hahnemann die Gabe von Zwischenarzneien in akuten Krankheiten, die Gabe von Zwischenarzneien zur Vorbereitung auf die häufigere Wiederholung fällt in Organon 6 jedoch im Zuge einer allgemeinen Entwicklung weg, derzufolge die Arznei nun täglich wiederholt werden kann. In Organon 3 und 4 soll die Gabe noch möglichst lange ungestört auswirken und nur ausnahmsweise wiederholt werden. In Organon 5 werden diese Vorgaben dahingehend aufgeweicht, daß nun in Abhängigkeit von Arznei und Krankheit die Arznei öfter wiederholt werden kann. In Organon 6 schließlich rät Hahnemann zur täglichen Wiederholung in stets modifizierter Form.

Die genaue Dosis ist zunächst abhängig von der Arznei. Statt eines Tropfens oder eines Grans empfiehlt Hahnemann später ein Streukügelchen als kleinste Gabe, das zur Wirkungsverstärkung in Wasser aufgelöst werden kann. In Organon 6 wird diese Auflösung dann vor der Einnahme jedesmal durch Schütteln oder Umrühren modifiziert und kann somit der Empfindlichkeit des Patienten angepaßt werden. Auch in der Wahl der Potenz geht Hahnemann den Weg von der arzneimittelabhängigen Gabe zur Normvorschrift C30 in Organon 5. Zwischen Organon 5 und 6 experimentiert er mit Potenzkaskaden. Ganz im Sinne seiner Vorstellung, daß sich die Wirkung der Arznei mit höherem Potenzierungsgrad mindert, verschreibt Hahnemann zur Vermeidung einer allzu starken Erstverschlimmerung zunächst absteigende Potenzstufen und modifiziert die Gabe vor dem jedesmaligen Einnehmen, um sie auch hierdurch zu verstärken. In Organon 6 geht er vom Gegenteil aus, nun verstärkt sich die Wirkung der Arznei mit zunehmender Dynamisation. Folgerichtig werden jetzt, beginnend mit der Q1, aufsteigende Potenzkaskaden gegeben. Die Arzneien sollen nun auch solange weitergenommen werden, bis eine Spätverschlimmerung auftritt. Diese löst damit die bis 1837 gelehrte Erstverschlimmerung ab.

Die Wirkdauer der Arznei wird zunächst in Abhängigkeit von ihren Eigenschaften angegeben, später wird sie als abhängig vom Krankheitsverlauf charakterisiert. Auch der Heilungsverlauf ist nicht mehr an das Auftreten der Symptome in der Prüfung gebunden, sondern an das Auftreten im Krankheitsfall.

In Organon 6 ist die gewählte Applikationsform, wie gesehen, in der Regel die modifizierte Auflösung. Damit verliert ein anderer Verabreichungsmodus an Bedeutung: Das Riechen an der Arznei. Das Riechen wurde bereits in Organon 3 angedeutet, in Organon 4 ausdrücklich erwähnt und in Organon 5 zwischenzeitlich zur beinahe ausschließlichen Norm erklärt. In Organon 6 verliert nicht nur das Riechen seine Vormachtstellung. Als weitere mögliche Anwendungsform gewinnt das Einreiben der Arznei an Wichtigkeit, ein Verfahren, das Hahnemann bereits in Organon 3 erwähnt, zeitweise gänzlich verläßt und ab 1839 wieder vermehrt anwendet – allerdings mit der Präzisierung, daß zur Einreibung nur unversehrte Stellen benutzt werden sollen.

Diese Entwicklung steht möglicherweise im Zusammenhang mit einer allgemeinen Hinwendung zum Mesmerismus. Dieser wird zwar von Organon 3 an erwähnt, aber erst in Organon 6 tritt er aus dem Rahmen der bisherigen Integrationsversuche heraus, indem ihm nun eine Position zugewiesen wird, die außerhalb der Homöopathie steht und dennoch gleichberechtigt zu ihr ist. In dieser Auflage erwähnt Hahnemann auch vermehrt andere Hilfsmittel, wobei er den Effekt der Massage auf die mesmerische Einwirkung zurückführt, die Kaltwasseranwendung duldet, den Galvanismus und die Elektrizität aber wegen fehlender Versuche am Gesunden ablehnt. Zur Anwendung des Magnetismus verweist er auf die in der RAL veröffentlichten Prüfungsergebnisse.

Die genannten Aspekte können auf drei miteinander verwandte Entwicklungslinien zurückgeführt werden. Die erste Linie bildet die Fortsetzung des bereits in der Krankheitslehre aufgezeigten Werdeganges, der von einer beinahe ausschließlichen phänomenologischen Betrachtungsweise ausgeht und zur verstärkten Hinziehung kausaler Elemente führt. Eine besondere Rolle spielt diese Entwicklung bei der Indikation.

Eng damit verbunden ist eine zweite Linie, die eine Blickpunktverschiebung weg von der Arznei und hin zur Krankheit zur Folge hat. Mehrmals werden ursprünglich an den Arzneien ausgerichtete Vorschriften abgeändert und anschließend besonders von der Krankheit bestimmt. Damit rücken ebenfalls, wenn auch nicht ganz so deutlich, der Organismus des Patienten und seine Lebenskraft in den Vordergrund. Eine derartige Entwicklung ist beim Applikationszeitpunkt, bei der Wahl der Dosis sowie bei den Angaben zur Wirkungsdauer und zum Heilungsverlauf nachzuvollziehen.

Die dritte Entwicklungslinie betrifft schließlich Hahnemanns Tendenz, besonders in den 1830er Jahren und vor allem in Organon 5 Normvorschriften festzulegen. Diese Entwicklung beeinflußt sowohl die Herstellung und Erforschung der Arzneien als auch die Potenzhöhe und Verabreichung derselben. In der sechsten Organonauflage weicht Hahnemann in Einzelaspekten von dieser schematisierenden Tendenz wieder ab. Nun steht die Norm nicht mehr so sehr im Vordergrund, sondern stattdessen weitere Möglichkeiten, die die Anwendung der Arznei und die Unterstützung der Heilung durch Hilfsmittel betreffen. Für diese Entwicklung gibt es mehrere Gründe, die hauptsächlich im nächsten Kapitel behandelt werden. Soviel vorweg: Die Homöopathie wuchs mehr und mehr zu einer Bewegung heran, an der auch Ärzte teilnahmen, denen Hahnemanns Angaben zu ungenau waren und die sich deswegen konkretere Vorschriften von ihm wünschten. Um der Bewegung innere Geschlossenheit zu verleihen, lag es nahe, auf Normangaben hinzuarbeiten. Eine Befolgung seiner Vorschriften hätte für Hahnemann einen weiteren Vorteil: Die Ergebnisse der Homöopathen wären untereinander vergleichbar geworden, womit ein wesentlicher Punkt von Hahnemanns wissenschaftlichem Selbstverständnis einer Erfüllung näher gekommen wäre. Daß Hahnemann diese Schiene in seinen Pariser Jahren wieder verläßt, mag einerseits mit einer gewissen resignativen Einsicht in die Unabhängigkeitsbestrebungen eines Großteils seiner Kollegen zusammenhängen, andererseits mag das freiere Pariser Leben ihn bewogen haben, allzu starre Regeln aufzugeben und den Kollegen eine größere Flexibilität und Eigenverantwortlichkeit zuzugestehen.

4. Aspekte der Interaktion

Dorlamm meint

*Dichter Dorlamm läßt nur äußerst selten
andre Meinungen als seine gelten.*

*Meinung, sagt er, kommt nun mal von mein,
deine Meinung kann nicht meine sein.*

*Meine Meinung – ja, das läßt sich hören!
Deine Deinung könnte da nur stören.*

*Und ihr andern schweigt! Du meine Güte!
Eure Eurung steckt euch an die Hüte!*

*Laßt uns schweigen, Freunde! Senkt das Banner!
Dorlamm irrt. Doch formulieren kann er.*

Robert Gernhardt

In diesem Kapitel sollen Fragen behandelt werden, die zwischenmenschliche und inter- sowie intradisziplinäre Beziehungen betreffen. Es ist aufgeteilt in drei Abschnitte: Im ersten wird die Bedeutung der Heilkunde im allgemeinen und die der Homöopathie im besonderen behandelt. Außerdem werden die Position des Arztes und das Verhältnis zu seinen Patienten bestimmt. Im zweiten Abschnitt wird Hahnemanns wissenschaftliches Selbstverständnis umrissen, bevor im dritten näher auf die Beziehung zu Gegnern und Anhängern eingegangen wird.

4.1 Bedeutung der Heilkunde

Heilkunde ist für Hahnemann mehr als nur ein Broterwerb. Ihre Ziel ist die Heilung des Patienten im Einzelfall.[1] Dementsprechend groß ist ihre Bedeutung. Sie ist das „wichtigste",[2] „heiligste",[3] „gottesdienliche[] und erhabenste aller menschlichen Geschäfte",[4] sie ist **„jenes nachdenkliche Geschäft, was dem höhern Menschen-Geiste, der freien Ueberlegung, und dem wählenden, nach Gründen entscheidenden Verstande obliegt",**[5] durch das sich der „Heilkünstler [...] unmittelbar an die Gottheit, an den

---

[1] Organon § 1/1/1/1.
[2] RAL 4^1, S. 15, RAL 4^2, S. 18.
[3] Organon S. VI/–/–/–.
[4] RAL 2^1, S. 67, RAL 2^2, S. 78, RAL 2^3, S. 54, CK 5^2, S. 497.
[5] Organon S. –/41/46/45. Vgl. S. –/29/36/36.

Weltschöpfer an[schließt], dessen Menschen er erhalten hilft und dessen Beifall sein Herz dreimal beseligt."[1]

Hahnemann spricht vom Geschäft im Sinne von „Schaffen" und versteht darunter die Herstellung der Gesundheit bzw. den praktischen und entscheidenden Teil der Heilkunde, die Heilkunst. An dieser Stelle sei angemerkt, daß für Hahnemann und viele seiner Zeitgenossen Kunst von handwerklichem Können kommt, nicht von Wollen. Der Künstler ist ein Könner, er ist einer, der hält, was er verspricht – oder in den Worten Gottfried Benns: „Es hat sich herumgesprochen, daß der Gegensatz von Kunst nicht Natur ist, sondern gut gemeint."[2] Der Heilkünstler ist demnach einer, der heilen kann, und keiner, der das nur versucht.[3] In diesem Zusammenhang spricht Hahnemann auch von der „chemische[n] Kunst".[4] Ein moderner ästhetischer Kunstbegriff hingegen war Hahnemann fremd.

4.1.1 Bedeutung des eigenen Konzeptes

Wird der Heilkunde eine so große Bedeutung zugeschrieben, stellt sich um so dringender die Frage, ob das eigene Konzept diesen Ansprüchen genügt. Hahnemann läßt keinen Zweifel daran, daß die Homöopathie den großen Anforderungen gewachsen ist. Sie ist „jenes von dem Allgütigen endlich dem Menschengeschlechte verliehene, unschätzbare Geschenk, wonach alle die verflossenen Jahrhunderte sich bisher vergeblich gesehnt haben".[5] Immer wieder weist er darauf hin, daß „die Homöopathik diese bisher vergeblich gesuchte Heilkunst sey"[6] und damit die „unübertreffliche[]",[7] „einzig hülfreiche[]"[8] und „vollkommenste aller möglichen Heil-Methoden".[9] Andernorts preist Hahnemann sogar den „erhabne[n] Vorzug der homöopathischen Heilkunst *vor allen denkbaren* Curmethoden".[10] Die

---

[1] Organon S. IV/–/–/–.
[2] Benn 1989, Bd. IV, Prosa 2, S. 396.
[3] Vgl. Klunker 1981, S. 225.
[4] Organon § –/269/–/–.
[5] Gypser 1987, S. 72.
[6] Organon S. –/VI/–/–.
[7] Organon § 46/46/51/51 und 305/278/–/–.
[8] Organon § 243/225/228/228.
[9] Organon § 181/169/172/172, zitiert nach Organon 5.
[10] Organon § 244/227/230/230 (Hervorhebung vom Verfasser).

Lehre selbst [ist] auf die unumstößlichsten Pfeiler der Wahrheit gestützt und wird es ewig seyn. Die Beglaubigung ihrer Vortrefflichkeit, ja, ich möchte sagen (– soweit sich dieß von menschlichen Dingen sagen läßt –) ihrer Untrüglichkeit hat sie durch Thatsachen der Welt vor Augen gelegt.[1]

Derartige Lobeshymnen ließen sich beinahe beliebig vermehren, wohingegen der hier eingeklammerte Vorbehalt die Ausnahme bleibt. Erwähnt werden soll nur noch, daß Hahnemann in Organon 5 und 6 die Homöopathie vermehrt als „einzig wahre Heilkunst"[2] präsentiert:

> Es ist unmöglich, daß es außer der reinen Homöopathik noch eine andre wahre, beste Heilung der dynamischen (das ist, aller nicht chirurgischen) Krankheiten geben könne, so wenig als zwischen zwei gegebnen Punkten mehr als Eine gerade Linie zu ziehen möglich ist. Wie wenig muß der, welcher wähnt, daß es außer ihr noch andre Arten Krankheiten zu heilen gebe, der Homöopathie auf den Grund gekommen seyn und sie mit hinlänglicher Sorgfalt ausgeübt haben, wie wenige, richtig motivirte, homöopathische Heilungen muß er gesehen oder gelesen, und auf der andern Seite die Ungegründetheit jeder allöopathischen Verfahrungsart in Krankheiten erwogen, die so schlechten, als oft schrecklichen Erfolge davon erkundigt haben, welcher mit einem solchen lockern Indifferentismus die einzig wahre Heilkunst jenen schädlichen Curarten gleich stellet, oder sie gar für Schwestern der Homöopathik ausgiebt, deren sie nicht entbehren könne! Meine gewissenhaften Nachfolger, die ächten, reinen Homöo-pathiker mit ihren fast nie fehlenden, glücklichen Heilungen mögen sie eines Bessern belehren.[3]
> Die wahren, sanften Heilungen geschehen bloß auf homöopathischem Wege, [...] auf welchem man am gewissesten, schnellsten und dauerhaftesten zur Heilung der Krankheiten durch die Kunst gelangt, weil diese Heilart auf einem ewigen, untrüglichen Naturgesetze beruht. Die **reine homöopathische** Heilart ist der einzig richtige, der einzig durch Menschenkunst mögliche, geradeste Heilweg, so gewiß zwischen zwei gegebnen Punkten nur eine einzige gerade Linie möglich ist.[4]

Die zitierten Passagen sind auch als Reaktion auf diejenigen Ärzte zu verstehen, die in ihrer Praxis nicht gänzlich auf allöopathische Verfahren verzichten wollten. Hahnemann setzt sich mit ihnen verstärkt ab Organon 5 auseinander, so daß die zunehmende Kennzeichnung der reinen Homöopa-

---

[1] CK 1, S. 6/5.
[2] Organon § –/–/109/109. Vgl. –/–/143/143 und –/–/–/60.
[3] Organon § –/–/109/109.
[4] Organon § –/–/53f./53.

thie als beste Heilmethode vor diesem Hintergrund zu verstehen ist.[1] Grundsätzlich hält Hahnemann an dieser Meinung auch in Organon 6 fest. Die angesprochene Emanzipierung des Mesmerismus aus dem Schatten der Homöopathie läßt jedoch auf eine, wenn auch nicht in letzter Konsequenz ausformulierte, so doch zumindest angedeutete Neubewertung schließen.

4.1.2 Grenzen des eigenen Konzeptes

Das bisher Gesagte mag den Anschein erwecken, Hahnemann kenne keine Grenzen für sein Konzept. Das ist jedoch nur unter Vorbehalt richtig. Hahnemann betont zwar die Bedingungen, die sein Konzept in Schranken weisen, nicht besonders, er verschweigt sie aber keineswegs. Auf bestimmte Ausnahmesituationen (chirurgische Krankheiten und Notfälle) wurde bereits in Kapitel II.3.1.3 hingewiesen. Im folgenden interessieren dagegen eher solche Schwierigkeiten, die einer problemlosen Ausübung der „göttlichen Homöopathie"[2] im Wege stehen. Hahnemann betrachtet diese Schwierigkeiten, im Gegensatz zu den Ausnahmen, grundsätzlich als Grenzen, die mit zunehmenden Kenntnissen verschoben oder sogar ganz aufgelöst werden können. Zu diesen Schwierigkeiten zählen:

1. Der Mangel an geprüften Arzneien,[3] der jedoch „**sehr selten**"[4] ist. Dieser Schwierigkeit kann durch geschickte, am jeweiligen Ist-Zustand orientierte Arzneimittelwahl begegnet werden.[5]
2. Die Hauptschwierigkeit: Chronische Krankheiten. Sie sind für Hahnemann der „Prüfstein ächter Heilkunst",[6] und ihre fehlende Behandlungsmöglichkeit bildet „jene unermeßlich große Lücke im Gebäude der homöopathischen Heilkunst".[7] Hahnemann weist auf diese Lücke allerdings erst gleichzeitig mit der Bekanntgabe einer erfolgversprechenden Therapie hin. In Organon 3 sind diesbezügliche Hinweise noch außerordentlich spärlich. Zu den chronischen Krankheiten zählen auch jene, die eine „**allzu geringe[] Zahl der Symptome**"[8] aufweisen.

---

[1] Zu Einzelheiten siehe Kapitel II.4.4.2.
[2] Organon § –/–/–/52.
[3] Organon § 168/156/162/162.
[4] Organon § 172/160/166/166.
[5] Organon § 168–180/156–167/162–170/162–170.
[6] RAL 1², S. 274, RAL 1³, S. 272. In RAL 1¹, S. 144 heißt es noch „Prüfstand der rationellen Heilkunde".
[7] CK 1, S. 181/131.
[8] Organon § 181/169/172/172.

Auch hier führt, wie beim Mangel an geprüften Arzneien, eine geschickte Hintereinanderreichung mehrerer Mittel zum Erfolg.[1]
3. Eine weitere Schwierigkeit ergibt sich, wenn der Krankheit ein „offenbar beträchtliche[s] Verderbniß eines wichtigen Eingeweides zum Grunde liegt".[2] Unklar bleibt, ob Hahnemann hier eine Heilung generell ausschließt, oder ob er nur, wie es der Inhalt des Paragraphen nahelegt, auf die Schwierigkeit kleiner Gaben hinweisen möchte, in diesem Fall ihre Wirkung positiv zu entfalten.
4. Insgesamt schenkt Hahnemann diesen Einschränkungen in seinen Veröffentlichungen nur wenig Raum. Im Briefwechsel mit Bönninghausen gesteht er seinem Freund gegenüber jedoch Schwierigkeiten in der Behandlung von „Knochengeschwüre[n]",[3] „Lungeneiterungen, [...] verschiednen Taubheiten und Epilepsien".[4]

Für alle genannten Schwierigkeiten gilt, daß sie bei richtiger und gekonnter Arzneimittelwahl zu beheben sind. Sie geben aber keineswegs Anlaß dazu, die homöopathische Behandlung abzubrechen oder zu verweigern. Auf solche radikalen Maßnahmen greift Hahnemann in anderen Fällen zurück. So ist für ihn eine eindeutige Aufforderung, die Behandlung chronischer Krankheiten zu beenden, bei ungünstigen äußeren Umständen gegeben:

> Sind aber des Kranken Verhältnisse hierin nicht zu bessern, hat er nicht so viel Philosophie, Religion und Herrschaft über sich selbst, alle Leiden und Schicksale, woran er nicht Schuld ist, und die zu ändern nicht in seiner Macht steht, geduldig und gelassen zu ertragen, stürmt Gram und Verdruß unabänderlich auf ihn ein, ohne daß der Arzt im Stande ist, dauernde Entfernung dieser größten Zerstörungs-Mittel des Lebens zu bewirken, so sage er sich lieber von der Behandlung der chronischen Krankheit loß und überlasse den Kranken seinem Schicksale, weil selbst durch die meisterhafteste Führung der Kur mit den ausgesuchtesten und dem Körper-Leiden angemessensten Heilmitteln nichts, gar nichts Gutes bei irgend einem chronischen Kranken unter fortwährendem Kummer und Verdrusse auszurichten ist, wo der Lebens-Haushalt durch stete Angriffe auf das Gemüth zerstört wird. Die Fortsetzung des schönsten Baues ist thöricht, wenn der Grund des Gebäudes täglich, obwohl nur allmählig von anspülenden Wellen untergraben wird.[5]

---

[1] Organon § 186–193/174–181/177–184/177–184.
[2] Organon § 304/277/279/279.
[3] Stahl 1997, S. 135, Brief vom 23.10.1840.
[4] Stahl 1997, S. 75, Brief vom 09.10.1832. Dazu paßt, daß Hahnemann vergeblich versuchte, Anfälle von Epileptikern statistisch aufzuarbeiten (Sauerbeck 1990, S. 227).
[5] CK 1, S. 199f./140f.

Ein Grund, die Behandlung chronischer Krankheiten gar nicht erst aufzunehmen, zumindest aber die Erfolgsaussichten von vornherein einzuschränken, ist für Hahnemann eine vormalige allöopathische Therapie.

> Bei dieser jedes Menschenherz zerreißenden Betrachtung, wie gefährlich es sei, als Kranker den verderblichen Händen der auf ihre alte Unkunst bis zur Narrheit stolzen, mit unverständlicher Aftergelehrsamkeit flunkernden Quacksalber kaum entrinnen zu können, [...] kann ich nicht umhin, meine bescheidnen Amtsbrüder, die gewichtigen, menschenfreundlichen Homöopathiker [...] liebreich zu bitten, den unbilligen Druck von oben noch ein Weilchen zu verschmerzen, indeß aber unsre, in natürlichen, unverdorbnen Krankheiten so unfehlbar helfende göttliche Kunst nicht an solche rettungslose, bis in das innerste Mark verdorbene Kranke zu verschwenden, solche, durch allöopathische Vernichtungskunst bis an die Gränzen der Unheilbarkeit verhunzte Kranke um keinen Preis anzunehmen und sich bei solchen unternommenen Unmöglichkeiten dem Hohngelächter der berühmten Aerzte alter Schule nicht auszusetzen, die sich schon alle Mühe gegeben hatten, dieselben für baares Geld unheilbar zu machen.[1]

Nimmt der Homöopath aber dennoch solche Fälle an, rät Hahnemann zu einer langsamen Entfernung allöopathischer Fontanellen, wenn die homöopathische Kur einige Fortschritte gemacht hat.[2] Noch schlimmer schließlich als die allöopathischen „Verhunzungen" sind für Hahnemann die Folgen einer unsachgemäßen homöopathischen Behandlung mit zu vielen Arzneien, worüber er Bönninghausen berichtet:

> Auch ich habe ungeheuer verdorbne Kranke, durch homöopathische Mittel in großen und oft hintereinander wiederholte Gaben verdorbne Kranke bekommen, die schwerer wieder her zustellen waren, als die durch Allöopathismus verdorbnen.[3]

Festzuhalten bleibt, daß Hahnemann Grenzen seines Konzeptes nur wenig Platz einräumt. Seinem Ratschlag gemäß soll der unerfahrenere Kollege bei Schwierigkeiten denn auch zunächst einen erfahreneren Homöopathen hinzuziehen.[4]

---

[1] Hahnemann 1831a, S. 29f. Vgl. CK 1, S. 200–202/141–144.
[2] CK 1, S. 192/134 und 236/175.
[3] Stahl 1997, S. 116, Brief vom 08.02.1835. Vgl. Organon § 301/274/276/276, –/–/293/–.
[4] Gypser 1987, S. 71.

4.2 Die Position des Arztes und sein Verhältnis zum Patienten

4.2.1 Anforderungen an den Arzt und Arztrolle

Der Bedeutung der Heilkunde und den Idealen der Behandlung entsprechend, stellt Hahnemann durchgehend gehobene Anforderungen an die Persönlichkeit des Therapeuten. 1795 beschreibt er in einem Aufsatz („Ueber die Wahl eines Hausarztes") seine Vorstellungen:

> Erkundigen Sie sich nach einem schlichten Manne mit gesundem Menschenverstande, der [...] über alles, was sein Fach angeht, deutlichen, kurzen Bescheid zu geben weiß, nie unverlangt, nie am unrechten Orte giebt, und auch in andern dem Menschen, als Weltbürger, wichtigen Dingen (nach Kennerausspruch) nicht Fremdling ist. Vorzüglich aber wählen Sie einen Mann, der nie auffahrend und hitzig wird, als bei Ungerechtigkeiten, der sich von niemand fühllos wegwendet, als von Schmeichlern, der wenig, aber kerngute Leute zu Freunden hat, der den Nothklagenden ausreden läßt, und nicht eher Bescheid giebt, als er mit Ueberlegen fertig ist, der [...] sich verbirgt, bis man ihn sucht, der die guten Seiten seiner Kollegen nicht verschweigt, ohne sich selbst zu rühmen; einen Freund der Ordnung, der Stille, des Wohlthuns. [...] Noch eins! Belauschen Sie ihn doch, ehe Sie ihn wählen, wie er mit den armen Kranken umgeht, und ob er zu Hause, ungesehn, sich mit etwas Würdigem beschäftigt![1]

Im Laufe der Jahre weicht dieser nüchterne Ton einem schwärmerischen und romantischen Stil. Dann ist es

> die erhabne Würde seiner [des Arztes, M.W.] Bestimmung – als Stellvertreter des allgütigen Vaters und Erhalters, seinen lieben Menschen in schaffender Erneuung ihres durch Krankheit zerrütteten Daseyns zu dienen.[2]

Bei der Erfüllung der „heiligste[n] Helferpflicht"[3] dürfen „keine kleinlichen Leidenschaften sich in diese ernste Wahl"[4] der richtigen Arznei mischen. Auch soll der Arzt keine „Partheilichkeit [kennen], sondern nur nach der Vervollkommnung seiner Kunst"[5] streben und das „Menschen-

---

[1] KMS II, S. 238.
[2] RAL 4², S. 22, RAL 4¹ S. 19.
[3] RAL 4², S. 18, RAL 4¹ S. 15.
[4] Organon § 282/258/258/258.
[5] CK 1, S. 238/–. Die Ausnahmeregelungen, die mit der zitierten Passage eingeleitet werden, streicht Hahnemann später. Daß die damit verbundene Streichung der ge-

wohl für seinen höchsten Zweck"[1] achten. Als Indikator treu erfüllter Pflicht dient ihm „sein gutes Gewissen, das einzige Zeugniß ächter Menschenwürde".[2] Hahnemann verliert das Ziel unter der Bürde all dieser hohen Anforderungen jedoch niemals aus den Augen. Das Ziel ist und bleibt die Praxis, das unmittelbare Helfen anstelle theoretischer Erklärungen.[3]

Im Kapitel „Erklärung der Arzneiwirkung" wurde darauf hingewiesen, daß die Rolle der Lebenskraft bei der Erklärung der Heilung immer wichtiger wird. Das zieht auch eine Bedeutungsverschiebung in der Rolle des Arztes nach sich, die allerdings nur angedeutet ist und in der Entwicklung zurückbleibt. 1835 spricht Hahnemann noch von der „Herstellung eines durch Krankheit gefährdeten Menschenlebens"[4] und legt damit eine aktive, geradezu produktive Arztrolle nahe. Drei Jahre später ist dann die Rede von „ächte[r] Heil-Unterstützung [...], wozu der Erhalter des Menschen-Lebens dem ärztlichen Verstande den Auftrag gegeben hat."[5] Diese Auffassung einer eher passiven und zurückhaltenden Arztrolle wird in Organon 6 indessen nicht näher ausgeführt.

4.2.2 Arzt-Patient-Verhältnis

Das Arzt-Patient-Verhältnis kann von Hahnemanns bisher besprochener Einstellung, nach der ein Arzt zwar kein Halbgott in Weiß, aber immerhin Stellvertreter Gottes auf Erden ist, natürlich nicht unberührt bleiben. Zunächst ist Hahnemanns Einstellung dem Patienten gegenüber wohlwollend offen und unvoreingenommen. Auf Rang, Geld und andere Äußerlichkeiten wird kein Wert gelegt:

> So wenig die Tugend eines Menschen nach dem trüglichen Scheine seines Aeussern, oder nach der Farbe seines Kleides, oder nach dem oberflächlichen Gerede des großen Haufens beurtheilt werden kann, und so gewiß sie bloß in der Güte seiner Handlungen sich unzweideutig dem redlichen Beobachter ausspricht; so gewiß kann auch nie weder das Aeußere einer Arznei, noch ihr unbegründeter Ruf ihren ächten Werth bestimmen.[6]

---

nannten Forderung keineswegs zufällig ist, sondern eine allgemeine Tendenz verdeutlicht, wird in Kapitel II.4.4 aufgezeigt werden.

[1] Organon § –/–/246/–.
[2] Organon § 124/121/119/119. Vgl. S. IV/–/–/–.
[3] Organon § 1/1/1/1 und 11/12/17/17 sowie S. –/2/3/18.
[4] CK 1, S. –/150.
[5] CK 4^2, S. VII.
[6] RAL 5^2, S. 41f., RAL 5^1, S. 38f.

Deswegen soll der wahre Arzt, „welcher Achtung gegen die Menschheit hat und auch den Geringsten im Volke für seinen Bruder schätzt",[1] von solchen Dingen Abstand nehmen. Hahnemann selbst demonstriert diese Haltung vorbildlich bei der Behandlung Geisteskranker[2] und in seinen Angaben zur Anamneseführung.[3] Auch die Vermeidung einer für den Laien unverständlichen Fachsprache (s. S. 315) spricht für sein Bemühen um einen guten Kontakt zum Kranken. In Fragen der Diätetik möchte er ein treuer und Vertrauen erweckender Ratgeber sein.[4] Andererseits aber bleibt Hahnemann den Patienten gegenüber grundsätzlich kritisch, z.B. wenn er ihnen eine Mitschuld an den materiellen allöopathischen Krankheitsvorstellungen zuschreibt[5] und bei zögernder Besserung ein „unrechte[s] Verhalten des Kranken"[6] als möglichen Grund in Erwägung zieht.

Hahnemann ist also durchaus bereit, Zugeständnisse zu machen, erniedrigen möchte er sich aber nicht. Wie oben (Kapitel I.4.2) gezeigt, lebten die Ärzte damals oft in finanzieller und gesellschaftlicher Abhängigkeit von ihren wenigen reichen Patienten, die in der Regel nach ihnen schicken ließen und in therapeutischen Fragen mitunter sogar mehr als nur ein Mitspracherecht forderten. Unter diesen Umständen sind viele Verhaltensweisen Hahnemanns verständlich, die heute nur noch gebieterischen Charakteren imponieren. Hahnemann lehnte, als eine Antwort auf diese für ihn entwürdigenden Sitten, Hausbesuche bei mobilen oder transportfähigen Patienten kategorisch ab,

> denn Kranke irgend eines Standes, die umher aus dem Hause gehen können, zu besuchen und wenn sie nicht zu Hause sind, sich an der Thüre abweisen lassen zu müssen, erniedrigt den wahren Arzt tief unter seine Würde.[7]

Nur „in großen Nothfällen"[8] sucht er in seiner Pariser Zeit die Kranken auf.

Aber auch sonst möchte Hahnemann in der Therapie möglichst alle Fäden in der Hand halten. Er verlangt rigoros eine unbedingte Einhaltung seiner Vorschriften, jede Diskussion hierüber ist ihm zuwider. Hahnemann fordert die beinahe unumschränkte Führungsposition für sich: Diener Gottes möchte er sein, nicht Lakai des Patienten. Daß er dafür sogar finanzielle

---

[1] Organon § 143/131/137/137.
[2] Organon § 243/225/228/228.
[3] Vgl. Kapitel II.2.7.
[4] CK 1, S. –/135 und Organon § –/205/208/208.
[5] Organon S. –/13/17/26.
[6] Organon § –/–/255/255.
[7] Stahl 1997, S. 132, Brief vom 03.06.1839. Vgl. S. 138, Brief vom 27.05.1841.
[8] Stahl 1997, S. 120, Brief vom 07.01.1836.

Schwierigkeiten in Kauf nähme, verdeutlicht eine briefliche Mitteilung von 1829: „Lieber darben [...], als sich seine Würde und die Würde der Kunst vergeben!"[1]

4.2.3 Die Honorarfrage

Bei dieser stolzen Haltung nimmt es nicht wunder, wenn Hahnemann auch in der Honorarfrage eigene Wege geht. Weil es damals noch keine allgemeinverbindlichen Tarife gab, waren die Ärzte hierin relativ frei. Hahnemanns Forderungen werden durch drei Prinzipien bestimmt:

1. Zahlung möglichst im Voraus,[2] ein damals durchaus übliches Verfahren.
2. Festsetzung der Honorarhöhe proportional zum Geldbeutel des Patienten.[3] Reiche müssen mehr zahlen als Arme und dadurch deren Behandlung mitfinanzieren. Im Organon selbst geht Hahnemann auf diese Praxis nicht näher ein. In der sechsten Auflage erwähnt er zwar, daß die Arzneien kostenlos seien,[4] folgende ursprünglich vorgesehene Notiz sollte aber letztendlich doch nicht veröffentlicht werden: Die

> vollkommensten, homöopathischen Arzneien [...] haben [...] einen so unbedeutenden Geldwerth, daß kein Arzt eine Anzahlung dafür nehmen darf; dern [!] wohlverdienten Lohn seiner Geistes-Anstrengungen, seiner unablässigen Sorge und Aufmerksamkeit bei der Cur soll er durch das Honorar erhalten. Offenbar beabsichtigte unser Gott, der Geber dieser Heilkunst, daß durch dieselbe [...] der am meisten vernachlässigte Theil unsrer Mitmenschen, die Armen, umsonst hergestellt würden, sie, die ihre Gesündheit wenigstens eben so nöthig haben, als die Bemittelten und Reichen, denen dagegen obliegt, [...] dem Arzte die Mühe für ihre eigne Herstellung würdig zu lohnen und dadurch ihn zugleich für die Cur der Armen zu entschädigen.[5]

Möglicherweise zieht Hahnemann diese Anmerkung zurück, um seine reichen und gebildeten Patienten, die das Organon lesen konnten und sollten, nicht abzuschrecken.

---

[1] Haehl 1922 II, S. 154.
[2] Haehl 1922 II, S. 152–154, Michalak 1991, S. 141.
[3] Vgl. auch Fischbach Sabel 1990/II, S. 38–43 und 302–304.
[4] Organon § –/–/–/271.
[5] Organon 6, S. 289, Anm. 1274 zu § 265. Zu Hahnemanns und Mélanies Pariser Armenbehandlung vgl. Haehl 1922 I, S. 146 und Handley 1995, S. 117.

3. Die Honorarforderung darf nicht zu niedrig ausfallen. Ansprüche in Höhe eines Jahresabonnements für eine Tageszeitung waren nicht selten.[1]

4.3 Wissenschaftliches Selbstverständnis

Hahnemanns wissenschaftliches Selbstverständnis kann hier nur kurz berührt werden. Das Thema ist mit allen seinen philosophischen und medizinhistorischen Anklängen zu komplex, als daß es im Rahmen dieser Arbeit befriedigend und erschöpfend abgehandelt werden könnte. Stattdessen soll versucht werden, Hahnemanns Einstellung aus verstreuten Hinweisen zu rekonstruieren. Er selbst unterläßt es, genaue Angaben zusammenhängend auszuformulieren.

Zum Gang der Darstellung: Zunächst wird gezeigt, welche erkenntnistheoretischen Methoden Hahnemann ablehnt. Daran schließt sich der wichtigste Teil dieses Kapitels an, Hahnemanns Gegenentwurf. Dieser besteht in einer Berufung auf die Erfahrung. Es soll geklärt werden, was Hahnemann unter Erfahrung versteht und welche Haltung (vorurteilslose Beobachtung) und welche Instrumente (Nachdenken und Versuche) er zugrundelegt. Die korrekte Anwendung dieser Mittel ermöglicht für Hahnemann die Erfüllung einer idealen, naturgesetzlichen Heilkunde. Der Versuch einer Würdigung soll das Gesagte schließlich abrunden.

4.3.1 Wege der Erkenntnis

Folgende Vorgehensweisen hält Hahnemann für epistemologisch ungeeignet: Das „Zusammenspinnen leerer Einfälle und Hypothesen",[2] „bloße[] Verstandes-Anstrengung",[3] „vernünftelnde Klügelei a priori"[4] und „theoretische[] Muthmaßung; grübelnder Verstand, klügelnde Vernünftelei"[5] sowie „müßiges Grübeln und scholastisches Raisonniren".[6] Hahnemann lehnt also alle theoretisch-spekulativen Behauptungen ab, deren Geburtstätte die Studierstube und nicht die Praxis ist.

---

[1]Handley 1995, S. 120. Vgl. Michalak 1991, S. 84 und 140–144.
[2]Organon § 1/1/1/1.
[3]Organon § 14/15/20/20. Vgl. S. VIf./–/–/–.
[4]Organon § 115/103/110/110.
[5]Organon § 303/276/278/278.
[6]Organon § –/–/–/54.

Was setzt Hahnemann solchen Kopfgeburten entgegen? Worauf gründet er sein Homöopathie-Konzept? Für Hahnemann ist „die *reine Erfahrung*"[1] „das einzige und untrügliche Orakel der Heilkunst".[2] Rationelle Heilkunst ist demnach eine „reine Erfahrungswissenschaft",[3] wozu neben der „Arzneikunst"[4] noch Physik und Chemie gehören.[5] Den genannten Wissenschaften ist gemeinsam, daß ihren Theorien, Erkenntnissen und Gesetzen sinnliche Erfahrungen zugrunde liegen, nicht aber hyperphysische Spekulationen. Deswegen soll auch „nie Vermuthung an die Stelle der Wahrnehmung"[6] treten. Nur die Erfahrung zählt, nicht der Glauben[7] oder das Verständnis der Vorgänge. Rothschuh drückt das folgendermaßen aus: „Der Arzt denkt primär um zu handeln, nicht um zu erkennen."[8] Die Erfahrung ist es schließlich auch, die Hahnemann zwingt, in Einzelfragen neue Wege zu gehen, wie z.b. bei Wiederholung und Gabengröße der Arznei.[9]

Diesen Erfahrungsbegriff grenzt Hahnemann ausdrücklich ab gegen die Erfahrung allöopathischer Ärzte. Deren unstrukturiertes, ziel- und prinzipienloses Herumprobieren vergleicht er mit „einem funfzig Jahre langen Schauen in ein Kaleidoscop".[10] Hahnemann fordert hingegen die „*reine Erfahrung*".[11] Diese fällt dem Arzt aber keineswegs umstandslos zu, sie setzt vielmehr eine bestimmte Haltung voraus, die die gewünschte Reinheit überhaupt erst ermöglicht. Im Zentrum dieser Haltung steht der „vorurtheillose Beobachter".[12] Immer wieder betont Hahnemann, daß einzig und allein gewissenhafte, aufmerksame, nüchterne, sorgfältige und vorur-

---

[1] Organon § 19/20/25/25 (Hervorhebung vom Verfasser). Zur Untrüglichkeit dieser Erfahrung vgl. auch § 305/278/280/– und den jeweiligen Folgeparagraphen. Zur Beeinflussung Hahnemanns durch Johann Georg Zimmermann (1728–1795) und dessen Buch: „Von der Erfahrung in der Arzneykunst. Neue Ausgabe. 4 Bde. 1793." vgl. Just 1989, S. 232–236. Auf die dortige Auseinandersetzung mit Fräntzki (1976) soll hier nicht näher eingegangen werden.
[2] Organon § 19/20/25/25.
[3] Organon S. V/–/–/–.
[4] Organon S. VI/–/–/–.
[5] Ebd.
[6] Organon § 106/93/100/100.
[7] RAL 3^2, S. 112.
[8] Rothschuh 1978, S. 12. Vgl.: Organon § 23/23/28/28 und CK 1, S. 213/154.
[9] Organon § –/–/246/245 und –/278/280/–.
[10] Organon § 19/20/25/25.
[11] Organon § 19/20/25/25 (Hervorhebung vom Verfasser).
[12] Organon § 7/8/6/6.

teilsfreie Beobachtung mit „Unbefangenheit und gesunde[n] Sinne[n]"[1] zu wahren Erkenntnissen führt:

> Was aber durch keine Zeichen sein verborgnes, angebliches Daseyn zu verstehen giebt, existirt nicht für uns Menschen, die wir auf Erkenntniß der Dinge einzig durch Beobachtung vom Schöpfer angewiesen sind – ist folglich ein Phantom verirrter Phantasie.[2]

Besonderes Zeugnis von der Bedeutung der Beobachtung legt Hahnemann in der Einleitung zum vierten Band der RAL ab, woraus auszugsweise zitiert werden soll:

> Der ärztliche Beobachter. (Ein Bruchstück.)
> Um das an Kranken zu Beobachtende genau wahrzunehmen, muß man alle seine Gedanken darauf richten, sich gleichsam aus sich selbst setzen, und sich, so zu sagen, an den Gegenstand mit aller Fassungskraft anheften, damit uns nichts entgehe, was wirklich da ist, zur Sache gehört und durch jeden offnen Sinn empfangen werden kann. [...] Der Beobachter ist bloß da, um die Erscheinung und den Vorgang aufzufassen; seine Aufmerksamkeit allein muß wachen, daß ihm von der Gegenwart nicht nur nichts entschlüpfe, sondern daß auch das Wahrgenommene so richtig verstanden werde, als es wirklich ist.
> Diese Fähigkeit, genau zu beobachten, ist wohl nie ganz angeerbt; sie muß größtentheils durch Uebung erlangt, durch Läuterung und Berichtigung der Sinne, das ist, durch strenge Kritik unsrer schnell gefaßten Ansichten der Aussendinge vervollkommnet, und die dabei nöthige Kälte, Ruhe und Festigkeit im Urtheile muß unter steter Aufsicht eines Mißtrauens in unsre Fassungskraft gehalten werden. [...]
> Uns zu dieser Fähigkeit zu erziehen, dient Vertrautheit mit den besten Schriften der Griechen und Römer, [...] es dient hierzu die nachahmende Zeichenkunst, [...] so wie die Mathematik uns die nöthige Strenge im Urtheile verschafft. [...] Die beste Gelegenheit, unsern Beobachtungssinn zu üben und zu vervollkommen, ist bei Versuchen mit Arzneien an uns selbst. [...] So wahr ist es, daß nur der sorgfältige Beobachter ein ächter Heilkünstler wird.[3]

Es muß beachtet werden, daß Hahnemann das Beobachten meist im Zusammenhang mit der Erforschung von Krankheiten und Arzneimittelwirkungen erwähnt. Für die Erkenntnis von Zusammenhängen, die Bestätigung von Vermutungen und das Aufstellen von Gesetzen reicht das alleinige Beobachten aber nicht aus. Es fehlen bestimmte Instrumente,

---

[1] Organon § 89/76/83/83. Vgl. z.B. S. VII–X/–/–/–.
[2] CK 1, S. –/57.
[3] RAL 4², S. 21–26, RAL 4¹, S. 18–22.

bestimmte methodische Ansätze, um aus den Beobachtungen Schlüsse auf bestimmte Gesetzmäßigkeiten ziehen zu können. Folgende Instrumente hält Hahnemann für geeignet: Nachdenken und Versuche. Auf den hohen Stellenwert des Verstandes im Menschenbild Hahnemanns wurde bereits in Kapitel II.1.1 hingewiesen. Das Nachdenken, „die mühsamste Arbeit unter der Sonne!",[1] gewinnt als erkenntnistheoretischer Ansatz in den beiden letzten Organonauflagen etwas an Bedeutung. Dominierten davor Angaben zu Bereichen, die dem menschlichen Verstand unzugänglich bleiben,[2] wird nun dem „gesunden Menschenverstande"[3] größere Beachtung geschenkt. Jetzt gibt es Dinge, die „allem gesunden Menschen-Verstande und *daher* auch aller Erfahrung"[4] widersprechen; und der „kultivirte, im Vergleichen und Abstrahiren geübte Mensch, vermag allein, sich dabei eine Art übersinnlicher Idee zu bilden, welche hinreicht,"[5] um sich dynamische Wirkungen erklären zu können. Der Verstand gewinnt also einige Befugnisse, an Hahnemanns grundsätzlicher Einstellung ändert sich dadurch aber wenig. Vielmehr kann besonders der gesunde Menschenverstand als unphilosophische Gegenposition zum spekulativen Idealismus aufgefaßt werden.

Neben dem Nachdenken und der Beobachtung benutzt Hahnemann „sorgfältige, reine Versuche"[6] zum Erkenntnisgewinn. Besonders die Arzneimittelprüfungen demonstrieren, was Hahnemann unter solchen Versuchen versteht: Alle möglicherweise störenden Einflüsse sollen ausgeschaltet werden,[7] damit der Prüfer die auftretenden Symptome durch Variation der „Versuchsanordnung" näher bestimmen kann.[8] Die dann vom geübten Beobachter aufgezeichneten Ergebnisse sind für Hahnemann die „reine Sprache der sorgfältig und redlich befragten Natur".[9]

---

[1] Organon § –/–/–/60.
[2] Organon § 63/S. 26/31/35 und § 247/–/–/–.
[3] Organon S. –/–/4/19. Vgl. RAL 1³, S. 351.
[4] Organon § –/–/–/60 (Hervorhebung vom Verfasser).
[5] Organon § –/–/–/11.
[6] Organon § 125/113/120/120.
[7] Organon § 129–131/117–119/124–126/124–126.
[8] „Bei Empfindung dieser oder jener Arzneibeschwerde ist's zur genauen Bestimmung des Symptoms dienlich, ja erforderlich, sich dabei in verschiedne Lagen zu versetzen und zu beobachten, ob der Zufall durch Bewegung des eben leidenden Theils, durch Gehen in der Stube oder in freier Luft, durch Stehen, Sitzen oder Liegen sich vermehre, mindere oder vergehe, und etwa in der ersten Lage wiederkomme [...]" (Organon § 139/127/133/133).
[9] Organon § 151/138/144/144.

Aus seinem Briefwechsel mit Bönninghausen erfahren wir ein weiteres Ziel Hahnemanns: Zur Verbesserung dieser Ergebnisse wünscht er sich ein Krankenhaus,

> um die streitigen Punkte durch eigne Versuche an mehrern Subjektien [!] verificiren zu können. Denn es sind noch viele dunkle und nur halb richtig beobachtete Punkte in den aufgezeichnet vorhandnen Symptomen zu finden, die einer Bestätigung und Berichtigung höchst bedürftig sind.[1]

Versuche sollen also an mehreren Personen verifiziert bzw. falsifiziert werden. Unerwartet finden wir Hahnemann damit in der Nähe eines wissenschaftlichen Selbstverständnisses, das besonders mit den Pariser Spitälern seiner Zeit in Zusammenhang gebracht wird und auch unsere heutige Universitäts-Medizin mitkonstituiert.[2] In seinen Werken bleibt diese Tendenz außen vor. Doch schlägt sich darin im gleichen Zeitraum eine verwandte Tendenz nieder, so daß wir die angeführten Briefzeilen nicht als vorübergehende Laune abtun können. Gemeint ist Hahnemanns Neigung, in den 1830er Jahren Normangaben festzusetzen. Die Arzneien sollen gleichmäßig hergestellt, erforscht und verschrieben werden, um eine Vergleichbarkeit in den Ergebnissen aller Homöopathen zu gewährleisten.[3] Hahnemann rückt in Organon 6 von dieser Tendenz bei der Anwendung der Arzneien in Einzelfragen wieder ab. Das mag aber eher mit seiner Enttäuschung über die homöopathischen Kollegen und einer resignativen Einsicht in deren eigenmächtiges Handeln zusammenhängen als mit einem veränderten wissenschaftlichen Selbstverständnis (vgl. Kapitel II.3.2.5).

Der Wunsch Hahnemanns, die gemachten Beobachtungen sozusagen einer statistischen Qualitätskontrolle zu unterziehen, ist verwandt mit einem weiteren epistemologischen Instrument, der Wahrscheinlichkeit. Hahnemann greift auf sie aber lediglich im Zusammenhang mit Erklärungen

---

[1] Stahl 1997, S. 44, Brief vom 16.03.1831.
[2] Es ist unklar, ob Hahnemann von den Pariser Spitälern Notiz genommen hat. In seiner Köthener Zeit war er wahrscheinlich zu isoliert, um darüber genauer informiert zu sein. Aber auch aus seiner Pariser Zeit gibt es keine Hinweise darauf, daß er sich mit ihnen auseinandergesetzt hat. Allerdings ist es unwahrscheinlich, daß die Pariser Spitäler bei Hahnemanns regem gesellschaftlichem Kontakt nicht zur Sprache gekommen sind. Möglicherweise hat Hahnemann die Bedeutung dieser Einrichtungen unterschätzt.
[3] Einzelheiten sind in den entsprechenden Kapiteln angegeben.

zurück,[1] auf die konkrete Praxis dürfen „erfahrungswidriges Kunstwerk und Erdichtung im Wahrscheinlichkeitsgewande"[2] keinen Einfluß nehmen.

Abschließend sei noch der Analogieschluß erwähnt, der sich nicht streng vom bisher Gesagten trennen läßt, und den Hahnemann ebenfalls zum Erkenntnisgewinn nutzt. Wie gesehen geht er diesen Weg nicht nur in der Erforschung chronischer Krankheiten, sondern auch in der Frage nach der Zugehörigkeit einer Arznei zur antipsorischen Klasse. Ein Analogieschluß ist zum Aufstellen einer Arbeitshypothese sicherlich geeignet. In einem zweiten Schritt sollte dann aber versucht werden, diese Hypothese auf nichtanalogem Wege zu bestätigen. Die Selbstverständlichkeit, mit der Hahnemann Ergebnisse nutzt, die er durch einen Analogieschluß gewonnen hat, ist ungerechtfertigt.

Damit sind Hahnemanns wissenschaftliche Grundlagen skizziert. Nur am Rande sei erwähnt, daß er sich nicht immer streng an die vorgegebenen Prämissen hält. Insbesondere in den letzten Jahren verläßt er mitunter seinen selbstbereiteten wissenschaftlichen Boden. Auf die Einstellung zur Leichenöffnung wurde bereits oben hingewiesen. Die Behauptung, die sichtbaren Organveränderungen bei allöopathisch behandelten Patienten kämen von der Therapie, und nicht-behandelte Patienten wiesen diese Veränderungen nicht auf, bleibt solange eine Behauptung, bis sie durch Vergleich mehrerer Leichen nachgewiesen wird. Auch die Festsetzung der eigenen Gesundheit als Norm[3] ist wissenschaftlich fragwürdig, genauso wie das konsequente Ignorieren medizinischer Literatur ab seiner Köthener Zeit für eine gewisse Verstocktheit spricht. Schließlich bedeutet auch der häufigere Rückgriff auf Gott zur Untermauerung seiner Thesen eine Überschreitung der selbstbestimmten epistemologischen Grenzen.[4] Insgesamt aber hält sich Hahnemann sehr genau an die Regeln und verfolgt sie ebenso konsequent wie seine anderen Prinzipien, so daß die genannten Beispiele nicht überbewertet werden dürfen.

Die beschriebene Grundhaltung und die genannten Instrumente ermöglichen für Hahnemann eine sichere Beantwortung der im dritten Paragraphen aller Organonauflagen gestellten Fragen: Was ist krank am Patienten? Was ist heilend an den Arzneien? Wonach sollen diese gewählt und wie gegeben werden? Eine Beantwortung dieser Fragen führt zu Erkenntnissen, die das Wirken des Arztes von nun an bestimmen können. Es soll

---

[1] CK 1, S. 11/8, –/100 und CK 4^2, S. VI.
[2] Organon S. VIII/–/–/–.
[3] Siehe S. 78.
[4] Organon § –/–/17/17.

nicht planlos agiert, sondern begründet gehandelt werden.[1] Jeder Schritt soll abgesichert sein von „Gründen, die auf Natur und Erfahrung"[2] feststehen: „Ein wahrer, homöopathischer Heilkünstler also [ist einer, M.W.], der nie ohne richtige Grundsätze handelt".[3] Zu einem solchen Grundsatz zählt natürlich das Ähnlichkeitsgesetz, das für Hahnemann den Naturgesetzen zuzuordnen ist. Schon in Organon 1 spricht er vom „homöopathischen Naturgesetze",[4] eine Einschätzung, die er bis zur letzten Auflage beibehält.[5] Auch diese Betonung der Naturgesetzlichkeit rückt Hahnemann in die Nähe der Naturwissenschaften. Hahnemann lehnt sie keineswegs ab. Im Gegenteil, seine Vorstellung von Wissenschaftlichkeit zielt gerade darauf ab, die Homöopathie genauso wissenschaftlich zu konzipieren, wie es Physik und Chemie vorgemacht haben. Der Heilkunde sollen die gleichen epistemologischen Methoden zugrunde liegen wie den anderen Naturwissenschaften auch.[6] Die Gemeinsamkeiten in den Grundlagen dürfen aber nicht mit einer Verquickung von Naturwissenschaften und Arzneitherapie verwechselt werden. Hahnemann schränkt den Einfluß anderer Naturwissenschaften auf die Heilkunst ausdrücklich ein:

> Ueberhaupt kann jede Wissenschaft nur von Gegenständen ihres Fachs urtheilen und Auskunft geben; Aufschlüsse aber über Gegenstände andrer Wissenschaften von ihr zu erwarten, ist Thorheit. [...] **Jede Wissenschaft kann nur Gegenstände erörtern, die ihres Wirkungskreises sind.**[7]

Hahnemann betrachtet die Homöopathie also als naturwissenschaftliche Arzneitherapie, die von anderen Naturwissenschaften unabhängig ist und mit ihnen nur das wissenschaftliche Selbstverständnis teilt. Damit ist für ihn das Ideal, die „ächte, wahre und gewisse Heilkunst",[8] Wirklichkeit geworden und ein Problem gelöst, das seinen Zeitgenossen zu denken gibt. Eine damals weitverbreitete Diskussion hatte nämlich die Frage zum Inhalt, ob und wie die Medizin überhaupt eine Wissenschaft werden könne.[9] Die meisten Ärzte zeigten eher wenig Optimismus. Pierre Jean Georges

---

[1] Organon § 2/2/2/2 und der jeweilige Folgeparagraph.
[2] Organon S. 1/51/–/–.
[3] Organon § –/–/–/285.
[4] Organon S. XVIII/42/12/63/–/–.
[5] Organon § 20/21/26/26, 43/43/48/48, 45/45/50/50, 65/49/53/53, 142/130/137/137, S. –/97/65/67 und –/61/–/–.
[6] Vgl. Klunker 1993, S. 9.
[7] RAL 3², S. 31f., RAL 3¹, S. XVIIIf.
[8] Organon S. 52/104/76/64.
[9] Vgl. Hess 1993a, S. 147 und Wiesing 1995, S. 49.

Cabanis (1757–1808) z.B. prophezeite, die praktische Heilkunde könne nie und nimmer die Gewißheit der Mathematik erreichen,[1] die allgemein als Inbegriff souveräner Vernunft galt. Hahnemann sieht das anders: Ist erst einmal der Mangel an geprüften Arzneien behoben, dann „wird das Heilgeschäft den mathematischen Wissenschaften an Gewißheit nahe kommen."[2] Selbstbewußt zieht er in den letzten beiden Organonauflagen ein Beispiel aus der Geometrie zur Verdeutlichung der Überlegenheit der Homöopathie heran:

> Die **reine homöopathische** Heilart ist der einzig richtige, der einzig durch Menschenkunst mögliche, geradeste Heilweg, so gewiß zwischen zwei gegebnen Punkten nur eine einzige gerade Linie möglich ist.[3]

4.3.2 Zusammenfassung und Kritik

Bei soviel Optimismus ist natürlich Vorsicht geboten. Vor der eigentlichen Kritik soll aber eine Zusammenfassung das Gesagte noch einmal erhellen. Hahnemanns wissenschaftliches Selbstverständnis kann – unter den angezeigten Vorbehalten – einer Strömung zugeordnet werden, die man als „naiven Induktivismus" bezeichnet. In einer Einführung zur Wissenschaftstheorie wird diese epistemologische Position folgendermaßen beschrieben:

> Folgt man dem naiven Induktivismus, dann beginnt Wissenschaft mit Beobachtung. Der wissenschaftliche Beobachter sollte mit gesunden Sinnesorganen ausgestattet sein und gewissenhaft das berichten, was er sieht, hört, usw., um der Situation, die er beobachtet, auch wirklich gerecht zu werden. Darüber hinaus sollte er persönlich unvoreingenommen sein. Aussagen über die Welt oder über Teilaspekte von ihr können unmittelbar als wahr bestätigt oder begründet werden, wenn ein unvoreingenommener Beobachter von seinen Sinnesorganen Gebrauch macht. Die Aussagen, zu denen man auf diese Weise gelangt ist [...], bilden dann die Grundlage, von der aus die Gesetze und Theorien abgeleitet werden, die letztendlich wissenschaftliche Erkenntnis ausmachen. [...]
> Es stellt sich nun die folgende Frage: Wenn Wissenschaft auf Erfahrung beruht, wie kommt dann der Übergang von den Einzelaussagen, die das Ergebnis einer Beobachtung sind, zu den allgemeinen Sätzen zustande, aus denen sich wissenschaftliche Erkenntnis zusammensetzt? Wie können die sehr all-

---

[1] Hess 1993a, S. 97.
[2] Organon § 152/139/145/145, zitiert nach Organon 5.
[3] Organon § –/–/54/53. Vgl. § –/–/109/109, zitiert auf S. 291.

gemeinen, uneingeschränkten Behauptungen, aus denen sich unsere Theorien zusammensetzen, auf der Grundlage einer nur begrenzten Anzahl von Beobachtungsaussagen gerechtfertigt werden?
Die Antwort des Induktivismus ist folgende: Vorausgesetzt, bestimmte Bedingungen sind erfüllt, dann ist es gerechtfertigt, eine Anzahl einzelner Beobachtungsaussagen zu einem allgemeinen Gesetz zu verallgemeinern. [...] Der Induktivismus weist nachdrücklich darauf hin, daß wir keine voreiligen Schlüsse ziehen dürfen. [...]
Der naive Induktivismus geht also davon aus, daß wissenschaftliche Erkenntnis im wesentlichen auf Induktion beruht. Die Grundlage dafür ist die Beobachtung. Wenn sich nun die Anzahl der durch Beobachtung oder Experiment gewonnenen Tatsachen erhöht und wenn diese Tatsachen aufgrund verbesserter Beobachtungs- und experimenteller Verfahren sich immer mehr verfeinern und spezialisieren, dann werden durch sorgfältiges induktives Schließen immer mehr Gesetze und Theorien von immer größerer Allgemeingültigkeit und Reichweite geschaffen. Der Fortschritt der Wissenschaft wächst kontinuierlich in dem Maße, in dem die Menge aller Beobachtungsdaten zunimmt.[1]

Kritikpunkte am naiven Induktivismus:[2]
1. Eine gewisse Anzahl von Beobachtungen rechtfertigt nicht in jedem Fall die Verallgemeinerung dieser Beobachtungen. Auch wenn wir z.B. in verschiedenen Postämtern unter verschiedenen Bedingungen immer wieder beobachtet haben, daß der Schalterbeamte die Geduld seiner Kunden strapaziert, heißt das noch lange nicht, daß jeder Postbeamte dies zu jeder Zeit tut. Es mag auch schnelle geben. Auch wenn alle Tauben, die wir bis heute beobachtet haben, grau waren, ist der Schluß „Alle Tauben sind grau" dennoch unzulässig. Es gibt auch weiße. Auch wenn alle Kranken, die wir bisher behandelt haben, durch eine homöopathische Arznei genasen, ist die Verallgemeinerung im Sinne eines Naturgesetzes unerlaubt.
2. Die Angabe, daß eine Vielzahl von Beobachtungen einen induktiven Schluß zuläßt, ist unpräzise. Wieviele Beobachtungen rechtfertigen die Aufstellung eines allgemeinen Gesetzes? Wie oft müssen wir auf die heiße Herdplatte langen, um festzustellen, daß wir uns verbrennen? Wie viele Patienten müssen auf homöopathischem Wege genesen, um similia similibus als einziges Heilgesetz ausrufen zu können?
Eine Möglichkeit, auf die ersten zwei Kritikpunkt zu reagieren, ist der Rückgriff auf die Wahrscheinlichkeit. Hahnemann nimmt diesen Weg, wie auf S. 303 gesehen, nur ausnahmsweise für sich in Anspruch.

---

[1] Chalmers 1994, S. 8–11.
[2] Vgl. Chalmers 1994, S. 16–39, und Böhm 1998, S. 47f.

3. Wahrnehmung ist theorieabhängig. Beobachtungen und Erfahrungen sind geprägt von unseren bisherigen Erfahrungen, unserem Vorwissen, unserer Stimmungslage, unserem Weltbild.[1] Es gibt keine „unschuldige Erfahrung". Warum z.B. hat Hahnemann bei den Arzneimittelprüfungen nicht den Planetenstand notiert oder den Puls mit der Uhr gemessen? Es spricht viel dafür, daß diese Dinge für ihn von vornherein von der Beobachtung ausgeschlossen waren.

Ebenso ist die Tragfähigkeit von Analogieschlüssen fragwürdig, wie bereits auf S. 304 erwähnt.

Bei aller Kritik muß aber hervorgehoben werden, daß Hahnemanns konsequente Bemühungen um eine wissenschaftliche Arzneitherapie fortschrittlich und auf der Höhe ihrer Zeit waren. Insbesondere mit seiner Forderung nach vergleichbaren Ergebnissen bringt er Gedanken ins Spiel, die heutzutage in der Homöopathie eher fremd sind. Drewsen macht zu Recht darauf aufmerksam,

> daß Hahnemann heute [...] nicht zögern würde, die Anhänger der Homöopathie genauso radikal zu bekämpfen, wie zu seiner Zeit die der 'alten Arzneischule'. Denn nur eine Heilkunde, die 'Grund habe', die sich in ihren Prinzipien und ihrer Methodik auf 'Beobachtung, Erfahrung und Verstand' stützt, sich stringent der vergleichenden Empirie stellt und sich um eine exakt aufweisbare logische und methodologische Regulation bemüht, sich also mithin als Wissenschaft ausweisen kann, kann sich überhaupt dazu legitimieren, mit dem 'theuersten Gut im Erdenleben, Menschengesundheit' umzugehen zu dürfen – einen Ausweis als Wissenschaft, den die Homöopathie heute schuldig geblieben ist.[2]

Solchen Aussagen widerspricht besonders Klunker, der immer wieder auf eine Wissenschaftlichkeit der Homöopathie qua Homöopathie hinweist, die deswegen weder naturwissenschaftliche noch statistische Beweise benötige.[3] Auf eine derart weitgefächerte Diskussion kann im Rahmen dieser Arbeit nicht näher eingegangen werden. Stattdessen soll ein weiterer Punkt behandelt werden, der das bisher Gesagte ergänzen und die Entwicklung von Hahnemanns Homöopathie-Konzeption in ein neues Licht rücken soll.

---

[1] In der Medizin weist Friedrich Gustav Jakob Henle (1809–1885) bereits 1840 darauf hin! Vgl. Henle 1840, S. 87 und Bleker 1984, S. 44.
[2] Drewsen 1993, S. 58.
[3] Klunker 1975, 1977, 1979, 1980, 1981, 1993 und 1996.

4.3.3 Ein „Weisheitsspruch": So einfach wie möglich!

Dieser Punkt blieb bisher unerwähnt, jedoch nicht, weil er etwa unwichtig wäre – im Gegenteil! Er steht zwar einerseits außerhalb des bisher Gesagten und gehört von daher hier ans Ende, andererseits aber überschattet er Hahnemanns wissenschaftliches Selbstverständnis und gibt einzelnen Aspekten erst ihre Richtung. Die Rede ist von Hahnemann Forderung nach möglicher Einfachheit. Anläßlich der genauen Beschreibung der Quecksilberzubereitung heißt es, daß

> eins der Gesetze der Homöopathik, so wie des gesunden Verstandes befiehlt, daß wir unsre Zwecke auf dem einfachsten und kürzesten Wege erreichen sollen (quod fieri potest per pauca, non debet fieri per plura).[1]

Diesen „Weisheitsspruche: 'daß es unrecht sei, durch Vielfaches bewirken zu wollen, was durch Einfaches möglich'",[2] erwähnt Hahnemann außerdem noch in seinem dritten Hauptwerk, den „Chronischen Krankheiten".[3]

Alte Verfahren werden aufgegeben, wenn sie sich als zu kompliziert erweisen; neue Versuche werden begonnen, um die Methode noch einfacher zu machen. Diese Devise hat zwei Hintergründe: einen weltanschaulichen und einen pragmatischen. Beide gehen Hand in Hand. Zunächst erwähnt Hahnemann den Leitsatz der Einfachheit in Verbindung mit der Gabe einer einzelnen Arznei,[4] später dann auch im Zusammenhang mit der Herstellung der Arzneien (s. o.). Die Rede von einem „Weisheitsspruche" deutet jedoch an, daß es sich bei Hahnemann hier um eine Einstellung handelt, die auch andere Bereiche betrifft. Er spricht von der „**Einfachheit**"[5] als dem „obersten Gesetze des Arztes"[6] und dem „Steine[] der weisen Aerzte".[7] Schließlich erkennt Hahnemann dieses Prinzip sogar im Wirken Gottes und der großen Natur. Er führt die „göttliche Simplizität"[8] an und behauptet: „Die Natur wirkt nach ewigen Gesetzen [...]; sie liebt die Einfachheit".[9] Hahnemann gibt die genannten Belege zwar stets im Zu-

---

[1] RAL 1³, S. 351.
[2] Organon § 299/272/274/274.
[3] CK 1, S. 154/112 und CK 3², S. 1.
[4] KMS I, S. 1–24: „Sind die Hindernisse der Gewißheit und Einfachheit der praktischen Arzneikunde unübersteiglich?" (1797).
[5] KMS I, S. 8.
[6] Ebd.
[7] Ebd. S. 9.
[8] Schmidt 1990, S. 65.
[9] Ebd. S. 24.

sammenhang mit einer Kritik an der allöopathischen Vielmischerei, die Wortwahl aber spricht für eine Ausweitung über dieses Thema hinaus. 1811 schließlich spricht er in seinem als „Kant-Brief" bekannt gewordenen Schreiben von seiner „auf Wahrheit, **Simplizität und Gang der Natur in der Erfahrung gegründeten Lehre**".[1]

Im Hauptwerk offenbart sich dieses Motiv nur bei näherem Hinsehen. Am augenfälligsten wird es natürlich bei der Festlegung auf eine fast ausschließlich medikamentöse Therapie mit einzeln verordneten Arzneien nach nur einem Leitsatz (similia similibus). Auch auf die Forderung nach einer unkomplizierten Arzneizubereitung wurde hingewiesen. Daß Hahnemann das Ziel nach Einfachheit aber auch in anderen Bereichen verfolgt, ist nicht so offensichtlich. Tatsächlich ist aber in allen vier Hauptbereichen seines Konzeptes eine solche Tendenz zu erkennen, die hier stichpunktartig angedeutet werden soll:

1. In der Lehre vom Menschen nimmt die Lebenskraft als physiologisches Patentrezept eine immer größere Bedeutung an.
2. In der Lehre von der Krankheit werden 7/8 aller chronischen Krankheiten auf eine Ursache, die Psora, zurückgeführt.
3. In der Lehre von der Behandlung wird das Hauptaugenmerk nunmehr auf bestimmte Arzneien gelegt, auf die antipsorischen und unter ihnen besonders auf den Schwefel. Einnahmezeitpunkt, Potenz und Verabreichung werden vorübergehend festgelegt zur Normgabe: Morgens Riechen an C30. Auch die Arzneimittelprüfungen werden bevorzugt mit dieser Potenz durchgeführt. Die Gabe wird zum Schluß täglich wiederholt, statt individuell den richtigen Zeitpunkt abzupassen.
4. Aus der ursprünglichen Dreiteilung: Allöopathische, palliative und homöopathische Arzneianwendung wird eine Zweiteilung in Allöopathie und Homöopathie. Diese wird zunehmend als die *eine*, einzig wahre Heilkunst bezeichnet.

Auf den letzten Punkt wird im nächsten Kapitel ausführlicher eingegangen. Alle Punkte werden schließlich noch einmal in Kapitel IV erwähnt und diskutiert. Hier sei nur noch auf den pragmatischen Hintergrund aufmerksam gemacht, den Hahnemann möglicherweise im Auge hatte. Jede Vereinfachung erleichtert dem Praktiker das Leben. Die angeführten Beispiele ermöglichen also nicht nur eine Vergleichbarkeit der Ergebnisse, sondern auch eine leichtere Lern- und Lehrbarkeit der Homöopathie. Hahnemann kann es jedoch nicht immer vermeiden, die schmale Grenze von der mögli-

---

[1] Just 1989, S. 197.

chen Einfachheit zum Schematismus zu überschreiten. Besonders in den Punkten 1, 2 und 4 scheint er derselben „Simplifikationsmanie"[1] zu erliegen, die er noch 1801 anderen Begründern medizinischer Konzepte vorgeworfen hatte. Der dritte Punkt hingegen ist differenzierter zu bewerten.

4.4 Die Beziehung zu Gegnern und Anhängern

4.4.1 Die Allöopathie

Hahnemanns Kritik an der Allöopathie hängt eng zusammen mit seinem wissenschaftlichen Selbstverständnis. Seine rigorose Ablehnung beruht zu einem großen Teil auf dem Vorwurf der Versäumnis und Mißachtung jeglicher wissenschaftlicher Prinzipien. Vorweg aber noch Anmerkungen zur Wortwahl und Definition des Begriffes sowie zur Position der Kritik innerhalb des Organons.

Zur Wortwahl und Definition: Bis 1830 benutzt Hahnemann den von ihm eingeführten Begriff „Allopathie", der zusammengesetzt ist aus „$\mathring{α}λλος$" (anders) und „$πάθος$" (Leiden). Ab 1830 verwendet er dann durchgehend den Begriff „Allöopathie" („$\mathring{α}λλοῖος$" = anders beschaffen, verschieden). Ohne Angabe eines Grundes gebraucht er ihn erstmals in den CK 4[1], S. 336, später dann konsequent in den beiden letzten Organonauflagen. Warum Hahnemann einen eingängigen und populär gewordenen Begriff verändert, muß letzten Endes offen bleiben. Es gibt jedoch zwei Erklärungen, die nicht von der Hand zu weisen sind. Johann Heinrich Kopp (1777–1858) vermutet, daß Hahnemann den analogen Ton zu „Homöopathie" herstellen wollte.[2] Tischner weist darauf hin, daß der Klang von „$\mathring{α}λλος$" zu nahe am Klang von „$\mathring{ο}μός$" (gleich) liege. Weil viele seiner Gegner fälschlicherweise Homopathie sagten, habe Hahnemann hier das „Gedankengeleis versperren"[3] wollen.

Warum Hahnemann ab 1829 (z.B. Organon § -/6/6/6) öfters von der Homöopathik und den Homöopathikern spricht, konnte vom Verfasser nicht geklärt werden. Vielleicht wurde Hahnemann inspiriert durch ein 1824 von Gottlieb Ludwig Rau veröffentlichtes Buch.[4]

Inhaltlich ändert sich mit der Einführung der neuen Bergriffe allerdings nichts. Es sei noch einmal wiederholt, daß Hahnemann von der ho-

---

[1] Hahnemann 1801, zitiert nach KMS I, S. 118; vgl. auch Kapitel I.5.
[2] Kopp 1832, S. 13f.
[3] Tischner 1936a, S. 127. Vgl. RAL 3[2], S. 3f. und RAL 3[1], S. IIIf.
[4] Rau 1824.

möopathischen Anwendungsart zwei weitere unterscheidet. Bei der palliativen Methode werden Arzneimittel nach dem Contraria-Prinzip verordnet, also z.B. Opium bei Schlaflosigkeit, bei der allöopathischen werden Arzneien verordnet, deren Symptome im Gesunden keinerlei Bezug zu den Symptomen des Krankheitsfalles haben, also z.b. Abführmittel bei Zahnschmerzen. Das ist die strenge Definition von Allöopathie, daneben kennt Hahnemann aber noch eine umfassendere. Dieser Definition zufolge können unter Allöopathie alle nicht-homöopathischen Therapien subsumiert werden. Allöopathische Arzneien sind dann solche, „die an sich keinen der Krankheit ähnlichen Befindenszustand in gesunden Menschen erzeugen können".[1] Diese Definition gibt Hahnemann erstmals in Organon 2, aus dem Zusammenhang wird jedoch nicht deutlich, ob es sich lediglich um eine sprachliche Nachlässigkeit oder um eine bewußte Begriffserweiterung handelt. Auf jeden Fall wird erst in Organon 6 die bis dahin geltende Dreiteilung der Arzneimitteltherapie zugunsten einer Zweiteilung aufgegeben. Nun polarisiert Hahnemann die Medizin in Homöopathie und Allöopathie, wozu er jetzt auch die Palliative zählt.[2]

Zur Position der Kritik innerhalb des Organons: In Organon 3 handelt Hahnemann die Allöopathie noch im Paragraphenteil ab,[3] ab Organon 4 verschiebt er die Auseinandersetzung in die Einleitung.[4] Damit verändert sich auch der Stellenwert der Diskussion. Hahnemann benutzt die Einleitung, um zum eigentlichen Kern seines Organons, den Paragraphen, vorzudringen. Die Einleitung schildert Voraussetzungen und Umstände, in deren Licht dasjenige zu betrachten ist, was später gelehrt wird. Durch die Verlegung der Auseinandersetzung dorthin grenzt Hahnemann die Homöopathie von der übrigen Medizin ab. Allöopathie ist dann keine Therapie mehr, mit der man sich Homöopathie-intern auseinandersetzen muß, sondern bietet nur noch die Rahmenbedingungen, in denen das neue Konzept heranwächst.

In den heute maßgeblichen Ausgaben der sechsten, posthum erschienenen Auflage findet die Auseinandersetzung mit der Allöopathie noch immer in der Einleitung statt. Diese ist inhaltlich weitgehend mit der Einleitung zu Organon 5 identisch, sie wird aber im hinteren Teil noch um drei weitere Paragraphen ergänzt.[5] Es gibt Indizien, die dafür sprechen, daß Hahnemann die letzte Auflage um einen Großteil der Einleitung erleichtern

---

[1] Organon § –/32/32/32/37/37.
[2] Organon § –/–/–/52–55.
[3] Organon § 49–63/–/–/–.
[4] Organon S. –/1–50/1–62/17–54.
[5] Organon § –/–/–/52, 54 und 55.

wollte und damit die Auseinandersetzung wieder in den Paragraphenteil zurückverlegen.[1] Dort befaßt er sich aber nur vergleichsweise kurz und oberflächlich mit der Allöopathie. Dieser Stellungswechsel könnte deswegen als Höhepunkt der Ablehnung betrachtet werden: Nun gibt es nur noch die Homöopathie und die Allöopathie; jene ist wahr, diese ist falsch und sie ist sogar so falsch, daß sich eine differenzierte Auseinandersetzung erübrigt.

Wenden wir uns nun den Kritikpunkten Hahnemanns im einzelnen zu. Er betont zunächst, daß es ihm nicht um Personen geht, sondern ausschließlich um Inhalte: „Die Aerzte sind meine Menschenbrüder; gegen ihre Person habe ich nichts. Die Arzneikunst ist mein Gegenstand."[2] Die folgende Kritik an ihren Methoden läßt sich in neun Punkte aufgliedern.[3] Hahnemann selbst läßt sich im Überschwang der Gefühle oft dazu verleiten, die Kritik in epische Breiten ausufern zu lassen. Hier seien die einzelnen Punkte nur schlagwortartig angeführt:

1. Die allöopathischen Erklärungsversuche der Krankheitsursachen sind reine Spekulation.[4]
2. Die Allöopathie setzt materielle Krankheitsursachen voraus und theoretisiert über die innere, nächste Ursache.[5] Sie geht damit von falschen Ursachen aus.[6]
3. Der Allöopathie dienen zum allgemeinen Erkenntnisgewinn und zur Erkenntnisüberprüfung Vermutungen und Spekulationen. Reine Erfahrung und sorgfältige Versuche, mit anderen Worten eine kritische Methode sind ihr fremd:[7]

> Es giebt nur zwei Haupt-Curarten: diejenige, welche all ihr Thun nur auf genaue Beobachtung der Natur, auf sorgfältige Versuche und reine Erfahrung gründet, die (vor mir **nie** geflissentlich angewendete) **homöopathische** und eine zweite, welche dieses nicht thut, die [...] **allöopathische**.[8]

---

[1] Einzelheiten siehe in Kapitel III.3.
[2] Organon S. V/–/–/–.
[3] Vgl. Drewsen 1993, an dessen Arbeit sich das folgende Schema in leicht modifizierter Form anlehnt.
[4] Organon § 52f./S. 14/18/27, S. –/–/III/1.
[5] Organon § 49f./S. 13/16f./26, § 60–63/S. 14–22/18–26/27–32, § 305/278/280/–, S. –/–/III/1/, –/–/17/26, –/–/22/29, –/–/28/33, § –/–/8/8 und –/–/13/13.
[6] Organon S. –/–/14/19 und –/–/54/50.
[7] Organon § 305/278/280/– und der jeweilige Folgeparagraph, –/–/104/104.
[8] Organon § –/–/–/52.

Dennoch erwähnt Hahnemann, daß auch das gedankenlose Herumprobieren zufällig zu wertvollen Entdeckungen geführt habe, wie z.b. die Verordnung von Quecksilber im Falle einer Syphilis.[1]
4. Die allöopathische Therapie ist unwissenschaftlich, weil sie sich unkritisch auf Autoritäten beruft und sich nicht an die Erfahrung hält.[2]
5. Die Allöopathie läßt sich durch falsche Prinzipien leiten. Dazu gehören die Verabreichung von Palliativen mit der zwangsläufig daraus resultierenden Verschlimmerung[3] und das Behandeln von nur einem Symptom aus der Symptomengesamtheit.[4]
6. Die therapeutische Nachahmung von Heilungsversuchen der Natur ist falsch.[5]
7. Die Allöopathie verschreibt Arzneien, deren Wirkungen ihr größtenteils unbekannt sind. Durch eine Zusammenmischung mehrerer Arzneien zu einem Rezept wird eine exakte Beurteilung vollends unmöglich gemacht.[6]
8. Die Allöopathie behandelt nicht nur falsch, sie schadet dadurch auch noch dem Patienten und macht ihn kränker und für die Homöopathie unheilbarer.[7]

In diesem Zusammenhang soll auch auf das System von Broussais, das im Kapitel I.4.2 vorgestellt wurde, zurückgekommen werden. Hahnemann verurteilt das System in seiner Pariser Zeit aufs schärfste. Der besondere Vorwurf Hahnemanns gilt dem Blutvergießen durch die häufigen Aderlässe und der daraus erfolgenden Schwächung der Lebenskraft, die ja direkt an das Blut gekoppelt ist.[8] Mitunter erscheint es sogar so, als reduziere Hahnemann die Allöopathie auf dieses eine System, sozusagen als Maximalvariante ihrer Verderblichkeit. Das mochte in Paris zwar naheliegen, denkt man aber an die zurückhaltenden Verschreibungen der Ärzte in den dortigen Spitälern, verbietet sich eine solche Gleichsetzung jedoch von selbst.[9]

---

[1] Organon S. –/45f./64/56.
[2] Organon § –/–/–/52, –/–/–/54, S. –/–/2f./3f., –/–/V/2.
[3] Organon § 34/34/39/39, 16/17/22/22 und der jeweilige Folgeparagraph, § 69/54/58/58, –/–/–/60, S. –/42/48/45, –/–/IV/1, –/–/50/47.
[4] Organon § 8/9/7/7, 68/53/57/57, –/–/58/58, S. –/–/42/43.
[5] Organon S. –/25/29/34, –/–/46/44, –/–/–/22.
[6] Organon § 51/S. 13/17/26, § 298/S. 48f./58f./52f., §263/–/–/–, –/–/–/22, S. –/–/IIIf./1, –/–/8/21 und Hahnemann 1831a, S. 13.
[7] Organon § 47/47/52/–, 200/203/203/– und der jeweilige Folgeparagraph, –/–/41/41, –/–/75/75 und der jeweilige Folgeparagraph, –/–/45/45, –/–/201/201, –/–/203–206/203–206, –/–/–/37, –/–/74, S. –/–/Vf./2, –/–/54/49, –/–/60/53, Hahnemann 1831a, S. 3, 25.
[8] Organon § –/–/–/60 und –/–/–/74.
[9] Vgl. Ackerknecht 1958.

9. Die Allöopathie bedient sich einer dem Laien unverständlichen und ihn ausgrenzenden Fachsprache.[1]

Einige Worte zum Ton, in dem Hahnemann seine Kritik äußert. Der Ton ist apodiktisch, außerordentlich schroff, rüde und mitunter sogar polemisch und verletzend.[2] Sicherlich war es damals eher möglich als heute, in solch einem Stil zu schreiben; die Umgangsweisen waren rauher. Es darf auch nicht vergessen werden, daß manche Gegner mit Hahnemann ebensowenig zimperlich umgingen wie er mit ihnen. Besonders aber in den letzten Jahrzehnten überschreitet Hahnemann des öfteren die Grenzen des guten Stils. So behauptet er, der Allöopath schicke seinen Patienten „in ein mineralisches Bad [...], um den, von ihm oder Andern verderbten Kranken auf eine gute Art endlich los zu werden."[3] Woanders zieht er die Möglichkeit eines „geflissentlichen Verbrechens"[4] der Allöopathen statt eines Irrtums in Betracht. Besonders ausfallend ist Hahnemanns Ton in der 1831 in Leipzig publizierten Schrift: „Die Allöopathie. Ein Wort der Warnung an Kranke jeder Art." Dort bezeichnet er die Allöopathie als ein „Menschenbrüder hinrichtendes Verfahren",[5] dessen Anwendung er für „objektiv [...] grausamer"[6] hält, als eine heimtückische Erdolchung des Kranken. Letzteres gehe wenigstens schneller.

Derartige Mißgriffe machten sanftere Gemüter freilich nicht gerade geneigt für die Homöopathie. Das ist schade. Insgesamt enthält Hahnemanns Kritik nämlich einen wahren Kern, und viele seiner angesprochenen Punkte charakterisieren zeitgenössische Strömungen innerhalb der Medizin recht gut.

Dennoch können Hahnemann drei Vorwürfe gemacht werden. Erstens: Hahnemann verschweigt Gemeinsamkeiten, die sein Konzept mit anderen teilt. Dazu zählen z.B. der Begriff der Lebenskraft, die neuraltheoretischen Erklärungen, das Auslöschen eines schwächeren Reizes durch einen stärkeren, die Annahme von Arzneikrankheiten und die Beobachtung von Erst- und Gegenwirkung. Pharmakologisch jedoch geht Hahnemann eigene Wege, auf die es ihm ankommt. Deswegen ist seine Zurückhaltung bei der Erwähnung von Gemeinsamkeiten in anderen Bereichen nachvollziehbar.

---

[1] Organon § 1/1/1/1 und S. –/–/VI/2.
[2] Vgl. Tischner 1932–1939, S. 146f.
[3] Organon § –/–/–/285.
[4] CK 1, S. 76/55.
[5] Hahnemann 1831a, S. 32.
[6] Ebd. S. 28.

Zweitens: Hahnemann erweckt den Eindruck, er sei der einzige oder zumindest einer der wenigen, die Kritik übten am Zustand der Medizin und Pharmakotherapie. Das ist falsch. Hahnemanns Kampf war keineswegs ein Kampf „des **einen** gegen alle",[1] wie auch Haehl es darstellt. Viele Ärzte teilten seine Kritik. So gehörte es z.b. „beinahe zum guten Ton, auf die Humoralpathologie herabzublicken"[2] und ihre Lehre von den Säften, Schärfen, Krasen und anderen materiellen Ursachen zu bemängeln.

Drittens: Hahnemanns Kritik richtet sich nur gegen den traditionellen Teil der Therapie. Gottlieb Ludwig Rau weist deswegen 1837 darauf hin, daß Hahnemanns Vorwürfe nicht den neueren Teil der Ärzte treffe.[3] Auch von Brunn verweist einen großen Teil der Waffen, gegen die die Homöopathen auf der Höhe der Auseinandersetzung fochten, „zum alten Eisen".[4] Andererseits nennt Hufeland 1836 noch immer die „drei Cardinalmittel der Heilkunst: Aderlaß, Opium, Brechmittel".[5] Dennoch orientiert sich Hahnemann weniger an der jeweils aktuellen Situation der Medizin, sondern eher an abschreckenden Beispielen, die er dann verallgemeinert. Ein wenig gleicht er darin heutigen Kritikern der „Schulmedizin", die beklagen, daß bei jedem Schnupfen sogleich eine antibiotische Kur durchgeführt werde. Dieses Vorgehen mag sicherlich noch vorkommen, es widerspricht aber den aktuellen pharmakologischen Empfehlungen. Für den Kritiker stellt sich damit zwangsläufig die Frage, woran er sich orientieren soll. Die aktuellen Empfehlungen der Pharmakologie müsste er aus seiner Sicht als positiv bewerten, den alten Schlendrian dagegen weiterhin verwerfen. Hahnemann bezieht sich immer wieder nur auf letzteres.

Wie konnte es zu einer solchen Haltung kommen? Wiesemann weist darauf hin, daß die starke Ablehnung erst mit zunehmender Außenseiterposition die Auseinandersetzung beherrscht. Sie unterscheidet zwei Phasen: Eine erste vor der Leipziger Professur und eine zweite, mit dieser beginnende. In der ersten, der „orthodoxen"[6] Phase war Hahnemann einer unter vielen Reformern der Medizin. In der zweiten Phase rückt die Homöopathie mehr und mehr an den Rand des medizinischen Spektrums. Vielleicht wollte Hahnemann mit immer schärferen Attacken seiner Enttäuschung und Verbitterung im Organon Ausdruck verleihen. Seine 1831 erschienene „Warnung an Kranke jeder Art" zeugt in diesem Zusammenhang vielleicht

---

[1] Haehl 1922 I, S. 331.
[2] Rothschuh 1942, S. 300.
[3] Tischner 1932–1939, S. 435.
[4] Brunn 1964, S. 155.
[5] Hufeland 1836, S. XX (Inhaltsverzeichnis).
[6] Wiesemann 1996, S. 28.

von einem Taktikwechsel. Nachdem er in allöopathischen Kreisen auf taube Ohren gestoßen war, versuchte er nun, die Öffentlichkeit anzusprechen und auf seine Seite zu ziehen.

Diese Gründe erklären aber noch nicht alle Einzelheiten. Betrachtet man die Quellenangaben zu seinen neun Kritikpunkten, fällt ein starker Anstieg in Organon 5 auf. Alle Punkte werden dort ergänzt, besonders häufig aber der achte, der darauf hinweist, daß die Allöopathie dem Kranken schade und ihn auch für die Homöopathie unheilbar mache. Warum Hahnemann gerade diesen Vorwurf so beständig wiederholt, wird ersichtlich, wenn man sich den Streit mit den Leipziger Halb-Homöopathen ins Gedächtnis ruft. Ohne vom nächsten Kapitel zuviel vorwegzunehmen, sei hier bereits erwähnt, daß diese Ärzte neben homöopathischen auch allöopathische Verfahren in ihrer Praxis anwendeten. Die Zunahme von Hahnemanns Kritik an der Allöopathie allgemein und ihren schädlichen Einflüssen auf die homöopathische Behandlung insbesondere ist damit eher eine Warnung an die Adresse der Halb-Homöopathen, nicht so sehr an die Allöopathen.

4.4.2 Der Streit mit den Leipziger Halb-Homöopathen

Hahnemanns Homöopathie-Konzept bleibt natürlich nicht unbemerkt. Von den Ärzten, die das neue Verfahren prüfen, verschreiben sich ihm manche ganz und befolgten Hahnemanns Anweisungen treu und ergeben, andere lehnen es rundum ab, und eine dritte Gruppe wiederum akzeptiert die Homöopathie, behält sich in bestimmten Fällen aber eine allöopathische Therapie vor. Besonders diese letzte Gruppe bereitet Hahnemann Kopfzerbrechen. In Organon 3 reagiert er erstmals auf diese innerhomöopathische und außerhahnemannische Strömung. Im Zusammenhang mit der erforderlichen Kleinheit der Gabe bemerkt er,

> daß gegen diese so nöthige Regel am meisten von den aus der alten Schule zur homöopathischen Heilkunst übergehenden Aerzten gesündigt wird. Sie scheuen aus Vorurtheilen die kleinsten Gabe der tiefsten Verdünnungen der Arzneien in solchen Fällen und müssen so die großen Vorzüge und Segnungen jenes in tausend Erfahrungen am heilsamsten erfundenen Verfahrens entbehren, können nicht leisten, was die ächte Homöopathik vermag, und geben sich daher mit Unrecht für ihre Schüler aus.[1]

---

[1]Organon § 275/253/253/253, zitiert nach Organon 4. In Organon 5 fügt Hahnemann einen neuen Adressaten hinzu. Nun sind nicht nur die Konvertiten angesprochen, sondern auch die „dünkelhaften Anfänger[]" (Organon § –/–/253/253).

Bis zur fünften Auflage beschränkt sich die Auseinandersetzung Hahnemanns mit seinen Schülern auf diese eine Bemerkung. Dann ändert sich das Bild aber plötzlich grundlegend. Mit einem Mal sehen sich viele seiner nicht ausschließlich homöopathisch arbeitenden Schüler einer Flut von Vorwürfen, Anschuldigungen und Beschimpfungen ausgesetzt.

Was war geschehen? Schon seit einigen Jahren hatte es in der Beziehung zwischen Leipziger Homöopathen und Hahnemann Probleme gegeben.[1] Moritz Wilhelm Müller (1784–1849), als einer ihrer führenden Köpfe, hatte sich z.b. geweigert, Hahnemanns Aufforderung nach einer rein homöopathischen Behandlung Folge zu leisten. Schon das konnte Hahnemann nicht gefallen. Jede Anwendung der von ihm so bekämpften Therapie mußte der Homöopathie schaden, weil erstens die Allöopathie in der Regel mehr Unheil stiftet, als daß sie nützt, weil zweitens durch eine Vermischung der beiden Verfahren die homöopathischen Arzneien ihre Wirkung nicht frei entfalten können und weil drittens dadurch der Eindruck erweckt wird, die Homöopathie reiche für sich genommen nicht aus, um Krankheiten zu heilen. Zum offenen Streit aber kam es erst 1832, als Hahnemann erfuhr, daß Müller und ein weiterer Arzt bei der Behandlung der Tochter des Verlagsbuchhändlers C. H. Reclam Blutegel verordnet hatten. Diese Tropfen brachten ein Faß zum Überlaufen, das durch die Querelen um das Leipziger Krankenhaus ohnehin schon bis zum Rand gefüllt war.[2] Hahnemann läßt daraufhin am 03.11.1832 im „Leipziger Tageblatt" „Ein Wort an die Leipziger Halb-Homöopathen" abdrucken. Aus dieser ansonsten groben, vor allem gegen Moritz Müller gerichteten Anklage spricht auch Hahnemanns Sorge um ein rein homöopathisch geführtes Krankenhaus:

> Jetzt aber, wo eine Anstalt errichtet werden soll, zum untrüglichen praktischen Erweise von der unübertrefflichen Heilkraft der einzig wahren, rein homöopathischen Kunst an Kranken vor den Augen aller Welt, jetzt wird die Sache unendlich ernstlicher. Hier halte ichs für meine Pflicht, meine Stimme laut zu erheben, damit diese Mißbräuche nicht einen allgemeinen, die ganze Kunst verunglimpfenden Charakter annehmen in dieser zu erwartenden Lehr- und Heilanstalt.
> Somit protestiere ich hiermit feierlichst gegen Anstellung eines solchen Bastard-Homöopathen theils zum Lehrer, theils zum Kranken-Behandler. Keiner dieser Art betrete eines dieser heiligen Aemter unsrer göttlichen Kunst in diesem Krankenhause; keiner dieser Art![3]

---

[1] Vgl. hierzu und zum folgenden: Haehl 1922 I, S. 204–221, Stahl 1997, S.196f. und 237–243, sowie Leschinsky Mehrl 1988.
[2] Vgl. Eppenich 1995, S. 38–40.
[3] Hahnemann1832b, S. 1450. Abgedruckt in Stahl 1997, S. 278.

Der „Leipziger Localverein homöopathischer Aerzte" reagiert darauf nur wenige Tage später mit folgender

> **Erklärung:** Der Leipziger Localverein homöopathischer Aerzte erklärt in Bezug auf einen im Leipziger Tageblatt vom 3. Nov. d. J. enthaltenen Aufsatz, daß er keine unumschränkte Autorität in der Wissenschaft anerkennt. So hoch sämmtliche Mitglieder dieses Localvereins die homöopathische Heillehre schätzen, so fest muß doch der Grundsatz stehen, daß jeder wissenschaftlich gebildete Arzt in der Ausübung der Heilkunst nur **seinen** Ueberzeugungen zu folgen hat. Die Wissenschaft als Erzeugnis freithätiger Vernunft, kann und darf nicht durch persönliche Anatheme stabilirt werden. Leipzig, den 5. Nov. 1832.[1]

Für Hahnemann kommen diese Zeilen einer öffentlichen Kriegserklärung gleich. Die nächste Möglichkeit, im Rahmen seines Werkes dagegen zu halten, ist die fünfte Auflage des Organons. Die dort angeführten Kritikpunkte sind im einzelnen:

1. Die Verwendung zu großer Gaben.[2]
2. Die zu häufige Anwendung von Verfahren, die Hahnemann nur ausnahmsweise erlaubt. Dazu zählt zum einen die Anwendung von Palliativen,[3] zum anderen gehört hierher der Vorschlag Hahnemanns, „in psorischen Krankheiten ein Jücken erregendes Harzpflaster auf den Rücken zu legen, und in Lähmungen die feinsten elektrischen Schläge zu Hülfe zu nehmen."[4]
3. Der Hauptvorwurf: Die Vermischung von Allöopathie und Homöopathie:

> Hienach ist die Homöopathik eine ganz einfache, sich stets in ihren Grundsätzen so wie in ihrem Verfahren gleich bleibende Heilkunst, welche, wie die Lehre, auf der sie beruht, wenn sie wohl begriffen worden, dergestalt in sich abgeschlossen, (und **nur so** hülfreich) befunden wird, daß, so wie die Lehre in ihrer Reinheit, so auch die Reinheit ihrer Ausübung sich von selbst versteht und daher jede Zurück-Verirrung in den verderblichen Schlendrian der alten Schule (deren Gegensatz sie ist, wie der Tag gegen die Nacht) **gänzlich** ausschließt, oder aufhört, den ehrwürdigen Namen Homöopathik zu verdienen.[5]

---

[1]Leipziger Localverein homöopathischer Aerzte 1832. Abgedruckt in Stahl 1997, S. 279.
[2]Organon § 275/253/253/253 und –/–/276/276.
[3]Organon § –/–/67/67.
[4]Organon S. –/–/IX/–. Zum Pflaster vgl. Haehl 1922 II, S. 276.
[5]Organon S. –/–/VIII/4.

4. **Die persönliche Unzulänglichkeit der Halb-Homöopathen.** Ihr Handeln

> beruht daher auf Unkenntniß der Lehre, Mühe-Scheu, Verachtung der hülfsbedürftigen Menschheit und lächerlichem Eigendünkel, und hat außer unverzeihlicher Nachlässigkeit in Aufsuchung **des besten** homöopathischen Specifikums für jeden Krankheitsfall, oft noch niedrige Gewinnsucht und andre unedle Motive zu Triebfedern – und zum Erfolge? daß sie alle wichtige und schwierige Krankheiten (wie doch reine, sorgfältige Homöopathik kann) nicht heilen können und viele ihrer Kranken dahin schicken, woher niemand wiederkehrt, unter Tröstung der Angehörigen: daß doch nun Alles (auch alles Verderbliche Allöopathische!) an dem Verstorbnen gethan worden sey.[1]
>
> Wer wollte solcher leichtsinnigen, schädlichen Brut, die Ehre anthun, sie nach dem Namen der sehr mühsamen, aber auch heilbringenden Kunst, **homöopathische Aerzte** zu nennen? Ihrer warte der gerechte Lohn, daß sie, einst erkrankt, auf gleiche Art kurirt werden mögen![2]

Diese Paragraphen zeigen, daß Hahnemann die Halb-Homöopathen richtiggehend verachtet. Bönninghausen gegenüber formuliert er seine Abneigung so:

> Treffend gehn Sie in meine Ueberzeugung ein durch Ihre Aeusserung: "Wenn der Homöopath nicht rein ist, so achte ich ihn noch geringer als den Allöopath." Ich sage: noch weit geringer; ich verabscheue ihn, wie einen Advokaten, der sich auch mit der Gegenparthei, verrätherischer Weise, versteht.[3]

Wie die Quellenangaben verdeutlichen, streicht Hahnemann einige dieser Vorwürfe in Organon 6 wieder. Die Vermutung liegt also nahe, daß mit dem Umzug nach Paris eine gedankliche und emotionale Distanzierung verbunden ist. Tatsächlich schreibt Hahnemann 1841 in einem seltenen Anflug von Selbstironie an seinen Freund:

> Meine Tochter Amalie Liebe war beauftragt, eine Tante meiner Gattin in Düsseldorf zu besuchen und dann Ihnen in Münster eine kleine Abbildung von meinem jetzigen Gesichte nebst einem Kupferstich zu überbringen welcher wohl im Ganzen getroffen ist, mich aber ganz ohne meine gewöhnliche Heiterkeit, vielmehr in einem der seltenen unglücklichen Augenblicke darzustellen scheint wo ich über die Verkehrtheit meiner angeblichen Schüler in

---

[1] Organon S. –/–/IXf./–.Vgl. Ck 1, S. –/174
[2] Organon § –/–/148/148
[3] Stahl 1997, S. 118, Brief vom 22.05.1832.

Deutschland betroffen bin. Denken Sie sich daher, wenn ich bitten darf, mein Gesicht bei weitem heiterer.[1]

In Organon 6 ergreift Hahnemann aber im Zuge der Polarisierung der Medizin in Homöopathie und Allöopathie noch einmal in unverminderter Schärfe das Wort:

> Es giebt nur zwei Haupt-Curarten [...]. Jede steht der andern gerade entgegen und nur wer beide **nicht** kennt, kann sich dem Wahne hingeben, daß sie sich je einander nähern könnten oder wohl gar sich vereinigen ließen – kann sich gar so lächerlich machen, nach Gefallen der Kranken, bald homöopathisch, bald allöopathisch in seinen Curen zu verfahren; dieß ist verbrecherischer Verrath an der göttlichen Homöopathie zu nennen![2]

Natürlich stellt sich auch hier, wie bei der Beziehung zur Allöopathie, die Frage, warum Hahnemann einen solchen Ton anschlägt. Dafür bieten sich mehrere Begründungen an. Die religiöse Implikation am Ende ist vermutlich kein Zufall. Sie ist vielmehr die erste Erklärung für sein paternalistisches Verhalten. Wie gesehen geht Hahnemann von folgendem Gedanken aus: Gott hat den Menschen die ideale Heilkunst zwar nicht direkt offenbart, aber er hat sie nur so leicht verborgen, daß der Mensch unter Zuhilfenahme seines Verstandes dieses Ideal entdecken und verwirklichen kann. Er, Hahnemann, habe durch Beobachtung, Erfahrung, Versuche und Nachdenken das heilige Rätsel gelöst und der Menschheit die Augen geöffnet für die bestmögliche Heilkunst, die Homöopathie. Jeder Mensch könne sich nun auf gleichem Wege von der Wahrheit der Homöopathie als der einzig und ewig richtigen Behandlungsweise überzeugen. Handelt er dann homöopathisch, lebt er im Einklang mit göttlichen Vorstellungen, handelt er weiterhin allöopathisch, widerspricht er nicht nur Hahnemann, sondern in letzter Konsequenz auch Gott. Diese Ketzerei darf nicht unkommentiert bleiben. Als eine Art von Stellvertreter Gottes sieht sich Hahnemann berechtigt, die Halb-Homöopathen an den göttlichen Richter zu gemahnen und auf eine gleichsam alttestamentliche Vergeltung von Gleichem mit Gleichem zurückzugreifen:

> Ihrer warte der gerechte Lohn, daß sie, einst erkrankt, auf gleiche Art kurirt werden mögen![3]

---

[1] Stahl 1997, S. 138, Brief vom 27.05.1841.
[2] Organon § –/–/–/52.
[3] Organon § –/–/148/148

Die zweite Erklärung für Hahnemanns Verhalten ist sicherlich die Bedrohung seines Lebenswerkes. All die Jahre hatte er kaum eine Stunde Freizeit genossen, alles drehte sich ausschließlich um die Errichtung seines Homöopathie-Gebäudes. Durch eine Vermischung mit anderen Methoden wurde dieses Gebäude bedroht, es verlor sozusagen sein Fundament. Die Medizin hatte in dieser Zeit so viele Systeme kommen und wieder gehen sehen, daß Hahnemanns Furcht verständlich ist. Die meisten dieser Systeme waren im Laufe der Zeit zunächst vom allöopathischen Sumpf berührt und später dann verschluckt worden. Jede ausgeführte oder auch nur als Alternative in Betracht gezogene Kontaminierung der Homöopathie mit der Allöopathie war für Hahnemann eine solche erste Berührung, die zwangsläufig zum Untergang führen mußte. Deswegen schaden auch „die falschen Jünger [...] der Homöopathie mehr als die Allopathen."[1] Diese lassen die Homöopathie von vornherein unberührt und ermöglichen ihr somit ein ungestörtes Wachstum am Rande der Medizin.

Die dritte Erklärung liegt in einem Wesenszug Hahnemanns. Er bevorzugte es, die Fäden in der Hand zu halten. Ebenso wie er sich bemühte, die Reaktionen der Lebenskraft zu steuern und nach seinem Willen zu lenken, versuchte er auch im Umgang mit anderen Menschen die Kontrolle zu behalten. Hahnemann war autoritär, sowohl in der Beziehung zu seinen Patienten als auch in der Beziehung zu anderen Homöopathen. Als in seiner Ehre verletzter Religionsstifter fühlte er sich dazu berechtigt, das Treiben seiner Schüler zu überwachen und zu gängeln.

Die vierte Erklärung gründet in der persönlichen Situation Hahnemanns zur Zeit der Auseinandersetzung. Der Streit fällt für ihn in eine Phase großer Vereinsamung. 1830 war Henriette, seine erste Ehefrau, gestorben. Das ohnehin triste Köthener Leben war noch weltverlorener geworden. Die Abwendung einiger seiner Anhänger und ihr Wandeln auf eigenen Pfaden hat möglicherweise in Hahnemann das Gefühl des Alleingelassenwerdens noch verstärkt. Vielleicht sah er sich der Gefahr ausgesetzt, nun auch noch vom kargen Rest verlassen zu werden, so daß seine drastische Reaktion als ein verzweifelter Versuch, dieser drohenden Gefahr zu begegnen, zu interpretieren wäre.

Die fünfte und letzte, aber deswegen nicht unbedeutendste Erklärung ist die, daß Hahnemann mit seiner Kritik in Teilaspekten Recht hatte. Seine Vorahnungen über die Folgen eines allöopathisch-homöopathisch geführten Krankenhauses bestätigten sich auf ganzer Linie. Nicht zuletzt deswe-

---

[1] Haehl 1922 II, S. 503.

gen mußte das Krankenhaus geschlossen werden.[1] Der Ton mag also durchweg angreifbar sein, der Inhalt ist es jedoch nicht immer.

4.4.3 Anhänger

Einige der Aspekte, die in Hahnemanns Beziehung zu den Halb-Homöopathen zur Sprache kamen, spielen auch in der Beziehung zu seinen Anhängern eine tragende Rolle. Hahnemann sieht sich als Begründer einer Lehre, dem in dieser Funktion absolute Autorität in allen Fragen zuzugestehen ist. Er ist der Lehrer, die Anhänger sind die Schüler.[2] Bestmögliche Ergebnisse sind nur bei absolut „treuer, pünktlicher Befolgung"[3] seiner „apodiktischen"[4] Lehrsätze zu erwarten. Das Beharren auf einer strikten Befolgung soll sogar soweit gegangen sein, daß Hahnemann sich weigerte, Grundsätze öffentlich anzuerkennen, die seinen bisherigen widersprachen, deren Richtigkeit er aber nach Belehrung von anderen einräumen mußte. Karl Julius Aegidi (1794–1874) berichtet 1856 von einem Gespräch über eine Antidotierung potenzierter Arzneien durch Kaffee, die er nicht für zwangsläufig hält:

> Ich habe ehemals mit **Papa Hahnemann** über diesen Gegenstand viel diskutirt und ihn überzeugt. Er **gab mir recht**, seine Autorität erheische es aber, daß er gegebne Gesetze nicht wieder zurücknehme.[5]

Denkt man an Hahnemanns Versuche mit den wirklich revolutionären Doppelmitteln, erscheint eine Generalisierung dieses hier von Aegidi genannten Aspektes aber zu weit zu gehen. Dort zeigte Hahnemann, daß er sehr wohl bereit ist, die Fortschritte der Kunst über seine Autorität zu stellen.

Wenn Hahnemann in seinen späten Jahren von der „göttlichen Homöopathie"[6] spricht, verwundert es nicht, daß aus seinen Schülern „Kunst-Jünger"[7] werden. Theodor Lutterbeck (1773–1851) mag ihn in dieser Haltung bestärkt haben. Lutterbeck wünscht 1833 in einem Vortrag, den er zuvor Hahnemann zur Begutachtung übersendet, Hahnemann möge inner-

---

[1] Eppenich 1995, S. 44 und 1997, S. 23.
[2] Organon § 275/253/253/–, –/–/260/260, –/72/80/80, 305/278/–/– sowie CK 1, S. 7/6 und 221/–.
[3] CK 1, Vorwort (unpaginiert).
[4] Stahl 1997, S. 89, Brief vom 16.10.1833.
[5] Haehl 1922 II, S. 494.
[6] Organon § –/–/–/52.
[7] CK 1, S. –/150.

halb der Homöopathie für eine ähnliche Hierarchie sorgen, wie sie in der katholischen Kirche herrscht:

> So sorge doch Hahnemann nach seinem Tode auch für ein Haupt seiner Schule! – Der große Entdecker dieser neuen Wissenschaft und Kunst [...] müßte demzufolge [...] einen Nachfolger, Stellvertreter und mehre Mitapostel feierlich erwählen, damit dieser Hahnemann II doch neben dem ihm beigesellten Rathscollegium, in dessen Beratung er jedoch die entscheidende Stimme hat, mithin kraftvoll durchgreifen kann, nach des Stifters Abscheiden.[1]

Dem Stifter gefällt dieses „Habemus":

> Ich bitte mich dem Dr. Lutterbeck zu empfehlen und ihm zu sagen, daß seine wohlgemeinten Vorschläge in dem mir überschickten Aufsatze wohl werth wären vorgelesen und gehört zu werden. Es ist eine unschuldige Anregung des homöopathischen Geistes.[2]

Welche seiner Schüler erwähnt Hahnemann lobend in seinem Spätwerk? Es fällt vor allem auf, daß besonders medizinische Laien hervorgehoben werden – vermutlich auch, weil Hahnemann von diesen am wenigsten Kritik zu befürchten hatte.

Zunächst sei Ernst Georg Freiherr von Brunnow (1796–1845) genannt.[3] Dieser übersetzte 1824 das Organon ins Französische, was Hahnemann in Organon 3 als nützlich für die „Verbreitung der guten Sache in fremde Länder"[4] feiert. Vier Jahre später widmet er ihm sogar den ersten Band der „Chronischen Krankheiten"! Gerade dieses Werk aber läßt v. Brunnow an Hahnemanns Konzept zweifeln, so daß er sich mehr und mehr den Halb-Homöopathen anschließt. Es kommt zum Streit, Hahnemann streicht die Widmung in den CK 1², kurz vor seinem Tod aber versöhnen sich die beiden wieder.

Als nächster muß Clemens von Bönninghausen, der „um unsre neue Heilkunst schon so hochverdiente"[5] Lieblingsschüler Hahnemanns, erwähnt werden. Diese und die andere Lobpreisung im Organon streicht Hahnemann in der sechsten Auflage, obwohl unverändert guter Kontakt

---

[1] Haehl 1922 II, S. 295.
[2] Stahl 1997, S. 87, Brief vom 17.06.1833.
[3] Zur Biographie siehe Haehl 1922 I, S. 434–436.
[4] Organon S. XI/–/–/–.
[5] Organon § –/–/153/–. Vgl. –/–/235/– und CK 1, S. –/165.

zwischen den beiden besteht. Schätzte Hahnemann Mélanies Künste und Verdienste zuletzt etwa höher ein als die Bönninghausens?[1]

An dritter Stelle sei auf Heinrich August von Gersdorff (1793–1870) hingewiesen.[2] Hahnemann lobt diesen „um Beförderung um die homöopathische Heilkunst so verdienten Herrn Regierungsrath[]" in den CK 5[2], S. 429.

Interessanterweise waren alle drei lobend erwähnten Anhänger keine Ärzte, sondern Juristen. Ein weiterer Jurist, den Hahnemann als wertvollen Mitstreiter betrachtete, war Friedrich Ferdinand Weichsel (1788–1854).[3] Vielleicht ist es doch kein Zufall, wie Stahl es vermutet,[4] daß Hahnemann bevorzugt die Arbeit von Juristen schätzte. Neben ihrer wissenschaftlichen Bildung mag es auch ihre öffentliche Position gewesen sein, die ihn anzog. Juristen standen gewöhnlich gesellschaftlich höher als Ärzte. Vielleicht hoffte Hahnemann, auf diesem Wege einen zusätzlichen Einfluß auf die gehobeneren Kreise nehmen zu können. Vielleicht aber war es auch anders. Vielleicht waren es gerade die Juristen, die sich bevorzugt der Homöopathie verschrieben, weil ihnen die Stringenz, innere Geschlossenheit und Gesetzmäßigkeit von Hahnemanns Konzept imponierte. Möglich auch, daß es ihnen als Juristen leichter fiel, das Legislatorische in seinen Werken hinzunehmen.

Neben den Juristen erwähnt Hahnemann außerdem noch den Gießener Arzt Gottlieb Martin Wilhelm Ludwig Rau (1779–1840)[5] anerkennend und zitiert sogar aus einem seiner Bücher.[6] In Organon 6 streicht er einige dieser Anmerkungen wieder. Das mag damit zusammenhängen, daß der „achtungswerthe Hofrath"[7] später Bücher veröffentlichte, die Hahnemanns Ansichten mitunter zuwiderliefen.[8]

---

[1]Zu seiner guten Stimmung und Verfassung schreibt Hahnemann 1841 an v. Brunnow: „Und hiezu trägt sehr viel bei, daß sie [Mélanie, M.W.] in Kenntniß und Ausübung unsrer göttlichen Heilkunst es weiter gebracht, als irgendeiner meiner Schüler oder Nachfolger" (Haehl 1922 II, S. 387).
[2]Zur Biographie siehe Haehl 1922 I, S. 436f.
[3]Zur Biographie siehe Stahl 1997, S. 229f.
[4]Stahl 1997, S. 266.
[5]Zur Biographie vgl. Stahl 1997, S. 211f. und Tischner 1940a.
[6]Organon S. –/4/7/70, –/6/9/–, § –/6/6/– und –/41/46/46. Hahnemann zitiert jeweils aus Rau 1824.
[7]Organon S. –/6/9/–.
[8]Rau 1836 und 1838.

4.4.4 Ausbildung

Das Lehrer-Schüler-Verhältnis erklärt, warum Hahnemann kaum Aussagen zum Bildungsgang für den Homöopathen macht. Das Studium seiner Schriften ist das Ausbildungsprogramm, hier steht alles, was der angehende und fortgeschrittene Homöopath wissen muß. Das war nicht außergewöhnlich. Die Ausbildung an der Universität konnte man, was ärztliche Praxis betraf, kaum eine solche nennen, und die Lehre am Krankenbett in größeren Spitälern war die Ausnahme, so daß den meisten Reformern nichts anderes übrig blieb, als durch das gedruckte Wort in die Ferne zu wirken. Hahnemann nennt das Krankenhaus als Ort einer geregelten, praktischen Ausbildung erst in der letzten Ausgabe seines Organons: Dort spricht er von den „in homöopathischen Spitälern im Heilen geübten und praktisch, wie theoretisch geprüften und so legitimirten, homöopathischen Aerzten des Landes".[1] Nähere Angaben macht Hahnemann in seinen Werken nicht. Aus seinen Briefen wissen wir aber, daß er dieses Ziel schon vor der Gründung des Leipziger Krankenhauses im Auge hatte. Schon 1823 hoffte er darauf, seine damals noch unveröffentlichte Behandlungsweise chronischer Krankheiten in einem Krankenhaus zu erproben und an jüngere Ärzte weiterzugeben:

> Diese nun endlich erreichten Kenntnisse sind aber von der Art, daß sie jungen Aerzten von mir **blos in einer klinischen Anstalt am Krankenbette practisch** mitgetheilt werden können durch eigne Anschauung. [...] Soll es überhaupt, wie ich sehe, hier [in Köthen, M.W.] nichts werden, so würde mir eine solche Anstalt an einem größern Orte allerdings viel angenehmer sein.[2]

1831 schreibt Hahnemann an Bönninghausen:

> Hätten wir nur erst ein homöopathisches Krankenhaus mit einem zur homöopathischen Praxis anleitenden Lehrer daran **unter Staats-Schutze** [...], so wäre die schnelle Ausbreitung der Kunst und eine solide Bildung junger Homöopathiker auf die Zukunft gesichert.[3]

Auch in seiner Pariser Zeit beschäftigt er sich mit der Idee eines Krankenhauses, wovon ein anonymer Berichterstatter zu erzählen weiß:

> Von den größten Folgen für die Lehre Hahnemann's könnte die Ausführung eines schon weit gediehenen Planes werden, nämlich die Errichtung eines

---

[1] Organon § –/–/–/271.
[2] Haehl 1922 II, S. 158. Vgl. Haehl 1922 I, S. 149.
[3] Stahl 1997, S. 48, Brief vom 24.04.1831.

großartigen **Hospitals** in Paris, welches unter Hahnemann's specieller Oberaufsicht und Leitung stehen und wozu er selbst die Aerzte anstellen soll.[1]

Einen etwas konkreteren Einblick in Hahnemanns Vorstellungen gewährt uns schließlich ein Brief an Constantin Hering anläßlich der Gründung der Allentown-Akademie im Jahre 1836:

> Ich hoffe, daß Sie für Ihr Krankenhaus einen tüchtigen Mann bekommen werden, der beim Besuche seiner Patienten die Studenten um sich versammelt, und einem Assistenten in Gegenwart der Studenten die Untersuchung der Patienten diktirt, ebenso die bei späteren Besuchen beobachteten Veränderungen im Befinden der Kranken, und dann einen Vortrag von einer oder zwei Stunden darüber hält. [...] Die Zeit der Studenten sollte nicht zuviel durch das Studium anatomischer Einzelheiten vergeudet werden, auch das Studium von Botanik und Chemie sollte nicht zu weit getrieben werden.[2]

Es bleibt aber festzuhalten, daß alle diese Gedanken in Hahnemanns Werk keinen besonderen Platz finden. Nur in einem Nebensatz zu einer Anmerkung verläßt er das traditionelle Lehrer-Schüler-Verhältnis und läßt den Wunsch nach einer moderneren Lehre durchblicken. Es scheint, als wolle Hahnemann die Funktion seiner Hauptwerke nicht unnötig strapazieren, indem er darin auch noch Ausbildungsfragen abhandelt.

4.4.5 Die Isopathie

Die Isopathie nimmt unter den Aspekten der Interaktion eine Sonderstellung ein. Eingeführt von Hahnemanns Schülern, sprengt sie das straffe Korsett der drei möglichen Anwendungsarten von Arzneien, die Hahnemann postuliert hatte. Neben der allöopathischen, palliativen und homöopathischen Verwendung sollte nun auch noch die isopathische, die Heilung durch das Gleiche möglich sein. Hahnemann reagiert auf diesen Gedanken in Organon 5 und 6 ablehnend.

Aber gehen wir der Reihe nach.[3] In der Frühzeit der Homöopathie wurde Hahnemanns Ähnlichkeitsregel von vielen mißverstanden als „Gleiches mit Gleichem" (s. S. 311). Hahnemann nimmt bereits 1816 dazu Stellung in einer Anmerkung zur RAL 2^1:

---

[1] Anonym 1837, S. 122. Vgl. Dörr 1950, S. 568.
[2] Haehl 1922 II, S. 363f.
[3] Zu Einzelheiten vgl. Tischner 1932–1939, S. 600–604, und Coulter 1994, S. 126–129.

Ohne diese Naturverschiedenheit der Krankheitsaffektion von der Arzneiaffektion wäre keine Heilung möglich; wenn sie beide nicht nur ähnlich, sondern von gleicher Natur, also identisch, wären, so würde Nichts (oder allenfalls eine Vermehrung des Uebels) erfolgen, so wie, wenn man einen Schanker mit fremden Schankergifte befeuchten wollte, nie davon eine Heilung erfolgen könnte.[1]

Ungeachtet dieser Hinweise wirft Constanin Hering 1830 die Frage auf, ob nicht potenzierte Produkte einer bestimmten Krankheit genau diese Krankheit heilen könnten. Ausgehend von der Beobachtung, daß potenziertes Schlangengift bei von einer Schlange gebissenen Menschen positive Wirkungen zeige, empfiehlt Hering die versuchsweise Gabe von potenziertem Speichel tollwütiger Hunde zuerst bei ebendiesen und später bei gebissenen Menschen. Außerdem schlägt er Versuche mit potenziertem Krätzstoff zur Verhütung der Psora vor. In allen Fällen, so Hering, sei die Arznei durch die Potenzierung nicht mehr gleich, sondern ähnlich.[2]

Diese Ideen fielen bei manchen Homöopathen auf fruchtbaren Boden. Gross veröffentlicht 1832 in der AHZ einige positive Erfahrungen mit „Antipsoricum"[3] bei frischer Krätze und anderen psorischen Krankheiten. Endgültig in das Rampenlicht tritt die Isopathie 1833 mit einer Veröffentlichung des Tierarztes Johann Joseph Wilhelm Lux (1776–1849): „Die Isopathik der Contagionen; oder: Alle ansteckenden Krankheiten tragen in ihrem eigenen Ansteckungsstoffe das Mittel zu ihrer Heilung. Leipzig." Lux berichtet darin über Heilungen von Erfrierungen durch Schnee, von Verbrennungen durch Feuer und andere Beispiele aus der Hausmittelpraxis. Darauf aufbauend legt er den Homöopathen ans Herz:

Man potenzire den syphilitischen Schanker, den Ansteckungsstoff der Hydrophobie [...], die Lymphe eines Pest-Carbunkels, und das Contagium der Cholera, und wir heilen auch diese Krankheiten sicher, schnell und leicht. Mit einem Worte, man potenzire jedes Contagium, und brauche es wie die homöopathischen Arzneyen, und wir sind Herren über alle ansteckenden Krankheiten.[4]

Auf solche Thesen muß Hahnemann antworten. Hier werden Dinge behauptet, die sein Fundamentalprinzip untergraben. Wieder ist es die fünfte Organonauflage, die als Plattform der Auseinandersetzung dient:

---

[1] RAL 2^1, S. 18. Vgl.RAL 2^2, S. 22, RAL 2^3, S. 22, und RAL 4^2, S. 306.
[2] Gypser 1988, S. 92–99. Vgl. auch Kapitel „Herkunft der Arznei".
[3] Gross 1832b, S. 34.
[4] Lux 1833, S. 11.

> „Man möchte gern eine dritte Anwendung der Arzneien gegen Krankheit durch **Isopathie**, wie man sie nennt, erschaffen, nämlich mit gleichem Miasm eine gleiche vorhandene Krankheit heilen. Aber, gesetzt auch, man vermöchte dieß, so würde, da sie das Miasm nur hoch potenzirt, und folglich verändert dem Kranken reicht, sie dennoch nur durch ein dem *Simillimo* entgegen gesetztes Simillimum die Heilung bewirken.[1]

In einer Anmerkung zur Einleitung betont Hahnemann, daß die von Lux angeführten Beispiele aus der Hausmittelpraxis keine isopathischen Heilungen seien, sondern homöopathische. Schnee heile Erfrierungen, weil seine Kälte der ursprünglichen Temperatur „nur nahe kömmt",[2] nicht aber gleich, was auch für die Behandlung von Verbrennungen mittels Wärme gelten würde. Zur Heilung eines Schlangenbisses durch Schlangengift bemerkt er:

> Daß Schlangenbisse, wie da steht, am sichersten durch Theile von Schlangen geheilt würden, gehört so lange noch unter die Fabeln der Vorzeit, bis eine so unwahrscheinliche Behauptung durch unzweifelhafte Beobachtungen und Erfahrungen bestätigt worden sind [!], wozu es wohl nie kommen wird. Daß endlich der, einem schon von Wasserscheu rasenden Menschen eingegebne Speichel von einem tollen Hunde ihm (in Rußland) geholfen haben **soll** – dieses **Soll** wird doch keinen gewissenhaften Arzt zur gefährlichen Nachahmung verleiten, oder zur Aufbauung eines ebenso gefährlichen, als in seiner Ausdehnung höchst unwahrscheinlichen, sogenannten isopathischen Systems, wofür es (nicht der bescheidne Verfasser des Büchleins: *Die Isopathik der Contagionen*, Leipz. b. *Kollmann*; wohl aber) die excentrischen Nachbeter ausgeben, vorzüglich Hr. Dr. *Gross* (s. allg. hom. Z. II. S.72.), der diese Isopathie (*aequalia aequalibus*) für den einzig richtigen Grundsatz zum Heilen ausschreit und in dem *similia similibus* nur einen Nothbehelf sehen will; undankbar genug, nachdem er doch einzig nur dem *similia similibus* Ruf und Vermögen zu danken hat.[3]

Dieser Ausfall gegenüber Gross ist vielleicht der persönlichste und verletzendste, den sich Hahnemann leistet. Wie enttäuscht muß er über einen seiner treuesten Anhänger gewesen sein, daß er sich – öffentlich – zu derartigen Invektiven hinreißen läßt. Später kommt es jedoch wieder zur Ver-

---

[1] Organon § –/–/56/56. In Organon 5, also noch vor der Zweiteilung der Medizin, spricht Hahnemann von der vierten Anwendungsart der Arzneien. Zu Hahnemanns Rückgriff auf Herings Argument, daß die Arzneien durch die Potenzierung ähnlich werden, vgl. auch CK 1, S. –/180. Die dortige Positionsbestimmung von Simile, Idem und Simillmum scheint eine Reaktion auf Müller 1834 zu sein.
[2] Organon S. –/–/68/58.
[3] Organon S. –/–/70/59.

söhnung,[1] was ein weiteres Indiz dafür ist, daß Hahnemann eine Kürzung der Einleitung für die sechste Auflage vorgesehen hatte (s. S. 340). In Organon 6 schließlich ergänzt Hahnemann die Anmerkung zum § 56 und faßt dort seine abschließende Bewertung folgendermaßen zusammen:

> Dieß **Heilen Wollen** aber durch eine **ganz gleiche** Krankheits-Potenz (per idem) widerspricht allem gesunden Menschen-Verstande und daher auch aller Erfahrung. Denen, welche zuerst die sogenannte Isopathie zur Sprache brachten, schwebte vermuthlich die Wohlthat vor Augen, welche die Menschheit durch Anwendung der Kuhpocken-Einimpfung erfuhr, daß dadurch der Eingeimpfte von aller künftigen Menschenpocken-Ansteckung frei erhalten, und gleichsam schon im voraus von letztrer geheilt ward. Aber beide, die Kuhpocken wie die Menschenpocke, sind nur sehr ähnliche, auf keine Weise ganz dieselbe Krankheit; [...] So werden allerdings auch ferner einige, den Thieren eigne Krankheiten uns Arznei- und Heil-Potenzen für **sehr ähnliche**, wichtige Menschen-Krankheiten darreichen, und demnach unsern homöopathischen Arznei-Vorrath glücklich ergänzen. Aber mit einem menschlichen Krankheits-Stoffe (z. B. einem Psorikum von Menschen-Krätze genommen) gleiche menschliche Krankheit (Menschen-Krätze oder davon entstandne Uebel) heilen wollen – das sei fern! Es erfolgt nichts davon, als Unheil und Verschlimmerung der Krankheit![2]

4.5 Zusammenfassung

Das Ausüben der Heilkunde ist für Hahnemann eine heilige Tätigkeit. Dementsprechend hoch sind die moralischen und menschlichen Anforderungen an den Arzt. Dieser gleicht einem Stellvertreter Gottes und besitzt auch daher das Recht, in der Arzt-Patient-Beziehung die absolute Führungsposition für sich zu beanspruchen. Folglich ist auch die Honorarforderung adäquat hoch, wobei Reiche mehr zahlen müssen als Arme.

Hahnemann kennt drei Anwendungsformen von Arzneien: Die homöopathische, die allöopathische und die palliative. In Organon 6 polarisiert er die Medizin in Homöopathie und Allöopathie, wozu er nun auch die Palliative rechnet. Ab der fünften Auflage setzt er sich noch mit der Isopathie als vierter (in Organon 6: dritter) Anwendungsart auseinander. Er lehnt sie weitgehend ab, indem er ihre Erfolge auf eine homöopathische Wirkung zurückführt.

---

[1] „Mit Groß bin ich völlig ausgesöhnt und unser ehemaliges gutes Verhältniß ist gänzlich wieder hergestellt" (Stahl 1997, S. 119, Brief vom 22.05.1835).
[2] Organon § –/–/–/56.

Die ideale Heilkunde ist für Hahnemann mit der Homöopathie erfüllt, besonders in den letzten zwei Organonauflagen bezeichnet er sie vermehrt als die einzig mögliche und wahre Heilkunst. Das hängt mit zwei Gründen zusammen:

Zum einen ist die Homöopathie für Hahnemann die Erfüllung seines Ideals einer naturwissenschaftlichen Arzneitherapie, deren Gesetze er durch reine Erfahrung, also durch Beobachten, Nachdenken und Versuche, gewonnen hat. Hahnemanns wissenschaftliches Selbstverständnis kann damit dem naiven Induktivismus zugeordnet werden. Ein weiterer Punkt seiner wissenschaftlichen Konzeption ist die Forderung nach Erreichung des Ziels auf möglichst einfachem Weg.

Zum anderen beruht die Herausstellung der Homöopathie als bestmöglicher Heilkunst auf dem Verhältnis zu seinen Anhängern. Besonders in den 1830er Jahren brachen einige Homöopathen aus dem klassischen Lehrer-Schüler-Verhältnis aus und gingen eigene Wege. Hahnemann benutzt besonders Organon 5 als Plattform für die Auseinandersetzung mit ihnen. Er lehnt darin jegliche Vermischung von Allöopathie und Homöopathie kategorisch ab. Die Allöopathie wird von Hahnemann ohnehin verurteilt, insbesondere aber ab Organon 5 kennzeichnet er sie verstärkt als verantwortlich für eine eventuelle Unheilbarkeit. Daneben warnt er aber auch vor den Folgen einer unsachgemäßen homöopathischen Behandlung, deren Schäden er mitunter noch größer einschätzt als die von der Allöopathie verursachten.

Insgesamt manövriert Hahnemann sein Konzept damit an den Rand des medizinischen Spektrums. Die Beziehung zu Gegnern und Anhängern wird maßgeblich bestimmt durch Hahnemanns monarchischen Anspruch auf absolute Verbindlichkeit. Ob er dadurch der Homöopathie mehr geschadet als genützt hat, sei dahingestellt. Sicherlich wird ein Teil der aktuellen Auseinandersetzung um die Homöopathie auf beiden Seiten durch diese auch historisch bedingte Verhärtung der Fronten beeinflußt. Andererseits aber rettete vielleicht gerade diese Verhärtung die „exklusive" Homöopathie über die mehr als 150 Jahre nach Hahnemanns Tod – und das weltweit! Eine vom Stifter selbst propagierte Permissivität in der Ausübung hätte dieser Entwicklung vermutlich wenig Vorschub geleistet.

Dennoch ist zu bedenken, ob es nicht an der Zeit wäre, die alten Fronten in Frage zu stellen. Obwohl die „Schulmedizin" von heute eine andere ist als die von damals, ist die Auseinandersetzung oftmals bis in den Wortlaut hinein gleich geblieben,[1] woran sicherlich beide Seiten eine Mitschuld tragen. Vielleicht sollte sich hier die Homöopathie der Universitätsmedizin

---

[1] Vgl. Lucae 1996, S. 1–3 und 174–176.

annähern, indem sie sich vermehrt – im Sinne einer Evidence-based Medicine – ebenfalls einer gewissen Erfolgskontrolle unterzieht.[1] Dabei sei, wenn es der Legitimation durch Hahnemann überhaupt noch bedarf, auf Einzelaspekte seines wissenschaftlichen Selbstverständnisses hingewiesen: Vergleichbarkeit und Verifizierung in Krankenhäusern.

---

[1]Vgl. hierzu die klinischen Studien im Auftrag der Karl und Veronica Carstens-Stiftung (Jahrbücher 1995–1997) und besonders Clausius 1998.

III. Hahnemanns Homöopathie-Konzept in seiner Entwicklung von Organon 3 bis Organon 6

In diesem Kapitel soll es nicht darum gehen, alle bisherigen Einzelheiten noch einmal zu wiederholen und nur neu geordnet vorzustellen. Vielmehr soll das Ziel sein, allgemeine Tendenzen aufzuzeigen, ohne sich im Dickicht der Details zu verlieren. Auf eine Wiederholung der Quellenangaben wird in der Regel verzichtet, mit Ausnahme natürlich derjenigen Angaben, die noch nicht in den entsprechenden Kapiteln angeführt wurden. Auch sollen nicht alle Werke Hahnemanns herangezogen werden, um sich so besser auf die verschiedenen Organonauflagen als Meilensteine konzentrieren zu können.

1. Von Organon 3 zu Organon 4

Die größten Änderungen betreffen die Lehre von der Krankheit, wogegen die Umarbeitungen bezüglich der Lehre vom Menschen, von der Behandlung und der Interaktion an Bedeutung zurückfallen.

Zur *Lehre vom Menschen*: Die Lebenskraft gewinnt sprunghaft an Bedeutung; sie wird zum einen genauer charakterisiert, wobei besonders auf ihr Unvermögen zur Selbstheilung hingewiesen wird. Damit hängt Hahnemanns Weigerung zusammen, sich ebenso wie die allöopathischen Ärzte auf eine Naturheilkraft zu verlassen. Zum anderen wird die Lebenskraft immer öfter zur Erklärung verschiedener physiologischer Phänomene herangezogen.

Zur *Lehre von der Krankheit*: Hier behauptet die 1828 veröffentlichte Lehre von Natur und Behandlung chronischer Krankheiten ihr Recht. Diese wirft zwar schon in Organon 3 ihre Schatten voraus, indem dort Syphilis und Sykosis bereits ihre beinahe endgültige Gestalt angenommen haben, die Psora als Haupt-Miasma aber kommt erst in der vierten Auflage maßgeblich zum Tragen. Damit gehen einige wesentliche Änderungen im Konzept einher. Im Mittelpunkt stehen zwei Entwicklungsstränge:

1. Von einer phänomenologischen Betrachtungsweise zu einer kausalen und erklärenden
2. Von akut-einmaligen Krankheiten zu chronisch-festständigen

zu 1.: Die Krankheitsursache rückt vermehrt in den Blickpunkt des Interesses. Nun ist nicht mehr nur die Gesamtheit der Symptome von ausschlaggebender Bedeutung, sondern *auch* die anamnestisch zu eruierende Grundursache der Krankheit. Ebenfalls präzisiert Hahnemann die Beziehungen zwischen den verschiedenen Ursachebegriffen, indem er der Erregungsursache eine Nebenrolle zuweist.

zu 2.: Die meisten Krankheiten gehören nun zu der aus einem festständigen Miasma entspringenden Psora. Dazu zählen nun auch vormals voneinander unabhängige Krankheiten wie z.B. die akuten, die nunmehr als „Auflöderungen" der chronischen Psora verstanden werden. Die Psora ist so ansteckend, daß Krankheit nun die Regel ist und nicht mehr, wie noch fünf Jahre zuvor in Organon 3, die Ausnahme. Im Zusammenhang mit dieser Entwicklung fällt auch ein vermehrtes Eingehen auf die Klassifikation von Krankheiten auf. Die Krankheitsvorstellung schließlich wird zunehmend als dynamische Verstimmung der Lebenskraft definiert, wobei sowohl der dynamische Charakter betont wird als auch der erklärende Begriff der Lebenskraft öfters den phänomenologischen Begriff des Befindens ersetzt.

Zur Lehre von der Behandlung: Zunächst werden die Beispiele homöopathischer Heilungen in der Einleitung nicht mehr als Belege für die Begründetheit der Lehre angeführt, sondern in ihrer heilsamen Wirkung durch die Homöopathie erklärt. Weiterhin fällt der Verweis auf genauere Herstellungsvorschriften in den CK auf, außerdem die Benutzung – arzneiunabhängiger – höherer Potenzen in der Prüfung am Gesunden. Die Behandlung wird jetzt auch nach Verlauf der akuten Krankheit weitergeführt, um verbleibende Reste der Psora vollständig zu tilgen.

Bei der Indikation spielt die Ursache eine mitentscheidende Rolle, indem bei chronisch-miasmatischen Krankheiten nur entsprechende Arzneien in die nähere Auswahl gelangen. Darüber hinaus gewinnt auch das qualitative Kriterium bei der konkreten Arzneimittelwahl an Bedeutung. Generell ist eine Tendenz zu höheren Potenzen (C30) auszumachen, und auch das Riechen wird erwähnt, beide Faktoren erfahren aber erst in Organon 5 ihre endgültige Ausarbeitung. Die abwechselnde Gabe von Medikamenten fällt weg, und die Wirkdauer schließlich ist nicht mehr abhängig von der Arznei, sondern vom Krankheitsverlauf.

Zur Interaktion: Die Auseinandersetzung mit der Allöopathie wird aus dem Paragraphenteil in die Einleitung verschoben und dort um einiges ergänzt. Hahnemann handelt die Allöopathie dort geschlossen und ausführlich ab. Besonders kritisiert er die Haltung der Allöopathen zur Naturheilkraft und ihren (falschen) Ursachenbegriff. Es ist anzunehmen, daß er damit auf eine 1826 erschienene Arbeit von Hufeland reagiert, in dem dieser gerade zu den genannten Punkten die „homöopathische" Meinung kritisiert.[1]

2. Von Organon 4 zu Organon 5

Zwei zusammenhängende Entwicklungen prägen das Bild der fünften Auflage: Die Auseinandersetzung mit den Halb-Homöopathen und die Bemühung um Festsetzung von Normvorgaben zur Gewährleistung innerer Stabilität.

Zur Lehre vom Menschen: Diese bleibt im wesentlichen unverändert.

Zur Lehre von der Krankheit: Hahnemann interpretiert den ursprünglich allöopathischen Begriff der inneren Veränderung nun „homöopathisch" als dynamische Verstimmung. Die Heilungsbestrebungen der Lebenskraft werden ausdrücklich als die Krankheit selbst bezeichnet, wobei 99 Prozent aller Krankheiten zu den chronischen gehören.

Zur Lehre von der Behandlung: Hahnemann streicht die Beispiele aus der Einleitung unter Verweis auf die vorigen Auflagen. In § 3 wird erstmals als notwendige Kenntnis die genaue Arzneimittelherstellung genannt. Zur Erforschung der Arzneien soll nun die C30 verwendet werden, wobei auf die Vertrauenswürdigkeit der teilnehmenden Versuchspersonen geachtet werden muß. Auch pharmakologisch wird die C30 als gebräuchlichste und für alle Arzneien gleiche Potenz bezeichnet, obwohl Hahnemann auch Potenzen bis zur C300 erwähnt. Weiterhin tritt das Riechen als gängigste Applikationsform in den Vordergrund. In der Frage zur Wiederholung der Arznei weicht Hahnemann allerdings von den Normvorgaben ab und empfiehlt eine Wiederholung in Abhängigkeit von Krankheit und Arznei.

Zur Interaktion: Hahnemann benutzt die fünfte Auflage als Plattform zur Auseinandersetzung mit den (Leipziger) Halb-Homöopathen. In diesem Zusammenhang charakterisiert er auch vermehrt die Allöopathie als schädlich für den Kranken und als Hemmnis für eine homöopathische Kur. Die Homöopathie dagegen kennzeichnet er nun als die optimale und einzig mögliche Form der Heilkunst. Darüber hinaus setzt sich Hahnemann mit der Isopathie auseinander, die er ablehnt und deren Erfolge er gegebenenfalls auf eine homöopathische Wirkung zurückgeführt wissen möchte.

---

[1] Hufeland 1826. Vgl. Tischner 1932–1939, S. 459–462.

Organon 5 ist somit das „Organon der Interaktion". Durch die auf dieser Auflage fußende Lehre James Tylor Kents hat es die Homöopathie dieses Jahrhunderts maßgeblich geprägt.[1] Es ist zu fragen, welchen Einfluß die von Hahnemann hier geführte Auseinandersetzung auch ohne explizite Stellungnahme von Seiten Kents auf die gegenwärtige Situation ausgeübt hat.

3. Von Organon 5 zu Organon 6

In der sechsten Auflage überarbeitet Hahnemann besonders die Lehre von der Behandlung, Menschenbild und Krankheitslehre werden dahingegen nur geringfügig verändert. Auch in der Beziehung zur Allöopathie ändert Hahnemann grundlegend seine Meinung. Der ganze Umfang der vorgesehenen Änderungen kann jedoch nur vermutet werden, weil es fraglich ist, ob die von Haehl und Schmidt veröffentlichten sechsten Auflagen des Organons tatsächlich Hahnemanns letzten Vorstellungen entsprechen. Es gibt Hinweise darauf, daß eine von Hahnemann herausgegebene sechste Auflage sich von den heute maßgeblichen Editionen unterschieden hätte (siehe unten S. 337).

Über die inhaltlichen Veränderungen hinaus fällt die vergleichsweise große Anzahl rein stilistischer Überarbeitungen von einzelnen Passagen auf, die z.B. durch Satzumbau, kleine Erläuterungen oder Verwendung fast synonymer Wörter für bessere Lesbarkeit sorgen sollen, was für Hahnemanns Zufriedenheit mit dem Inhalt der entsprechenden Stellen spricht.[2]

Zur Lehre vom Menschen: Hier ändert sich wenig. Statt der Lebenskraft benutzt Hahnemann vermehrt den Begriff Lebensprinzip zur Beschreibung und Erklärung physiologischer Phänomene, ohne inhaltlich wesentlich Neues zu bieten.

Zur Lehre von der Krankheit: In einer Anmerkung zu § 11 verdeutlicht Hahnemann sein Verständnis einer dynamischen Wirkung von Krankheit und Arznei. Die Psora ist erstmals nicht nur dynamisch ansteckend, sondern auch vererbbar. Sie tritt nun öfters in Komplikation mit der Syphilis auf und verliert dadurch etwas von ihrer Vormachtstellung. Dennoch beruht weiterhin die Mehrzahl der chronischen Krankheiten auf diesem Miasma.

---

[1] Kent (1900).
[2] Z. B.: Organon § 124/112/119/119 oder 205/194/197/197.

Zur Lehre von der Behandlung: Die Herstellung der Arznei wird erstmals ausführlich und ohne Querverweise auf andere Werke im Organon beschrieben, was auch mit der ebenfalls zum ersten Mal so nachdrücklich geforderten Selbstdispension zusammenhängt. Entsprechend der häufigeren Komplikation Psora-Syphilis sollen nun vermehrt antisyphilitische Arzneien bei der Heilmittelwahl berücksichtigt werden. Statt der bisherigen C-Potenzen verdünnt Hahnemann von der C3 an nun im Verhältnis 1:50000 und schüttelt 100mal. Diese sogenannten Q-Potenzen können nun, in Wasser aufgelöst und jedesmal vor der Einnahme durch Schütteln oder Umrühren modifiziert, ohne andere Zwischenarzneien täglich und in aufsteigenden Potenzgraden solange wiederholt werden, bis eine Spätverschlimmerung auftritt. Die Arznei kann dem Säugling durch die Milch der Mutter oder Amme eingegeben werden. Das Riechen verliert seine Vormachtstellung an die Auflösung, daneben empfiehlt Hahnemann als dritte Möglichkeit das Einreiben an unversehrten Hautpartien zusätzlich zur inneren Einnahme.

In der sechsten Auflage setzt sich Hahnemann auch so ausführlich wie nie zuvor mit verschiedenen Hilfsmitteln auseinander. Die Anwendung von Massagen, kaltem Wasser und Magnetismus wird unter bestimmten Umständen geduldet, Mineralbäder, Elektrizität und Galvanismus werden dagegen weitgehend abgelehnt. Der Mesmerismus schließlich emanzipiert sich von der Homöopathie und tritt als eigenständiges Verfahren aus ihrem Schatten heraus. Damit setzt Hahnemann andeutungsweise den Weg von der Arznei zur Krankheit bzw. zur Lebenskraft fort.

Zur Interaktion: Hahnemann erwähnt erstmals ein Krankenhaus als Ausbildungsort für angehende Homöopathen, jedoch nur in einer Anmerkung zu § 271. Auffälliger dagegen ist seine Polarisierung der Medizin in Homöopathie und Allöopathie, wozu er nun auch die vormals gesondert aufgeführten Palliative zählt. Mit dieser Neubewertung könnte auch eine wahrscheinlich geplante Streichung von großen Teilen der Einleitung (S. 17–54) im Zusammenhang stehen, die in den bisher maßgeblichen Ausgaben unberücksichtigt blieb. Auf diese Vermutung wurde weiter oben (s. S. 312) bereits kurz hingewiesen, ohne die Gründe, die dafür sprechen, genannt zu haben, was hier nachgeholt werden soll.[1] Die Gründe lassen sich in „direkte" und „indirekte" einteilen. Zu den indirekten zählen:

---

[1] Vgl. Wischner 1996 und 1997.

1. Hahnemann hat insgesamt nur 13 größtenteils bedeutungslose Veränderungen auf 24 Seiten vorgenommen,[1] was seiner Gewohnheit zuwiderläuft, bei einer Neuherausgabe beinahe jeden Satz zu überarbeiten. Es erscheint nahezu unmöglich, daß er eine Textpassage dieser Länge nach fast zehn Jahren noch einmal annähernd identisch veröffentlichen wollte.

2. 1836 stirbt Christoph Wilhelm Hufeland. In der für die sechste Auflage vorgesehenen Fassung trägt Hahnemann diesem Umstand in § 8, Anm. 1) Rechnung, indem er dort statt des ursprünglichen Präsens nun das Präteritum benutzt:

> der ehemalige Vorsteher der alten Schule, Hufeland, [...] behauptete [...], theils weil er noch ganz materielle Begriffe von Krankheit hatte, die er [...] für **ein materielles Ding** ansah [...].

Diese angemessene Sorgfalt läßt Hahnemann bei den zwei sich auf Hufeland beziehenden Anmerkungen in der Einleitung nicht erkennen, dort wird nach wie vor das Präsens benutzt.[2] Es ist unwahrscheinlich, daß Hahnemann in einem zur Veröffentlichung vorgesehenen Teil eine solche Unachtsamkeit (gerade bei Hufeland!) unterlaufen ist.

3. Im Zuge einer Anmerkung zur Isopathie kanzelt Hahnemann Gustav Wilhelm Gross wegen dessen Hinneigung zu dieser neuen Richtung in Organon 5 scharf ab.[3] 1835 kommt es jedoch zur Versöhnung zwischen den beiden. Es ist nicht anzunehmen, daß Hahnemann längst geglättete Wogen noch einmal aufrühren wollte. Außerdem äußert er sich in der sechsten Auflage im Paragraphenteil ausführlicher zur Isopathie in einer Ergänzung zur Anm. 1) von § 56 (s.u.).

Direkte, von Hahnemann selbst gegebene Hinweise sind:

1. In der Vorrede heißt es in Organon 5: „diese Allöopathie werde ich hienächst etwas näher beleuchten, ehe ich ihren geraden Gegensatz, die neu gefundene, wahre Heilkunst umständlich lehre."[4] In Organon 6 heißt es an gleicher Stelle:

---

[1] Organon 6, vgl. die textkritischen Anmerkungen 77–89, S. 239f.
[2] Organon S. –/–/–/49f.
[3] Organon S. –/–/–/70/59. Vgl. S. 330.
[4] Organon S. –/–/VI/–.

diese Allöopathie habe ich in der Einleitung zu den vorigen Ausgaben dieses Buchs näher beleuchtet. Jezt werde ich bloß ihren geraden Gegensatz, die von mir entdeckte (nun etwas vervollkommnete) wahre Heilkunst vortragen.[1]

Auch im Paragraphenteil findet sich eine abgeänderte Anmerkung. In der fünften Auflage heißt es in § 22, Anm. 1): „wie ich oben in der **Einleitung** [...] gezeigt habe", wohingegen die entsprechende Stelle in Organon 6 lautet: „wie ich schon anderswo gezeigt habe".[2] Zwei weitere Verweise in Organon 5 auf die Einleitung fallen im Rahmen einer größeren Überarbeitung in der sechsten Auflage weg.[3] Statt dessen präsentiert Hahnemann in Organon 6 die Zweiteilung der Medizin in Homöopathie und Allöopathie, ohne die Hinweise beizubehalten.[4]

2. Eine Nebeneinanderstellung der Inhaltsangaben zeigt, daß Hahnemann eine Kürzung dort bereits berücksichtigt hat:

Organon 5, S. XI	Organon 6, S. 5
Inhalt.	**Inhalt.**
Einleitung.	Vorrede.
Hinblick auf das bisherige Medicinieren, Allöopathie und Palliativ-Curen der bisherigen alten Arzneischule.	
	Beispiele von homöopathischen Heilungen durch Zufall.
Auch unärztliche Personen fanden die Heilungen durch Wirkungs-Aehnlichkeit als die einzig hülfreichsten. *Anm.* Isopathie	Auch unärztliche Personen fanden die Heilungen durch Wirkungs-Aehnlichkeit als die einzig hülfreichen.
Selbst Aerzte älterer Zeit ahneten, daß dieß die vorzüglichste Heilart sey.	Selbst Aerzte älterer Zeit ahneten, daß dieß die vorzüglichste Heilart sey.

3. In einem Brief aus seinem Todesjahr schreibt Hahnemann an den Bremer Arzt Stephan Eduard Hirschfeld (1806–1845):

---

[1] Organon S. –/–/– / 2f.
[2] Organon § –/–/–/22.
[3] Organon § –/–/52, 55/–, jeweils Anm. 1).
[4] Organon § –/–/–/52–56.

> Ich werde nun wohl beim nahen Eintritt in mein 89stes Lebensjahr von meiner practischen Laufbahn abtreten, noch ehe die Last des Alters mich zwingt, es zu thun und noch, so Gott es erlaubt, mein *um Vieles vervollkommneteres* Organon in der sechsten Auflage erscheinen zu lassen. *Die Beurtheilung der Allöopathie bleibt darin_weg.* Habeat sibi![1]

Diese Aussage ergibt, wenn man sie auf die derzeit maßgeblichen Ausgaben bezieht, keinen Sinn. Dort geschieht nämlich die Auseinandersetzung mit der Allöopathie nicht nur ausführlichst in der Einleitung, sondern auch noch im neuen und vergleichsweise aphoristischen § 54. Eine solche Vermehrung wäre zwar keine Ausnahme in Hahnemanns Werk, im Zusammenhang aber mit der angesprochenen Neubewertung erscheint dies unwahrscheinlich.

Wie könnte also eine Einleitung aussehen, die Hahnemanns mutmaßlichem Willen näher kommt? Gestrichen würden die Seiten 17–54 (bis: „es war hohe Zeit, daß er die Homöopathie finden ließ") sowie die komplette Anmerkung auf S. 58f. zur Isopathie. Für eine Streichung dieser Anmerkung sprechen drei Gründe. Erstens die angesprochene Versöhnung mit Gross, zweitens die Verlagerung der Auseinandersetzung in den ergänzten § 56 und drittens die Überarbeitung der Inhaltsangabe, in der der Hinweis auf die Anmerkung zur Isopathie in der sechsten Auflage entfällt. Verbleiben würden dann nur noch die Seiten 54–64, d.h. die Beispiele aus der Hausmittelpraxis und die „Ahnungen" anderer Autoren vom homöopathischen Heilgesetz. Dadurch würde das Organon wiederum, wie schon durch die Streichung der Beispiele in der fünften Auflage, drastisch entschlackt, und die Homöopathie beträte die medizinische Bühne als eine eigenständige Heilmethode, die ihre Vorteile nicht aus den Fehlern (früherer) Therapien zu ziehen nötig hat.

4. Zusammenfassung

Hahnemanns Weg von Organon 3 bis Organon 6 ist, grob verallgemeinert, der folgende: Von einem relativ geschlossenen Konzept in Organon 3 ausgehend, erweitert er in Organon 4 zunächst die Krankheitslehre entscheidend um die Lehre von der Psora. In Organon 5 steht die Interaktion mit seinen Anhängern im Vordergrund der Neuerungen. Hier möchte Hahnemann für eine innere Geschlossenheit sorgen, deren Gefährdung er selbst

---

[1] Haehl 1905, S. 24 (Unterstreichung vom Verfasser). „Habeat sibi: meinetwegen!"

durch eben jene Psora-Lehre zumindest mitverschuldet hat. In der sechsten Auflage steht dann die Praxis im Mittelpunkt der Überarbeitungen. Es hat den Anschein, als hätten Mélanie, das Pariser Leben und vielleicht auch die Ahnung des bevorstehenden Todes eine gewisse Distanzierung von den bisherigen Problemen ermöglicht und somit die Grundlage für eine neuerliche Ausarbeitung der praktischen Anwendung geschaffen. In diesem Zusammenhang tritt auch das Bemühen um allgemeinverbindliche Normvorgaben etwas in den Hintergrund.

Wichtig ist die Reihenfolge dieser Entwicklung: Zuerst wird näher bestimmt, was Krankheit überhaupt ist, und erst im Anschluß daran wird die Behandlung ausgefeilt. Auch diese Entwicklung widerspricht der Meinung, Hahnemann habe seine Lehre von der Behandlung sozusagen im theoriefreien Raum der reinen Erfahrung entwickelt.

IV. Zusammenfassung und Diskussion

Samuel Hahnemanns Ausarbeitung der Homöopathie-Konzeption wird im Spätwerk geprägt durch die Bemühung, Ordnung in das Chaos der vielfältigen Erscheinungen zu bringen, die dem Arzt in der täglichen Praxis begegnen. Wollte man diese Entwicklung in wenigen Sätzen zusammenfassen, böte sich – unter vorläufiger Mißachtung der Ausnahmen – folgende Formulierung an:

Gemäß seiner Forderung, die Ziele mit möglichst einfachen Mitteln zu erreichen, schlägt Hahnemann zwischen 1824 und 1842 einen Weg ein, der von einer Detailbetrachtung ausgeht und zu einem pragmatischen Schematismus führt. Damit eng verbunden ist die Entwicklung von einer phänomenologischen Blickrichtung zu einer kausalen und erklärenden. Hiermit wiederum hängt ein Perspektivenwandel von der Arznei zur Krankheit und zum Organismus des Patienten zusammen.

Im folgenden soll versucht werden, diese Merkmale in den einzelnen Teilbereichen des Homöopathie-Konzeptes nachvollziehbar zu machen. Zur Beantwortung der im Titel gestellten Frage nach Fortschritt oder Sackgasse sei noch einmal an die bereits in der Einleitung geäußerten Vorbehalte erinnert.

Zur Lehre vom Menschen: Hahnemann legt sich im Spätwerk zur Erklärung physiologischer Phänomene auf die Lebenskraft fest. Diese wird zwar schon in den Vor-Organon-Schriften erwähnt, genauer charakterisiert und öfters herangezogen wird sie aber erst ab Organon 4. Diese Entwicklung steht, zumindest für Hahnemann, nicht in Widerspruch zu seinen Forderungen nach einer auf Vernunft basierenden Heilkunde. Die Lehre von der Lebenskraft und anderen dynamischen Kräften erfüllt diese Forderung für ihn mehr als jede andere physiologische Spekulation. So gesehen ist die Interpretation, Hahnemann habe sich im Spätwerk den Gedanken der Naturphilosophie und Romantik zugewendet,[1] fragwürdig.

Mit der Lebenskraft versteift sich Hahnemann auf ein physiologisches Patentrezept, das gerade dadurch, daß es vorderhand beinahe alles begreiflich machen kann, letztendlich nichts konkret erklärt. Zwar bürgt dieser Terminus für die bewußte Einbeziehung natürlicher Unwägbarkeiten, die sich gerade daraus ergeben, daß der Mensch ein lebendes Wesen ist, für Hahnemann jedoch ist dieser Punkt von nur untergeordneter Bedeutung. Er beschäftigt sich fast ausschließlich mit den Manipulationsmöglichkeiten

---

[1] Vgl. Handley 1995, S. 59, und Steinbichler 1957, S. 29.

einer gesetzmäßig reagierenden Lebenskraft. Für Unwägbarkeiten ist da nur wenig Raum. Darüber hinaus verbaut sich Hahnemann den Weg zu einer offenen Einbeziehung physiologischer Erkenntnisse, die auf der Grundlage eines anderen, in diesem Fall eher reduktionistischen Menschenbildes gewonnen werden. Ein solches Menschenbild kann unter Umständen angemessener sein als das homöopathische, z.B. in der Notfall- und Intensivmedizin oder dort, wo eine Substitution noch unumgänglich ist.[1] Natürlich steht es frei, diese Methoden in der Praxis anzuwenden und das zugrundeliegende Menschenbild außer acht zu lassen. Dadurch kommt es aber zu einer Kollision zweier Betrachtungsweisen, die eine gewisse Dissonanz in der Lehre mit sich bringt. Hahnemanns starre Festlegung auf nur ein Menschenbild für jeden Fall macht eine Auflösung dieser Dissonanz für ihn unmöglich. Insofern ist die Entwicklung seiner Lehre vom Menschen eine Sackgasse.

Zur Lehre von der Krankheit: In Organon 3 entspringt die Mehrzahl der Krankheiten aus mehreren gleichzeitig einwirkenden Ursachen. Alle diese ursprünglich eigenständigen und voneinander unabhängigen Krankheiten führt Hahnemann ab 1828 auf drei chronisch-miasmatische Ursachen zurück. Sieben Achtel aller chronischen Krankheiten, deren Anteil an allen Krankheiten er zwischenzeitlich mit 99 Prozent angibt, finden nun ihre Grundursache in der Psora. Der Rest gehört zur Syphilis, Sykosis oder zu einer Komplikation dieser drei Miasmen. Damit kennzeichnet Hahnemann erstens den Großteil der Krankheiten als chronisch und zweitens als ansteckend, und zwar als so ansteckend, daß nunmehr Krankheit die Regel ist, nicht mehr die Ausnahme. Drittens begrenzt er die theoretisch unendliche Zahl möglicher Grundursachen auf drei, wovon er viertens wiederum fast 90 Prozent auf die Psora zurückführt. Diese postulierte Ursache hat nicht nur Auswirkungen auf die Anamnese, sondern auch auf die konkrete Arzneimittelwahl, weil jetzt in psorischen Krankheiten vorwiegend antipsorische Arzneien herangezogen werden sollen. Hahnemanns Festlegung auf eine Ursache für nahezu alle Krankheiten wird in Organon 6 durch den systemimmantenten Rückgriff auf die Komplikation von Psora und Syphilis zwar etwas abgemildert, im wesentlichen aber ändert sich nichts an seiner unitaristischen Auffassung. Man stelle sich vor, die „Schulmedizin" führe alle chronischen Krankheiten auf eine Infektion zurück und davon

---

[1] Hahnemann erlaubt in Notfällen zwar auch Palliative, er erklärt ihre günstige Wirkung aber ebenfalls anhand seines Lebenskraft-Modells, das weiteren Forschungen in diesem Bereich zumindest im Wege steht (Organon § 78/63/67/67).

wiederum 90 Prozent auf genau einen Erreger, der mit passenden Antibiotika behandelt werden sollte...

Wenn Hahnemann schon davon ausgeht, daß zum Heilen die Kenntnis der Krankheitsursache nötig ist, wäre es vermutlich besser gewesen, eine Grundlage für die Erforschung weiterer Ursachen zu schaffen und sich die praktische Einbeziehung hinzukommender Kenntnisse offenzuhalten. Diesen Weg verbaut sich Hahnemann aber durch die „Entdeckung" der alles begründenden Psora. Deswegen steuert er sein Konzept auch mit der Krankheitslehre in eine Sackgasse.

Zur Interaktion, die hier vor der Lehre von der Behandlung zur Sprache kommen soll: Aus der ursprünglichen Dreiteilung der möglichen Anwendungsarten von Arzneien in eine palliative, allöopathische und homöopathische wird in der sechsten Auflage eine Zweiteilung in Homöopathie und den Rest der Medizin. Hahnemann präsentiert die Homöopathie vermehrt als die einzig wahre Heilkunst, die Allöopathie dagegen lehnt er zunehmend ab, was sich auch durch seine – teilweise berechtigte – Auseinandersetzung mit den Halb-Homöopathen erklärt. Ebenso wie die Homöopathie die endgültige Lösung therapeutischer Probleme darstellt, ist Hahnemann als Stifter die höchste Instanz in homöopathischen Fragen. Überspitzt formuliert ergibt das folgende Polarisierung: Richtig = Homöopathie = Hahnemann, Falsch = Übriges.

Damit legt sich Hahnemann auch hier im Laufe der Zeit auf *eine* Haltung fest. Natürlich ist er von Beginn an überzeugt von Bedeutung und Richtigkeit seiner Lehre, die Schärfe der Auseinandersetzung und die Endgültigkeit im Urteil aber sind dem Spätwerk vorbehalten. Aus einer solchen Position heraus ist ein sachlicher Diskurs über Ansichten und Erfolge anderer medizinischer Konzepte freilich behindert. So gesehen manövriert Hahnemann sich und sein Konzept also auch in diesem Punkt in eine Sackgasse hinein.

Zur Lehre von der Behandlung: Auch im eigentlichen Kernstück von Hahnemanns Homöopathie-Konzept ist die geschilderte Entwicklung vom Detail zum pragmatischen Schematismus nachzuvollziehen. Hierauf soll zuerst eingegangen werden, anschließend sollen die gegenläufigen Tendenzen zur Sprache kommen.

Schon die dreifache Festlegung seines Konzeptes auf eine a) medikamentöse Therapie mit b) homöopathisch gewählten c) Einzelmitteln verdeutlicht Hahnemanns Hang zur Simplizität. Weil sich diese Punkte im

Spätwerk aber nicht wesentlich ändern, interessieren sie uns hier nur am Rande. Interessanter in unserem Zusammenhang ist folgendes: Stehen ursprünglich in jedem Krankheitsfall zunächst alle Medikamente zur Wahl, so sind es mit Einführung der Psora-Lehre in der Mehrzahl der Fälle nur noch die antipsorischen Mittel. Die Gabe richtet sich nicht mehr nach der Arznei, sondern wird genormt auf zuerst C30 und später Q1–30. Auch die Arzneimittelprüfung soll nicht mehr mit arzneiabhängigen Gaben ausgeführt werden, sondern einheitlich mit der C30. Den Einnahmezeitpunkt, ursprünglich ebenfalls abhängig von der Arznei, legt Hahnemann zunächst fest auf morgens, schließlich auf abends. Eine ähnliche Tendenz zur Höherbewertung von krankheits- und patientenbedingten Einflüssen gegenüber den arzneilichen ist auch bei der Heilungsdauer und im Heilungsverlauf auszumachen. Bei beiden beschränkt Hahnemann die Rolle der Arznei und betont die Wichtigkeit der (chronischen) Krankheit. Damit verlieren die Arzneien etwas von ihrer ursprünglichen Vormachtstellung, auch wenn Hahnemann die Zubereitung im gleichen Zeitraum immer mehr verfeinert. In den Angaben zur Wiederholung weicht Hahnemann von seiner anfänglichen Forderung ab, die Arzneigabe mitunter wochenlang ungestört auswirken zu lassen, und lehrt zwischenzeitlich die Wiederholung in Abhängigkeit von Krankheit und Arznei. Diese individualisierende Entwicklung verläßt er wieder in Organon 6, indem er dort die tägliche Gabe als Regel festsetzt. Damit wird auch die komplizierte Handhabung von Zwischenarzneien oder abwechselnden Gaben hinfällig.

Diesen eher schematisierenden Tendenzen stehen in Organon 6 folgende entgegen: Erstens wird durch die individuelle Modifikation der Q-Potenzen vor der jedesmaligen Einnahme und ihrer Verdünnung in mitunter mehreren Wassergläsern der Einmaligkeit des Patienten mehr Aufmerksamkeit gezollt als beim Riechenlassen an einer C30. Zweitens nehmen die Hilfsmittel einen größeren Raum ein. Der Mesmerismus befreit sich sogar von den jahrelangen Intergrationsversuchen der Homöopathie und behauptet erstmals seine Selbständigkeit *neben* ihr, womit er die große Ausnahme in Hahnemanns Homöopathie-Konzept bildet!

Wie kann diese Entwicklung bewertet werden? Zum einen sind Hahnemanns Bemühungen, die Praxis zu vereinfachen und auf feste Regeln zu stellen, sicherlich positiv zu bewerten. Auch die damit angestrebte Vergleichbarkeit von Ergebnissen der einzelnen Homöopathen untereinander ist als epistemologische Methode für die Weiterentwicklung der Lehre bestimmt kein Hindernis. Insofern hätte Hahnemann die Praxis entscheidend

vereinfacht, ohne ihr die Möglichkeit zukünftiger Verbesserung zu nehmen.
Zum anderen aber wird eben jene Verbesserungsmöglichkeit durch allzu starre Normvorschriften eingeschränkt. Zudem bewerten derartige Normen die Regel meist höher als den Einzelfall. Damit tritt die Einmaligkeit des konkreten Krankheitsfalles in den Hintergrund, der Handlungsspielraum des Arztes wird beschränkt und einer schematischen Behandlung des Patienten Vorschub geleistet. Wie gesehen ändert sich die Sachlage in Organon 6 etwas. Hahnemann rückt nun von den Normvorschriften in Teilbereichen wieder ab. Dächte man diese Tendenz jedoch konsequent zu Ende, müßte auch die angestrebte Vergleichbarkeit der Ergebnisse aufgegeben werden. Das wiederum bedeutete den Verzicht auf eine epistemologische Methode, die die homöopathische Therapie verbessern und eine Anerkennung der Homöopathie von universitärer Seite erleichtern könnte. Ein Ziel heutiger Homöopathen könnte es deswegen sein, einen therapeutischen Mittelweg zu finden, der einerseits eine individuelle Behandlung des Patienten garantiert, andererseits aber auch eine Vergleichbarkeit der Behandlungsergebnisse ermöglicht.

Die sich hieran anschließenden Probleme können im Rahmen dieser Arbeit ebensowenig gelöst werden wie die für den praktizierenden Homöopathen vermutlich spannendste Frage, ob die Entwicklung von Hahnemanns Behandlungslehre denn nun als Fortschritt oder Sackgasse zu bewerten ist. Bei dieser Frage ist es ohnehin zweifelhaft, ob sie überhaupt beantwortet werden kann. Wenn, dann könnten uns hierüber wahrscheinlich nur Behandlungsprotokolle von Homöopathen Aufschluß geben, die sich im besprochenen Zeitraum ausschließlich an Hahnemanns „reine" Lehre gehalten haben. Hahnemanns eigene Krankenjournale werden dahingegen wenig ergiebig sein, da sie mehr die experimentellen Hintergründe als die Anwendung der Lehre repräsentieren. Behandlungsprotokolle aber von Ärzten zu finden, die die geforderten Bedingungen erfüllen, wird beinahe unmöglich sein, ganz abgesehen von den Schwierigkeiten, derartige Quellen angemessen auszuwerten. Deswegen wird die Antwort auf die gestellte Frage wohl auch weiterhin offen bleiben müssen.

Quellen und Literatur

Abkürzungen

(Abkürzungen homöopathischer Zeitschriften, soweit möglich, nach: Bibliotheca Homoeopathica. Vol. 1; hrsg. v. Baur, J., Gypser, K.-H., Keller, G., Thomas, P.W. Gouda 1984.)

ACS	= Archiv für Homöopathische Heilkunst
AHZ	= Allgemeine Homöopathische Zeitung
BHJ	= British Homoeopathic Journal
CK	= Hahnemann, Samuel: Die chronischen Krankheiten etc.
DHM	= Deutsche Homöopathische Monatsschrift
EJCH	= European Journal of Classical Homoeopathy
HMB	= Homöopathische Monatsblätter
HufJ	= Journal der practischen Arzneykunde und Wundarzneykunst, herausgegeben von C. W. Hufeland. Jena, in der academischen Buchhandlung. [Bd. 1–7]
	= Neues Journal der practischen Arzneykunde und Wundarzneykunst, herausgegeben von C. W. Hufeland. Jena, in der academischen Buchhandlung. [Bd. 8–26]
	= Journal der practischen Heilkunde, von C. W. Hufeland. Berlin. [Bd. 27ff.]
Jb. Inst. Gesch. Med. Robert Bosch Stiftg.	= Jahrbuch des Instituts für Geschichte der Medizin der Robert Bosch Stiftung
KMS	= Hahnemann, Samuel: Kleine medizinische Schriften etc.
LPZ	= Populäre Zeitschrift für Homöopathie
MedGG	= Medizin, Gesellschaft und Geschichte
RAL	= Hahnemann, Samuel: Reine Arzneimittellehre etc.
Sudhoffs Arch. Gesch. Med.	= Sudhoffs Archiv für Geschichte der Medizin
ZBV	= Deutsche Zeitschrift für Homöopathie und deren Grenzgebiete
ZKH	= Zeitschrift für Klassische Homöopathie

Literatur

Anonym (1834a): Einige Worte über den Aufsatz: Bemerkungen zur fünften Auflage des Organons (Nr. 21. des 3ten Bandes der allgem. hom. Zeitung.) AHZ 4, S. 56–57.

Anonym (1834b): Kritik: Organon der Heilkunst von Samuel Hahnemann. Fünfte verbesserte, und vermehrte Auflage. Leipzig 1833. AHZ 4, S. 154–159.

Anonym (1837): Dr. Samuel Hahnemann in Paris. AHZ 12, S. 120–122.

Ackerknecht, Erwin H. (1958): Die Therapie der Pariser Kliniker zwischen 1795 und 1840. Gesnerus 15, S. 151–163.

Adler, Ubiratan C. (1994): Nachweis von 681 Q-Potenzen in den französischen Krankenjournalen Samuel Hahnemanns. MedGG. Jb. Inst. Gesch. Med. Robert Bosch Stiftg. 13, S. 135–166.

Albrecht, Franz (1875): Dr. Samuel Hahnemann's, des Begründers der Homöopathie, Leben und Wirken. Ein Gedenkbuch auf Grund von Familienpapieren, Briefen und langjährigen persönlichen Umgangs mit Samuel Hahnemann. Zweite, wesentlich vermehrte und vollständig neu bearbeitete Auflage. Leipzig.

Ameke, Wilhelm (1884): Die Entstehung und Bekämpfung der Homöopathie. Berlin.

Appell, Rainer G. (1996): 200 Jahre Homöopathie. Der historische Hintergrund. AHZ 241, S. 3–10.

Attomyr, Joseph (1833): Briefe über Homöopathie: Januar bis Ende Juni 1833. Leipzig.

Attomyr, Joseph (1834a): Briefe über Homöopathie: Zweites Heft: July[!] bis Ende December 1833. Leipzig.

Attomyr, Joseph (1834b): Briefe über Homöopathie: Drittes Heft: Januar bis Ende Juny[!] 1834. Leipzig.

Balzi, H. (1922): Über die literarischen Hinterlassenschaften Hahnemanns, mit besonderer Berücksichtigung des Werdeganges der Gabenlehre. AHZ 170, S. 35–58.

Barthel, Peter (1990): Das Vermächtnis Hahnemanns – die Fünfzigtausender Potenzen. AHZ 235, S. 47–61.

Barthel, Peter (1993): Das Vermächtnis Hahnemanns – die Qualität der homöopathischen Arznei. ZKH 37, S. 108–117.

Barthel, Peter (1995): Blick auf die Quellen – Qualität und Dosologie. ZKH 39, S. 153–156.

Baur, Jacques/Schweitzer, Wolfgang (1979): Ein Buch geht um die Welt. Die kleine Geschichte des Organon des Dr. Ch. F. Samuel Hahnemann. Heidelberg.

Baur, Jacques (1983): Die Arzneizubereitung (Pharmakopraxie) in der Homöopathie; Dilution-Potenzierung. ZKH 27, S. 108–118, 150–166.

Baur, Jacques (1984): Beitrag zur Frage nach den Ursprüngen der Homöopathie. ZKH 28, S. 136–150.

Bayr, Georg (1989): Hahnemanns Selbstversuch mit der Chinarinde im Jahre 1790. Heidelberg.

Benn, Gottfried (1989): Sämtliche Werke. 3 Bände. Stuttgart.

Bleker, Johanna (1984): Die historische Pathologie, Nosologie und Epidemiologie im 19. Jahrhundert. Medizinhistorisches Journal 19, S. 33–52.

Böhm, Bartholomäus (1998): Wissenschaft und Medizin. Über die Grundlagen der Wissenschaft. Wien, New York.

Bönninghausen, Clemens v. (1832, ²1835): Systematisch-alphabetisches Repertorium der homöopathischen Arzneien: nebst einem Vorworte des Herrn Dr. Hahnemann.
I. Theil, enthaltend: die antipsorischen, antisyphilitischen und antisykotischen Arzneien. Münster [²1833].
II. Theil, enthaltend: die (sogenannten) nicht antipsorischen Arzneien. Münster.

Bönninghausen, Clemens v. (1833): Uebersicht der Hauptwirkungs-Sphäre der antipsorischen Arzneien und ihrer charakteristischen Eigenthümlichkeiten, als Anhang zum Repertorium. Münster.

Bönninghausen, Clemens v. (1984): Kleine medizinische Schriften. Hg. von Klaus-Henning Gypser. Heidelberg.

Bolle, Hirschel, V. Meyer, Clothar Müller (1865): Protest. AHZ 70, S. 113–114.

Boss, Medard (1975): Grundriss der Medizin und der Psychologie. Zweite, ergänzte Auflage. Bern.

Braun, Artur (1976): Der Unizismus in der Homöopathie und seine klassischen Ausnahmen bei Hahnemann. AHZ 221, S. 221–228.

Braun, Artur (1979): Beitrag zur Geschichte der 50 000er Potenzen und zur Gabenlehre der Homöopathie aus dem literarischen Nachlaß von R. Flury. ZKH 23, S. 1–7.

Braun, Artur (1987): Die homöopathischen Globuli. Ein Beitrag zu ihrer Geschichte. AHZ 232, S. 192–196.

Brunn, Walter L. v. (1964): Homöopathie als medizingeschichtliches Problem. Sudhoffs Arch. Gesch. Med. 48, S. 137–155.

Caspari, Carl Gottlob (1827): Der Mesmerismus als Heilmittel. In: Die homöopathische Pathologie der Erfahrung gemäß dargestellt nebst einer Abhandlung über die Wirkung des Mesmerismus auf Gesunde und dessen rationelle Anwendung in Krankheiten (= Bibliothek für die homöopathische Medizin und Materia medika [!], 1. Bd.). Leipzig, S. 145–178.

Chalmers, Alan F. (1994): Wege der Wissenschaft. Einführung in die Wissenschaftstheorie. 3. Aufl. Berlin, Heidelberg.

Clausius, Nicola (1998): Kontrollierte klinische Studien zur Homöopathie – Eine systematische Übersichtsarbeit mit Metaanalyse. Essen.

Coulter, Harris L. (1994): Hahnemann und die Homöopathie. Heidelberg.

Czech, Barbara (1998): Konstitution und Typologie in der Homöopathie. ZKH 42, S. 146–151.

Dam, Kees (1996): Crossfiring the Misinterpretations of the Organon. EJCH 2, S. 33f.

Dellmour, Friedrich (1992): Homöopathische Arzneimittel: Geschichte, Potenzierungsverfahren, Darreichungsformen. Österreichische Gesellschaft für Homöopathische Medizin. Wien.

Dellmour, Friedrich (1993): Hahnemanns Potenzierungsbegriff. ZKH 37, S. 22–27.

Dellmour, Friedrich (1994): Die Bedeutung der C3-Trituration für die Arzneimittelherstellung. AHZ 239, S. 240–247.

Deutscher Zentralverein Homöopathischer Ärzte e. V. (Hg.) (DZvHÄ 1997): Homöopathie-Jahrbuch 1997/98. Stuttgart.

Diepgen, Paul (1926): Hahnemann und die Homöopathie. Freiburg.

Diepgen, Paul (1931): Vitalismus und Medizin im Wandel der Zeiten. Klinische Wochenschrift 10, S. 1433–1438.

Diepgen, Paul (1935): Wahrheit und Dichtung in der Medizingeschichte. Klinische Wochenschrift 14, S. 278–279.

Diepgen, Paul (1959): Geschichte der Medizin. Bd. II/1. Berlin.

Dinges, Martin und Schüppel, Reinhard (1996): Vom Nutzen der Homöopathiegeschichte – insbesondere für den „ärztlichen Stand". AHZ 241, S. 11–26.

Dörr, Walter (1950): Hahnemann in Paris. Süddeutsche Apotheker-Zeitung 90, S. 565–568.

Donner, Fritz (1930): Arbeiten von Klassikern der naturwissenschaftlichen Homöopathie. II. Die Dosenlehre Hahnemanns. Von Richard Hughes. AHZ 178, S. 49–60.

Drewsen, Sönke (1993): Hahnemanns Streit mit der „bisherigen alten Arzneischule" als Streit um wissenschaftliche Methoden. Versuch einer Rekonstruktion und Würdigung seines Ansatzes zur Grundlegung der Heilkunde als eines methodenkritischen Ansatzes. Würzburger medizinhistorische Mitteilungen 11, S. 45–58.

Dudgeon, Robert Ellis (1994): Organon of Medicine by Samuel Hahnemann. Reprint New Delhi.

Eckart, Wolfgang U. (1990): Geschichte der Medizin. Berlin.

Eckart, Wolfgang U. (1992): Christian Friedrich Samuel Hahnemann (1755–1843) und die medizinischen Konzepte seiner Zeit. AHZ 237, S. 3–8, 62–74.

Eckart, Wolfgang U. und Christoph Gradmann (Hg.) (1995): Ärztelexikon: von der Antike bis zum 20. Jahrhundert. München.

Engelhardt, Dietrich von: Romantische Mediziner. In: Engelhardt, D. v. und Hartmann, F. (Hg.): Klassiker der Medizin. Bd. 2. Von Philippe Pinel bis Viktor von Weizsäcker. München 1991. S. 95–118.

Eppenich, Heinz (1991): Inwiefern ist Homöopathie eine phänomenologische Medizin? ZKH 35, S. 224–229.

Eppenich, Heinz (1994): Samuel Hahnemann und die Beziehung zwischen Homöopathie und Mesmerismus. ZKH 38, S. 153–160.

Eppenich, Heinz (1995): Geschichte der homöopathischen Krankenhäuser: von den Anfängen bis zum Ende des Ersten Weltkrieges. Heidelberg.

Eppenich, Heinz (1997): Zur Geschichte der richtungsweisenden Dissense unter den Homöopathen, dargestellt am Leitfaden der Geschichte der deutschen homöopathischen Krankenhäuser. ZKH 41, S. 21–30, 72–81.

Feldt, Heinrich (1985): Vorstellungen von physikalischer und psychischer Energie zur Zeit Mesmers. In: Schott, Heinz (Hg.): Franz Anton Mesmer und die Geschichte des Mesmerismus. Wiesbaden. S. 31–43.

Fischbach Sabel, Ute (1990): Edition und Kommentar des 34. Krankenjournals [06.02.1830–28.08.1830] von Samuel Hahnemann. Band I: Edition. Band II: Kommentar. Med. Diss., Mainz.

Flury, Rudolf (1981): Hahnemanns Fünfzigtausender- (LM-) Potenzen nach der VI. Ausgabe des Organon. AHZ 226, S. 224–229.

Foucault, Michel (1996): Die Geburt der Klinik. Eine Archäologie des ärztlichen Blicks. Frankfurt am Main.

Fräntzki, Ekkehard (1976): Die Idee der Wissenschaft bei Samuel Hahnemann. Heidelberg.

Friedrich, Uwe (1996): Zur Gabe von Zwischenmitteln. ZKH 40, S. 241–245.

Fritsche, Herbert (1941): Homöopathia divina. ZBV 57, S. 57–59.

Fritsche, Herbert (1944): Die Reichweite des homöopathischen Prinzips – Irrtümer und Perspektiven. Hippokrates 15, S. 240–243.

Genneper, Thomas (1988): Hahnemanns Mitgliedschaft im Freimaurerbund. ZKH 32, S. 106–109.

Genneper, Thomas (1989–1991): Transkriptionen von Hahnemann-Briefen (1–5). ZKH 33, S. 64–65, 158–159, 250–252; ZKH 34, S. 71–73; ZKH 35, S. 15–16.

Genneper, Thomas (1990): Hahnemanns Stammbaum. ZKH 34, S. 28–36.

Gerd-Witte, Heinrich (1988): Die Psoralehre Hahnemanns aus heutiger Sicht. AHZ 233, S. 233–238.

Gernhardt, Robert (1992): Reim und Zeit. Stuttgart.

Gestrich, Christof (1981): Deismus. In: Gerhard Krause und Gerhard Müller (Hg.): Theologische Realenzyklopädie. Band VIII. Berlin, S. 392–406.

Gottlieb, Joseph (1953): Die Lehre von der Lebenskraft bei Hahnemann. Sudhoffs Arch. Gesch. Med. 37, S. 250–253.

Griesselich, L[udwig] (1832): Skizzen aus der Mappe eines reisenden Homöopathen. Karlsruhe.

Grimm, Andreas (1991): Hahnemanns 50 000er-Potenzen und die 22 700er-Potenzen des HAB. ZKH 35, S. 135–141.

Grimm, Andreas (1993): Herstellungsvorschrift für Q-Potenzen nach Organon VI als Vorlage für eine neue HAB-Vorschrift. ZKH 37, S. 76–79.

Gross, Gustav Wilhelm (1824): Diätetisches Handbuch für Gesunde und Kranke mit vorzüglicher Berücksichtigung der homöopathischen Heilkunst. Leipzig.

Gross, G[ustav] W[ilhelm] (1831): Dr. Caspari's Katechismus der homöopathischen Diätetik für Kranke. Zweite, verbesserte und zeitgemäßere Auflage. Leipzig.

Gross, G[ustav] W[ilhelm] (1832a): Welcher Grad der Potenzirung unserer Medikamente dürfte für die Praxis der angemessenste seyn? AHZ 1, S. 9–10.

Gross, G[ustav] W[ilhelm] (1832b): Etwas über die Krätze. AHZ 1, S. 34–35.

Gross, G[ustav] W[ilhelm] (1833): Beitrag zur Isopathik. AHZ 2, S. 181–183.

Gumpert, Martin (1989): Hahnemann. Die abenteuerlichen Schicksale eines ärztlichen Rebellen und seiner Lehre der Homöopathie. 2. Aufl., Freiburg im Breisgau.

Gypser, Klaus-Henning (1987): Ein Manuskript Hahnemanns aus seiner Pariser Zeit. ZKH 31, S. 65–73.

Gypser, Klaus-Henning (Hg.) (1988): Herings Medizinische Schriften. 3 Bde. Göttingen.

Habacher, Maria (1980): Homöopathische Fernbehandlung durch Samuel Hahnemann. Medizinhistorisches Journal 15, S. 385–391.

Haehl, Richard (1905): Aus dem Briefwechsel Hahnemann's. AHZ 151, S. 18–24.

Haehl, Richard (1907): Hahnemanns Standpunkt zur Wasserheilmethode. AHZ 154, S. 100–104.

Haehl, Richard (1922 I/II): Samuel Hahnemann. Sein Leben und Schaffen auf Grund neu aufgefundener Akten, Urkunden, Briefe, Krankenberichte und unter Benützung der gesammten in- und ausländischen Literatur. Unter Mitwirkung von Karl Schmidt-Buhl. Band I und II. Leipzig. Nachdruck Dreieich 1988.

Haehl, Richard (1922a): Die Erforschung der Arzneikräfte durch Hahnemann. AHZ 170, S 17–34.

Haehl, Richard (1924): Neue Hahnemann-Funde. AHZ 172, S. 222–236.

Hänni, Alexander (1971): Die Werke Hahnemanns. AHZ 216, S. 2–112, 69–79.

Hahnemann, Samuel (Organon 1): Organon der rationellen Heilkunde. Dresden 1810.

Hahnemann, Samuel (Organon 2): Organon der Heilkunst. Zweite vermehrte Auflage. Dresden 1819.

Hahnemann, Samuel (Organon 3): Organon der Heilkunst. Dritte verbesserte Auflage. Dresden 1824.

Hahnemann, Samuel (Organon 4): Organon der Heilkunst. Vierte verbesserte und vermehrte Auflage. Dresden und Leipzig 1829.

Hahnemann, Samuel (Organon 5): Organon der Heilkunst. Fünfte verbesserte und vermehrte Auflage. Dresden und Leipzig 1833. Nachdruck Heidelberg 1987.

Hahnemann, Samuel (Organon 6): Organon der Heilkunst. Textkritische Ausgabe der von Samuel Hahnemann für die sechste Auflage vorgesehenen Fassung. Bearbeitet, herausgegeben und mit einem Vorwort versehen von Josef M. Schmidt. Heidelberg 1992.

Hahnemann, Samuel (Organon 6a): Organon der Heilkunst. Nach der handschriftlichen Neubearbeitung Hahnemanns für die sechste Auflage herausgegeben und mit Vorwort versehen von Richard Haehl. Leipzig 1921. Nachdruck Heidelberg 1987.

Hahnemann, Samuel (Organon 6b): Organon der Heilkunst. Nach der handschriftlichen Neubearbeitung Hahnemanns für die 6. Auflage. Neu hrsg. und stilistisch völlig neu überarb. von Kurt Hochstetter. Heidelberg 1986.

Hahnemann, Samuel (Organon 6c): Standardausgabe der sechsten Auflage. Auf der Grundlage der 1992 vom Herausgeber bearbeiteten textkritischen Ausgabe des Manuskriptes Hahnemanns (1842) hrsg. von Josef M. Schmidt. Heidelberg 1996 (^{2}1999).

Hahnemann, Samuel (FVMP): Fragmenta de viribus medicamentorum positivis sive in corpore humano observatis a Samuele Hahnemann. Leipzig 1805.

Hahnemann, Samuel (RAL 1^1–RAL 2^3 [Die erste Zahl bezeichnet den Band, die hochgestellte Ziffer die Auflage]): Reine Arzneimittellehre, Teil 1–6, Dresden 1811–1821, 2. Aufl. Teil 1–6, Dresden und Leipzig 1822–1827, 3. Aufl. Teil 1 und 2, Dresden und Leipzig 1830–1833. Unveränderter Nachdruck der Ausgabe letzter Hand, Heidelberg 1989.

Hahnemann, Samuel (CK 1^1–CK 5^2 [Die erste Zahl bezeichnet den Band, die hochgestellte Ziffer die Auflage]): Die chronischen Krankheiten, ihre eigenthümliche Natur und homöopathische Heilung. 4 Bde., Dresden und Leipzig 1828, 1828, 1828, 1830. Zweite Auflage, 5 Bde., Dresden und Leipzig 1835, 1835, Düsseldorf 1837, 1838 und 1839. Unveränderter Nachdruck der Ausgabe letzter Hand, Berg am Starnberger See 1983.

Hahnemann, Samuel (KMS I/II): Kleine medizinische Schriften. Herausgegeben von Ernst Stapf. Dresden und Leipzig 1829. 2., unveränderter Nachdruck der Erstausgabe, Heidelberg 1989.

Hahnemann, Samuel (1796): Versuch über ein neues Prinzip zur Auffindung der Heilkräfte der Arzneisubstanzen, nebst einigen Blicken auf die bisherigen. HufJ, Bd. 2, St. 3, S. 391–439 u. St. 4, S. 465–561.

Hahnemann, Samuel (1801): Monita über die drey gangbaren Kurarten. HufJ, Bd. 11, St. 4, S. 3–64.

Hahnemann, Samuel (1805): Heilkunde der Erfahrung. HufJ, Bd. 22, St. 3, S. 5–99.

Hahnemann, Samuel (1807): Fingerzeige auf den homöopathischen Gebrauch der Arzneien in der bisherigen Praxis. HufJ, Bd. 26, St. 2, S. 5–43.

Hahnemann, Samuel (1816): Belehrung über die venerische Krankheit und ihre gewöhnlich unrechte Behandlung. Allgemeiner Anzeiger der Deutschen. Bd. 2, Nr. 211, Sp. 2189–2201 u. Nr. 212, Sp. 2205–2211.

Hahnemann, Samuel (1831a): Die Allöopathie. Ein Wort der Warnung an Kranke jeder Art. Leipzig.

Hahnemann, Samuel (1831b): Vorwort. In: Weber, Georg Adolph: Systematische Darstellung der reinen Arzneiwirkungen aller bisher geprüften Mittel. Mit einem Vorwort vom Hofrath D. Samuel Hahnemann. In einem Bande. Braunschweig. S. IIIf.

Hahnemann, Samuel (1831c): Heilung der asiatischen Cholera und Schützung vor derselben. ACS, Bd. 11, H. 1, S. 122–127 (abgedruckt in Stahl 1997, S. 272f.).

Hahnemann, Samuel (1831d): Sendschreiben über die Heilung der Cholera und die Sicherung vor Ansteckung am Krankenbette. Berlin.

Hahnemann, Samuel (1832a): Vorwort über die Wiederholung der Gabe eines homöopathischen Arzneimittels. (Mai 1832). In: Systematisch-Alphabetisches Repertorium der Antipsorischen Arzneien. Herausgegeben von C. von Bönninghausen. Münster. S. XIV–XXVIII.

Hahnemann, Samuel (1832b): Ein Wort an die Leipziger Halb-Homöopathen. Leipziger Tageblatt vom 03.11.1832, Bd. 2, Nr. 126, S. 1449f.

Hahnemann, Samuel (1833): An meine ächten Schüler. AHZ 2, S. 1–3.

Hahnemann, Samuel (1839): Wie Samuel Hahnemann seine Arzneyprüfungen angestellt habe? Allgemeiner Anzeiger und Nationalzeitung der Deutschen. Bd. 2, Nr. 187, Sp. 2365–2368.

Hahnemann, Samuel (1865): Samuel Hahnemann's Organon der Heilkunst: mit Abdruck der Vorreden und wichtigsten Varianten der fünf bis jetzt erschienenen Aufl., neuen Bemerkungen und einem Anhange aus Samuel Hahnemann's Schriften. Hg. v. Arthur Lutze. 6. Aufl. Coethen.

Hahnemann, Samuel (1992): Krankenjournal DF5 (1837–1842). Transkription und Übersetzung von Arnold Michalowski. Heidelberg.

Handley, Rima (1995): Eine homöopathische Liebesgeschichte. Das Leben von Samuel und Mélanie Hahnemann. 2. Aufl., München.

Hartlaub, Carl Georg Christian (1831): Kunst die Gesundheit zu erhalten und das Leben zu verlängern. Leipzig.

Hehr, G.S. (1986): Bakteriologie und Homöopathie. AHZ 231, S. 141–148.

Heinroth, Joh[ann] Chr[istian] Aug[ust] (1825): Anti-Organon oder das Irrige der Hahnemannischen Lehre im Organon der Heilkunst. Leipzig.

Heinzmann, Richard (1994): Thomas von Aquin. In : O. Höffe (Hg.): Klassiker der Philosophie. Bd. I. Von den Vorsokratikern bis David Hume. 3. Aufl. München. S. 198–219.

Henle, Jakob (1840): Von den Miasmen und Kontagien und von den miasmatisch-kontagiösen Krankheiten. Hg.: Felix Marchand [= Klassiker der Medizin. Hg. von Karl Sudhoff. Bd. 3]. Leipzig 1910.

Henne, Heinz (1960): Zur Frühgeschichte der Homöopathie. Hahnemanns Entwicklung als Arzt und pharmazeutischer Chemiker. DHM 11, S. 460–477.

Henne, Heinz (1963): Quellenstudien über Samuel Hahnemanns Denken und Wirken als Arzt. Zum Beginn der Edition seiner Krankenjournale. Stuttgart.

Henne, Heinz (1964): Von wann an gebrauchte Hahnemann nachweislich hohe Arzneiverdünnungen? Verh. XIX. Int. Kongr. Geschichte der Medizin, Basel, S. 335–340.

Henne, Heinz (1970): War Hahnemann nur ein guter Beobachter? HMB 95, S. 123–126.

Henne, Heinz (1973a): Hahnemann als Chemiker und Pharmazeut. Deutsche Apotheker-Zeitung 113, S. 1327–1331.

Henne, Heinz (1973b): Hahnemann und die Schellingsche Naturphilosophie. XXVIII. Internationaler Kongress für homöopathische Medizin. Wien. S. 203–214.

Henne, Heinz (1973–75): Humanitäre Zielsetzungen Hahnemanns als Ausdruck seines aufklärerischen Denkens. Jahrbuch des deutschen medizinhistorischen Museums. Ingolstadt. I, S. 79–101.

Henne, Heinz (1974): Klinische Pharmakologie – eine Verwirklichung der wissenschaftlichen Methode Hahnemanns heute. AHZ 219, S. 227–232.

Henne, Heinz (1975a): Mißverständnisse um Hahnemann. Jubilee Congress LMHI, Rotterdam 28.4.–2.5.1975. Kongreßbericht, S. 85–105.

Henne, Heinz (1975b): Wichtige Impulse Hahnemanns für die zeitgenössische therapeutische Praxis. AHZ 220, S. 45–51, 98–103.

Henne, Heinz (1977): Hahnemann. A Physician at the Dawn of a New Era. Stuttgart.

Henne, Heinz (1978): Probleme um die ärztliche Diagnose als Grundlage für die Therapie zu Ende des 18. und in der ersten Hälfte des 19. Jahrhunderts. In: Medizinische Diagnostik in Geschichte und Gegenwart. Festschrift für Heinz Goerke. Hg.: Christa Habrich, Frank Maguth und Jörn Henning Wolf. München. S. 283–296.

Hering, Constantin (1838): Fingerzeig zur Beurtheilung des Organon. ACS 16, S. 87–93.

Hess, Volker (1993a): Von der semiotischen zur diagnostischen Medizin: die Entstehung der klinischen Methode zwischen 1750 und 1850. Husum.

Hess, Volker (1993b): Hahnemann und die Semiotik. MedGG. Jb. Inst. Gesch. Med. Robert Bosch Stiftg. 12, S. 177–204.

Hickmann, Reinhard (1996): Das psorische Leiden der Antonie Volkmann. Heidelberg.

Hochstetter, Kurt (1965): Der Gedankenstrich im Paragraph 100 des „Organon". AHZ 210, S.366–370.

Hochstetter, Kurt (1972): LM-Potenzen. ZKH 16, S. 245–248.

Hoede, Karl (1968): Samuel Hahnemann. Quatuor-Coronati-Hefte Nr. 5, 5. Frankfurt am Main.

Höffe, Otfried (1994): Aristoteles. In : O. Höffe (Hg.): Klassiker der Philosophie. Bd. I. Von den Vorsokratikern bis David Hume. 3. Aufl. München. S. 63–94.

Hofrichter, J. (1844): Hahnemann und die pathologische Anatomie. AHZ 25, S. 288.

Honigmann, Georg (1925): Homöopathie und Medizin. Medizinische Klinik 21, S. 1252–1254, 1287–1289.

Hopff, Wolfgang H. (1991): Homöopathie kritisch betrachtet. Stuttgart, New York.

Huerkamp, Claudia (1985): Der Aufstieg der Ärzte im 19. Jahrhundert: Vom gelehrten Stand zum professionellen Experten: Das Beispiel Preußens. Göttingen.

Hufeland, C[hristoph] W[ilhelm] (1826): Die Homöopathie. Vorerinnerung. HufJ. Bd. 62.1, S. 3–28, Berlin.

Hufeland, C[hristoph] W[ilhelm] (1831): Die Homöopathie. Berlin.

Hufeland, Christoph Wilhelm (1836): Enchiridion medicum oder Anleitung zur medizinischen Praxis. Vermächtniß einer funfzigjährigen Erfahrung. Zweite vermehrte Auflage. Berlin.

Jacobi, Ursula Isabell (1995): Der Hochpotenzstreit. Von Hahnemann bis heute. Stuttgart.

Jahr, G[eorg] H[einrich] G[ottlieb] (1837): Der Geist und Sinn der Hahnemannischen Heillehre und ihrer Psoratheorie, nebst einem Worte der Zeit an alle Homöopathen, die Hahnemann's System unbedingt, oder nur theilweise annehmen und befolgen. Düsseldorf.

Jahr, G[eorg] H[einrich] G[ottlieb] (1840): Nouveau manuel de médecine homoeopathique. Paris. [Deutsch: Handbuch der Haupt-Anzeigen für die richtige Wahl der homöopathischen Heilmittel. Düsseldorf ^{1}1834, ^{2}1835.]

Jahr, Georg Heinrich Gottlieb (1843): Hahnemann ist todt! AHZ 24, S. 258.

Jütte, Robert (1992): Paganinis Besuch bei Hahnemann. AHZ 237, S. 191–200.

Jütte, Robert (1994): Die Enträtselung der Hahnemannschen Q-Potenzen – eine wissenschaftsgeschichtliche Miszelle. MedGG. Jb. Inst. Gesch. Med. Robert Bosch Stiftg. 13, S. 131–134.

Jütte, Robert (1996a): Medizin, Krankheit und Gesundheit um 1800. In: Homöopathie 1796–1996: eine Heilkunde und ihre Geschichte. Katalog zur Ausstellung des Deutschen Hygiene-Museums, Dresden, vom 17. Mai bis 20. Oktober 1996. Hg. v. Sigrid Heinze. Berlin. S. 13–26.

Jütte, Robert (1996b): Geschichte der Alternativen Medizin. Von der Volksmedizin zu den unkonventionellen Therapien von heute. München.

Jütte, Robert (1997): 200 Jahre Simile-Prinzip: Magie – Medizin – Metapher. AHZ 242, S. 3–16.

Just, Claus (1989): Wissenschaftliche Homöopathie. AHZ 234, 1. Teil: S. 191–196; 2. Teil: Hahnemanns Kant-Brief (Originaltext), S. 197–200; 3. Teil: Kant und Hahnemann, S. 231–240.

Kaiser, Daniel (1989): Wiederentdeckt: ein grundlegendes Manuskript Hahnemanns. ZKH 33, S. 112–120.

Karl und Veronica Carstens-Stiftung (1995–1997): Jahrbuch. Bd. 1–3.

Keller, Georg v. (1984): Psorinum, Psora und die Miasmen. AHZ 229, S. 10–17.

Keller, Georg v. (1988): Über Q-Potenzen. ZKH 32, S. 227–238.

Kent, James Tyler (1900): Lectures on homoeopathic philosophy. Lancaster. Reprint New Delhi 1993.

Klunker, Will (1974): Isopathie als ideale Homöopathie? ZKH 18, S. 197–204.

Klunker, Will (1975): Die Selbstbehauptung der Homöopathie in der verwissenschaftlichten Welt. ZKH 19, S. 221–229.

Klunker, Will (1977): Die Wissenschaftlichkeit der Homöopathie. ZKH 21, S. 221–230.

Klunker, Will (1979): Homöopathie als Erfahrungsheilkunde und als Wissenschaft. ZKH 23, S. 115–120.

Klunker, Will (1980): Der Außenseiterstatus in der Homöopathie. AHZ 225, S. 164–174.

Klunker, Will (1981): Die Bedingungen wissenschaftlicher Arzneiheilung (Eine Interpretation des § 3 des Organon). ZKH 25, S. 224–230.

Klunker, Will (1983): Was bedeutet der Syphilisbegriff Hahnemanns heute? AHZ 228, S. 12–16.

Klunker, Will (1988): Die Behandlung der chronischen Krankheiten in der Praxis nach Hahnemanns Lehre. ZKH 32, S. 135–145.

Klunker, Will (1990a): Hahnemanns historische Begründung der Psoratheorie. ZKH 34, S. 3–13.

Klunker, Will (1990b): Clemens von Bönninghausen und die Zukunft von Hahnemanns Miasmenlehre für die Behandlung chronischer Krankheiten. ZKH 34, S. 229–236.

Klunker, Will (1991a): Zur Einführung. In: Samuel Hahnemann: Die chronischen Krankheiten: ihre eigentümliche Natur und homöopathische Heilung. Unveränd. Nachdr. der Ausg. letzter Hand. Heidelberg. S. VI–XX.

Klunker, Will (1991b): Zum Begriff der Unterdrückung in der Homöopathie. ZKH 35, S. 91–96.

Klunker, Will (1992): Gesund – und doch Symptom? ZKH 36, S. 47–53.

Klunker, Will (1993): Nur ein Einzelfall. ZKH 37, S. 3–12.

Klunker, Will (1994): Das Symptom – ein Grundbegriff der Homöopathie. ZKH 38, S. 3–13.

Klunker, Will (1996): Heilkunde unter dem Anspruch von Gewißheit. Hahnemann an die Adresse der Schulmedizin. ZKH 40, S. 185–194.

Köbberling, Johannes (1997): Trug der sanften Medizin. In: Die Zeit, Nr. 18, 25. April, S. 33f.

Kopp, Johann Heinrich (1832): Erfahrungen und Bemerkungen bei einer prüfenden Anwendung der Homöopathie am Krankenbette. In: Denkwürdigkeiten in der ärztlichen Praxis. Zweiter Band. Frankfurt am Main.

Kottwitz, Friedrich (1985): Bönninghausens Leben. Hahnemanns Lieblingsschüler. Berg am Starnberger See.

Künzli v. Fimelsberg, Jost (1960): Die Quinquagintamillesimalpotenzen. ZKH 4, S. 48–56.

Künzli v. Fimelsberg, Jost (1962): Was nützt uns Hahnemanns Doktrin von den chronischen Krankheiten? ZKH 6, S. 270–273.

Künzli v. Fimelsberg, Jost (1964): Hahnemanns Psoratheorie. ZKH 8, S. 195–204.

Künzli v. Fimelsberg, Jost (1989): Q-Potenzentwicklung: Inspiration Hahnemanns durch Hering? ZKH 33, S. 229–231.

Kurtz, Theodor Eduard (1835): Ueber den Werth der Heilmethode mit kaltem Wasser und ihr Verhältnis zur Homöopathie und Allopathie, nebst Vergleichung der Verfahrungsart des Professor Oertels mit der des Vinzens Prießnitz. Leipzig.

Kurz, Christian (1996): The last word in homoeopathic posology. Homoeopathic Links 9, S. 186–188.

Lachmund, Jens (1992): Die Erfindung des ärztlichen Gehörs. Zur historischen Soziologie der stethoskopischen Untersuchung. Zeitschrift für Soziologie 21, S. 235–251.

Lange, Günter (1947): Die Homöopathie als Kind der Romantik. Med. Diss., Kiel.

Laux, Gerd, O. Dietmeier, W. König (1995): Psychopharmaka: ein Leitfaden. 5. Aufl. Stuttgart; Jena; New York.

Leibbrand, Werner (1937): Romantische Medizin. Leipzig, Hamburg.

Leipziger Localverein homöopathischer Aerzte (1832): Erklärung. Leipziger Zeitung vom 08.11. (Ohne Band und Nummer), S. 2839.

Leschinsky-Mehrl, Irene (1988): Der Streit um die Homöopathie in der ersten Hälfte des 19. Jahrhunderts. Med. Diss., München.

Lesky, Erna (1954): Cabanis und die Gewißheit in der Heilkunde. Gesnerus 11, S. 152–182.

Lilienthal, Samuel (1993): Homoeopathic Therapeutics. Reprint, New Delhi.

Lodispoto, A. (1965): Hahnemann und die Experimental-Methode. ZKH 9, S. 85–94.

Lucae, Christian (1996): Die Bestrebungen zur Institutionalisierung der Homöopathie an deutschsprachigen Universitäten von 1812 bis 1933. Med. Diss., Mannheim. (Vgl.: Homöopathie an deutschsprachigen Universitäten: die Bestrebungen zu ihrer Institutionalisierung von 1812 bis 1945. Heidelberg 1998.)

Lucae, Christian (1998): Beitrag zur Entstehung des „Heringschen Gesetzes". ZKH 42, S. 52–61.

Lux, J[ohann] J[oseph] W[ilhelm] (1833): Die Isopathik der Contagionen; oder: Alle ansteckenden Krankheiten tragen in ihrem eigenen Ansteckungsstoffe das Mittel zu ihrer Heilung. Leipzig.

Mackensen, Lutz (1972): Zitate, Redensarten, Sprichwörter. Brugg, Stuttgart, Salzburg.

Mann, Gunter (1966): Medizin der Aufklärung: Begriff und Abgrenzung. Medizinhistorisches Journal 1, S. 63–74.

Marquard, Odo (1994): Skepsis und Zustimmung. Philosophische Studien. Stuttgart.

Martin, Eduard (1838): Die dynamischen Heilmethoden. Karlsruhe.

Masi-Elizalde, Alfonso (1993): Überarbeitung der Lehre, Materia medica und Technik der Homöopathie. Höhr-Grenzhausen.

Metzger, Alois (1939): Die Berücksichtigung des Zeitfaktors in der Krankenbehandlung Samuel Hahnemanns. Med. Diss., Erlangen.

Meyer, Jörg (1984): „...als wollte mein alter Zufall mich jetzt wieder unter kriegen." Die Patientenbriefe an Samuel Hahnemann im Homöopathie-Archiv des Instituts für Geschichte der Medizin in Stuttgart. Jb. Inst. Gesch. Med. Robert Bosch Stiftg. 3, S. 63–79.

Michalak, Michael (1991): Das homöopathische Arzneimittel: von den Anfängen bis zur industriellen Fertigung. (= Heidelberger Schriften zur Pharmazie- und Naturwissenschaftsgeschichte. 5.) Stuttgart.

Michalowski, Arno, Sander, Sabine, Sauerbeck, Karl-Otto (1989): Therapiegeschichtliche Materialien zu Samuel Hahnemanns Pariser Praxis. MedGG. Jb. Inst. Gesch. Med. Robert Bosch Stiftg. 8, S. 171–196.

Müller, Moritz (1834): Reflexionen. Vorläufige Gedanken beim Lesen der 5ten Auflage des Organons. AHZ 3, S. 167–172.

Müller, Moritz (1838a): Kritik: Die chronischen Krankheiten, ihre eigenthümliche Natur und homöopathische Heilung. Von Dr. Samuel Hahnemann. Dritter Theil. Antipsorische Arzneien. Zweite, viel vermehrte und verbesserte Auflage. Düsseldorf 1837. AHZ 12, S. 341–349.

Müller, Moritz (1838b): Kritik: Die chronischen Krankheiten, ihre eigenthümliche Natur und homöopathische Heilung. Von Dr. Samuel Hahnemann. Vierter Theil. Antipsorische Arzneien. Zweite, viel vermehrte und verbesserte Auflage. Düsseldorf 1838. AHZ 14, S. 43–45.

Müller, Moritz (1839): Kritik: Die chronischen Krankheiten, ihre eigenthümliche Natur und homöopathische Heilung. Von Dr. Samuel Hahnemann. Fünfter und letzter Theil. Antipsorische Arzneien. Zweite, viel vermehrte und verbesserte Auflage. Düsseldorf 1839. AHZ 15, S. 330–336, 341–347.

Nachtmann, Walter (1986): Samuel Hahnemann als Arzt und Forscher. Wunschdenken und Wirklichkeit. Jb. Inst. Gesch. Med. Robert Bosch Stiftg. 5, S. 65–86.

Nachtmann, Walter (1987): „"...Ach! wie viel verliere ich an Ihm!!!" Die Behandlung des Fürsten Karl von Schwarzenberg durch Samuel Hahnemann und ihre Folgen. Jb. Inst. Gesch. Med. Robert Bosch Stiftg. 6, S. 93–110.

Nenning, C[ajetan] (1839): Bemerkungen. Brieflich mitgetheilt. AHZ 15, S. 261–265.

Nietzsche, Friedrich (1982): Werke in drei Bänden. 9. Aufl. München.

Pietsch, Roland (1990): Homöopathie im Umkreis der deutschen Romantik. AHZ 235, S. 3–6, 65–71.

Prokop, Otto und Wimmer, Wolf (1976): Der moderne Okkultismus. Stuttgart.

Rabe, Hanns (1974): Die Entwicklung des homöopathischen Heilprinzips in den Schriften Hahnemanns. ZKH 18, S. 149–157.

Rau, Gottlieb Ludwig (1824): Ueber den Werth des homöopathischen Heilverfahrens. Heidelberg.

Rau, Gottlieb Ludwig (1836): Sendschreiben an alle Verehrer der rationellen Heilkunst nebst Thesen über Homöopathik. Gießen.

Rau, Gottlieb Ludwig (1838): Organon der spezifischen Heilkunst. Leipzig.

Ripke, Franz Ludwig (1959): Samuel Hahnemanns Ähnlichkeitslehre und die medizinische Wissenschaft Gestern und Heute. DHM 10, S. 21–35.

Ritter, Hans (1976): Kreislaufkrankheiten in Hahnemanns Krankenjournalen, zugleich Einblick in seine eigene Anwendung der Lehre. AHZ 221, S. 183–193, 238–241.

Ritter, Hans (1978): Kreislauftherapie von Bönninghausens aus seinen Krankenjournalen, verglichen mit Hahnemanns Praxis. AHZ 223, S. 2–7.

Ritter, Hans (1986): Samuel Hahnemann. Begründer der Homöopathie. Sein Leben und Werk in neuer Sicht. 2., erweiterte Aufl., Heidelberg.

Rothschuh, Karl Eduard (1942): Zur Geschichte der Pathologie des Blutes, insbesondere zur Lehre von den Schärfen, Krasen und anderen Fehlern der Säfte. Zugleich ein Beitrag zur Geschichte der Humoralpathologie zwischen 1750 und 1850. Sudhoffs Arch. Gesch. Med. 35, S. 293–311.

Rothschuh, Karl Eduard (1977): Krankheitsvorstellung, Krankheitsbegriff, Krankheitskonzept. Metamed 1, S. 106–114.

Rothschuh, Karl Eduard (1978): Konzepte der Medizin in Vergangenheit und Gegenwart. Stuttgart.

Rummel, Friedrich (1833): Einige Bemerkungen über die für die Heilung passendsten Arzneiverdünnungen und über die Wiederholung der Gaben. AHZ 1, S. 175f., 178–180.

Rummel, Friedrich (1834a): Bemerkungen zur fünften Auflage des Organon. AHZ 3, S. 161–163.

Rummel, Friedrich (1834b): Die diesjährige Feyer des 10. August zu Cöthen. AHZ 5, S. 112f.

Rummel, Friedrich (1837): Ueber die Parteien in der Homöopathie. AHZ 11, S. 1–8.

Sadegh-Zadeh, Kazim (1977): Krankheitsbegriffe und nosologische Systeme. Metamed 1, S. 4–42.

Sankaran, Rajan (1991): The Spirit of Homoeopathy. Bombay.

Sander, Sabine (1990): Medizin und Gesundheit im 18. Jahrhundert. In: Das Achtzehnte Jahrhundert 14, S. 223–252.

Sarkar, B. K. (1987): Organon of Medicine (Fifth & Sixth Edition) by Samuel Hahnemann. With an introduction and commentary on the text by B. K. Sarkar and a foreword by J. N. Majumbdar. Text translated from the fifth German edition by R. E. Dudgeon. 8. Aufl. Calcutta.

Sauerbeck, Karl-Otto (1990): Wie gelangte Hahnemann zu den hohen Potenzen? AHZ 235, S. 223–232.

Sauerbeck, Karl-Otto (1995): Hahnemann und die Ärzte in der frühen Pariser Zeit (1837–1842). Nach den Daten des Journalbands DF 5. AHZ 240, S. 179–190.

Scheible, Karl-Friedrich (1992): Hahnemann und die Cholera. Geschichtliche Betrachtung und kritische Wertung der homöopathischen Therapie im Vergleich zur konventionellen Behandlung. Med. Diss., Würzburg.

Scheible, Karl-Friedrich (1996): Hahnemann und die Cholera. AHZ 241, S. 27–31.

Schimko, Joh[ann] Gottl[ieb] (1828): Das Hahnemannische System in mathematischer und chemisch-geologischer Hinsicht betrachtet und widerlegt. Teschen.

Schmeer, E.H. (1983): Zur Bibliographie von Hahnemanns Organon. ZKH 27, S. 92–98.

Schmidt, Josef M. (1987): Die Materia medica Samuel Hahnemanns. Seine veröffentlichten Arzneimittelprüfungen und Abhandlungen zu den einzelnen Mitteln. Jb. Inst. Gesch. Med. Robert Bosch Stiftg. 6, S. 111–127.

Schmidt, Josef M. (1988): Die literarischen Belege Samuel Hahnemanns für das Simile-Prinzip (1807–1829). Jb. Inst. Gesch. Med. Robert Bosch Stiftg. 7, S. 161–187.

Schmidt, Josef M. (1989): Bibliographie der Schriften Samuel Hahnemanns. Rauenberg.

Schmidt, Josef M. (1990): Die philosophischen Vorstellungen Samuel Hahnemanns bei der Begründung der Homöopathie (bis zum Organon der rationellen Heilkunde, 1810). München.

Schmidt, Josef M. (1992a): Anthropologie und Medizin – zum Menschenbild unterschiedlicher therapeutischer Konzepte. AHZ 237, S. 95–104, 140–148.

Schmidt, Josef M. (1992b): Der Simile-Weg als *deuteros plous* in der Arzneimitteltherapie – Konzeption und Rezeption. In: Documenta homoeopathica 12, S. 51–59.
Schmidt, Josef M. (1992c): Drei Briefe von Richard Haehl an William Boericke aus der Zeit der frühen Weimarer Republik. MedGG. Jb. Inst. Gesch. Med. Robert Bosch Stiftg. 11, S. 203–218.
Schmidt, Josef M. (1993a): Grundlagen und Entwicklungen in der Homöopathie. Deutsche Medizinische Wochenschrift 118, S. 1085–1090.
Schmidt, Josef M. (1993b): Alternative oder Anachronismus? Die Behandlung chronischer Krankheiten mittels Homöopathie. In: Claus Hammer, Venanz Schubert (Hg.): Chronische Erkrankungen und ihre Bewältigung. Starnberg. S. 203–246.
Schmidt, Josef M. (1993c): Die Bedeutung der sechsten Auflage des „Organons der Heilkunst" (1842) für die Pharmakotherapie. In: Günter Mattitsch (Hg.): Homoeopathica internationalis (= Proc. 48th Congr. Liga Med. Hom. Intern. April 24–28, 1993, Vienna). Wien, München, Bern. S. 227–236.
Schmidt, Josef M. (1994): History and relevance of the 6th edition of the *Organon of Medicine (1842)*. BHJ 83, S. 42–48.
Schmidt, Josef M. (1997): Samuel Hahnemann – Begründer, Entwickler und Verteidiger der Homöopathie. In: DZvHÄ 1997, S. 238–262.
Schmidt, Pierre (1961): Über die drei Arten homöopathischer Dynamisation. ZKH 5, S. 206–212.
Schmidt, Pierre (1993): The hidden treasures of the last Organon. Reprint, New Delhi.
Schoeler, Heinz (1955): Hahnemann's Psora einst und jetzt. AHZ 200, S. 277–285.
Schönfeld, W. (1942): Berühmte Krätzemittel, ihre Erfinder und die Wandlung der Krätzekuren im 19. Jahrhundert. Dermatologische Wochenschrift 115, S. 709–721.
Schott, Heinz (1987): Heilkräfte aus der Maschine – Elektrische und magnetische Kuren im 18. Jahrhundert. Gesnerus 44, S. 55–66.
Schott, Heinz (1996): Die magnetische Heilmethode mit wissenschaftlichem Anspruch. *Franz Anton Mesmers „thierischer Magnetismus"*. In: Heinz Schott (Hg.): Meilensteine der Medizin. Dortmund. S. 250–257.
Schwanitz, Hans Joachim (1979): Die Theorie der praktischen Medizin zu Beginn des 19. Jahrhunderts. Köln.
Schwanitz, Hans Joachim (1983): C. W. Hufeland und S. Hahnemann: Ein exemplarischer Beitrag zum Verhältnis von Schul- und Außenseitermedizin. (= Münstersche Beiträge zur Geschichte und Theorie der Medizin 15.) Tecklenburg. S. 54–58.
Schwanitz, Hans Joachim (1983): Homöopathie und Brownianismus 1795–1844. Zwei wissenschaftstheoretische Fallstudien aus der praktischen Medizin (= Medizin in Geschichte und Kultur. Bd. 15). Stuttgart, New York.
Schweitzer, Wolfgang (1991): Eine Sequenz von 9 Briefen Hahnemanns. AHZ 236, S. 18–24.

Seiler, Hanspeter (1988): Die Entwicklung von Samuel Hahnemanns ärztlicher Praxis anhand ausgewählter Krankengeschichten. Heidelberg.

Seiler, Hanspeter (1994): Kurzer Überblick über die Entwicklung von Hahnemanns Behandlungstechnik mit praktischen Beispielen. AHZ 239, S. 109–117.

Sloterdijk, Peter (1996): Die Andersheilenden. Über einige Aspekte der Homöopathie im Lichte des philosophischen Therapiegedankens der Neuzeit. In: 200 Jahre Homöopathie. Festakt in der Paulskirche zu Frankfurt am Main, 14. September 1996. Veranstaltet vom Deutschen Zentralverein der homöopathischen Ärzte. Heidelberg. S. 9–38.

Spinedi, Dario (1994): Die Entwicklung der homöopathischen Praxis seit Hahnemann. In: Rainer G. Appell (Hg.): Homöopathie 150 Jahre nach Hahnemann. Heidelberg. S. 126–161.

Stahl, Martin (1997): Der Briefwechsel zwischen Samuel Hahnemann und Clemens von Bönninghausen. Heidelberg.

Stapf, Ernst (1823): Zoomagnetische Fragmente, besonders in Beziehung auf die Beurtheilung und Anwendung des Mesmerism im Geiste der homöopathischen Heillehre. ACS 2, S. 1–28.

Steinbichler, Eveline (1957): Geschichte der homöopathischen Arzneibereitungslehre in Deutschland bis 1872. (= Veröffentlichungen der Internationalen Gesellschaft der Geschichte für Pharmazie, Bd. 11.) Eutin.

Stolberg, Michael (1993): Patientenschaft und Krankheitsspektrum in ländlichen Arztpraxen des 19. Jahrhunderts. Medizinhistorisches Journal 28, S. 3–27.

Stübler, Martin (1960): Hahnemanns Lehre von der Psora. ZKH 4, S. 145–149.

Tischner, Rudolf (1917a): Untersuchungen zur Methodologie der Medizin. AHZ 165, S. 165–174, 181–188.

Tischner, Rudolf (1917b): Beitrag zur Methodologie der Medizin. AHZ 165, S. 197–201.

Tischner, Rudolf (1919): Kausales und konditionales Denken in der Medizin. Blätter für biologische Medizin 7–8, S. 230–240.

Tischner, Rudolf (1924): Hahnemann und die Hippokratische Medizin. (Ein historisch-methodologischer Versuch.) AHZ 172, S. 1–18.

Tischner, Rudolf (1928): Franz Anton Mesmer. Leben, Werk und Wirkungen. München.

Tischner, Rudolf (1932a): Die Entdeckung des Similesatzes durch Hahnemann. AHZ 180, S. 346–358.

Tischner, Rudolf (1932b): Über den Begriff des „Dynamischen" bei Hahnemann. AHZ 180, S. 358–367.

Tischner, Rudolf (1932–1939): Geschichte der Homöopathie. Leipzig. Teil 1: Die Vorläufer der Homöopathie. Leipzig 1932. Teil 2: Hahnemann, Leben und Werk. Leipzig 1934. Teil 3: Ausbreitung der Homöopathie (bis 1850). Leipzig 1937. Teil 4: Die Homöopathie seit 1850. Leipzig 1939.

Tischner, Rudolf (1933): Hahnemann und die Naturheilkraft. Hippokrates 4, S. 260–266.

Tischner, Rudolf (1935): Homöopathie und Allopathie im Kampfe miteinander. Eine geschichtliche Betrachtung. AHZ 183, S. 448–462.

Tischner, Rudolf (1936a): Geschichte und Bedeutung des Wortes „Allopathie". AHZ 184, S. 125–128.

Tischner, Rudolf (1936b): Zur Situation der medizinischen Forschung in unserer Zeit. AHZ 184, S. 269–276.

Tischner, Rudolf (1936c): Hufeland und die Homöopathie. (Zum Gedenken an seinen Todestag, den 25. August 1836.) AHZ 184, S. 315–318.

Tischner, Rudolf (1936d): Von der Schulmedizin zu Hahnemanns Zeiten. Fortschritte der Medizin 54, S. 355–359.

Tischner, Rudolf (1936e): Zur Psychologie Hahnemanns. ZBV 15, S. 47–53.

Tischner, Rudolf (1937): Hahnemann und die naturwissenschaftlich-kritische Richtung in der Homöopathie. AHZ 185, S. 311–322.

Tischner, Rudolf (1938a): Die „Gesamtheit der Symptome" und die inneren Veränderungen. ZBV 17, S. 54–59.

Tischner, Rudolf (1938b): Hahnemann und die „festständigen" Krankheiten. ZBV 17, S. 357–364.

Tischner, Rudolf (1938c): Hahnemann und die geistigen Strömungen seiner Zeit. AHZ 186, S. 215–231, 297–303.

Tischner, Rudolf (1939a): Hahnemann und die Betriebspathologie. AHZ 187, S. 100–106.

Tischner, Rudolf (1939b): Zur Geschichte der Homöopathie: 1. Unbekante Hahnemannbriefe. AHZ 187, S. 227–235.

Tischner, Rudolf (1939c): Quellenschriften der Homöopathie. 2 Bde. Berlin.

Tischner, Rudolf (1939d): Zur hundertsten Jahresversammlung des deutschen Zentralvereins homöopathischer Ärzte. ZBV 18, S. 131–142.

Tischner, Rudolf (1940a): Gottlieb Ludwig Rau. AHZ 188, S. 182.

Tischner, Rudolf (1940b): Hahnemann und der Positivismus. AHZ 188, S. 182–186.

Tischner, Rudolf (1940c): Hahnemanns geistesgeschichtliche Stellung. Wiener Medizinische Wochenschrift 53, S. 555–557.

Tischner, Rudolf (1943a): Hahnemann und das ursächliche Denken. Hippokrates 14, S. 79–84.

Tischner, Rudolf (1943b): Friedrich Arnold Klockenbring. AHZ 191, S. 47–54.

Tischner, Rudolf (1943c): Ein Gespräch mit Hahnemann. AHZ 191, S. 66–70.

Tischner, Rudolf (1950): Das Werden der Homöopathie. Stuttgart.

Tischner, Rudolf (1952a): Hahnemann als Chemiker und Pharmazeut. LPZ 77, S. 49–52.

Tischner, Rudolf (1952b): Zur Krankheitslehre von Hahnemann. LPZ 77, S. 81–85.

Tischner, Rudolf (1953): Hahnemanns Gabenlehre (Bemerkungen zum Hochpotenzstreit). DHM 4, S. 529–536.

Tischner, Rudolf (1954a): Hahnemann und die „Causa Occasionalis". DHM 5, S. 214–222.

Tischner, Rudolf (1954b): Nomothetik und Idiographik in der Medizin. AHZ 199, S. 334–344.

Tischner, Rudolf (1955a): Hahnemanns geistige Gestalt. DHM 6, S. 156–171.

Tischner, Rudolf (1955b): Zum zweihundertsten Band der Allgemeinen Homöopathischen Zeitung. AHZ 200, S. 13–16.
Tischner, Rudolf (1955c): Hahnemann's Lehre im Wandel der Zeiten. AHZ 200, S. 98–107.
Tischner, Rudolf (1955d): Hahnemann und die großen Dosen. AHZ 200, S. 274–277.
Tischner, Rudolf (1955e): Das magische Denken und die Homöopathie. AHZ 200, S. 314–321.
Tischner, Rudolf (1956a): Bemerkungen zur neuen Organonausgabe. DHM 7, S. 49–56.
Tischner, Rudolf (1956b): Attomyr und die naturhistorische Schule. DHM 7, S. 363–371.
Tischner, Rudolf (1956c): Phänomenologisches und kausales Denken bei Hahnemann. DHM 7, S. 549–560.
Tischner, Rudolf (1956d): Hahnemann und die Romantik. AHZ 201, S. 313–318.
Tischner, Rudolf (1959): Samuel Hahnemanns Leben und Lehre. Ulm.
Tischner, Rudolf (1961): Historische Berichtigungen. AHZ 206, S. 234–237.
Trinks, Karl Friedrich (1865): Einige Worte in Betreff einer neuen Auflage von Hahnemann's Organon. AHZ 71, S. 1f.
Tyler, Margaret (1989): Pointers to the Common Remedies. Reprint, New Delhi.
Varady, Helene (1987): Die Pharmakotherapie Samuel Hahnemanns in der Frühzeit der Homöopathie: Edition und Kommentar des Krankenjournals Nr. 5. (1803–1806). Diss., München.
Vithoulkas, Georgos (1991): Materia Medica Viva. Bd. 1. Göttingen.
Vithoulkas, Georgos (1995): Misinterpretations of the Organon. EJCH 1, S. 20–22.
Vithoulkas, Georgos (1997): Die neue Dimension der Medizin. Ein konkreter Maßstab zur Bewertung von Gesundheit und Erkrankungen. Die eigentlichen Ursachen von Tuberkulose, AIDS, Allergien, MS, Alzheimer, Krebs und anderen chronischen Leiden. Kassel.
Voegeli, Adolf (1988): Heilkunst in neuer Sicht. 6. Aufl. Heidelberg.
Vogl, Michael (1990): „Nahe und entfernte Landpraxis." – Untersuchungen zu Samuel Hahnemanns Eilenburger Patientenschaft 1801–1803. MedGG. Jb. Inst. Gesch. Med. Robert Bosch Stiftg. 9, S. 165–180.
Waldecker, Achim (1989): Die Arzneiapplikation durch Riechenlassen bei Hahnemann und Bönninghausen. ZKH 33, S. 77–81.
Weber, Georg Adolph (1830): Systematische Darstellung der antipsorischen Arzneimittel in ihren reinen Wirkungen. Nach Dr. S. Hahnemanns Werke: Ueber die chronischen Krankheiten, ihre eigenthümliche Natur und homöopathische Heilung. Braunschweig.
Wegener, Andreas (1989): Ein Causticum-Fall – Die „Symptomenfabrik" von Cajetan Nenning. ZKH 33, S. 170–175.
Weiner, Herbert (1986): Die Geschichte der psychosomatischen Medizin und das Leib-Seele-Problem in der Medizin. Psychotherapie, medizinische Psychologie 36, S. 361–391.

Weißhuhn, Thorolf (1996): Schwarzes Loch? Miasma – die babylonische Vokabel. ZKH 40, S. 49–66.

Wiesemann, Claudia (1996): Reform, Revolution, Homöopathie? Hahnemann und die Medizin seiner Zeit im Widerstreit von Praxis und Wissenschaft. In: Homöopathie 1796–1996: eine Heilkunde und ihre Geschichte. Katalog zur Ausstellung des Deutschen Hygiene-Museums, Dresden, vom 17. Mai bis 20. Oktober 1996. Hg. v. Sigrid Heinze. Berlin. S. 27–40.

Wiesing, Urban (1995): Kunst oder Wissenschaft? Konzeptionen der Medizin in der deutschen Romantik. Stuttgart-Bad Cannstatt.

Wiesing, Urban (1996): Stil und Verantwortung. Zur Medizin in der Postmoderne. In: Cornelius Borck (Hg.): Anatomien medizinischen Wissens. Frankfurt am Main. S. 154–167.

Willfahrt, Joachim (1991–1992): Homöopathische Hausarztliteratur des 19. Jahrhunderts als Anleitung zur Selbstmedikation. Teil I: Geschichte des Literaturtyps. ZKH 35, S. 114–121. Teil II: Zur Konzeption und Geschichte der homöopathischen Hausarztliteratur. ZKH 35, S. 153–159. Teil III: Die wichtigsten Autoren, Werke und ihre Methodik im Spiegel homöopathischer Kritiken. ZKH 35, S. 194–202. Teil IV: Ergänzende Gesichtspunkte und Ausblick. ZKH 36, S. 62–72.

Willfahrt, Joachim (1992): Jahrestage der Homöopathie: Zum 100. Todestag von Carl Gerster sen. (1814–1892). Versuch einer Rekonstruktion der Gedankenwelt und des geistigen Umfeldes eines homöopathischen Arztes der Mitte des 19. Jahrhunderts. ZKH 36, S. 239–250.

Willfahrt, Joachim (1994): „Hydrohomöopathie"? – Die Kaltwassertherapie (Hydrotherapie) in der homöopathischen Literatur um die Mitte des 19. Jahrhunderts. Teil I. ZKH 38, S. 58–71.

Wischner, Matthias (1996): Wollte Hahnemann die Einleitung zur sechsten Auflage des „Organon" kürzen? ZKH 40, S. 153–159.

Wischner, Matthias (1997): Hahnemann wollte die Einleitung zur sechsten Auflage des „Organon" kürzen! ZKH 41, S. 239–244.

Wittern, Renate (Hg.) (1984): Frühzeit der Homöopathie. Ausgewählte Aufsätze aus dem „Archiv für die homöopathische Heilkunst" aus den Jahren 1822 bis 1838. Stuttgart.

Wittern, Renate (1985): Zum Verhältnis von Homöopathie und Mesmerismus. In: Schott, Heinz (Hg.): Franz Anton Mesmer und die Geschichte des Mesmerismus. Wiesbaden. S. 108–115.

Wittern, Renate (1991): The Origins of Homoeopathy in Germany. Clio Medica 22, S. 51–63.

Wittern, Renate (1993): Medizin und Aufklärung. In: Neuhaus, H. (Hg.): Aufbruch aus dem Ancien régime. Beiträge zur Geschichte des 18. Jh. Köln, Weimar, Wien. S. 245–266.

Danksagung

Bedanken möchte ich mich bei Herrn Professor Dr. Werner Friedrich Kümmel für die Überlassung des Themas und seine herzliche und intensive Betreuung – von ihm durfte ich mehr lernen als ausschließlich Medizingeschichte; bei der Karl und Veronica Carstens-Stiftung für das unbürokratisch gewährte Stipendium, für die ideelle und finanzielle Unterstützung der Homöopathie-Arbeitskreise an den Universitäten und besonders für die regelmäßigen Treffen in Wilsede und Wissen, deren „freier Geist" mich immer wieder beflügelt hat; bei Herrn Bernhard Luft, Mainz, für den Anstoß zu dieser Arbeit und die vielen fruchtbaren Gespräche; bei Herrn Horst Hirdes, Mülheim an der Ruhr, für sein geduldiges Korrekturlesen; bei den Mitarbeitern des Medizinhistorischen Instituts in Mainz, namentlich bei Herrn Dr. Michael Kutzer, für ihre stete Hilfsbereitschaft und Anteilnahme; bei meiner Tante und nicht zuletzt bei meinen Eltern, die die vorliegende Arbeit in vielfachem Sinne erst ermöglicht haben.

| **edition forschung** |
| herausgegeben von der Karl und Veronica Carstens-Stiftung |

Stefanie Amend
Inhaltsstoffe der Gartenraute (Rutae herba)
Grundlagen für eine klinische Studie zu MS
Essen: KVC 1998

Simon Baumgartner
Der Heidelberger Umweltfragebogen
Essen: KVC 1998

Nicola Clausius
Kontrollierte klinische Studien zur Homöopathie
Eine systematische Übersichtsarbeit mit Metaanalyse (mit 1 Diskette)
Essen: KVC 1998

Anita Dorothea Frick
Hormonelle und immunbiologische Veränderungen bei Frauen mit chronischer PCP-Belastung
Stuttgart: Hippokrates 1995

Petra Hampel
Innere Medizin und Naturheilkunde
Die Auseinandersetzung in den Jahren 1882–1933
Essen: KVC 1998

Elisabeth Ernst-Hieber/Steffen Hieber
Wirkt eine homöopathische Hochpotenz anders als ein Placebo?
Randomisierte doppelblinde multiple Einzelfallstudie
Stuttgart: Hippokrates 1995

Iris Jung
Akupunktur als Behandlungsmethode bei männlicher Sterilität
Stuttgart: Hippokrates 1995

Bertram Karrasch
Volksheilkundliche Laienverbände im Dritten Reich
Stuttgart: Hippokrates 1998

Angelika Kindermann
Warum lassen sich Patienten in einer Klinik für TCM behandeln?
Eine Motivationsstudie
Stuttgart: Hippokrates 1998

edition forschung
herausgegeben von der Karl und Veronica Carstens-Stiftung

Gabriele Klinger
Strafrechtliche Kontrolle medizinischer Außenseiter
Stuttgart: Hippokrates 1995

Joachim Prinz
Chronobiologische Aspekte in der Frauenheilkunde
Über Einflüsse von Mondphasen, Jahreszeiten und Geburtsdatum
Stuttgart: Hippokrates 1997

Ilona Reisenegger/Elisabeth Linsenmann
Evaluation einer komplementärmedizinischen, stationären
Behandlung der atopischen Dermatitis
Stuttgart: Hippokrates 1995

Elli Stenkamp
Eigenblutbehandlung mit Ozon
Eine Untersuchung zu Effekten auf milde Hypertonie
Stuttgart: Hippokrates 1998

Susanne Vogler-Hinze
Unkonventionelle Methoden in der Krebstherapie
Stuttgart: Hippokrates 1995

Matthias Wischner
Fortschritt oder Sackgasse?
Die Konzeption der Homöopathie in Samuel Hahnemanns Spätwerk (1824-1842)
Essen: KVC 2000

Claudia Witt
Physikalische Untersuchung homöopathischer Hochpotenzen
Essen: KVC 2000

Mohammad-Reza Zanjani
Der Einfluß der Ernährung auf das Immunsystem und
das Endokrinium der Frau
Essen: KVC 2000

Forum Homöopathie
herausgegeben von der Karl und Veronica Carstens-Stiftung

Shiela Mukerjee-Guzik
Homöopathie in der Praxis – Anwendungsbeispiele für Einsteiger
Essen: KVC 1999

Shiela Mukerjee-Guzik
Praktische Veterinäthomöopathie – Anwendungsbeispiele für Einsteiger
Essen: KVC 1999

Martin Schmitz (Hrsg.)
Strömungen der Homöopathie
Ursprung, Verbreitung, Personen, Impulse, Traditionen, Konzepte
Essen: KVC 2000